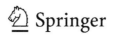
Springer

Essentials of Spinal Stabilization

脊柱
手术技术精要

主　编　[美] Langston T. Holly
　　　　[美] Paul A. Anderson
主　审　刘忠军
主　译　周非非
副主译　刘　洋　孙浩林　李　沭　赵永飞

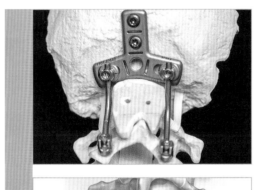

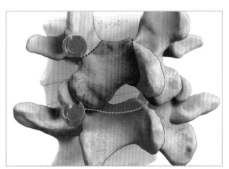

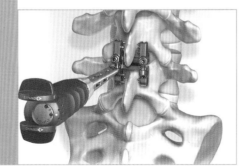

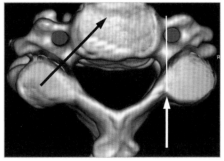

山东科学技术出版社

图书在版编目（CIP）数据

脊柱手术技术精要 /（美） 兰斯顿 T. 霍利
（Langston T. Holly），（美）保利 A. 安德森（Paul A.
Anderson）主编；周非非主译. -- 济南：山东科学技
术出版社, 2019.11
　　ISBN 978-7-5331-9970-8

Ⅰ. ①脊… Ⅱ. ①兰… ②保… ③周… Ⅲ. ①脊柱
病—外科手术 Ⅳ.①R681.5

中国版本图书馆CIP数据核字（2019）第229266号

版权登记号：图字 15-2018-177

脊柱手术技术精要

JIZHU SHOUSHU JISHU JINGYAO

责任编辑：韩　琳
装帧设计：魏　然

主管单位：山东出版传媒股份有限公司
出 版 者：山东科学技术出版社
　　　　　　地址：济南市市中区英雄山路 189 号
　　　　　　邮编：250002 电话：（0531）82098088
　　　　　　网址：www.lkj.com.cn
　　　　　　电子邮件：sdkj@sdcbcm.com
发 行 者：山东科学技术出版社
　　　　　　地址：济南市市中区英雄山路 189 号
　　　　　　邮编：250002 电话：（0531）82098071
印 刷 者：青岛嘉宝印刷包装有限公司
　　　　　　地址：山东省青岛市即墨区大信镇普东国泰路2号
　　　　　　邮编：266229 电话：（0532）83530927

规格：16开（210mm×285mm）
印张：29.5 字数：600 千 印数：1~2000
版次：2019 年11月第1版　2019 年11月第1次印刷
定价：360.00元

主 编

Langston T. Holly
Department of Neurosurgery and Orthopaedics
David Geffen UCLA School of Medicine
Los Angeles, CA, USA

Paul A. Anderson
Department of Orthopedics and Rehabilitation
University of Wisconsin UWMF
Madison, WI, USA

编 者

Vincent J. Alentado, MD Indiana University, Department of Neurological Surgery, Indianapolis, IN, USA

R. Todd Allen, MD UCSD Department of Orthopaedics, San Diego, CA, USA

Paul A. Anderson, MD University of Wisconsin, Department of Orthopedic Surgery and Rehabilitation, Madison, WI, USA

Farbod Asgarzadie, MD Department of Neurosurgery, Kaiser Permanente Hospital, Fontana, CA, USA

Tyler Atkins Carolina NeuroSurgery and Spine, Charlotte, NC, USA

Rahul B**asho, M**D Department of Orthopaedic Surgery, Hannibal Regional Hospital, Hannibal, MO, USA

Carolina Gesteira Benjamin, MD Department of Neurosurgery, NYU Langone Medical Center, New York, NY, USA

Emily Bennett, MD Department of Neurosurgery, Cleveland Clinic, Neurological Institute, Cleveland, OH, USA

Edward C. Benzel, MD Department of Neurosurgery, Cleveland Clinic, Neurological Institute, Cleveland, OH, USA

Sigurd H. Berven, MD Department of Orthopaedic Surgery, University of California, San Francisco, CA, USA

Charles L. Branch Jr. Department of Neurosurgery, Wake Forest Baptist Medical Center, Winston Salem, NC, USA

J. Kenneth Burkus, MD Attending Physician, Spine Service, The Hughston Clinic, Columbus, GA, USA

Zorica Buser, PhD Department of Orthopaedic Surgery, Keck School of Medicine, University of Southern California, Los Angeles, CA, USA

Alvin Y. Chan, BS Department of Neurosurgery, Froedtert Hospital and the Medical College of Wisconsin, Milwaukee, WI, USA

Victor Chang, MD Department of Neurosurgery, Henry Ford Hospital, Detroit, MI, USA

Ken Hsuan-kan Chang, MD Department of Neurological Surgery and Rehabilitation Medicine, University of Miami Miller School of Medicine, Lois Pope Life Center, Miami, FL, USA

Kevin S. Chen Department of Neurosurgery, University of Michigan, Ann Arbor, MI, USA

Domagoj Coric Carolina NeuroSurgery and Spine, Charlotte, NC, USA

John Dimar, MD Norton Leatherman Spine Center, Department of Orthopaedic Surgery, University of Louisville, Louisville, KY, USA

Mladen Djurasovic, MD Norton Leatherman Spine Center, Department of Orthopaedic Surgery, University of Louisville, Louisville, KY, USA

Richard G. Fessler, MD, PhD Department of Neurological Surgery, Rush University Medical Center, Chicago, IL, USA

Jeffrey S. Fischgrund, MD Department of Orthopaedic Surgery, William Beaumont Hospital, Royal Oak, MI, USA

Anthony Frempong-Boadu, MD Department of Neurosurgery, NYU Langone Medical Center, New York, NY, USA

Mark Benjamin Frenkel, MD, MA Department of Neurosurgery, Wake Forest Baptist Medical Center, Winston Salem, NC, USA

Tristan B. Fried, BS Thomas Jefferson University Hospital, Department of Orthopedics, Philadelphia, PA, USA

Benjamin J. Geddes Department of Orthopedic Surgery, Yale University, New Haven, CT, USA

Zoher Ghogawala Department of Neurosurgery, Alan and Jacqueline Stuart Spine Research Center, Lahey Hospital and Medical Center, Burlington, MA, USA

Department of Neurosurgery, Tufts University School of Medicine, Boston, MA, USA

Jeffrey Gum, MD Norton Leatherman Spine Center, Department of Orthopaedic Surgery, University of Louisville, Louisville, KY, USA

1

James S. Harrop, MD, FACS Department of Neurological and Orthopedic Surgery, Division of Spine and Peripheral Nerve Surgery, Neurosurgery Director of Delaware Valley SCI Center, Thomas Jefferson University, Philadelphia, PA, USA

David J. Hart, MD Department of Neurosurgery, Wake Forest Baptist Medical Center, Winston Salem, NC, USA

Robert F. Heary, MD Department of Neurological Surgery, New Jersey Medical School, Rutgers, The State University of New Jersey, Newark, NJ, USA

Randall J. Hlubek, MD Department of Neurosurgery, Barrow Neurological Institute, St. Joseph's Hospital and Medical Center, Phoenix, AZ, USA

Douglas A. Hollern, MD Thomas Jefferson University Hospital, Department of Orthopedics, Philadelphia, PA, USA

Wellington K. Hsu, MD Department of Orthopaedic Surgery, Northwestern University Feinberg School of Medicine, Chicago, IL, USA

Andre Jakoi, MD Department of Orthopaedic Surgery, Keck School of Medicine, University of Southern California, Los Angeles, CA, USA

Jacob Januszewski Department of Neurosurgery, Barrow Neurological Institute, Phoenix, AZ, USA

Kevin L. Ju, MD Texas Back Institute, Rockwall, TX, USA

Adam S. Kanter, MD, FAANS Department of Neurological Surgery, University of Pittsburgh Medical Center, Pittsburgh, PA, USA

Dean G. Karahalios, MD Advocate Medical Group, Advocate Health Care, Downers Grove, IL, USA

Osama N. Kashlan Department of Neurosurgery, University of Michigan, Ann Arbor, MI, USA

Bhavesh Katbamna, BS Medical College of Wisconsin, Milwaukee, WI, USA

Mena Kerolus, MD Department of Neurosurgery, Rush University Medical Center, Chicago, IL, USA

Saad A. Khairi, MD Indiana University Health Neuroscience Center, Indianapolis, IN, USA

Jad G. Khalil, MD Department of Orthopaedic Surgery, William Beaumont Hospital, Royal Oak, MI, USA

Frank La Marca, MD Department of Neurosurgery, University of Michigan, Ann Arbor, MI, USA

Darren R. Lebl, MD, MBA Hospital for Special Surgery, New York, NY, USA

Gohar Majeed, DO, MSc Neurosurgery Resident, Riverside University Health System Medical Center, Moreno Valley, CA, USA

Melvin C. Makhni, MD, MBA The Spine Hospital, Columbia University Medical Center, New York, NY, USA

Michael Markowitz, DO Rowan Medical College, Philadelphia, PA, USA

David McCarthy, BS Department of Neurological Surgery and Rehabilitation Medicine, University of Miami Miller School of Medicine, Lois Pope Life Center, Miami, FL, USA

Michael M. McDowell, MD Department of Neurological Surgery, University of Pittsburgh Medical Center, Pittsburgh, PA, USA

Stephen K. Mendenhall, MD Indiana University Health Neuroscience Center, Indianapolis, IN, USA

Andrew Z. Mo, MD Lenox Hill Hospital, New York, NY, USA

Jean-Pierre Mobasser, MD Goodman Campbell Brain and Spine, Department of Neurological Surgery, Indiana University School of Medicine, Indianapolis, IN, USA

Thomas E. Mroz, MD Departments of Orthopaedic and Neurological Surgery, Cleveland Clinic, Cleveland, Ohio, USA

Jeffrey P. Mullin, MD Department of Neurosurgery, Cleveland Clinic, Neurological Institute, Cleveland, OH, USA

Praveen V. Mummaneni, MD Department of Neurological Surgery, University of California, San Francisco, CA, USA

Michael J. Musacchio Jr, MD NorthShore University HealthSystem, Neurosurgery and Spine Center, Evanston, IL, USA

Naveed Nabizadeh, MD UCSD Department of Orthopaedics, San Diego, CA, USA

Ryan Nazar, MD Department of Neurological Surgery, University of Louisville, Louisville, KY, USA

Eric W. Nottmeier, MD Department of Neurosurgery, St. Vincent's Spine and Brain Institute, Jacksonville, FL, USA

Marc R. Nuwer, MD, PhD Department of Neurology, David Geffen School of Medicine at UCLA, Los Angeles, CA, USA Clinical Neurophysiology, Ronald Reagan UCLA Medical Center, Los Angeles, CA, USA

Josiah N. Orina, MD Department of Orthopaedic Surgery, University of California, San Francisco, CA, USA

David W. Polly Jr, MD Department of Orthopaedic Surgery, University of Minnesota, Minneapolis, MN, USA

Eric Potts, MD Goodman Campbell Brain and Spine, Department of Neurological Surgery, Indiana University

School of Medicine, Indianapolis, IN, USA

John C. Quinn, MD Department of Neurological Surgery, New Jersey Medical School, Rutgers, The State University of New Jersey, Newark, NJ, USA

Vijay M. Ravindra Department of Neurosurgery, Clinical Neurosciences Center, University of Utah, Salt Lake City, UT, USA Department of Neurosurgery, Alan and Jacqueline Stuart Spine Research Center, Lahey Hospital and Medical Center, Burlington, MA, USA

J.J. Renfrow Department of Neurosurgery, Wake Forest Baptist Medical Center, Winston Salem, NC, USA

John M. Rhee, MD Emory University, Orthopaedic Surgery, Atlanta, GA, USA

K. Daniel Riew, MD The Spine Hospital, Columbia University Medical Center, New York, NY, USA

Richard V. Roberts, MD Department of Orthopaedic Surgery, William Beaumont Hospital, Royal Oak, MI, USA

Gregory D. Schroeder, MD Thomas Jefferson University Hospital, Department of Orthopedics, Philadelphia, PA, USA

Jonathan N. Sembrano, MD Department of Orthopaedic Surgery, University of Minnesota, Minneapolis, MN, USA

Karin Swartz, MD Department of Neurosurgery, Froedtert Hospital and the Medical College of Wisconsin, Milwaukee, WI, USA

Oliver Tannous, MD Georgetown University Department of Orthopaedics, Washington, DC, USA

Nicholas Theodore, MD Barrow Neurological Institute, St. Joseph's Hospital and Medical Center, Phoenix, AZ, USA

Jason Toy Department of Orthopedic Surgery, Yale University, New Haven, CT, USA

Vincent Traynelis, MD Department of Neurosurgery, Rush University Medical Center, Chicago, IL, USA

Luis M. Tumialán, MD Department of Neurosurgery, Barrow Neurological Institute, St. Joseph's Hospital and Medical Center, Phoenix, AZ, USA

Juan S. Uribe Department of Neurosurgery, Barrow Neurological Institute, Phoenix, AZ, USA

Alexander R. Vaccaro, MD, PhD, MBA Thomas Jefferson University Hospital, Department of Orthopedics, Philadelphia, PA, USA

Payman Vahedi, MD Department of Neurosurgery at Tehran Medical Sciences Branch, Islamic Azad University, Tehran, Iran Department of Neurosurgery, Thomas Jefferson University Hospitals, Philadelphia, PA, USA

Michael S. Virk, MD, PhD Department of Neurological Surgery, University of California, San Francisco, CA, USA

Michael Y. Wang, MD, FACS Department of Neurological Surgery and Rehabilitation Medicine, University of Miami Miller School of Medicine, Lois Pope Life Center, Miami, FL, USA

Jeffrey C. Wang, MD Department of Orthopaedic Surgery, Keck School of Medicine, University of Southern California, Los Angeles, CA, USA

Joseph A. Weiner, MD Department of Orthopaedic Surgery, Northwestern University Feinberg School of Medicine, Chicago, IL, USA

Ian K. White, MD Goodman Campbell Brain and Spine, Department of Neurological Surgery, Indiana University School of Medicine, Indianapolis, IN, USA

Robert G. Whitmore Department of Neurosurgery, Alan and Jacqueline Stuart Spine Research Center, Lahey Hospital and Medical Center, Burlington, MA, USA

Department of Neurosurgery, Tufts University School of Medicine, Boston, MA, USA

Jeff Wilson, MD PhD FRCSC St. Michael's Hospital, University of Toronto, Li Ka Shing Knowledge Institute, Toronto, ON, Canada

Christopher D. Witiw, MD Department of Neurological Surgery, Rush University Medical Center, Chicago, IL, USA

Division of Neurosurgery, Department of Surgery, University of Toronto, Toronto, ON, Canada

Jau-Ching Wu, MD, PhD Department of Neurosurgery, Taipei Veterans' General Hospital, Taipei, Taiwan School of Medicine, National Yang-Ming University, Taipei, Taiwan

Jang W. Yoon, MD, MS Department of Neurosurgery, Mayo Clinic, Jacksonville, FL, USA

Sharon C. Yson, MD Department of Orthopaedic Surgery, University of Minnesota, Minneapolis, MN, USA

James J. Yue Department of Orthopedic Surgery, Yale University, New Haven, CT, USA

Hesham Mostafa Zakaria, MD Department of Neurosurgery, Henry Ford Hospital, Detroit, MI, USA

FeiFei Zhou, MD Peking University Third Hospital, Orthopaedics, Beijing, China

主　审　刘忠军　　北京大学第三医院

主　译　周非非　　北京大学第三医院

副主译　（按姓氏笔画排序）
　　　　刘　洋　　海军军医大学附属长征医院
　　　　孙浩林　　北京大学第一医院
　　　　李　沫　　空军军医大学附属西京医院
　　　　赵永飞　　中国人民解放军总医院第一医学中心

译　者　（按姓氏笔画排序）
　　　　于　洋　　中国人民解放军总医院第一医学中心
　　　　弓伊宁　　北京大学第三医院
　　　　王　奔　　北京大学第三医院
　　　　王月田　　北京大学第一医院
　　　　王静杰　　烟台市烟台山医院
　　　　甘　璐　　空军特色医学中心
　　　　叶楷峰　　北京大学第三医院
　　　　申庆丰　　天津市人民医院
　　　　付豪永　　北京大学第一医院
　　　　刘　洋　　海军军医大学附属长征医院
　　　　刘　啸　　北京大学第三医院
　　　　刘中一　　北京大学第三医院
　　　　许南方　　北京大学第三医院
　　　　许洋洋　　北京大学第一医院
　　　　孙卓然　　北京大学第三医院
　　　　孙柏峰　　海军军医大学附属长征医院
　　　　孙浩林　　北京大学第一医院
　　　　李　沫　　空军军医大学附属西京医院
　　　　李　彦　　北京大学第三医院

吴深深　　海军军医大学附属长征医院

张子凡　　海军军医大学附属长征医院

张有余　　北京大学第三医院

陈　浩　　北京大学第一医院

林文波　　海军军医大学附属长征医院

赵永飞　　中国人民解放军总医院第一医学中心

姜　宇　　北京大学第三医院

贾治伟　　中国人民解放军总医院第八医学中心

夏　天　　北京大学第三医院

顾一飞　　海军军医大学附属长征医院

越　雷　　北京大学第一医院

　　我相信，无论在世界上任何地方进行脊柱手术，仍然存在三个基本挑战。第一个挑战是做出正确的诊断，要做到这一点有时是比较简单的，例如在C5~C6椎间盘向右突出的患者中，右臂剧烈疼痛并放射到拇指和食指。然而，在大多数情况下，做出准确的诊断，或者换句话说，找出到底是什么原因导致脊柱疾病患者的症状，绝非易事。比如这样一个患者：临床表现为轴性颈痛和左肩胛痛，并伴有轻微的手部和步态髓性症状；影像学检查显示轻度至中度的脊髓压迫，同时多节段椎间隙退变、骨赘形成，并伴有中至重度的双侧椎间孔狭窄。在这种情况下，并不总是能够准确地确定患者的责任节段和致病因素。

　　第二个挑战是进行手术设计，以解决造成患者出现症状的原因。在此过程中，脊柱外科医生必须想出一种解决办法，其不仅要适当地解决出现的问题，而且不能在这个过程中造成新的问题，同时，因为患者的脊柱持续退变，也应为今后出现新的问题的处理留有余地。换句话说，手术必须做得充分，但不要过度操作。外科医生应该将手术设计得"恰到好处"。

　　第三个挑战是成功地执行手术计划。任何曾经做过脊柱手术的医生都知道，脊柱手术的成功之路充满了潜在的陷阱。在避免这些问题的同时想要尽善尽美地完成这项工作，需要多年的实践和经验。

　　由Holly和Anderson教授编写的《脊柱手术技术精要》是一本优秀的参考书，作者团队包括许多世界著名的脊柱外科专家，他们将自己处理复杂脊柱外科手术的经验总结奉献给读者。来自北京大学第三医院的周非非博士组织翻译团队将本书译为简体中文版，这种奉献精神值得称赞。周非非博士曾在埃默里大学脊柱中心做访问学者，我和他有一段愉快的工作经历。他的求知欲和对脊柱手术的热情深深感染了我。

　　我很荣幸能为本书的中译本作前言，我相信这本专著将为中国的同仁们解决脊柱手术的三大挑战提供极大的帮助。

John M. Rhee, MD
Professor, Orthopaedic Surgery and Neurosurgery
Emory Spine Center
Emory University School of Medicine
Atlanta, GA, USA

　　《脊柱手术技术精要》是一部将临床指导性和实用性贯穿始终的脊柱外科手术技术专著，是一部值得脊柱外科医生在执业过程中，尤其在手术操作实践中随身携带、随时翻阅的好书。

　　该书的作者以造诣颇深的脊柱外科专家作为主体，他们不仅是脊柱外科理论的研究者和传播者，而且是置身临床一线、技艺精湛的脊柱外科手术工匠，在他们当中不乏享誉全球脊柱外科界的知名学者。该书的各个章节充满了这些大师们在长期临床实践中所总结出的宝贵经验，以及他们通过大量病例治疗积累所体味和提炼出的真知灼见。以这些大师的足迹作为引导，后来者无疑会少走不少弯路。

　　该书围绕脊柱外科手术技术进行讲解和论述，特色鲜明、重点突出，又同时兼顾系统性和综合性，内容丰富，囊括了当今流行的主要脊柱外科手术技术，在很大程度上代表了脊柱外科手术技术发展的现状。难能可贵的是，本书注重结合典型病例及图片，对相关手术技术做深入浅出、简明扼要的介绍，可参考和借鉴性很强，使广大脊柱外科医生对所面临的很多临床问题都有可能在本书中找到比较具体的相关答案或受到相应启发。同时，本书坚持学术严谨性，虽以介绍手术技术作为特点，但仍将脊柱外科学系统理论及循证医学数据作为有力支撑。

　　一部好的专业书籍，能成为使人进步的阶梯。希望该译著能对中国脊柱外科医生的专业进取有所裨益。

刘忠军

2019年9月

目录 CONTENTS

1. 颈椎牵引及复位技术 ………………………………………………………… 1

2. 头环背心固定技术 …………………………………………………………… 8

3. 枕颈融合术 …………………………………………………………………… 15

4. 寰枢椎前路融合技术 ………………………………………………………… 29

5. 后路寰枢关节融合 …………………………………………………………… 39

6. 齿状突螺钉固定 ……………………………………………………………… 52

7. 颈椎前路减压与融合 ………………………………………………………… 62

8. 颈椎人工间盘置换术 ………………………………………………………… 71

9. 下颈椎后路融合内固定 ……………………………………………………… 79

10. 下颈椎后路固定：关节突关节融合术 …………………………………… 90

11. 颈椎板成形术 ……………………………………………………………… 97

12. 颈后路微创融合技术 ……………………………………………………… 107

13. 椎板切除术后后凸畸形和颈椎畸形的矫正 ……………………………… 115

14. 颈胸交界区入路相关问题 ………………………………………………… 128

15. 开放前路和侧路胸椎椎间融合的方法和技术 …………………………… 137

16. 侧方胸腔外入路减压融合术 ……………………………………………… 154

17. 胸椎后路内固定术 ………………………………………………………… 165

18. 脊柱前柱强化技术 ………………………………………………………… 179

19. 前路腰骶椎融合技术：L3~骶骨 ………………………………………… 192

20. 经椎间孔腰椎椎间融合术 ………………………………………………… 201

21. 经皮脊柱内固定技术 209

22. 腰椎截骨术 222

23. 腰椎峡部裂修补 238

24. 腰椎滑脱症的外科治疗 251

25. 腰椎棘突间固定：融合和非融合 272

26. 小切口腹膜后经腰大肌入路 285

27. 腰椎间盘置换术 302

28. 小切口后路腰椎融合技术 314

29. 皮质骨螺钉技术 328

30. 腰骶部及骨盆固定技术 337

31. 经骶骨腰椎椎间融合技术 347

32. 骶髂关节融合 359

33. 脊柱稳定性的生物力学原理 369

34. 植骨和脊柱融合选择 378

35. 骨融合基础 396

36. 畸形矫正原则 410

37. 图像引导脊柱稳定技术 426

38. 脊柱内固定过程中的神经生理监测 441

颈椎牵引及复位技术

作者：Tristan B. Fried, Douglas A. Hollern,
Michael Markowitz, Gregory D. Schroeder,
Alexander R. Vaccaro
译者：弓伊宁　审校：李彦

引言

虽然非手术治疗技术在现代颈椎外科中的作用存在争议，但对每一位脊柱外科医生来说，掌握闭合复位的方法仍然十分重要[1]。闭合复位可作为头环背心固定或颈围领固定之前的关键治疗手段，也可以作为手术内固定之前的初始治疗[1]。虽然闭合复位几乎仅用于颈椎损伤，但大多数颈椎骨折和脱位，都可采用闭合复位的方法进行矫正。

适应证及患者选择

脊柱损伤的闭合复位的首要指征是有移位的颈椎骨折或脱位，存在神经压迫或外伤性不稳定有可能导致神经压迫[2]。具体而言，颈椎牵引可用于治疗颈椎侧块关节对位不良或脱位、AO 分型 C 型（脱位）损伤、爆裂骨折、有移位的齿状突骨折、有移位的 Hangman 骨折（Ⅱa 型骨折除外）[1,3]。如果患者神经损伤不完全且脊髓持续受压，应急诊行脊髓减压治疗[4]。外科医生应了解其所在机构的水平，如果脊髓减压手术不能及时开展，可先进行闭合复位[2]。

准备阶段注意事项

在使用 Gardner-Wells 钳之前，必须检查患者是否存在其他合并伤。如果发现颅骨骨折，则应考虑采用其他方法，但并非所有的颅骨骨折都是牵引的禁忌证（如颅底骨折），如果充分了解骨折及其分布情况，仍可使用牵引技术。牵引部位的软组织损伤，是 Gardner-Wells 钳应用的禁忌证[1]。另一个问题是在复位过程中所使用牵引钳的选择。虽然有牵引钳允许行磁共振成像（magnatic resonance imaging，MRI），但这些牵引钳能承受的牵引力有限。因此，当需要极大牵引力时（如 C7~T1 关节脱位），应该使用不锈钢牵引钳，而不是 MRI 兼容牵引钳[2]。

在任何操作开始之前，必须确保使用的工具有合适的设备把持复位以及处理可能发生的并发症。其中必须包括能进行 MRI 检查的通道，以防神经功能出现急性恶化。在操作开始前，应先行神经系统查体作为基线，与操作过程中的神经系统功能进行比较[5]。

操作技术

Gardner-Wells 牵引

第一步是用 CT 或 X 线片确诊颈椎损伤。确诊后，将患者置于 RotoRest 床（KCI，San Antonio，Texas）或 Stryker 床（Stryker，Kalamazoo，Michigan），皮肤用碘剂消毒完成准备[5]。通常 Gardner-Wells 牵引弓固定在耳郭上

5~10 mm，与外耳道保持同一水平线。固定点应位于头骨最大径线以下十分重要，以防止受力后豁出。固定钉应拧紧，直到压力指示器达到皮肤表面上方 1 mm 附近，即达到 14 kg 的力[1]。需了解的是，螺栓固定钉存在过紧的风险，穿透颅骨内板导致脓肿或出血的并发症十分罕见。尸体研究表明，穿透颅骨内板约需 73.5 kg 力，但只需要 14 kg 力即可确保固定钉的位置[6]。可以在患者的颈部下方使用折叠毛巾，以改善复位角度。可以通过静脉注射麻醉药来镇痛和肌松，但应确保患者清醒，使其能够配合神经功能查体[1]。是否需要将固定钉置于偏前或偏后的点，取决于所需牵引力的方向。固定钉偏前可造成颈椎过伸，固定钉偏后可造成颈椎过屈。固定钉偏后有利于治疗小关节脱位，因为复位时常常需要大幅度的屈曲活动。如果固定钉置于偏前的位置，必须避开颞肌、颞浅动脉和颞浅静脉[5]。

在进行牵引时，患者的体位非常重要。仰卧位是首选，在整个治疗过程中，应用反向 Trendelenburg 体位或上肢 / 下肢的重力来对抗作用于颅骨的牵引重量。当使用牵引床时，通常肩部紧贴床面，以防止在牵引时整个身体发生滑移[2]。在给牵引弓施加重量之前，应进行完整的神经系统查体并记录。同样，每次增加重量时，都应该进行一次完整的神经系统查体并记录。无论任何时候患者出现新的神经系统症状，闭合复位都应终止，并在手术干预前进行紧急 MR 扫描。牵引应从 2.3~4.5 kg 开始，以每 10~20 min 2.3~4.5 kg 的速度逐渐增加，同时完成一系列的神经系统和影像学检查[7]。患者在增加牵引重量后，必须保持清醒和定向力，并能够配合检查[2]。这种方法有助于防止过度牵引已经不稳定的损伤，以及避免由牵引本身引起的肌肉痉挛。需要注意的是，为了解除损伤造成的关节绞锁，有可能需要一些增加畸形程度的操作（如颈椎屈曲牵张型损伤复位时增加屈曲程度），这些步骤需要十分小心，因为过度的操作可能导致脊髓进一步受压。此外，

在单侧颈椎关节突关节绞锁时，轴向牵引作用下，将头颅朝向绞锁关节旋转 30°~40° 有助于复位[8]。

一旦完成复位，疾病的治疗将进入下一阶段。以颈椎小关节脱位为例，一旦关节复位，可以减少 4.5~9 kg 的牵引重量，患者仍保持于 RotoRest 床上牵引，直到手术完成稳定性重建，或者使用 Halo 头环背心将颈椎固定于轻度仰伸位。而对椎体爆裂骨折且存在后缘骨块凸入椎管的情况，仍需保持一定重量（4.5~9 kg）的牵引以通过韧带的牵拉进行椎管减压，直到手术减压完成。

头环牵引

与 Gardner-Wells 钳相比，头环牵引的术前评估和复位技术几乎相同，然而头环的固定却截然不同。首先，头环应大小适当，头环的任意一点之间均需与头颅保持至少 1 cm 的间隙，并通过 4 个铆钉固定[7]。在头环牵引中，前方固定钉的理想位置是颅骨的前外侧区域：眶外侧 2/3 上方约 1 cm，且双侧均位于颅骨最大周径以下[9]。虽然侧向放置更为理想，但由于颞窝薄弱，而且靠近咀嚼肌和颧颞神经，因而并不适合置钉[10]。钉在后方确切的位置并不如前方重要，因为颅骨后方更均匀且厚，一般不会损伤重要的神经肌肉和血管结构。最初的数据认为，27.5~33 cm/kg 的扭力即可满足铆钉的固定需求，但尸体研究证实只有使用 55 cm/kg 的扭力才能将铆钉安全地固定。最近的研究证实，在牵引复位中扭力最好为 44 cm/kg，此时钉子松动和感染的发生率最低[9]。虽然当患者需要手术时，笔者经常使用 Gardner-Wells 钳进行牵引，但如果损伤确定要使用头环背心进行固定，笔者则使用头环进行牵引，一旦复位完成，即连接头环背心固定装置维持复位。

Head-Halter 牵引

很少使用的一种颈椎牵引的方法是通过一个头部套索装置完成（颌枕带）。有些医生更喜欢这种装置，因为它是完全无创的，然而这不是笔

者的首选，因为它无法实现与钳子同样的牵引重量。颌枕带牵引也可导致颞下颌关节疼痛的并发症。由于上述因素，该设备通常仅用于儿童寰枢椎旋转固定性半脱位[8]。

典型病例

45 岁男性，不慎滑倒并从家中的楼梯摔下。因颈部剧痛被送进急诊室，神经功能完好。颈椎计算机断层扫描（computed tomography，CT）显示Ⅲ型齿状突骨折，断端头侧向前滑移 7.5 mm（图1.1）。我们采用了闭合复位和头环背心固定。患者俯卧于 RotoRest 床上，采用前述技术进行头环牵引复位。起初的 X 线片显示齿状突骨折前移位无变化（图 1.2 A）；于后方增加 4.5 kg 牵引重量，前方（纵向牵引）增加 4.5 kg 牵引重量（双轴牵引）后，神经功能无恶化，但影像学序列也无明显改变（图 1.2 B）；再继续增加后方和前方牵引各 4.5 kg后，又在前方增加了 2.3 kg 牵引重量，此时患者无神经功能恶化，但影像学序列有了明显改善（图 1.2 C，D）。于是决定小心手法复位骨折。取下后方的轴向牵引重量后，医生将头环置于轻度屈曲

位，这种对畸形的重塑"解锁了骨折"。然后在头环前方施加 16 kg 的牵引，后方施加 4.5 kg 牵引。操作后未见神经功能恶化，复位效果良好（图 1.3 A）。将头环与背心连接、固定，卸除牵引重量。最终的直立位片显示骨折断端移位 2.7 mm，因此该患者可以采用头环背心矫形器完成治疗（图 1.3 B）。

技术要点

- 所有患者在颈椎损伤闭合复位前应保持清醒、警觉，并能配合神经系统检查。重量每增加 0.45 kg，就必须重复一次神经系统检查。

- 使用为闭合复位设计的牵引床是非常重要的。这些牵引床通常会允许多轴牵引，既可以纵向牵引，也可以将颈椎置于屈曲状态。此外，它往往可以移除头部牵引装置，将颈椎置于伸展状态。这些复杂的牵引方向组合可在不同类型的骨折治疗中应用（如前例所示），在一般病床上实现上述牵引目的可能有一定难度。

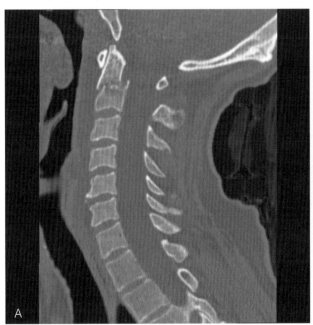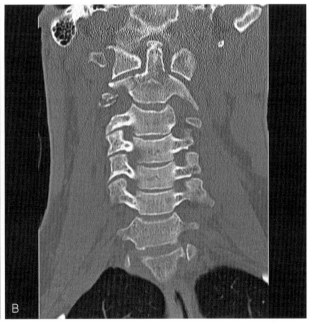

图1.1　矢状面(A)和冠状面(B) CT显示Ⅲ型齿状突骨折，断端头侧向前滑移7.5 mm

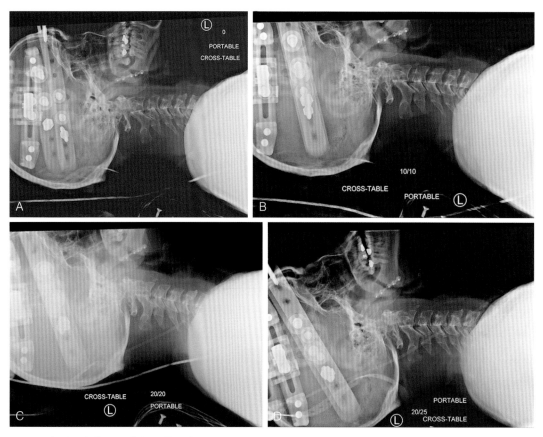

图1.2　初始X线片显示齿状突骨折断端头侧前滑移无改善(A);后方牵引增加了4.5 kg的重量,且前方牵引（纵向牵引）也增加了4.5 kg的重量(B)。后方和上方牵引重量再次各增加4.5 kg(C),上方牵引重量又增加了2.3 kg(D)。患者无神经功能恶化,影像学也没有显著的序列改变

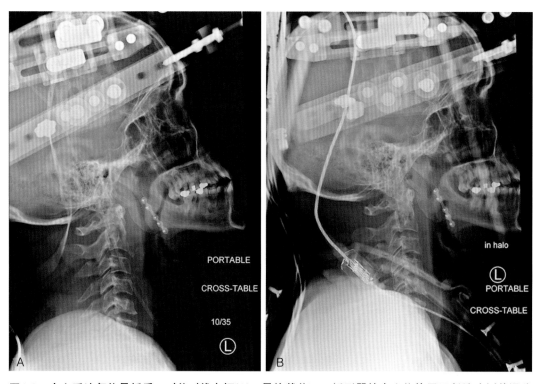

图1.3　小心手法复位骨折后，对位对线良好(A)，最终戴着Halo矫形器的直立位片显示断端头侧前滑移下降至2.7 mm(复位前7.5 mm) (B)

- 头钉的固定位置十分重要[1]。当需要颈椎屈曲时，可将头钉固定于耳郭较后的位置；当需要颈椎伸展时，可将头钉固定于耳后较前的位置。此外，如果头钉固定位置不对称，颈椎可能出现异常的旋转矢量[8]。
- 如果可能的话，在病房里放一台数字 X 线机，这样就不会浪费时间等待技师冲洗胶卷了。
- 与其他骨折类似，为了获得充分的复位，可能需要进行轻度的"重建畸形"操作，使骨折部位分离。任何操作都应极其小心，尤其是对脊髓受压的患者。
- 如果确定使用头环背心矫形器治疗患者，考虑使用头环进行牵引，而不是 Gardner-Wells 钳。

并发症及其防治策略

Fehlings 等证实在颈脊髓损伤后早期减压的患者表现出更好的长期神经功能改善程度，可见神经组织的尽早减压是关键[4]。然而，在闭合复位过程中有大块椎间盘组织疝入椎管压迫脊髓的风险，使得上述颈椎小关节脱位的治疗策略备受争议[11]。通常在创伤急救室中可以通过正侧位平片诊断颈椎小关节脱位，最快减压脊髓的方法是此时行闭合复位，然而在许多医院，外科医生更倾向于首先进行 MRI 检查，以评估是否存在椎间盘突出或血肿。Vaccaro 等对这种造成治疗延迟的做法的必要性提出了质疑。他们报道了 9 例颈椎小关节脱位的患者。所有 9 例患者都接受了磁共振成像（MRI）检查，其中 2 例合并椎间盘突出。随后研究者对所有患者进行了闭合复位，没有患者出现神经功能恶化。此外，所有患者均接受了复位后 MRI 检查，5 例患者闭合复位后存在椎间盘突出。基于以上结果，研究者指出，在清醒、警觉和合作的患者中进行闭合复位是安全的[12]。

对于颈椎小关节脱位的患者，笔者推荐以下

策略：如果患者颈椎小关节脱位，但神经功能完好或脊髓损伤不完全，在清醒、有意识且可以配合检查的患者进行 MRI 检查之前，可以安全地进行初步的闭合复位，或者 MRI 可在切开或闭合复位前进行。神经系统功能完好的患者进行减压的紧迫性明显降低，MRI 检查造成的减压延迟可以接受。相反，如果患者脊髓完全损伤，一旦发现，应该立即进行闭合复位，因为此时已经没有神经功能恶化的风险了。任何非清醒、意识不清或不配合的患者在复位前都应该接受磁共振检查。最后，如果患者的神经症状开始恶化，应立即停止闭合复位。

头环牵引和 Gardner-Wells 牵引都是颈椎牵引的有效方法，但如果固定钉放置不当，都可能出现问题。头环固定钉的放置应在患者闭眼的状态下进行。这是为了避免由于皮肤栓系导致的闭眼困难。前方固定钉不正确的放置可以导致眶上神经和滑车上神经损伤，直接进入额窦或眼眶可能与固定钉过度拧紧有关[7]。为避免并发症，放置固定钉的安全区域应该为眶缘上方约 1 cm，颅骨最大径线以下，眶外 2/3 以上[9]。避免固定钉位置过度偏外也同样重要，因为有影响颞肌和颧颞神经的风险。并发症包括颞下颌关节活动受限和颅骨穿透的风险增加。后方固定钉的放置虽然对重要解剖结构的损伤风险较小，但既应低于颅骨的最大径线，也应有足够高度以尽量减少固定钉移位，导致头环撞击上耳郭[7]。

与头环固定不同的是，Garner-Wells 钳只需要安装 2 枚固定钉。理想的固定钉放置位置在耳郭上方 1 cm，与外耳道平齐，低于颅骨最大径线[2]。放置固定钉时务必小心操作，因为有损伤颞浅动脉或穿透颞肌的风险。类似于放置头环固定钉的并发症，这种并发症的影响包括颞下颌关节活动受限和颅骨穿透风险增加[7]。固定钉也应该稍向上倾斜，双侧同步拧紧，直到弹簧负载的指示器凸出在固定钉头部平面上方1 mm。应避免过紧，因为它可能导致颅骨穿透

5

造成潜在的脓肿或血肿[2,13]。

这2种治疗方式的其他共同问题包括固定钉区域的松动和感染。这在患者只能选择使用头环背心固定时更易发生，然而这也会发生在闭合性复位后暂时牵引固定颈椎的患者，并导致手术治疗的延迟。据报道，在接受头环背心固定的患者中，36%~60%的患者会出现固定钉的松动，20%的患者会出现固定钉周围的感染[14]。当怀疑存在感染时，必须及时采取措施预防长期并发症。首先，应进行细菌培养，开始抗生素治疗，并确定合适的替代固定位置。少数情况下固定钉穿透了颅骨，如未能解决固定钉周围的感染，将有可能导致脓肿形成和严重的神经后遗症。值得警惕的症状包括全身感染症状、头痛、癫痫、定向障碍和精神病。颅骨穿透通常由固定钉过紧导致，因此操作固定钉需小心以适当的力固定。通常导致颅骨穿透的力远高于操作固定钉所需要的力，因此这种并发症比较罕见。在头环固定后1天和1周常规再拧紧固定钉，Garner-Wells钳固定后每24 h再拧紧1次，已被证明是安全的，可以最大限度地减少固定钉穿透颅骨[14]。

结论

被设计用于颈椎牵引的装置为矫正上述病理的过程提供了必要支持，同时也伴随着发生严重并发症的风险。这些颈椎牵引并发症的严重程度各不相同，但需要小心留意并在发现后及时处理。颈椎牵引可用于处理多种颈椎疾患，目的是复位脊柱序列、预防或恢复神经损伤。虽然治疗颈椎疾患的理想方案仍有争议，但牵引复位术的应用对多种损伤都是有益的。

参考文献

1. Vaccaro AR, Betz RR, Zeidman SM. Principles and practice of spine surgery, vol. xxi. St. Louis: Mosby; 2003. p. 864.

2. Vaccaro AR, Albert TJ. Spine surgery: tricks of the trade. 3rd ed. New York: Thieme; 2016.

3. Vaccaro AR, Koerner JD, Radcliff KE, Oner FC, Reinhold M, Schnake KJ, et al. AOSpine subaxial cervical spine injury classification system. Eur Spine J. 2015;25(7):2173–2184.

4. Fehlings MG, Vaccaro A, Wilson JR, Singh A, David WC, Harrop JS, et al. Early versus delayed decompression for traumatic cervical spinal cord injury: results of the surgical timing in acute spinal cord injury study (STASCIS). PLoS One. 2012;7(2):e32037.

5. Vaccaro AR, Baron EM. Spine surgery, vol. xviii. Philadelphia: Saunders/Elsevier; 2008. p. 481.

6. Lerman JA, Dickman CA, Haynes RJ. Penetration of cranial inner table with Gardner-Wells tongs. J Spinal Disord. 2001;14(3):211–3.

7. Wang JH, Daniels AH, Palumbo MA, Eberson CP. Cervical traction for the treatment of spinal injury and deformity. JBJS Rev. 2014;2(5):1.

8. Vaccaro AR. Fractures of the cervical, thoracic, and lumbar spine, vol. xvii. New York: M. Dekker; 2003. p. 751.

9. Botte MJ, Byrne TP, Abrams RA, Garfin SR. Halo skeletal fixation: techniques of application and prevention of complications. J Am Acad Orthop Surg. 1996;4(1):44–53.

10. Lauweryns P. Role of conservative treatment of cervical spine injuries. Eur Spine J. 2010;19(Suppl 1):S23–6.

11. Eismont FJ, Arena MJ, Green BA. Extrusion of an intervertebral disc associated with traumatic subluxation or dislocation of cervical facets. Case report. J Bone Joint Surg Am. 1991;73(10):1555–60.

12. Vaccaro AR, Falatyn SP, Flanders AE, Balderston RA, Northrup BE, Cotler JM. Magnetic resonance evaluation of the intervertebral disc, spinal ligaments, and spinal cord before and after closed traction reduction of cervical spine dislocations. Spine (Phila Pa 1976). 1999;24(12):1210–7.

13. Saeed MU, Dacuycuy MA, Kennedy DJ. Halo pin insertion-associated brain abscess: case report and review of literature. Spine (Phila Pa 1976). 2007;32(8):E271–4.

14. Gelalis ID, Christoforou G, Motsis E, Arnaoutoglou C, Xenakis T. Brain abscess and generalized seizure caused by halo pin intracranial penetration: case report and review of the literature. Eur Spine J. 2009;18(Suppl 2):172–5.

头环背心固定技术 2

作者：Randall J. Hlubek, Nicholas Theodore
译者：张有余　审校：李彦

引言

颈椎支具用来限制颈椎活动和维持恰当的颈椎序列，广泛应用于颈椎疾病，如创伤、畸形和肿瘤等患者。自 1959 年首次由 Perry 和 Nickel 应用以来，由固定钉固定于颅骨的头环背心固定方式被认为是颈椎外固定技术的金标准[1]。很多生物力学研究都量化并证实了头环背心在颈椎固定中的作用[2-5]。Schneider 等[6] 招募了 45 名健康志愿者，对 7 种支具固定进行了椎体间活动的生物力学分析，结果表明头环背心是最有效的限制颈椎轴向旋转和侧方屈曲的固定方式。虽然有观点认为头环背心对 C2 以下节段的固定作用比颅椎更明显[4]，但 Richter 等[7] 证实头环背心仍然是目前最有效的上颈椎（C1~C2，C2~C3）固定方式。虽然头环背心固定较其他固定方式可能更有效，但其在存在不稳定的节段、头颈交界和颈胸交界区域的固定作用较弱[5]。因此，对所有脊柱不稳的患者，应重视复查和随访，关注其临床症状和影像学变化，确保头环背心的固定作用是可靠的，且无须其他替代治疗方案如手术融合固定等。

头环背心外固定较手术固定融合术有以下优点：首先，治疗如 Hangman 骨折和齿状突骨折时，头环背心固定保留了颈椎活动度，在损伤节段骨愈合之后，患者可最大限度地恢复颈椎活动度，这是大部分需要固定融合操作的手术治疗所达不

到的；另一个优点是可以减少手术风险，特别是对手术风险很高的患者，如同时伴有多系统损伤的创伤患者；最后，头环背心固定还可用于高度不稳的脊柱外伤患者术前的暂时性固定，通过连接头环与 Mayfield 头固定架，可用于术中的体位摆放。

头环背心固定尽管是最有效的颈椎外固定方式，但仍然有不足之处。因为头环背心装置的重量和限制作用，固定过程中容易损伤重要的生理功能如吞咽[8]、呼吸[9] 和活动[10] 等。头环背心固定相关的并发症有螺钉固定点感染、螺钉松动、褥疮、脑脓肿、不融合和死亡等[11~14]，高龄是发生严重并发症的高危因素。Horn 等[14] 对 70 岁以上头环背心固定患者的回顾性分析中，53 例患者中有 4 例出现呼吸窘迫，6 例出现吞咽困难，10 例出现螺钉固定点相关并发症，有 8 例死亡，其中 6 例死于呼吸窘迫和循环衰竭。因此，在使用头环背心固定之前，需要对患者的健康状况进行评估，确保其能耐受头环背心装置带来的影响。

适应证及患者选择

头环背心固定的适应证目前还是一个饱受争议的话题。可用头环背心固定治疗的疾病包括无明显脊髓和脊神经压迫的颈椎骨折。如应用于上颈椎骨折：Jefferson 骨折，Ⅱ型和Ⅲ型齿状突骨折，Hangman 骨折和各种类型的 C1 和 C2 联合骨折[15]。

其他应用头环背心固定的适应证包括脊柱畸形的术前牵引，头环重力牵引（Halo-gravity traction）可实现部分矫正颈椎畸形，在一些需要截骨矫形的案例中，还可能有利于减少截骨的范围[16]。

头环背心固定的绝对禁忌证包括颅骨骨折和螺钉固定点头皮裂伤，相对禁忌证包括高龄、肺功能障碍和桶状胸。

术前考虑

应用头环背心固定需要着重考虑以下因素：首先，需要评估患者能否耐受头环背心固定，部分高龄患者和肺功能差的患者无法耐受头环背心固定，此时就需要用坚强的围领固定，如果存在脊柱不稳定，则需考虑手术进行更坚强的内固定治疗。

在使用头环背心固定之前，为了避免穿透额窦，应该仔细评估患者的头颅CT（如果可以提供）并定位额窦的位置和边界，同时也要排除是否存在影响头环螺钉固定的颅骨骨折。

操作前需要评估颈椎的序列，以明确什么是固定所需的理想颈椎序列。例如，颈椎骨折患者之后继发后凸，为了得到更好的前凸，患者的颈椎需要固定在仰伸位。

使用头环背心固定过程中，恰当的螺钉固定点是避免并发症的关键。操作前需评估头颅CT，确定额窦的位置和范围，钉尖穿透额窦可能会导致颅内感染、脑脊液漏或者颅内积气[17,18]。前螺钉的安全区域包括眶上和额外侧，眶上的螺钉固定点位于眶缘外侧2/3上1 cm（图2.1），此区域避开了滑车上神经、眶上神经和额窦[13,19]。额外侧螺钉固定点位于颞部发际线三角区的前方，从外观上来说在此固定可使整体外观更美观[20]。无论是选择眶上还是额外侧螺钉固定点，颞肌都

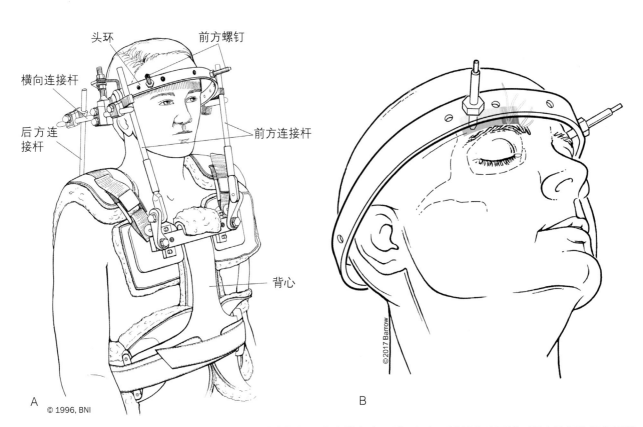

头环　前方螺钉
横向连接杆
后方连接杆　　前方连接杆
背心
A © 1996, BNI
B ©2017 Barrow

图2.1　A.头环背心装置的组成。B.绿色区域为前方螺钉固定点的安全区域，红色区域是危险区域，眶上神经位于此区域（此图经Barrow Neurological Institute, Phoenix, Arizona同意后使用）

是需要避开的重要结构。否则颞肌在咀嚼时会出现疼痛症状。常用的后方螺钉固定点位于耳后上方的颞枕区域，与对侧前方的螺钉形成对角线关系[13,19]。

手术技术

安装头环背心之前，可以应用静脉肌松药，以达到轻度镇静、肌肉松弛和镇痛的效果。充分的术前宣教十分重要，安装头环背心时需要患者能够很好地配合。患者仰卧于平板床，保持颈椎中立位，将颅骨的头端部分悬空于床边。整个操作过程中需要特别注意保护患者的颈椎。头环的大小取决于颅骨的最大径线，定位于患者耳上1.2 cm，且应保证头环与颅骨之间有1~2 cm的间隙，既满足患者的舒适度，也方便护理。背心的大小由患者的胸围和胸骨的长度决定，胸围一般在剑突水平测量。

头环背心固定的最关键的步骤之一是维持脊柱于理想的序列。可以在患者颈部或者肩胛区的下方垫一条卷起来的治疗巾调整序列，治疗巾垫在靠近肩胛区的时候，可将颈椎置于相对前凸；治疗巾垫在颈部靠头端的位置，可将颈椎置于相对后凸。然后从患者的腰部至腋下垫一块弹力棉垫。

在助手协助保护颈椎的同时，使患者翻身偏向一侧，安装了患者背侧的背心之后再恢复患者于仰卧位，再连接腹侧的背心，注意不要压迫胸骨切迹和锁骨。

选择合适的螺钉固定点（见技术要点），剃除螺钉固定点周围的头发，用氯己定消毒，1%的利多卡因和肾上腺素局麻。在安装头环的过程中，助手协助维持患者的头颈部稳定。头环的位置要尽可能低但不应接触到耳和眉。依据头环的位置，在理想位置安装螺钉。固定螺钉时应该成对固定相对方向的2枚螺钉。用扭矩改锥固定螺钉，成人用44 cm/kg的扭矩，儿童用22 cm/kg的扭矩。

成人一般需要安装4~6枚螺钉，儿童需要安装8枚螺钉。有研究表明44 cm/kg的扭矩固定前方和后方的螺钉都是安全和最佳的[21,22]。需要强调的是，固定螺钉时一定要成对固定相对方向的2枚螺钉，这样才能保证头环到颅骨的距离一致。同时拧紧安全螺母以防螺钉松动，24 h之后用同样的扭矩再次拧紧螺钉。

头环固定之后，连接两侧前方和后方的连接棒，并通过连接装置和横向连接棒固定在头环上（见图2.1）。

确认所有的螺钉和连接杆固定牢固，拍摄颈椎立、卧位平片，确保颈椎处于最佳的曲度，如果颈椎序列不佳，可适度调整连接棒和头环，调整至理想序列以利于恢复。

最后，日常卫生护理对于预防螺钉固定点感染非常重要，应每天用双氧水或者生理盐水清洗螺钉固定点。

典型病例

病史和体格检查

40岁男性，车祸伤就诊于创伤诊室，查体提示颈椎压痛，无神经功能受损，既往无特殊。

影像学检查

颈椎CT示C2的Hangman骨折（图2.2），CTA示右侧椎动脉远端V2段和V3段存在外伤性夹层，给予患者325 mg阿司匹林治疗夹层并预防血栓卒中。

治疗

虽然该患者符合手术固定融合的适应证，但几方面因素让我们更倾向于头环背心外固定的方案。第一，MRI显示该患者C2~C3椎间盘未受损并且未压迫脊髓。第二，考虑到已有右侧椎动脉夹层，更担心术中出现左侧椎动脉损伤的风险。

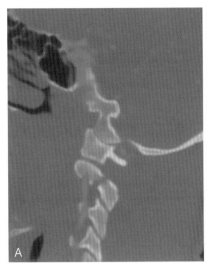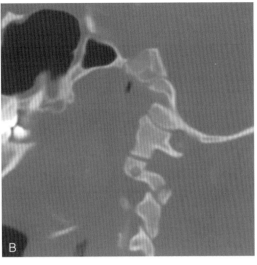

图2.2　车祸伤患者的颈椎CT矢状面，可见Hangman骨折，A图和B图分别为C2右侧和左侧峡部骨折（此图经Barrow Neurological Institute, Phoenix, Arizona同意后使用）

第三，该患者年轻，既往体健，没有任何头环背心固定的禁忌证。

结果

头环背心固定之后，拍摄立位颈椎侧位片确定颈椎序列满意（图2.3）。术后2个月随访，CT可见骨痂开始形成的骨折愈合表现（图2.4）。之后继续应用1个月的头环背心固定，动力位颈椎X线片可见骨折完全愈合并且无颈椎不稳定（图2.5）。然后拆除头环背心装置，更换为坚强的颈围领固定。颈围领固定的目的是让患者逐渐适应颈部肌肉的活动并训练自身椎旁肌的力量。颈围领继续佩戴2周拆除。

技术要点

- 合适的螺钉固定点是避免并发症的关键，术前应评估头颅CT，确定额窦的位置和范围。
- 前方螺钉固定点的安全区域包括眶上和额外侧，眶上的螺钉固定点位于眶缘外侧2/3上1 cm，额外侧螺钉固定点位于颞部发际线三角区的前方，这样美观效果更好[20]。
- 固定前方螺钉时，嘱患者闭眼，以免皮肤褶皱。

- 避免螺钉影响颞肌。
- 后方螺钉应该固定在颞颈交界区的耳后上方，并与对侧前方的螺钉相对[13,19]。
- 固定螺钉时螺钉应完全与颅骨垂直，以达到最佳的固定效果，并可减少螺钉松动和头皮裂伤。
- 背心安装完成后，应再仔细检查一遍，确保所有的骨性突起表面都有足够的棉垫保护，防止出现皮肤溃疡。

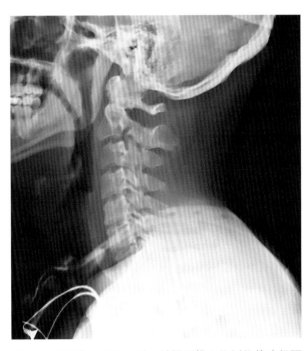

图2.3　头环背心固定之后，拍摄颈椎立位侧位片确保颈椎处于合适的曲度（此图经Barrow Neurological Institute, Phoenix, Arizona同意后使用）

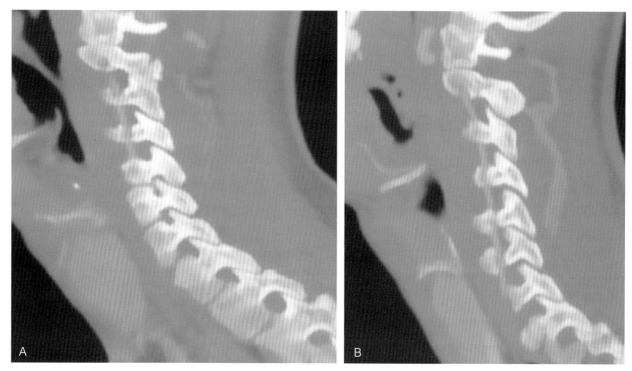

图2.4 患者2个月后随访复查的CT影像显示骨痂形成这一骨折愈合证据。A图和B图分别显示C2左侧和右侧峡部的骨折（此图经Barrow Neurological Institute, Phoenix, Arizona同意后使用）

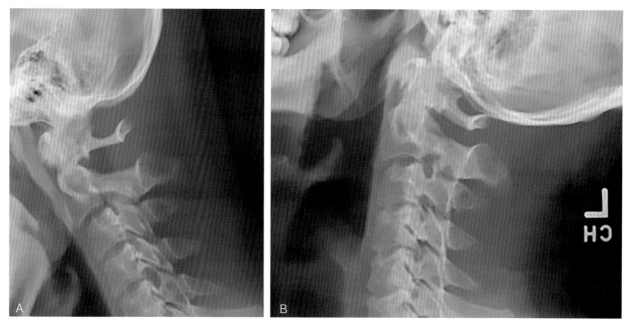

图2.5 伤后3个月，屈位（A）和伸位（B）颈椎平片示骨折完全愈合，无不稳定表现（此图经Barrow Neurological Institute, Phoenix, Arizona同意后使用）

并发症及其防治策略

螺钉松动是头环背心固定最常见的并发症。在头环背心固定治疗期间，压应力平均下降约83%，导致固定效果不佳[12]。达到44 cm/kg的扭矩十分重要，相比低扭矩能更有效地预防螺钉松动。此外，在固定之后的24~36 h应该重新检查扭矩，必要时需要再次拧紧，之后定期随访复查，要注意评估螺钉的扭矩。

另一个潜在的并发症是螺钉固定点感染。Botte等回顾性分析了179例患者，结果显示螺钉固定点感染的发生率为20%[13]。防止螺钉固定点感染最重要的措施是固定螺钉时的无菌观念和护理。固定头环时，头环与颅骨之间应保持1~2 cm的间隙，以便于用肥皂水清洗。

眶上神经损伤和滑车上神经损伤也是头环背心固定潜在的并发症，一般发生于螺钉未固定于眶上或额外侧的理想位置。眶上神经和滑车上神经一般位于眶上缘中内1/3，因此，螺钉不应在此区域固定。

螺钉导致的额窦穿透伤可引起颅内感染、脑脊液漏或颅内积气[17,18]。安装螺钉前，应在头颅CT上仔细评估颅骨的解剖结构，固定螺钉时要避开额窦。将前方螺钉置于前外侧区域通常远离额窦，且当患者的额窦范围较大或有畸形时，此处不失为螺钉固定的理想区域[20]。

头环背心固定的患者应严格随访复查，确保颈椎无明显移位[23]。术后以及常规复查时都应拍摄颈椎立、卧位平片，如果平片显示颈椎明显移位，则需要考虑其他的治疗方案，如手术固定。

结论

头环背心固定是治疗颈椎骨折和不稳的有效方法。应用前需考虑患者是否能够耐受头环背心固定的重量和限制作用。安装头环背心后，需密切随访复查，以确保颈椎得到了有效的固定且患者可以耐受外固定装置。

参考文献

1. Perry J, Nickel VL. Total cervical spine fusion for neck paralysis. J Bone Joint Surg Am. 1959;41:37–60.

2. Benzel EC, Hadden TA, Saulsbery CM. A comparison of the Minerva and halo jackets for stabilization of the cervical spine. J Neurosurg. 1989;70(3):411–4. doi:10.3171/jns.1989.70.3.0411.

3. Tomonaga T, Krag MH, Novotny JE. Clinical, radiographic, and kinematic results from an adjustable four-pad halovest. Spine (Phila Pa 1976). 1997;22(11):1199–208.

4. Lind B, Sihlbom H, Nordwall A. Forces and motions across the neck in patients treated with halo-vest. Spine (Phila Pa 1976). 1988;13(2):162–7.

5. Koch RA, Nickel VL. The halo vest: an evaluation of motion and forces across the neck. Spine (Phila Pa 1976). 1978;3(2):103–7.

6. Schneider AM, Hipp JA, Nguyen L, Reitman CA. Reduction in head and intervertebral motion provided by 7 contemporary cervical orthoses in 45 individuals. Spine (Phila Pa 1976). 2007;32(1):E1–6. doi:10.1097/01.brs.0000251019.24917.44.

7. Richter D, Latta LL, Milne EL, Varkarakis GM, Biedermann L, Ekkernkamp A, et al. The stabilizing effects of different orthoses in the intact and unstable upper cervical spine: a cadaver study. J Trauma. 2001;50(5):848–54.

8. Morishima N, Ohota K, Miura Y. The influences of halo-vest fixation and cervical hyperextension on swallowing in healthy volunteers. Spine (Phila Pa 1976). 2005;30(7):E179–82.

9. Lind B, Bake B, Lundqvist C, Nordwall A. Influence of halo vest treatment on vital capacity. Spine (Phila Pa 1976). 1987;12(5):449–52.

10. Ohnishi K, Miyamoto K, Kato T, Shimizu K. Effects of wearing halo vest on gait: three-dimensional analysis in healthy subjects. Spine (Phila Pa 1976).

2005;30(7):750–5.

11. Gelalis ID, Christoforou G, Motsis E, Arnaoutoglou C, Xenakis T. Brain abscess and generalized seizure caused by halo pin intracranial penetration: case report and review of the literature. Eur Spine J. 2009;18(Suppl 2):172–5. doi:10.1007/ s00586-008-0759-x.

12. Fleming BC, Krag MH, Huston DR, Sugihara S. Pin loosening in a halo-vest orthosis: a biomechanical study. Spine (Phila Pa 1976). 2000;25(11):1325–31.

13. Botte MJ, Byrne TP, Abrams RA, Garfin SR. Halo skeletal fixation: techniques of application and prevention of complications. J Am Acad Orthop Surg. 1996;4(1):44–53.

14. Horn EM, Theodore N, Feiz-Erfan I, Lekovic GP, Dickman CA, Sonntag VK. Complications of halo fixation in the elderly. J Neurosurg Spine. 2006;5(1):46– 9. doi:10.3171/spi.2006.5.1.46.

15. Vieweg U, Schultheiss R. A review of halo vest treatment of upper cervical spine injuries. Arch Orthop Trauma Surg. 2001;121(1–2):50–5.

16. Yang C, Wang H, Zheng Z, Zhang Z, Wang J, Liu H, et al. Halo-gravity traction in the treatment of severe spinal deformity: a systematic review and meta-analysis. Eur Spine J. 2016; doi:10.1007/ s00586-016-4848-y.

17. Garfin SR, Botte MJ, Waters RL, Nickel VL. Complications in the use of the halo fixation device. J Bone Joint Surg Am. 1986;68(3):320–5.

18. Cheong ML, Chan CY, Saw LB, Kwan MK. Pneumocranium secondary to halo vest pin penetration through an enlarged frontal sinus. Eur Spine J. 2009;18(Suppl 2):269–71. doi:10.1007/ s00586-009-1004-y.

19. Kang M, Vives MJ, Vaccaro AR. The halo vest: principles of application and management of complications. J Spinal Cord Med. 2003;26(3):186–92.

20. Stone JL, Gulabani A, Gorelick G, Vannemreddy SN, Vannemreddy PS. Frontolateral pins for halo ring placement: reassessment of a common neurosurgical procedure with CT measurements of skull thickness. J Neurosurg Spine. 2013;19(6):744–9. doi:10.3171/2013.8.SPINE121020.

21. Ebraheim NA, Liu J, Patil V, Sanford CG Jr, Crotty MJ, Haman SP, et al. Evaluation of skull thickness and insertion torque at the halo pin insertion areas in the elderly: a cadaveric study. Spine J. 2007;7(6):689–93. doi:10.1016/ j.spinee.2006.09.007.

22. Rizzolo SJ, Piazza MR, Cotler JM, Hume EL, Cautilli G, O'Neill DK. The effect of torque pressure on halo pin complication rates. A randomized prospective study. Spine (Phila Pa 1976). 1993;18(15):2163–6.

23. Anderson PA, Budorick TE, Easton KB, Henley MB, Salciccioli GG. Failure of halo vest to prevent in vivo motion in patients with injured cervical spines. Spine (Phila Pa 1976). 1991;16(10 Suppl):S501–5.

枕颈融合术 3

作者：Vijay M. Ravindra, Robert G. Whitmore, Zoher Ghogawala
译者：叶楷峰、王弈　审校：李彦

引言

颅—颈交界区不稳定可由全身性疾病或外伤引起，多需紧急处理及手术固定。从解剖学和生物力学角度来看，颅—颈交界区是脊柱较为复杂的一部分。枕颈（枕骨 ~C1）关节能够为颈椎提供 15° 的屈伸空间，寰枢（C1~C2）关节则提供了 45% 的轴向旋转[1~3]。由于需要解决手术稳定的方式及其融合失败率高的历史性难题，外科手术的技术和枕颈融合的方法在不断地进步发展[4]。尽管早期有大量失败的尝试，但随着刚性固定的发展和短节段固定的应用，融合的成功率目前已经几乎达到了 100%[5,6]。本章中，我们主要针对外伤性和全身性病因造成的颅—颈交界区不稳定的机制进行讨论，并阐述其手术治疗策略。

适应证及患者选择

颅—颈不稳定的原因

颅—颈不稳定是由枕骨髁 ~C1~C2 连接部位的松弛或破坏引起的，具体分为枕颈不稳定（O~C1）或者寰枢关节不稳定（C1~C2）。我们将主要讨论枕颈不稳定，因为其与颅—颈不稳定密切相关。有多种因素会导致枕颈不稳定，包括先天性颅骨下陷、外伤、类风湿性关节炎、炎症性关节病变、肿瘤和感染等，其同样可继发于该

部位减压手术之后（表 3.1）[5,7,8]。

表 3.1　常见的需要手术固定的颅—颈不稳定的发病原因

全身性	
炎症	类风湿性关节炎 赖特综合征 银屑病性关节炎 炎症肠病性关节炎 焦磷酸钙沉积病
感染	细菌（骨髓炎） 真菌
肿瘤	溶骨性 成骨性
创伤性 / 手术性	
创伤	寰—枕关节脱位（AOD） 寰枢关节脱位 枕骨髁撕脱性骨折
术后	Chiari 减压术或枕骨大孔手术后 高位颈椎椎板切除术后

创伤性颅—颈不稳定

创伤性枕颈关节脱位，为枕骨髁和 C1 侧块关节（O~C1）的创伤性脱位，是最常见的创伤性颅—颈不稳定的表现形式[8]。患者通常表现为神经功能障碍并伴有急性脊髓损伤、四肢麻痹、颅神经功能障碍，且由于其脑干功能可能受损，患者还常表现为显著的血流动力学不稳定。即使临床高度怀疑，诊断为创伤性枕颈关节脱位也是十

分困难的。有文献指出通过首次影像学评估，高达 75% 的外伤患者可能被"漏诊"[9,10]。近期的报道指出，在成年患者中，使用以 1.5 mm 为临界值的枕骨髁~C1 间距（condylar–C1 interval, CCI）来诊断是否存在寰枕关节脱位（atlanto–occipital dislocation, AOD），具有最高的敏感性和特异性[11]，而 CCI 最初是应用于儿童中 AOD 的评估。

在一些比较罕见的情况下，枕骨髁的撕脱性骨折也可能会引起颅—颈交界区的不稳定性。这是由于撕脱性骨折、III 型枕骨髁骨折和旋转性损伤机制之间有着一定的联系。

对于颅—颈不稳定的病例而言，仅针对 O~C1 处的手术治疗是可行的，然而有 55% 的患者因同时有翼状韧带、覆膜和寰椎横韧带的损伤，因而出现 C1~C2 旋转与前后活动的不稳定[8,13,14]。因此，O~C1~C2 固定 / 融合是临床上最常用的治疗创伤性脱位的固定技术[15-17]。早期手术固定治疗是保证良好的神经恢复的关键[9,18]。

颅—颈不稳定的全身性病因

患有全身性颅—颈不稳定的患者常表现有进行性髓性损害症状、低位颅神经（CN）功能障碍（CN IX、X、XI、XII）、颈部疼痛及明显的颅—颈交界区畸形[5,7,8]。由于全身性疾病病史和发病的特点，这些症状都是渐进性进展的。

类风湿性关节炎（rheumatoid arthritis, RA）是炎性疾病中最常影响颅—颈交界区的一种[8]。RA 是一种以抗环瓜氨酸肽抗体和类风湿因子为特征的慢性炎症过程。RA 的发病机制尚未明确，其可引起免疫应答，并会导致关节、关节囊和韧带的损伤。就颈椎而言，RA 患者更易于在滑膜关节中进行性产生风湿性血管翳或炎性肉芽组织，并产生胶原酶和其他可能损伤邻近骨质、肌腱和关节的酶。RA 累及颈椎的情况通常在老年人和体弱的患者中出现。其他可能通过类似机制影响颅—颈连接的炎性关节病变包括赖特综合征、银屑病性关节炎、炎症肠病性关节炎和焦磷酸钙沉积病[19]。

O~C1 不稳定可能会与 RA 一同出现，但是更常见的是寰枢关节和下颈椎的不稳定。除此之外，也可能发生颅底凹陷和 / 或下颈椎半脱位（常导致持续性疼痛、脊髓压迫和神经功能障碍）。颈椎因大量滑膜关节的存在很容易被 RA 累及，早期治疗干预以及抗风湿药物例如生物制剂的发展已经大大降低了持续性神经损害发生的概率和需要手术干预的可能性。然而，伴有颅—颈不稳定而接受保守治疗的患者，往往预后不良，大量患者会因瘫痪而卧床甚至死于全身性疾病[8]，相关研究表明患者 8 年死亡率高达 100%[20,21]。报道显示融合固定手术可将患者的 5 年生存率提高 2 倍，多数患者的生存期得到了延长，疼痛得到缓解，髓性损害症状也得到了长期的功能性改善[22,23]。

颅—颈不稳定也可因感染、肿瘤压迫、枕骨大孔减压术（Chiari 手术）或高位颈脊髓减压术后引起[24,25]。在这些案例中，手术固定可能是必要的，但是考虑到感染和肿瘤侵袭性，尤其是溶骨性病变，残存骨量可能不利于置钉[8]。枕骨融合术常被应用于这些案例中，尤其是难复性 C1~C2 半脱位，当 C1 侧块难以安装内固定时或 C1~C2 前方曾接受过关节翳组织切除术[19,26]。

颅—颈交界区的胚胎学发育较为复杂[27]，因此存在许多种先天性缺陷或发育障碍的因素可导致颅—颈连接不稳定。最常见的引起枕颈不稳定的先天性原因是唐氏综合征，如果在动态影像中可见明显的不稳定，那么尽早接受融合术是非常有必要的[28]。

术前考虑

影像学评估

诊断颅—颈连接不稳定有几种标准的影像学评估方法。在 1979 年，Powers[29] 开发了一种用于诊断 AOD 的比值关系（图 3.1）。这种方法对于前方 AOD 的诊断较为敏感[30]，但在后方结构分离或垂直牵拉损伤的情况下，该比值可在正常范围内，并导致漏诊。

寰齿间距（atlantodental interval，ADI）是用来评估寰枢关系的标准测量方式。最初定义[31]为X线片上男性正常值小于 3 mm，女性正常值小于2.5 mm（图 3.2）。近年来，正常间距被定义为在CT 图像上测量值小于 2 mm。

Harris 等[32,33]提出了用颅底—齿状突间距（basion-dens interval，BDI，最初在文献[34]中被提出）和颅底—枢椎间距（basion-axial interval，BAI）来诊断不稳定。其研究显示，大于 95% 的正常成人 BDI 和 BAI 数值均 <12 mm。该测量值被认为是正常值的上限，有其他类似研究表明[30]，CT 测量的 BDI 的正常值为 <8.5 mm。在图 3.3 中我们展示了 BDI 和 BAI 在诊断颅—颈不稳定中的测量方法。上述测量方法均基于 X 线平片提出[30]，但也展示了其在 CT 影像上的应用，

该方法是针对创伤性脱位的患者进行筛查的最常用的方法。如果有条件且患者能够承受磁共振的话，其他影像测量也能起到补充作用。

在治疗枕颈不稳定的患者时，恢复颈椎序列至解剖学和生理学位置是十分重要的。颅颈角是指通过 C7 棘突所作的水平线与 C7 棘突和耳屏连线所形成的夹角[35,36]，该角度是判断头颈姿势的可靠指标[36]。颅颈角较小的患者可能会有头颅前倾的姿势，最终可导致功能障碍。

经口减压（齿状突切除）

一些颅—颈交界的疾病可能需要经前路减

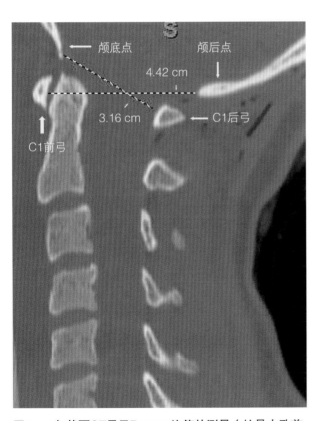

图3.1　矢状面CT显示Powers比值的测量（枕骨大孔前缘中点到棘突椎板线的距离/颅后点到C1前弓后缘中点的距离）。上图的计算为3.16/4.42=0.71。如比值>1.0，则提示存在枕颈不稳定

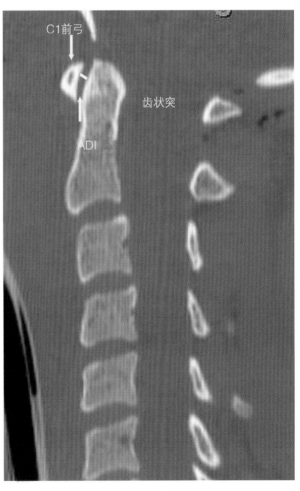

图3.2　颅颈交界区的矢状面CT显示寰齿间距（ADI）的测量方法。将C1前弓后缘到齿状突最前缘连线，C1前弓后缘起点的定位方法为后弓头尾方向皮质增厚区的中点。在X线上，认为男性ADI <3 mm，女性ADI <2.5 mm是正常的。在CT上，ADI <2 mm均为正常

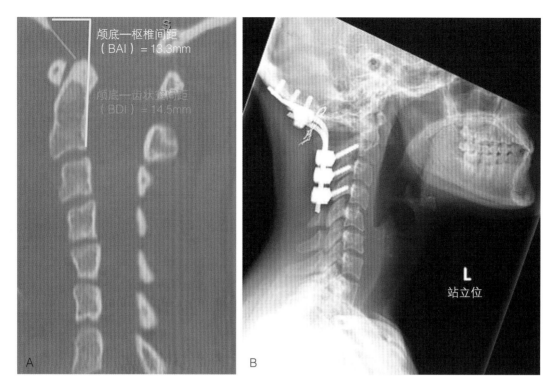

图3.3 A.矢状面CT显示颅底—枢椎间距（BAI）和颅底—齿状突间距（BDI）。 BAI是通过沿着枢椎椎体后缘皮质画一条线并向颅部延伸来确定的。 BAI是颅底点和这条线之间的垂直距离（黄色）。 平片上的正常值<12 mm。BDI是颅底点最底部与齿状突最顶端之间的距离（蓝色）。平片上BDI正常值<12 mm，CT上BDI正常值<8.5 mm。B.平片检查显示了严重不稳定（BAI和BDI均> 12 mm）的患者进行了枕骨~C4后路脊柱融合术

压。这些情况包括退变性或炎性关节翳引起的脊髓腹侧受压，硬膜内/外肿瘤引起的脊髓腹侧受压或可导致脊髓病和脊髓受压的难复性寰枢关节脱位[37]。该入路可以提供从 C1 顶端至 C2~C3 椎间隙之间的暴露范围。该入路适用于没有口腔疾病且有至少有 2.5~3.0 cm 的牙间隙的患者，以确保有足够的暴露范围来进行齿状突切除[38]。围手术期评估包括气道水肿、吞咽困难、口腔卫生和口腔（软腭、舌）损伤。

尽管针对经口齿状突切除手术预后的大样本研究较为匮乏，Menezes 和 VanGilder[39] 开展了对 72 例患者长达 10 年的随访研究，这些患者均接受了经口—咽入路进行的颅—颈交界区前路手术。该研究报道了 2 例术后死亡，1 例因咽部感染需进行二次手术。但总体上该研究中所有患者的神经功能术后都得到了提升[39]。最近有文献对经口齿状突切除术应用提出了质疑，

例如 Goel[40] 提出需要经口入路切除齿状突减压的病例可在寰枢侧块关节面安装有牵张作用的融合器装置解决。无论如何，经口途径依旧是针对颅—颈不稳定且脊髓腹侧受压治疗的一个可行的选择。

颅—颈不稳定的手术治疗

枕颈融合术（occipitocervical fusion，OCF）常被用于纠正因外伤、风湿病、感染、肿瘤或先天性疾病引起的关节不稳[41]。尽管非刚性固定在早期应用于 OCF 中，但在生物力学上，螺钉、钢板或钉棒等组成的刚性固定要优于外部制动联合椎板钢丝固定与植骨[42~35]。

枕颈固定

在 20 世纪早期，颅—颈交界区被认为是不可

手术的且致命性的[8]。至今，对于颅—颈交界区的固定手术仍是一种挑战，且伴有很高的并发症发生率。第一台颅—颈融合手术是 Förster 在 1927年[46]应用移植腓骨干进行融合的。早期的技术是一种孤立的表面骨移植，可选择使用钢丝固定稳定移植骨。这项技术术后需要使用头环背心固定，会引起患者的不适及可能的严重并发症[47]。从那时起，枕部固定技术已经取得了显著的进展。基于钢丝固定为基础的技术被发现在生物力学上逊色于基于螺钉的固定技术[8]。当存在颅骨下沉和轴向旋转脱位时尤其如此。另外，这种既往的植骨加钢丝固定技术可能会导致严重的神经并发症[43,48,49]。

现代技术确保了颅—颈交界区的刚性固定，并获得了很高的融合率[7,50]。文献显示，初次 OCF 后路刚性固定的融合率为 70%~100%[5,51~55]。目前用于 OCF 的重建包括多轴螺钉与 3.5 mm 或 4.0 mm 的连接棒，连接棒的曲度取决于螺钉的轨迹、原始的枕颈角及期望的枕颈角[8]。目前大多数内固定系统都允许分别安装颈椎和枕骨螺钉，随后使用固定棒或金属板进行连接。枕骨板的使用增强了抗拔出力，其最常置于枕骨粗隆的中线[8]。此区域的厚度可提供最高的抗拔出力，并使枕骨板紧密连接到寰枢椎螺钉上[8,56]。有些枕骨板提供了更灵活的连接方式：一种是固定在枕骨粗隆中线，有利于预防轴向旋转脱位；另一种是侧方连接固定，有利于预防侧向偏移[57]（图 3.4）。枕骨板正向着体积更大、功能更全的方向发展，然而这可能会导致植骨床的面积减少。所以应更多地关注是否有充足的植骨床以利于关节融合[8]。OCF 中模块化固定系统的便利性使得固定更可靠，并提升了融合率，此外，还能减少术后颈托的使用[5,58]。

手术技术：枕骨板

术前评估包括高分辨 CT 冠状面和矢状面重建以了解骨性结构的解剖学关系。枕骨粗隆的厚度对于枕骨板的安装十分重要。术前牵引对于患者的解剖复位很有必要。

患者的体位对于获得良好的解剖复位是至关重要的。患者的头部应有坚强的颅骨固定——牵引弓固定或头环固定。小心地将患者体位摆放为俯卧位，在此过程中的神经功能监测是必要的，尤其是患者存在高度不稳定性损伤、严重的脊髓病或者存在颅底凹陷时[59,60]。复位前的神经监测基线可提供良好的参照。之后，将头部置于中立位，用一个适度的力牵引头颅[8]；过度牵引可能会导致术后吞咽困难和慢性颈部肌肉痛。如果头部过分仰伸，患者术后可能出现机械性的俯视困难。用侧向 X 线或 C 臂透视检查来核实患者的体位至关重要，需确保双侧侧块对齐且保持耳部与地面平行。为改善静脉灌注，可通过抬高患者的背部和腿部，将患者置于轻度的反 Trendelenburg 体位。

抗生素常在术前应用。手术切口一般采用肾上腺素加局麻药浸润（1% 利多卡因，肾上腺素 1∶100 000），可有助于局部止血。若需要使用经关节置钉技术，螺钉的轨迹常需要单独的穿刺切口，术前消毒范围应该适当扩大以应对这种情况[61]。切口应自颅骨可触及的枕骨粗隆延伸至 C3 棘突水平或更低，视手术方案而定。切口通过筋膜到达 C1、C2、C3 的棘突，必要时可继续向深延伸。然

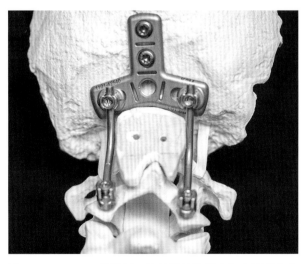

图3.4 Sawbone模型显示枕骨板的使用（经允许引自文献[80]）

后，行骨膜下剥离术，暴露 C1、C2、C3，必要时暴露至更尾端的椎板。此外可以在筋膜上做一个比枕骨粗隆低 2 cm 的水平切口进入枕部，这样可利用肌肉使筋膜层关闭并很好地覆盖枕骨板和相关内植物[8]。仔细分离 C2 神经根周围的 C1 侧块是确定 C1 置钉点的重要步骤。为了避免医源性损伤椎动脉，可使用双极电凝仔细分离。

一旦颈椎内植物安装完毕（见下文），随即考虑枕骨板的放置位置。有多种枕骨板可以使用，并已获批，但考虑到粗隆的厚度，将中线螺钉植入粗隆中线的方式是最可靠的。枕骨表面的任何骨质不平整处均可由高速磨钻磨平。枕骨板一般放置于枕骨粗隆下方 1 cm 处。通常情况下，最先安放最头端位置的螺钉。电钻配合相应的导向器，最初深度可设置为 6 mm，之后钻孔深度以 2 mm 的间隔逐步增加，直至内侧皮质被穿透[8]；需要对孔洞进行探查以确保硬脑膜和蛛网膜的完整性。当钻孔完成后，植入 1 枚 4.5 mm 的皮质骨螺钉。根据枕骨板的设计，如有需要，可用相同的方法植入其他的 1~2 枚螺钉。

一旦枕骨板已经固定，可将直径 3.5 mm 的钉棒塑形为特定的弧度以与螺母和枕骨板相匹配。在 C1 后弓或 C2 椎板周围继续进行游离可能是必要的，这既有利于 Songer 缆的放置，也有利于植骨床的制作。在放置人工骨前，将显露的骨表面去皮质化是非常重要的，能够进一步促进融合。可在植骨块的上端额外用 1 枚螺钉将其与枕骨固定。

C2 固定

对颅—颈固定术后枕部和 C1 融合情况的报道较少。该技术可以通过前路寰枕穿关节螺钉来实现，同时辅以一块金属板连接斜坡和 C2 椎体前部；然而，这一技术尚未得到推广[14,62,63]。若采用 OCF 固定术，条件允许时首选 O~C1~C2 的重建；但若寰椎置钉困难，则可使用 O~C2 固定[5]。依据骨密度和关节不稳定的程度，融合结构可通过利用侧块螺钉延伸至 C3、C4 或 C5，且在严重不稳定的情况下，可延长至颈胸交界区。

有 4 种用于 C2 的螺钉固定方式：经侧块关节、经椎板、经峡部或经椎弓根螺钉（表 3.2，图 3.5 A,B）。经侧块关节螺钉固定由 Magerl 和 Seeman[64] 首创，可用于寰枢椎关节的固定，用钉板或钉棒将 C2 螺钉[8] 连接到枕骨。这项技术使既往的钉棒和钢丝固定方式在生物力学上更进一步，融合率接近 100%[43,44,50,65]。由于存在椎动脉损伤的危险，且需要在植入螺钉之前实现完全复位，因此经关节螺钉固定在技术上具有挑战性[8]。多达 23% 的患者可能存在椎动脉解剖位置异常，无法使用该技术[66-69]。所穿克氏针进针角度应和中线成角超过 15° 且头倾角瞄准 C1 的前结节（60°）[70]。

还可以通过 Goel-Harms 方法进行固定——C1 侧块螺钉联合 C2 峡部或椎弓根螺钉[58,71]。若椎动脉解剖情况不适合经关节螺钉的放置，该技术是有显著优势的。该技术的其他优点包括能够在螺钉放置后再次进行复位，并且在技术上，C2 峡部螺钉也较易放置[8]。在大体实验中，该结构已被证明在颅—颈不稳定中与经侧块关节螺钉有相近的生物力学强度[72]，然而约 9% 的患者使用 C2 椎弓根螺钉或许并不安全[73]。C1 侧块螺钉的入钉点通过 4 号神经剥离子探查确定。随后在 C1 侧块中心用 3 mm 钻头钻孔。螺钉的轨迹通常与中

表 3.2　颅—颈不稳定患者的 C2 固定策略

技术	存在解剖异常的患者（%）	并发症 / 失败
经侧块关节（C1 ~ C2）螺钉	23	椎动脉损伤
经 C2 椎弓根 / 峡部螺钉	9（椎弓根）	椎管内损伤，椎动脉损伤
经 C2 椎板螺钉	尚无报道	脊髓损伤（背侧），植骨床面积减少

线保持 10° 的角度，并在侧位透视图上，尖端指向 C1 前结节（图 3.5 C）。C1 侧块螺钉的长度常规为 34~36 mm[71,74]。

C2 峡部螺钉的安装轨迹与 C1~C2 侧块关节螺钉相似，但与之相比更短。入针点在 C2 下关节突表面的内下部分偏头侧 3 mm、外侧 3 mm 处。螺丝轨迹十分"陡峭"（头倾 45°~60° 并内倾 10°~15°）。螺钉常规长度为 16~18 mm[71,74]。

C2 椎弓根螺钉的入钉点位于 C2 椎板上缘外侧的 C2 峡部，位于 C2 峡部螺钉进钉点外侧 2 mm、头端 2 mm 处。C2 椎弓根螺钉轨迹需要内倾 15° 及头倾 20°。较多患者可能 C2 椎弓根过于狭窄，不适合于椎弓根螺钉的放置，因此术前影像学检查（CT）非常重要。

经椎板螺钉采用交叉穿过 C2 椎板的方法安装，然后通过连接棒与 C1 侧块螺钉固定[5]。考虑到其对于椎动脉损伤风险低，这项技术可以被用作首选固定方式或补救技术，然而也有额外的风险：经椎板腹侧穿透将可能导致脊髓损伤，包括导致脑脊液漏和脊髓后索损伤。安装 C2 椎板螺钉在技术上比安装 C1~C2 经侧块关节螺钉或 C2 峡部 / 椎弓根螺钉要求简单，因为 C2 椎板（颈椎中最大的椎体）空间大且术野清晰，因此无须导航[8]。入钉点在棘突与椎板的交界处，进钉轨迹沿椎板曲度指向背侧，以免椎管受累。骨移植物常置于 C1~C2 侧块关节之间。

与 C1 侧块螺钉相连接的经椎板螺钉在生物力学上与 Harms-Goels 固定方式相当，但劣于枕部—经侧块关节螺钉固定方式和枕骨—C2 椎弓根螺钉固定方式[72,75]。除此之外，经椎板螺钉技术还存在螺钉尾帽对骨的遮挡减少了植骨床面积，导致不利于融合的缺点[8]。

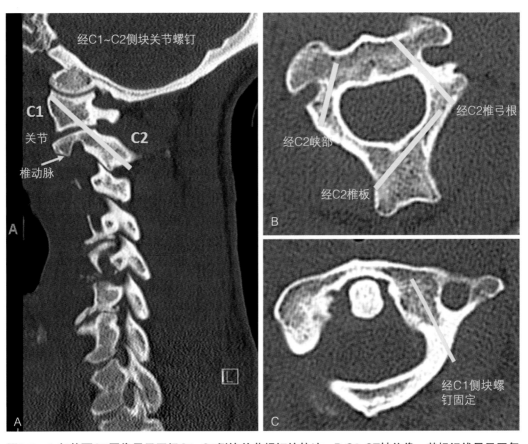

图3.5　A.矢状面CT图像显示了经C1~C2侧块关节螺钉的轨迹。B.C2 CT轴位像，其标记线显示了每种类型螺钉的轨迹（经峡部、经椎弓根和经椎板）。C.轴位CT图像展示了C1侧块螺钉的轨迹。C1椎弓根螺钉（未示出）也可以通过类似的轨迹使用，但在C1后弓上入钉点更高

同种异体骨移植与自体骨移植

传统上认为，由于自体骨中存在天然成骨因子，在促进颅—颈不稳定患者融合方面自体骨移植更受青睐。然而，双皮质同种异体移植骨可提供与传统自体移植骨相同的骨诱导作用，利于融合[76]，且具有相似的生物力学性能[77]。同种异体移植物在关节融合术方面类似的应用已在前路颈椎融合[78]和后路 C1~C2 融合[79]中被证实。Godzik 等[80]发现有颅—颈不稳定症状患者可以安全且成功地用异体双皮质髂骨一期行 OCF。在12 个月的随访研究中，异体骨移植和自体骨移植患者的融合率无显著统计学差异（每组骨融合率均≥ 95%）。另外，自体骨移植的缺点包括可能出现供骨区域的并发症，主要可引起局部疼痛，据报道高达 49%。此外，异体骨的结构也可允许术者根据实际情况，制作不同形状（条形、立方体、楔形和矩形）使用[80]。

术后管理

颈托的使用是有争议的，因此手术医生决定是否使用颈托。对全身性疾病原因导致颅颈不稳定的患者，如果已经有充足的螺钉固定，且没有骨质疏松或骨质减少，也没有接受长期免疫抑制治疗，一般情况下可以不使用坚强的颈椎支具外固定，但这最终应由手术医生决定。另一方面，对于创伤后或术后颅—颈不稳定的患者，一般需使用坚强的颈椎支具进行治疗，在营养不良和骨质不佳的严重病例中，可以使用头环背心外固定[8]。颈托不仅仅可以促进融合和保持颈椎序列，它还可以用来提醒患者重视其自身颅—颈不稳定的严重程度[8]。

典型病例

病史

43 岁男性患者在百慕大区域旅游遭遇了一场车祸。入院时颈部剧痛。

体格检查

颈后压痛。无明显神经功能损伤。

影像学检查

颈椎 CT 可见强直性脊柱炎改变、新鲜 Ⅱ 型齿状突骨折伴移位、C6~C7 骨折脱位（图 3.6）。

初步治疗

采用颈前路融合术和后路 C6~C7 钉板系统行多节段颈椎侧块固定。术后 24 h 内即出现了明显的颅—颈不稳定影像学表现，即 BDI>12 mm（图 3.7）。

颅—颈不稳的治疗

考虑到强直性脊柱炎，采用枕颈至上胸椎固

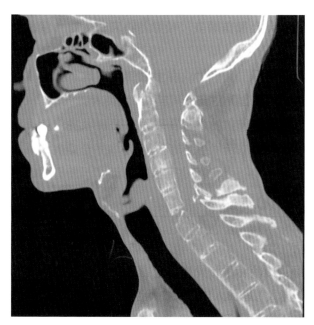

图3.6　**43岁男性，机动车事故。矢状面CT显示C6~C7骨折脱位和 Ⅱ 型齿状突骨折**

定融合术，稳定了枕颈区域及 C6~C7 水平的不稳定（图 3.8）。

结果

患者使用颈托固定 3 个月后随访，神经功能完好（图 3.9）。

技术要点

- 术前仔细研究影像学和骨解剖学特点有利于颈椎螺钉类型的选择和位置的安装，尤其是对于枕髁部位。
- 由于颈椎内固定（经 C1~C2 侧块关节螺钉，C2 峡部 / 椎弓根螺钉）的安装可能比枕骨钉板系统的安装更为困难，因此应首选枕颈固定，以保证患者的安全。
- 椎动脉损伤可能发生在显露或安装内固定时。如果在安装第一枚螺钉时即发生椎动脉损伤，之后的螺钉应都置于该侧，而放弃对侧，避免双侧椎动脉损伤。

- 在最终锁紧固定之前，应通过直视检查和透视检查来验证颈椎序列是否恢复正常。

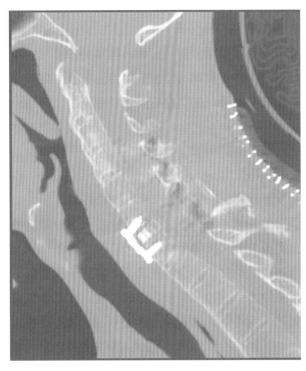

图 3.7 为治疗 C6~C7 损伤进行了前一后路融合术。增大的颅底一齿状突间隙表明存在颅一颈不稳定

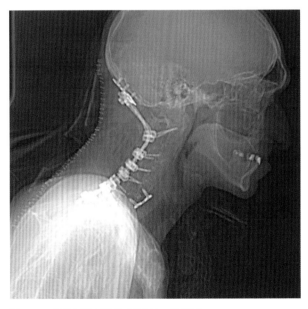

图 3.8 矢状面 CT 显示了应用枕骨固定技术治疗颅一颈不稳定

图 3.9 术后侧位 X 线片显示枕一胸融合

并发症及其防治策略

枕颈部外科手术中严重并发症及轻微并发症的总发生率为12%~30%[5,7]。潜在的并发症包括但不限于以下：伤口感染、脑脊液漏、颅内创伤性出血（硬膜外、硬膜下血肿）、内固定失败、骨不愈合需二次手术干预及内固定位置欠佳[5,7]。通过中线切口及随后的骨膜下剥离来显露枕骨和脊柱后柱。使用有维持体位作用的装置牵引应小心操作，尽量减小张力，以免损伤或刺激枕部神经及其分支。保留枕骨粗隆筋膜可使枕骨板覆盖有软组织，有助于避免骨突起与内植物的接触引起的不适。建议钝性分离C1椎弓，而不是电灼，以免损伤椎动脉孔中的椎动脉。

显露或固定C1~C2时最严重的并发症是椎动脉损伤。手术时应考虑患者循环情况和椎动脉优势侧别，单侧损伤或闭塞可能无症状，但双侧损伤可导致脑干梗死甚至死亡。单侧损伤后，通常应放置螺钉压迫止血；对侧不应再放置其他螺钉，以免对侧椎动脉受伤。硬膜撕裂或脊髓损伤也应该引起足够的关注。如果在放置枕骨螺钉时发生脑脊液漏，在大多数情况下，螺钉的放置可提供永久性封堵。如果脑脊液漏不能够被及时修复，应考虑脑脊液分流（腰大池引流）。如果术中怀疑发生高位颈脊髓损伤，应使用可能的一切工具评估患者的临床和神经系统状况，可用工具包括神经电生理监测、维持血压，以及在严重的情况下应该终止手术进程（唤醒），然后进行神经系统检查。

结论

有许多潜在原因可导致颅—颈不稳定，因此，该生物力学复杂区域有多种手术可供选择。基于螺钉的技术已被证明是生物力学上最完善的技术，并已将融合率提高到近100%。虽然针对颅—颈不稳定的手术可能在技术上具有挑战性，但对骨和血管的解剖、现有手术器械的深入彻底了解可以提高手术效果，并为患者提供成功的关节融合术。

参考文献

1. Ishii T, Mukai Y, Hosono N, et al. Kinematics of the upper cervical spine in rotation: in vivo threedimensional analysis. Spine (Phila Pa 1976). 2004; 29(7):E139–44.

2. Panjabi M, Dvorak J, Duranceau J, et al. Threedimensional movements of the upper cervical spine. Spine (Phila Pa 1976). 1988;13(7):726–30.

3. White AA 3rd, Panjabi MM. The clinical biomechanics of the occipitoatlantoaxial complex. Orthop Clin North Am. 1978;9(4):867–78.

4. Lipscomb PR. Cervico-occipital fusion for congenital and post-traumatic anomalies of the atlas and axis. J Bone Joint Surg Am. 1957;39-A(6):1289–301.

5. Nockels RP, Shaffrey CI, Kanter AS, et al. Occipitocervical fusion with rigid internal fixation: long-term follow-up data in 69 patients. J Neurosurg Spine. 2007;7(2):117–23.

6. Singh SK, Rickards L, Apfelbaum RI, et al. Occipitocervical reconstruction with the Ohio Medical instruments loop: results of a multicenter evaluation in 30 cases. J Neurosurg. 2003;98(3 Suppl):239–46.

7. Deutsch H, Haid RW Jr, Rodts GE Jr, et al. Occipitocervical fixation: long-term results. Spine (Phila Pa 1976). 2005;30(5):530–5.

8. Finn MA, Bishop FS, Dailey AT. Surgical treatment of occipitocervical instability. Neurosurgery. 2008;63(5):961–8. discussion 8–9.

9. Bellabarba C, Mirza SK, West GA, et al. Diagnosis and treatment of craniocervical dislocation in a series of 17 consecutive survivors during an 8-year period. J Neurosurg Spine. 2006;4(6):429–40.

10. Bono CM, Vaccaro AR, Fehlings M, et al. Measurement techniques for upper cervical spine injuries: consensus statement of the Spine Trauma Study Group. Spine (Phila Pa 1976).

2007;32(5):593–600.

11. Martinez-Del-Campo E, Kalb S, Soriano-Baron H, et al. Computed tomography parameters for atlantooccipital dislocation in adult patients: the occipital condyle-C1 interval. J Neurosurg Spine. 2016;24(4):535–45.

12. Hanson JA, Deliganis AV, Baxter AB, et al. Radiologic and clinical spectrum of occipital condyle fractures: retrospective review of 107 consecutive fractures in 95 patients. AJR Am J Roentgenol. 2002;178(5):1261–8.

13. Dvorak J, Panjabi M, Gerber M, et al. CT-functional diagnostics of the rotatory instability of upper cervical spine. 1. An experimental study on cadavers. Spine (Phila Pa 1976). 1987;12(3):197–205.

14. Feiz-Erfan I, Gonzalez LF, Dickman CA. Atlantooccipital transarticular screw fixation for the treatment of traumatic occipitoatlantal dislocation. Technical note. J Neurosurg Spine. 2005;2(3):381–5.

15. Horn EM, Feiz-Erfan I, Lekovic GP, et al. Survivors of occipitoatlantal dislocation injuries: imaging and clinical correlates. J Neurosurg Spine. 2007;6(2):113–20.

16. Hosono N, Yonenobu K, Kawagoe K, et al. Traumatic anterior atlanto-occipital dislocation. A case report with survival. Spine (Phila Pa 1976). 1993;18(6):786–90.

17. Papadopoulos SM, Dickman CA, Sonntag VK, et al. Traumatic atlantooccipital dislocation with survival. Neurosurgery. 1991;28(4):574–9.

18. Diagnosis and management of traumatic atlantooccipital dislocation injuries. Neurosurgery. 2002;50 (3 Suppl):S105–13.

19. Menezes A. Acquired abnormalities of the craniocervical junction. In: Winn H, editor. Youman's neurological surgery. 5th ed. Philadelphia: Saunders; 2004. p. 4569–85.

20. Marks JS, Sharp J. Rheumatoid cervical myelopathy. Q J Med. 1981;50(199):307–19.

21. Matsunaga S, Sakou T, Onishi T, et al. Prognosis of patients with upper cervical lesions caused by rheumatoid arthritis: comparison of occipitocervical fusion between c1 laminectomy and nonsurgical management. Spine (Phila Pa 1976). 2003;28(14):1581–7. discussion 7.

22. Matsunaga S, Ijiri K, Koga H. Results of a longer than 10-year follow-up of patients with rheumatoid arthritis treated by occipitocervical fusion. Spine (Phila Pa 1976). 2000;25(14):1749–53.

23. Moskovich R, Crockard HA, Shott S, et al. Occipitocervical stabilization for myelopathy in patients with rheumatoid arthritis. Implications of not bone-grafting. J Bone Joint Surg Am. 2000;82(3):349–65.

24. Arunkumar MJ, Rajshekhar V. Outcome in neurologically impaired patients with craniovertebral junction tuberculosis: results of combined anteroposterior surgery. J Neurosurg. 2002;97(2 Suppl):166–71.

25. Sanpakit S, Mansfield TL, Liebsch J. Role of onlay grafting with minimal internal fixation for occipitocervical fusion in oncologic patients. J Spinal Disord. 2000;13(5):382–90.

26. Menezes AH, VanGilder JC, Clark CR, et al. Odontoid upward migration in rheumatoid arthritis. An analysis of 45 patients with "cranial settling". J Neurosurg. 1985;63(4):500–9.

27. Brockmeyer D. Common pathological conditions of the pediatric craniovertebral junction and cervical spine. In: Brockmeyer D, editor. Advanced Pediatric Craniocervical surgery. New York: Thieme; 2006. p. 43–54.

28. Brockmeyer D. Down syndrome and craniovertebral instability. Topic review and treatment recommendations. Pediatr Neurosurg. 1999;31(2):71–7.

29. Powers B, Miller MD, Kramer RS, et al. Traumatic anterior atlanto-occipital dislocation. Neurosurgery. 1979;4(1):12–7.

30. Rojas CA, Bertozzi JC, Martinez CR, et al. Reassessment of the craniocervical junction: normal values on CT. AJNR Am J Neuroradiol. 2007;28(9):1819–23.

31. Hinck VC, Hopkins CE. Measurement of the atlantodental interval in the adult. Am J Roentgenol Radium Therapy, Nucl Med. 1960;84:945–51.

32. Harris JH Jr, Carson GC, Wagner LK. Radiologic diagnosis of traumatic occipitovertebral dissociation: 1. Normal occipitovertebral relationships on lateral radiographs of supine subjects. AJR Am J Roentgenol. 1994;162(4):881–6.

33. Harris JH Jr, Carson GC, Wagner LK, et al. Radiologic diagnosis of traumatic occipitovertebral dissociation: 2. Comparison of three methods of detecting occipitovertebral relationships on lateral radiographs of supine subjects. AJR Am J Roentgenol. 1994;162(4):887–92.

34. Wholey MH, Bruwer AJ, Baker HL Jr. The lateral roentgenogram of the neck; with comments on the atlanto-odontoid-basion relationship. Radiology. 1958;71(3):350–6.

35. Watson DH, Trott PH. Cervical headache: an investigation of natural head posture and upper cervical flexor muscle performance. Cephalalgia. 1993;13(4):272–84. discussion 32.

36. Yip CH, Chiu TT, Poon AT. The relationship between head posture and severity and disability of patients with neck pain. Man Ther. 2008;13(2):148–54.

37. Mendoza N, Crockard HA. Anterior transoral procedures. In: An H, Riley III L, editors. An atlas of surgery of the spine. London: Martin Dunitz; 1998. p. 55–69.

38. Mummaneni PV, Haid RW. Transoral odontoidectomy. Neurosurgery. 2005;56(5):1045–50; discussion-50.

39. Menezes AH, VanGilder JC. Transoraltranspharyngeal approach to the anterior craniocervical junction. Ten-year experience with 72 patients. J Neurosurg. 1988;69(6):895–903.

40. Goel A. Atlantoaxial facetal distraction spacers: indications and techniques. J Craniovertebr Junction Spine. 2016;7(3):127–8.

41. Garrido BJ, Sasso RC. Occipitocervical fusion. Orthop Clin North Am. 2012;43(1):1–9. vii.

42. Grubb MR, Currier BL, Stone J, et al. Biomechanical evaluation of posterior cervical stabilization after a wide laminectomy. Spine (Phila Pa 1976). 1997;22(17):1948–54.

43. Hurlbert RJ, Crawford NR, Choi WG, et al. A biomechanical evaluation of occipitocervical instrumentation: screw compared with wire fixation. J Neurosurg. 1999;90(1 Suppl):84–90.

44. Oda I, Abumi K, Sell LC, et al. Biomechanical evaluation of five different occipito-atlantoaxial fixation techniques. Spine (Phila Pa 1976). 1999;24(22):2377–82.

45. Winegar CD, Lawrence JP, Friel BC, et al. A systematic review of occipital cervical fusion: techniques and outcomes. J Neurosurg Spine. 2010;13(1):5–16.

46. Förster O. Pain pathways and the surgical treatment of pain syndromes [German]. Berlin: Urban and Schwarzenberg; 1927.

47. Glaser JA, Whitehill R, Stamp WG, et al. Complications associated with the halo-vest. A review of 245 cases. J Neurosurg. 1986;65(6):762–9.

48. MacKenzie AI, Uttley D, Marsh HT, et al. Craniocervical stabilization using Luque/Hartshill rectangles. Neurosurgery. 1990;26(1):32–6.

49. Sudo H, Abumi K, Ito M, et al. Spinal cord compression by multistrand cables after solid posterior atlantoaxial fusion. Report of three cases. J Neurosurg. 2002;97(3 Suppl):359–61.

50. Sasso RC, Jeanneret B, Fischer K, et al. Occipitocervical fusion with posterior plate and screw instrumentation. A long-term follow-up study. Spine (Phila Pa 1976). 1994;19(20):2364–8.

51. Bhatia R, Desouza RM, Bull J, et al. Rigid occipitocervical fixation: indications, outcomes, and complications in the modern era. J Neurosurg Spine. 2013;18(4):333–9.

52. Grob D, Schutz U, Plotz G. Occipitocervical fusion in patients with rheumatoid arthritis. Clin Orthop Relat Res. 1999;366:46–53.

53. Lee SC, Chen JF, Lee ST. Clinical experience with rigid occipitocervical fusion in the management of traumatic upper cervical spinal instability. J Clin

Neurosci. 2006;13(2):193–8.

54. Sandhu FA, Pait TG, Benzel E, et al. Occipitocervical fusion for rheumatoid arthritis using the insideoutside stabilization technique. Spine (Phila Pa 1976). 2003;28(4):414–9.

55. Vale FL, Oliver M, Cahill DW. Rigid occipitocervical fusion. J Neurosurg. 1999;91(2 Suppl):144–50.

56. Roberts DA, Doherty BJ, Heggeness MH. Quantitative anatomy of the occiput and the biomechanics of occipital screw fixation. Spine (Phila Pa 1976). 1998;23(10):1100–7. discussion 7–8.

57. Anderson PA, Oza AL, Puschak TJ, et al. Biomechanics of occipitocervical fixation. Spine (Phila Pa 1976). 2006;31(7):755–61.

58. Goel A, Laheri V. Plate and screw fixation for atlanto-axial subluxation. Acta Neurochir. 1994;129(1–2):47–53.

59. Hilibrand AS, Schwartz DM, Sethuraman V, et al. Comparison of transcranial electric motor and somatosensory evoked potential monitoring during cervical spine surgery. J Bone Joint Surg Am. 2004;86-A(6):1248–53.

60. Lee JY, Hilibrand AS, Lim MR, et al. Characterization of neurophysiologic alerts during anterior cervical spine surgery. Spine (Phila Pa 1976). 2006;31(17):1916–22.

61. Apfelbaum RI. Posterior transarticular C1-2 screw fixation for atlantoaxial instability. Aesculap Scientific Information. 1994;25:1–4.

62. de Andrade JR, Macnab I. Anterior occipito-cervical fusion using an extra-pharyngeal exposure. J Bone Joint Surg Am. 1969;51(8):1621–6.

63. Dvorak MF, Fisher C, Boyd M, et al. Anterior occiputto- axis screw fixation: part I: a case report, description of a new technique, and anatomical feasibility analysis. Spine (Phila Pa 1976). 2003;28(3):E54–60.

64. Magerl F, Seeman P. Stable posterior fusion of the atlas and axis by transarticular screw fixation. In: Kehr I, Weidner A, editors. Cervical spine I. New York: Springer; 1986. p. 322–7.

65. Puttlitz CM, Goel VK, Traynelis VC, et al. A finite element investigation of upper cervical instrumentation. Spine (Phila Pa 1976). 2001;26(22):2449–55.

66. Bloch O, Holly LT, Park J, et al. Effect of frameless stereotaxy on the accuracy of C1-2 transarticular screw placement. J Neurosurg. 2001;95(1 Suppl):74–9.

67. Gluf WM, Schmidt MH, Apfelbaum RI. Atlantoaxial transarticular screw fixation: a review of surgical indications, fusion rate, complications, and lessons learned in 191 adult patients. J Neurosurg Spine. 2005;2(2):155–63.

68. Madawi AA, Casey AT, Solanki GA, et al. Radiological and anatomical evaluation of the atlantoaxial transarticular screw fixation technique. J Neurosurg. 1997;86(6):961–8.

69. Paramore CG, Dickman CA, Sonntag VK. The anatomical suitability of the C1-2 complex for transarticular screw fixation. J Neurosurg. 1996;85(2):221–4.

70. Finn MA, Apfelbaum RI. Atlantoaxial transarticular screw fixation: update on technique and outcomes in 269 patients. Neurosurgery. 2010;66(3 Suppl):184–92.

71. Harms J, Melcher RP. Posterior C1-C2 fusion with polyaxial screw and rod fixation. Spine (Phila Pa 1976). 2001;26(22):2467–71.

72. Finn MA, Fassett DR, McCall TD, et al. The cervical end of an occipitocervical fusion: a biomechanical evaluation of 3 constructs. Laboratory investigation J Neurosurg Spine. 2008;9(3):296–300.

73. Resnick DK, Lapsiwala S, Trost GR. Anatomic suitability of the C1-C2 complex for pedicle screw fixation. Spine (Phila Pa 1976). 2002;27(14):1494–8.

74. Goel A, Kulkarni AG, Sharma P. Reduction of fixed atlantoaxial dislocation in 24 cases: technical note. J Neurosurg Spine. 2005;2(4):505–9.

75. Gorek J, Acaroglu E, Berven S, et al. Constructs incorporating intralaminar C2 screws provide rigid stability for atlantoaxial fixation. Spine (Phila Pa

1976). 2005;30(13):1513–8.

76. Sawin PD, Traynelis VC, Menezes AH. A comparative analysis of fusion rates and donor-site morbidity for autogeneic rib and iliac crest bone grafts in posterior cervical fusions. J Neurosurg. 1998;88(2):255–65.

77. Ryu SI, Lim JT, Kim SM, et al. Comparison of the biomechanical stability of dense cancellous allograft with tricortical iliac autograft and fibular allograft for cervical interbody fusion. Eur Spine J. 2006;15(9):1339–45.

78. Miller LE, Block JE. Safety and effectiveness of bone allografts in anterior cervical discectomy and fusion surgery. Spine (Phila Pa 1976). 2011;36(24):2045–50.

79. Hillard VH, Fassett DR, Finn MA, et al. Use of allograft bone for posterior C1-2 fusion. J Neurosurg Spine. 2009;11(4):396–401.

80. Godzik J, Ravindra VM, Ray WZ, et al. Comparison of structural allograft and traditional autograft technique in occipitocervical fusion: radiological and clinical outcomes from a single institution. J Neurosurg Spine. 2015;23(2):144–52.

寰枢椎前路融合技术 4

作者：Andrew Z. Mo, Darren R. Lebl
译者：夏天　审校：周非非

引言

在近几十年间，人们提出了多种寰枢关节复合体的融合技术，多数通过后正中入路完成。而在这段时间里，内固定的发展也使得后路手术技术有了显著提高。前路经口手术通常用于齿状突周围血管翳的减压、齿状突切除以及不可复性寰枢关节脱位的松解[1~3]。经口咽入路行颅—颈交界区腹侧操作及上颈椎置板存在伤口并发症、口腔内污染以及潜在感染的风险。尽管如此，有学者提出了前方入路经关节螺钉固定的方法[4,5]。常规颈椎前路手术，如颈椎前路间盘切除椎间融合术或齿状突螺钉固定融合术，常采用Smith-Robinson入路，经过长时间的验证，临床效果良好，感染及并发症发生率低[6,7]。经前路寰枢关节固定融合可避免枕大神经的暴露及刺激，避免术后C2神经痛的发生[8,9]。同时对于治疗那些因存在解剖结构的变异，而无法完成后路固定的患者，前路手术为医生们提供了额外的解决方案[10~14]。

后路寰枢关节固定技术可大致分为线缆、椎板夹、经寰枢关节螺钉固定、钉—板系统、钉—棒系统及钉—钩系统[15]。1939年，Gallie首先提出了应用椎板深方线缆捆扎完成寰枢关节固定的技术[16]。早期，Gallie、Brooks及Jenkins采用椎板间线缆合并表面植骨的方式完成寰枢椎的固定[17,18]。随后，经关节突关节螺钉固定（transarticular screw，TAS）这一方式有着更高的生物力学强度[19]以及更高的融合率[19,20]。在1979年，Magerl和Seemann首先提出了寰枢椎经关节突螺钉固定[21]。Jeanneret和Magerl用将螺钉经寰枢关节关节面植入的方法固定C1~C2关节[22]。后来，这一方法被广泛用于治疗各种原因造成的寰枢关节不稳定。尽管该技术稳定性好，融合率高，但伴随着椎动脉损伤的潜在风险，使得这一技术逐渐被冷落[23]。后经由Goel首先提出寰椎侧块螺钉（C1 lateral mass screw，C1 LMS）及枢椎椎弓根螺钉（C2 pedicle screw，C2 PS）的技术[25]，后经由Goel和Laheri完善[25]，并由Harms及Melcher进行推广[8]，该内固定技术相较于TAS技术有着更强的生物力学稳定性[26]。Wang等在经过对319例患者的连续随访证实，C1 LMS与C2 PS技术螺钉位置不良发生率低，且没有血管损伤并发症发生[27]。若存在椎动脉高跨等解剖变异会对枢椎椎弓根螺钉产生影响[11,12]。其他寰枢关节固定的技术包括寰椎侧块螺钉—枢椎椎板钉（C1 lateral mass-C2 translaminar，C1 LM-C2 TL），寰椎侧块螺钉—枢椎峡部螺钉（C1 lateral mass-C2 pars screw，C1 LM-C2）[8,24,28~33]。枢椎椎板螺钉为后路固定提供了另一种方案[34]。但这种固定方式仍存在其缺陷，如椎板的生物力学强度有限，对于患者枢椎的椎板形态有一定要求，不适用于既往接受枢椎椎板切除的患者[35]。

适应证及患者选择

寰枢关节不稳定（atlantoaxial instability，AAI）是患者接受寰枢关节融合手术最常见的原因。AAI 轻者可表现为单纯颈痛，神经压迫严重者可危及生命[36]。AAI 最主要的临床表现为寰枢关节的活动度异常增加，可伴随相应血管或神经损害。寰枢关节的生物力学特性复杂。寰椎与枢椎之间解剖结构特殊，虽为活动节段，但椎体之间并无间盘结构。该关节的稳定性主要由横韧带、翼状韧带、齿状突尖韧带及其相应的关节面与骨结构提供[22]。外伤、类风湿性关节炎、骨性关节炎、感染、唐氏综合征、先天发育异常、肿瘤以及医源性损伤等原因均可导致寰枢关节失稳[37]。在成年人群中，退变性因素（如类风湿性关节炎）及外伤是造成 AAI 的最常见的原因，而在儿童中，先天发育异常（如唐氏综合征）则更为常见。一项研究表明，唐氏综合征的患者中，无症状寰枢关节不稳定的发生率为 13%，而 1.5% 的患者由于寰枢关节不稳定产生神经压迫症状[19]。一项生物力学研究发现，寰椎横韧带松弛或功能不全可导致寰枢关节不稳定，并且在影像学上表现为寰齿前间隙增大（大于 3.5 mm）[38]。寰枢关节不稳定可能导致严重的神经损害。若出现临床症状或影像学上出现寰枢关节不稳定的表现，则需行寰枢关节固定融合手术。

手术的目的是通过内固定及植骨达到局部完全融合，从而恢复稳定性。该过程通常需要寰枢关节的复位以恢复局部序列，解除神经压迫。前路寰枢关节融合手术的指征与后路手术相似，包括保守治疗无效、难治性关节炎、齿状突小骨不稳以及神经症状进行性加重[9,39]。

部分患者血管存在变异，对于后方暴露以及置钉存在很大影响，对于该类患者，前路经关节突螺钉固定可能更为优选[8,40-42]。例如，多项研究表明 20%~22% 的患者存在至少一侧的椎动脉高跨[10,14,43,44]。C2 椎板发育不良会对 C2 椎板

螺钉的植入造成困难。若存在椎动脉的横突内分支血管，则很难将寰椎侧块螺钉置于理想的位置。经研究发现，10% 的患者存在枢椎峡部纤细[13]。对于存在椎动脉高跨、椎动脉局部扩张、C2 峡部无法容纳 3.5 mm 螺钉或其他相关解剖学变异的患者，不应尝试后路经关节螺钉。作者推荐术前完善颈椎 CT 薄层扫描及多角度重建，以精确评估入钉点以及钉道走行。若 CT 扫描发现横突孔及其他骨性结构异常，则说明可能存在椎动脉走行异常，建议完善 CT 血管成像评估椎动脉解剖。

前路经关节螺钉的优点包括入路相对简单，对颈后部肌肉结构（动态稳定结构）没有干扰，在患者俯卧位下通过仰伸颈部有助于寰椎前脱位的复位，同时置钉时钉道走行可预见性高，可降低椎动脉损伤的风险[45]。前路 Smith-Robinson 入路相较于后路还有着感染率低的优势[7]。据报道，后路经关节螺钉术后并发症发生率可高达 10%，主要包括浅表感染及枕大神经损伤[46-48]。后路手术中避免暴露侧块关节可降低术后枕大神经痛的发生[49]。对于既往后路手术、血管解剖存在变异、骨结构发育不良或者阙如的患者不宜行后路手术。

对于寰枢椎旋转固定半脱位的患者以及存在脊髓压迫，需要神经减压的患者，不宜行前路经关节螺钉固定。其中寰枢椎旋转固定半脱位为前路手术的相对禁忌证，除非术中可通过颅骨牵引或直接手法将寰枢关节复位。对于部分患者，由于存在颅—颈交界区发育异常或解剖变异，前路手术术野深在且狭小（如扁平颅底、颅底凹陷及下颌投影低），应考虑后路手术[50]。僵硬性颈椎后凸畸形或其他不利于前路手术的体态（如桶状胸）亦不利于前路寰枢椎的暴露。对于外伤累及寰枢关节面、重度骨质疏松的患者，前路寰枢关节固定不作为首选。

术前考虑

在任何涉及寰枢关节的手术前，均推荐患者行精确的颈椎 CT 薄层扫描及重建。若条件允许，应沿枢椎椎弓根平面扫描及重建，充分评估每个螺钉的入钉点及走行。CT 或 MRI 上对于横突孔以及其他骨性结构的异常可提示存在椎动脉变异，建议完善 CT 血管成像进一步评估。

术前对于患者的评估包括体态的评估、颈部活动度以及颈部前方手术史。前路切口应选在前次颈部手术对侧，术前应完善直接喉镜检查明确声带运动情况及喉返神经功能。

手术技术

患者取仰卧位，颈部轻度仰伸，双肩用胶带轻柔固定于身体两侧。为术中稳定头部，常规 Gardner-Well 头架行轴向颅骨牵引，重量约 4.5 kg。为术中透视方便，宜选用可透 X 线的手术床如 Jackson 手术台。作者推荐行术中正侧位透视，若有条件，可行术中导航协助置钉。在笔者所在的医院，所有颈椎手术常规需神经电生理监测。在

患者消毒铺单以前，应确认开口位观察寰枢关节满意，必要时可用毛巾或者木栓协助开口位的拍摄。为保证拍摄质量，麻醉团队应选用可透 X 线的气管插管，同时应尽可能移除口腔内植物，以尽可能避免对术中上颈椎的观察产生干扰。

在手术消毒铺单以前，应确认寰枢关节正侧位透视满意。用克氏针标记于胸口，在侧方沿钉道走行方向用克氏针辅助标记手术切口。笔者的经验是沿常规前路 ACDF 手术切口做横行切口以满足置钉所需的头倾角度。根据实际情况可将颈椎曲度调至中立位甚至轻度屈曲位以满足置钉要求。若患者存在神经压迫，则该步骤应实时关注神经电生理监测情况。

通常采用左侧 Smith-Robinson 入路。沿椎体前方轻柔钝性向头侧分离至枢椎椎体前方。可在寰椎前弓放置可透 X 线的撑开器（图 4.1 A）。可用小角度刮匙去除寰枢关节面的骨皮质以利于融合。从髂骨取骨并可用神经剥离子将植骨块置于寰枢关节之间。在枢椎椎体的基底部，避开 C2~C3 椎间盘，用尖锥或者磨钻制作直径 1~2 mm 的导孔。在寰枢关节正位透视下，入钉点应选在寰枢关节的中内 1/3 处（图 4.2）。在定向套筒的

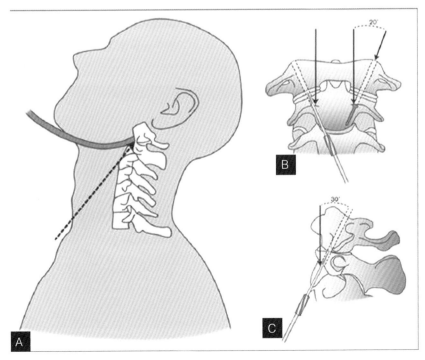

图4.1　A.在寰椎前弓放置可透X线的撑开器。B.冠状面下带螺纹的克氏针走行。C.矢状面下带螺纹的克氏针走行

引导下用带螺纹的克氏针向头侧及外侧进针。在进入寰枢关节时会感觉到有阻力，在高转速下轻柔前进，在侧位透视引导下继续将导针插入寰椎侧块。根据患者体形以及解剖情况，笔者倾向选用直径 3.5 mm 或 4.0 mm 空心钉进行固定。螺钉的螺纹部分需全部进入寰椎侧块，以对寰枢关节进行加压。可用空心自攻皮质骨螺钉在克氏针及透视引导下由内向外、由前向后深入（图 4.1 B、C，图 4.3）。应注意避免螺钉进入椎体过深，避免穿入寰枕关节。

前路寰枢关节融合术后多数患者仅需佩戴围领 6 周，但若置钉位置欠理想、患者骨质疏松且患者能耐受的情况下，可继续头环背心固定。术后住院期间需完善 CT 扫描以观察内固定位置，并且为后续判断融合情况提供参考。同时在术后 CT 明确融合的情况下再决定指导患者进一步活动（图 4.4）。

典型病例

病史

患者 34 岁男性，游离齿状突小骨畸形，继发慢性寰枢关节不稳定，主要临床表现为颈部僵

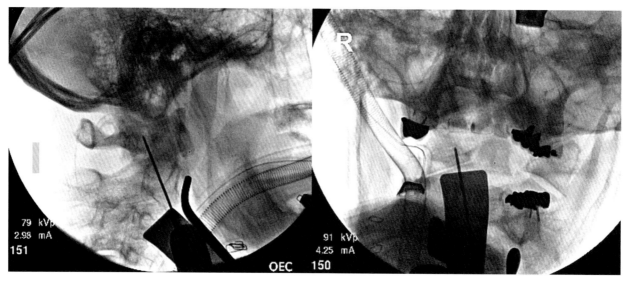

图4.2　术中正侧位透视可见入钉点及钉道方向，带螺纹的克氏针从C2基底部，经过C2椎体，穿过C1~C2关节面最终进入C1侧块

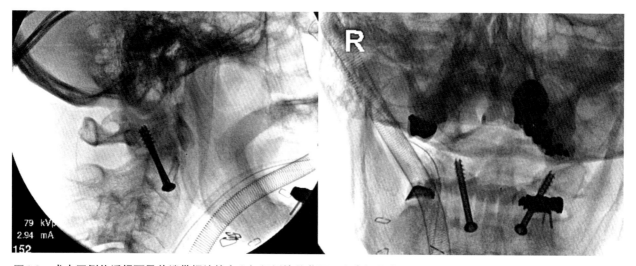

图4.3　术中正侧位透视可见前端带螺纹的空心钉经侧块关节面固定寰枢关节

硬感，否认四肢麻木及无力。

体格检查

患者体格检查见颈部屈伸、侧屈伸及旋转无受限，神经系统查体无异常发现。

影像学检查

颈部 X 线及 CT 可见游离齿状突小骨畸形。在屈伸位 X 线上，可见寰枢关节脱位明显（图 4.5）。颅脑 MRI 可见小脑梗死表现，CT 血管成像可见双侧椎动脉在 C2~C3 范围闭塞，右侧枕动脉侧支形成，同时可见左侧吻合支形成。

治疗

患者寰枢椎明显不稳定，融合手术指征明确，患者血管解剖存在不规则变异，后路寰椎侧块螺钉—枢椎椎弓根螺钉固定风险高，宜行前路手术。患者接受前路经关节寰枢椎固定融合手术，经 CT 横断面（图 4.6）、矢状面（图 4.7）及冠

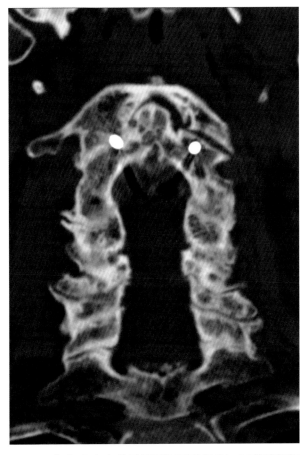

图4.4 术后1年复查的冠状面CT可见经C1~C2前路螺钉固定后，右侧C1~C2关节面已经融合

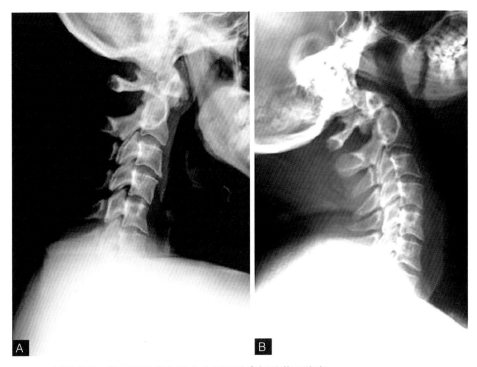

图4.5 侧屈伸位X线可见游离齿状突小骨所致寰枢关节不稳定

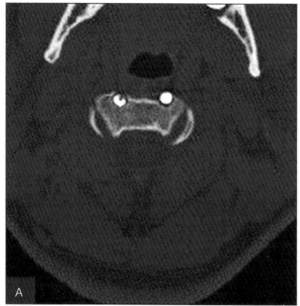

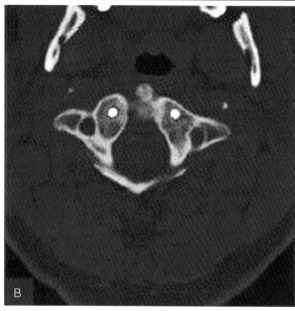

图4.6　A.术后轴位CT显示前路寰枢椎螺钉在枢椎内的位置。B.术后轴位CT可见寰椎内螺钉头端

状面（图4.8）确认内固定位置良好。

结果

术后16个月进行随访，患者颈部活动自如，不伴疼痛，固定融合良好，感觉、运动功能正常。

技术要点

- 应在消毒铺单前行颈椎正、侧位透视以确

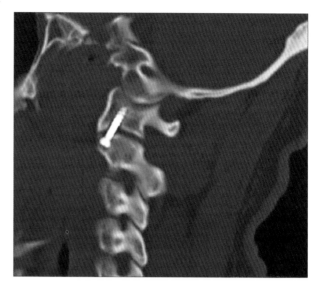

图4.7　术后矢状面CT可见前路寰枢椎螺钉穿过C1~C2关节面

保寰枢椎侧块观察满意。为保证钉道观察满意，可调整颈椎曲度利于手术操作及观察，但在调整过程中应时刻关注神经电生理监测。

- 术前应仔细阅片，根据影像学检查选择入路。多角度多层面重建有利于观察钉道，并发现潜在的血管异常，若怀疑血管解剖存在变异，应完善CT血管成像。
- 术中透视下应关注导针位置，以免在置钉过程中位置发生改变。
- 螺钉中最后一个螺纹应完全进入寰椎，以对寰枢关节进行加压。
- 应在寰枢关节间用刮匙小心地去除关节面皮质并植骨，应在外侧使用神经剥离子以避免椎动脉损伤。

并发症及其防治策略

前路经关节螺钉并不像后路固定技术应用广泛。对于前路经关节螺钉的预后的临床数据有限，目前相关文献显示效果良好。Polli和Li分别报道了14例及8例患者接受该手术治疗，效果满意，无并发症发生[50,51]。

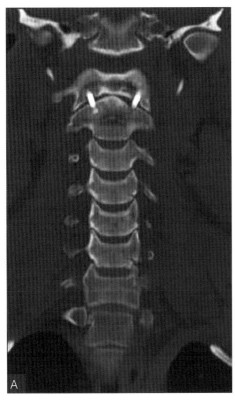
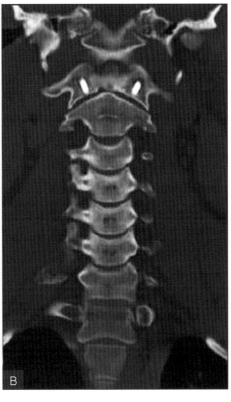

图4.8 术后冠状面CT显示轴位螺钉

可能出现的并发症包括切口感染、内固定失败以及 Smith-Robinson 入路常见的并发症，如喉返与喉上神经、颈动脉、食管及气管损伤[52-54]。吞咽困难以及发音困难的风险及发生率与前路齿状突螺钉手术基本相当。

一项研究对比了前方入路及后方入路行经关节螺钉固定术中椎动脉损伤的风险。前路手术无椎动脉损伤，后路手术椎动脉损伤率为 19.2%[55]。Lu 等报道的生物力学研究表明前路经关节突螺钉理想长度为 15~25 mm，理想入钉角度为矢状面头倾 5°~25°，冠状面外展 10°~25°[56]。

于适合的患者，前路寰枢经关节螺钉固定是安全有效的手术方案。多层面 CT 扫描及重建可帮助设计钉道，并发现有无可疑血管变异征象，以进一步完善 CT 血管成像。钉道走行应根据患者寰枢关节形态个性化设计。应在术中透视指导下采用克氏针进行引导，方向应向上、向外，同时通过拉力螺钉来进行寰枢关节加压。关节面应充分去皮质，并进行植骨以期获得完全融合。

结论

寰枢椎后路固定技术近年来有着显著发展，后路 Goel-Harms 技术有着潜在 C2 神经激惹、伸颈装置损伤以及相对感染率高的不足。通过 Smith-Robinson 入路行高位颈椎手术，入路周围血运丰富，同时对于肌肉破坏小，感染率低。对

参考文献

1. Crockard H, Pozo J, Ransford A, Stevens J, Kendall B, Essigman W. Transoral decompression and posterior fusion for rheumatoid atlanto-axial subluxation. Bone Joint J. 1986;68-B(3):350–6.

2. Goel A, Karapurkar AP. Transoral plate and screw fixation of the craniovertebral region–a preliminary report. Br J Neurosurg. 1994;8(6):743–5. doi:10.3109/02688699409101191.

3. Kandziora F, Pflugmacher R, Ludwig K, Duda G,

Mittlmeier T, Haas NP. Biomechanical comparison of four anterior atlantoaxial plate systems. J Neurosurg Spine. 2002;96(3):313–20. doi:10.3171/spi.2002.96.3.0313.

4. Koller H, Kammermeier V, Ulbricht D, et al. Anterior retropharyngeal fixation C1-2 for stabilization of atlantoaxial instabilities: study of feasibility, technical description and preliminary results. Eur Spine J. 2006;15(9):1326–38. doi:10.1007/ s00586-006-0103-2.

5. Apfelbaum RI, Lonser RR, Veres R, Casey A. Direct anterior screw fixation for recent and remote odontoid fractures. J Neurosurg Spine. 2000;93(2):227–36. doi:10.3171/spi.2000.93.2.0227.

6. Olsen MA, Nepple JJ, Riew KD, et al. Risk factors for surgical site infection following orthopaedic spinal operations. J Bone Joint Surg Am. 2008;90(1):62–9. doi:10.2106/JBJS.F.01515.

7. Memtsoudis SG, Hughes A, Ma Y, Chiu YL, Sama AA, Girardi FP. Increased in-hospital complications after primary posterior versus primary anterior cervical fusion. Clin Orthop Relat Res. 2011;469(3):649– 57. doi:10.1007/s11999-010-1549-4.

8. Harms J, Melcher RP. Posterior C1-C2 fusion with polyaxial screw and rod fixation. Spine (Phila Pa 1976). 2001;26(22):2467–71. doi:10.1097/00007632-200111150-00014.

9. Stulik J, Vyskocil T, Sebesta P, Kryl J. Atlantoaxial fixation using the polyaxial screw-rod system. Eur Spine J. 2007;16(4):479–84. doi:10.1007/ s00586-006-0241-6.

10. Abou Madawi A, Solanki G, Casey AT, Crockard HA. Variation of the groove in the axis vertebra for the vertebral artery. Implications for instrumentation. J Bone Joint Surg Br. 1997;79(5):820–3. http://www. ncbi.nlm.nih.gov/pubmed/9331044. Accessed 21 Aug 2016.

11. Mueller C-A, Roesseler L, Podlogar M, Kovacs A, Kristof RA. Accuracy and complications of transpedicular C2 screw placement without the use of spinal navigation. Eur Spine J. 2010;19(5):809–14. doi:10.1007/s00586-010-1291-3.

12. Ebraheim N, Rollins JR, Xu R, Jackson WT. Anatomic consideration of C2 pedicle screw placement. Spine (Phila Pa 1976). 1996;21(6):691–5. http://www.ncbi. nlm.nih.gov/pubmed/8882690. Accessed 21 Aug 2016.

13. Mandel IM, Kambach BJ, Petersilge CA, Johnstone B, Yoo JU. Morphologic considerations of C2 isthmus dimensions for the placement of transarticular screws. Spine (Phila Pa 1976). 2000;25(12):1542–7. http:// www.ncbi.nlm.nih.gov/ pubmed/10851104. Accessed 21 Aug 2016.

14. Paramore CG, Dickman CA, Sonntag VK. The anatomical suitability of the C1-2 complex for transarticular screw fixation. J Neurosurg. 1996;85(2):221–4. doi:10.3171/jns.1996.85.2.0221.

15. Huang D-G, Hao D-J, He B-R, et al. Posterior atlantoaxial fixation: a review of all techniques. Spine J. 2015;15(10):2271–81. doi:10.1016/ j.spinee.2015. 07.008.

16. Gallie WE. Fractures and dislocations of the cervical spine. Am J Surg. 1939;46(3):495–9.

17. Brooks AL, Jenkins EB. Atlanto-axial arthrodesis by the wedge compression method. J Bone Joint Surg Am. 1978;60(3):279–84. http://www.ncbi.nlm.nih. gov/pubmed/348703. Accessed 21 Aug 2016.

18. Gallie WE. Skeletal traction in the treatment of fractures and dislocations of the cervical spine. Ann Surg. 1937;106(4):770–6. http://www.ncbi.nlm.nih. gov/ pubmed/17857077. Accessed 21 Aug 2016.

19. Naderi S, Crawford NR, Song GS, Sonntag VK, Dickman CA. Biomechanical comparison of C1-C2 posterior fixations. Cable, graft, and screw combinations. Spine (Phila Pa 1976). 1998;23(18):1946–55. http://www.ncbi.nlm.nih. gov/pubmed/9779526. Accessed 21 Aug 2016.

20. Coyne TJ, Fehlings MG, Wallace MC, Bernstein M, Tator CH. C1-C2 posterior cervical fusion: longterm cvaluation of results and efficacy. Neurosurgery. 1995;37(4):688-92-3. http://www.ncbi.nlm.nih.gov/ pubmed/8559297. Accessed 21 Aug 2016.

21. Magerl F, Magerl F. Stable posterior fusion of the atlas and axis by transarticular screw fixation. Cerv Spine I. 1987;1:322–7.

22. Du JY, Aichmair A, Kueper J, Wright T, Lebl DR. Biomechanical analysis of screw constructs for atlantoaxial fixation in cadavers: a systematic review and meta-analysis. J Neurosurg Spine. 2015;22(2):151–61. doi:10.3171/2014.10.SPINE13805.

23. Jones EL, Heller JG, Silcox DH, Hutton WC. Cervical pedicle screws versus lateral mass screws. Anatomic feasibility and biomechanical comparison. Spine (Phila Pa 1976). 1997;22(9):977–82. http://www.ncbi.nlm.nih.gov/pubmed/9152447. Accessed 21 Aug 2016.

24. Goel A, Laheri V. Plate and screw fixation for atlantoaxial subluxation. Acta Neurochir. 1994;129(1–2):47–53. doi:10.1007/BF01400872.

25. Goel A, Desai KI, Muzumdar DP. Atlantoaxial fixation using plate and screw method: a report of 160 treated patients. Neurosurgery. 2002;51(6):1351-6- 7. http:// www.ncbi.nlm.nih.gov/pubmed/12445339. Accessed 21 Aug 2016.

26. Kuroki H, Rengachary SS, Goel VK, Holekamp SA, Pitkänen V, Ebraheim NA. Biomechanical comparison of two stabilization techniques of the atlantoaxial joints: transarticular screw fixation versus screw and rod fixation. Neurosurgery. 2005;56(1 Suppl):151- 9- 9. http://www.ncbi.nlm.nih.gov/pubmed/15799804. Accessed 21 Aug 2016.

27. Wang S, Wang C, Wood KB, Yan M, Zhou H. Radiographic evaluation of the technique for C1 lateral mass and C2 pedicle screw fixation in three hundred nineteen cases. Spine (Phila Pa 1976). 2011;36(1): 3–8. doi:10.1097/BRS.0b013e3181c97dc7.

28. Bransford RJ, Lee MJ, Reis A. Posterior fixation of the upper cervical spine: contemporary techniques. J Am Acad Orthop Surg. 2011;19(2):63–71. http:// www.ncbi.nlm.nih.gov/pubmed/21292929. Accessed 21 Aug 2016.

29. Inoue S, Moriyama T, Tachibana T, et al. Cervical lateral mass screw fixation without fluoroscopic control: analysis of risk factors for complications associated with screw insertion. Arch Orthop Trauma Surg. 2012;132(7):947–53. doi:10.1007/s00402-012-1507-6.

30. Lehman RA, Dmitriev AE, Helgeson MD, Sasso RC, Kuklo TR, Riew KD. Salvage of C2 pedicle and pars screws using the intralaminar technique. Spine (Phila Pa 1976). 2008;33(9):960–5. doi:10.1097/BRS.0b013e31816c915b.

31. Mummaneni P, Haid R. Atlantoaxial fixation: overview of all techniques. Neurol India. 2005;53(4):408. doi:10.4103/0028-3886.22606.

32. Vender JR, Rekito AJ, Harrison SJ, McDonnell DE. Evolution of posterior cervical and occipitocervical fusion and instrumentation. Neurosurg Focus. 2004;16(1):1–15. doi:10.3171/foc.2004.16.1.10.

33. Wright NM. Translaminar rigid screw fixation of the axis. J Neurosurg Spine. 2005;3(5):409–14. doi:10.3171/spi.2005.3.5.0409.

34. Leonard JR, Wright NM. Pediatric atlantoaxial fixation with bilateral, crossing C-2 translaminar screws. Technical note. J Neurosurg. 2006;104(1 Suppl):59– 63. doi:10.3171/ped.2006.104.1.59.

35. Wang MY. C2 crossing laminar screws: cadaveric morphometric analysis. Neurosurgery. 2006;59(1 Suppl 1):ONS84–8; discussion ONS84–8. doi:10.1227/01. NEU.0000219900.24467.32.

36. Kandziora F, Kerschbaumer F, Starker M, Mittlmeier T. Biomechanical assessment of transoral plate fixation for atlantoaxial instability. Spine (Phila Pa 1976). 2000;25(12):1555–61. http://www.ncbi.nlm.nih.gov/ pubmed/10851106. Accessed 21 Aug 2016.

37. Haid RW, Subach BR, McLaughlin MR, Rodts GE, Wahlig JB. C1-C2 transarticular screw fixation for atlantoaxial instability: a 6-year experience. Neurosurgery. 2001;49(1):65-8-70. http://www.ncbi. nlm.nih.gov/pubmed/11440461. Accessed 11 June 2016.

38. White AA, Johnson RM, Panjabi MM, Southwick WO. Biomechanical analysis of clinical stability in the cervical spine. Clin Orthop Relat Res. 1975;(109): 85–96. http://www.ncbi.nlm.nih.gov/pubmed/1132209. Accessed 11 June 2016.

39. Gluf WM, Schmidt MH, Apfelbaum RI. Atlantoaxial transarticular screw fixation: a review of surgical indications, fusion rate, complications, and lessons

learned in 191 adult patients. J Neurosurg Spine. 2005;2(2):155–63. doi:10.3171/spi.2005.2.2.0155.

40. Campanelli M, Kattner KA, Stroink A, Gupta K, West S. Posterior C1-C2 transarticular screw fixation in the treatment of displaced type II odontoid fractures in the geriatric population – review of seven cases. Surg Neurol. 1999;51(6):596-600-1. http://www.ncbi.nlm. nih.gov/pubmed/10369225. Accessed 6 Sept 2016.

41. Farey ID, Nadkarni S, Smith N. Modified Gallie technique versus transarticular screw fixation in C1-C2 fusion. Clin Orthop Relat Res. 1999;359:126–35. http://www.ncbi.nlm.nih.gov/pubmed/10078135. Accessed 6 Sept 2016.

42. Goel A, Gupta S. Vertebral artery injury with transarticular screws. J Neurosurg. 1999;90(2):376–77. http://www.ncbi.nlm.nih.gov/pubmed/9950517. Accessed 6 Sept 2016.

43. Madawi AA, Casey AT, Solanki GA, Tuite G, Veres R, Crockard HA. Radiological and anatomical evaluation of the atlantoaxial transarticular screw fixation technique. J Neurosurg. 1997;86(6):961–8. doi:10.3171/ jns.1997.86.6.0961.

44. Jun BY. Anatomic study for ideal and safe posterior C1-C2 transarticular screw fixation. Spine (Phila Pa 1976). 1998;23(15):1703–7. http://www.ncbi.nlm. nih.gov/pubmed/9704379. Accessed 6 Sept 2016.

45. Krzysztof. Rheumatoid atlantoaxial instability treated by anterior transarticular C1-C2 fixation. Case report. Neurochir Pol. 2013;47(3):290–5. doi:10.5114/ ninp.2013.35487.

46. Grob D, Jeanneret B, Aebi M, Markwalder TM. Atlanto-axial fusion with transarticular screw fixation. J Bone Joint Surg Br. 1991;73(6):972–6. http://www.ncbi.nlm.nih.gov/pubmed/1955447. Accessed 24 Oct 2016.

47. Statham P, O'Sullivan M, Russell T. The Halifax Interlaminar clamp for posterior cervical fusion: initial experience in the United Kingdom. Neurosurgery. 1993;32(3):396-8-9. http://www.ncbi.nlm.nih.gov/ pubmed/8455764. Accessed 24 Oct 2016.

48. Stillerman CB, Wilson JA. Atlanto-axial stabilization with posterior transarticular screw fixation: technical description and report of 22 cases. Neurosurgery. 1993;32(6):948-54-5. http://www.ncbi.nlm.nih.gov/ pubmed/8327097. Accessed 24 Oct 2016.

49. Gunnarsson T, Massicotte EM, Govender PV, Raja Rampersaud Y, Fehlings MG. The use of C1 lateral mass screws in complex cervical spine surgery: indications, techniques, and outcome in a prospective consecutive series of 25 cases. J Spinal Disord Tech. 2007;20(4):308–16. doi:10.1097/01. bsd.0000211291.21766.4d.

50. Polli FM, Miscusi M, Forcato S, Raco A. Atlantoaxial anterior transarticular screw fixation: a case series and reappraisal of the technique. Spine J. 2015;15(1):185–93. doi:10.1016/j.spinee.2014.09.019.

51. Li WL, Chi YL, Xu HZ, et al. Percutaneous anterior transarticular screw fixation for atlantoaxial instability: a case series 2010;92(4):545–549. doi:10.1302/ 0301-620X.92B4.22790.

52. Tew JM, Mayfield FH. Complications of surgery of the anterior cervical spine. Clin Neurosurg. 1976;23: 424–34. http://www.ncbi.nlm.nih.gov/ pubmed/975693. Accessed 25 Oct 2016.

53. Bertalanffy H, Eggert H-R. Complications of anterior cervical discectomy without fusion in 450 consecutive patients. Acta Neurochir. 1989;99(1–2):41–50. doi:10.1007/BF01407775.

54. Fountas KN, Kapsalaki EZ, Nikolakakos LG, et al. Anterior cervical discectomy and fusion associated complications. Spine (Phila Pa 1976). 2007;32(21): 2310–7. doi:10.1097/BRS.0b013e318154c57e.

55. Xu H, Chi YL, Wang XY, et al. Comparison of the anatomic risk for vertebral artery injury associated with percutaneous atlantoaxial anterior and posterior transarticular screws. Spine J. 2012;12(8):656–62. doi:10.1016/j.spinee.2012.05.010.

56. Lu J, Ebraheim NA, Yang H, Heck BE, Yeasting RA. Anatomic considerations of anterior transarticular screw fixation for atlantoaxial instability. Spine (Phila Pa 1976). 1998;23(11):1229–35; discussion 1236. http://www.ncbi.nlm.nih.gov/ pubmed/9636976. Accessed 26 Oct 2016.

后路寰枢关节融合 5

作者：Oliver Tannous, Naveed Nabizadeh, R. Todd Allen

译者：夏天　审校：周非非

引言

寰椎及枢椎的解剖特异且复杂，枢椎齿状突位于寰椎前弓及寰椎横韧带之间，对于寰枢关节的稳定性起着主要作用，以上结构的稳定性的破坏均可导致寰枢关节不稳定[1]。次要的稳定结构包括翼状韧带及其枕骨上的附着点。寰枢关节较下颈椎解剖结构复杂，尤其是邻近椎动脉、脊髓以及颈内动脉，故寰枢关节手术技术门槛高，需要术者对于局部解剖结构有着深刻的理解。

临床上很多情况下需要行寰枢关节固定融合，如齿状突骨折、扁平颅底、严重退变性关节炎以及上颈椎肿瘤等[2]。尽管目前对于无症状患者是否需要手术干预仍有争议，但对于有症状的或不稳定进行性加重的患者，手术固定及融合已达成共识。

后路寰枢关节固定有多种方法，包括线缆、C1~C2椎板钩、C1~C2经关节螺钉，C1~C2钉棒系统固定（包括C2椎弓根螺钉、峡部钉或椎板螺钉）[2,5]。本章主要关注手术指征、手术技巧、手术要点及陷阱。

适应证

先天发育异常、外伤以及炎性疾病均可导致寰枢关节失稳，部分患者可同时伴有神经损害。最常见的病因包括类风湿性关节炎、齿状突骨折、唐氏综合征、寰枢椎旋转固定半脱位、扁平颅底、Klippel-Feil综合征、成骨不全症及神经纤维瘤病[6~8]。寰枢关节不稳定的手术指征包括持续性疼痛以及神经损害。

类风湿性关节炎

类风湿性关节炎累及脊柱最常见的表现为寰枢关节不稳定[10-11]。类风湿性关节炎的炎性改变可导致韧带、软骨及软骨下骨质破坏[12]。初起可表现为齿状突后血管翳压迫所致的脊髓压迫，后可出现可复性寰枢关节前脱位，最终发展为不可复性前下方寰枢关节脱位[10]。齿状突后方增生血管翳并非直接由炎症所产生，而是继发于寰枢椎不稳定[10,13]，故局部不稳定经手术纠正后血管翳将逐渐消失。对于血管翳明显压迫神经、不可复性脱位或者扁平颅底的患者，可联合经口手术予以纠正[10,14~16]。

齿状突骨折

齿状突骨折在年龄上呈双峰分布，目前对于Ⅱ型齿状突骨折的最佳治疗方案尚存争议。对于老年Ⅱ型齿状突骨折的保守治疗有着很高的不愈合率以及致死率[13]。对于局部假关节形成，若稳定性良好、无临床症状，通常观察即可，但对于局部不稳定、存在神经功能损害的患者，则需行寰枢关节融合治疗。

唐氏综合征

约有 15% 的唐氏综合征患者存在寰枢关节不稳定，常继发于齿状突阙如或发育不良、寰椎横韧带松弛或寰枕融合。尽管大多数患者并无临床症状，但若存在微小创伤，可导致神经症状迅速进展。对于哪些患者会出现临床症状，目前并无数据可供预测[17,18]。

寰枢椎旋转固定半脱位

上呼吸道感染或外伤，尤其发生在儿童中，可导致不同程度的旋转固定脱位。通常的初始治疗可通过 2~3 周的颈部牵引矫正[19]。若牵引失败，则需后路 C1~C2 固定融合。

颅底凹陷

部分先天发育异常、外伤、炎症或结缔组织疾病可导致颅底凹陷(齿状突上移进入枕骨大孔)。对于存在临床症状或进展风险高的患者，通常采用前路经口齿状突切除联合后路寰枢关节固定治疗[10,20]。

骨骼发育不良

脊柱骨骺发育不良、软骨发育不全、假性软骨发育不全、Kniest 综合征和 Morquio 综合征患者为发生寰枢椎不稳定及继发神经压迫的高危人群。当不稳定进行性加重或出现临床症状时，则需行后路固定融合术治疗。

寰枢关节骨性关节炎

寰枢关节缺乏椎间盘结构，关节所有负荷均通过关节面进行传递。且寰枢关节内有着丰富的感觉神经支配，精确感知寰枢关节所处位置以与视线相协调。当发生骨性关节炎时，即使不伴有局部不稳定，患者仍会感到枕骨以及枕骨下方疼痛以及转头受限。随着疾病进展，局部焦磷酸钙沉积，并出现关节破坏。寰枢关节融合治疗该病

十分有效。

术前考虑

在后路寰枢固定融合前，行 X 线、CT 检查，必要时完善磁共振检查评估患者解剖结构至关重要。对于寰枢关节不稳定，通过侧屈、伸位 X 线及开口位即可确诊[22]。

开口位

寰枢旋转固定半脱位表现为寰枢关节不对称或向外侧移位超过 2 mm。创伤患者若寰椎侧块向外侧移位超过 8 mm，则应怀疑是否存在寰椎横韧带断裂[23]。

寰齿前间隙 (ADI)

在侧位片上，齿状突前缘以及寰椎前弓之间的距离被定义为寰齿前间隙。在正常成人中，寰齿前间隙不应超过 3 mm，在正常儿童中不应超过 4 mm[24,25]，当 ADI 超过 4~5 mm 时，提示可能存在寰枢关节不稳定。侧屈、伸位 X 线可发现隐匿性寰枢关节不稳定[26]。当 ADI 超过 8~10 mm 时，提示寰椎横韧带及翼状韧带可能完全断裂，存在手术指征[25]。

寰齿后间隙

寰齿后间隙定义为齿状突后缘与寰椎后弓间的距离，代表着容纳高位颈脊髓的空间。当寰齿后间隙小于 14 mm 时，则存在着高位颈脊髓压迫的风险[27]。在类风湿性关节炎的患者中，寰齿后间隙小于 14 mm 提示神经功能受损风险高，预后不佳。

计算机断层扫描

在寰枢椎不稳定患者中，寰椎桥变异的发生率可高达 15.5%[28]，为行寰枢椎内固定植入，需对寰枢椎解剖进行充分评估，目前评估寰枢椎骨

性结构最准确的方法是 CT 薄层扫描并冠状面及矢状面重建，以避免椎动脉损伤。同时 CT 对于寰枢椎旋转固定半脱位的评估大有帮助[29]。

磁共振

磁共振检查主要用于评估脊髓的连续性以及周围软组织情况。同时可用于评估有无寰椎横韧带断裂，在类风湿性关节炎患者中，可用于评估齿状突后血管翳与脊髓间的关系[30,31]。同时对于有脊髓病或者颈痛，但在屈伸位 X 线或中立位磁共振上无异常表现的患者，屈伸位动态磁共振检查有助于评估局部情况[32,33]。

CT 血管成像

术前需仔细评估双侧椎动脉走行，以避免医源性椎动脉损伤以及相应的神经损害。存在颅—颈交界区骨性结构异常的患者（如唐氏综合征），其椎动脉存在解剖变异的发生率更高。常见椎动脉变异形式有 C2 节段型椎动脉以及“窗型”椎动脉。在前一种变异类型中，椎动脉不经过寰椎横突孔，而是从寰枢椎之间进入椎管。而在后一种情况，椎动脉在经过 C2 横突孔后分成两支，一支按照正常解剖结构走行，另一支由寰枢椎之间进入椎管，这两支在寰椎水平汇聚入颅。因此，术前 CT 血管成像检查对于唐氏综合征患者或其他骨性结构异常患者，可将术中椎动脉损伤的概率降到最低[34]。

另外，在行 Magerl 法置钉时，椎动脉高跨引起的峡部狭窄椎动脉损伤概率高，许多医师不建议在峡部过于狭窄的患者应用经关节突螺钉[35]。另外，在 C2 分离骨折，特别是Ⅲ型齿状突骨折，出现横突孔内碎片或者横突孔交通骨折且横突孔内碎片大于 1 mm 者，椎动脉损伤的概率升高[36]。最后，对于系统性疾病患者，如类风湿性关节炎，椎动脉以及寰椎侧块的畸形也可增加椎动脉损伤的概率[37]。故术前 CT 血管成像评估椎动脉解剖可降低椎动脉相关并发症的风险。

手术技术

体位

在全麻气管插管后，医师应行 Mayfield 头架以稳定枕骨。神经电生理监测的探针应放置在适合部位，在衬单及手臂保护下翻身至俯卧位。外科医师以及麻醉医师应协同操作，由外科医师站在床头并在翻身过程中手持 Mayfield 头架。如有围领辅助可提高安全性。当 Mayfield 头架与手术台连接妥当后，可去除围领，屈颈收下颌，并牵引调整颈部，使得颈部序列良好并且易于暴露。在患者不存在脊柱畸形时，枕骨后方应与胸椎后凸顶点处于同一水平线上。

通过透视确认颅—颈交界区韧带以及寰枢关节复位情况。通过确保双耳与胸廓处于同一平面以使得头部获得正确的旋转。可进一步通过透视下颌骨以再次确认头部处于中立位。若需进行寰枢关节复位，则通过调整 Mayfield 头架角度完成。大体上，侧位片上可见枕骨、寰椎后弓及枢椎后方少量间隙。

应注意在胸部、髂嵴、髋部近端、膝关节以及肘关节周围有足够衬垫。应刮去患者枕骨粗隆以下头发，并用氯己定和乙醇进行皮肤消毒。

暴露

枕骨基底部至 C3 棘突间行正中切口，长度约 75 mm。用单极电刀分离皮下组织至筋膜层。用棘突作为解剖标志，在项韧带层面继续沿中线深入，以避免出血。在此时，头侧最明显的棘突为 C2 棘突。应注意保护 C2 棘突尾端的颈半棘肌的止点。若术中解剖标志不清晰，谨慎起见应在棘突上做标记以定位。

在正中平面继续深入，暴露寰椎后结节以及枕骨大孔基底部。此操作可使得向侧方的暴露更轻松。应注意不要损伤寰枕膜以及寰枢膜。随后在寰椎后弓处向外侧进行骨膜下剥离，由于椎动脉在寰椎后弓上方迂曲盘绕，在暴露后弓的时候应避免损伤。寰椎后弓暴露的安全区域为寰椎后结节两侧 1.5 cm 以内，该范围之外椎动脉经由寰椎向上进入枕骨大孔。随后向外侧对枢椎椎板行骨膜下剥离至侧块外缘，注意保护 C2~C3 侧块关节。该部位的暴露通常使用骨膜剥离子或者神经剥离子进行骨膜下钝性分离，特别是在寰椎后弓以及枢椎峡部的外侧，避免使用电刀，以避免椎动脉损伤。

若要行寰椎侧块螺钉固定，需将 C2 神经根向尾端牵拉或直接切除。部分医生，包括在 1988 年首先提出这一技术的 Goel，由于切除 C2 神经节仅遗留枕骨下麻木，不影响重要功能，而且极少出现术后神经痛[39]，故建议横断 C2 神经根以利于寰椎侧块以及寰枢椎小关节的暴露[38]，尽管如此，我们仍然建议保留 C2 神经。在这一步，可能会遇到 C2 静脉丛大量出血，可用双极电凝、浸有凝血酶的凝胶泡沫以及明胶海绵进行止血。可双侧反复进行，以使得有足够的压迫时间防止静脉丛进一步出血。

内固定技术

寰枢椎固定有许多方法。线缆技术固定强度低，而且术后常需头环背心固定。尽管目前已经被钉棒系统所取代，但该方法在某些存在椎动脉变异的患者中仍可采用。目前应用最广泛的 2 种固定方法，寰椎侧块螺钉及枢椎螺钉固定，以及寰枢椎经关节螺钉固定将分别讨论。

后路线缆技术

文献中曾提及了几种后路线缆固定技术。1939 年，Gallie 提出了寰枢椎椎板下钢缆固定[40]。在他的方法中，将髂骨块卡在枢椎棘突与寰椎后弓下方之间。钢缆由枢椎椎板下方穿过，经过髂骨植骨块背侧，并绑在枢椎棘突上。在 1991 年，Sonntag 将该方法进行了改良，将髂骨植骨块塑形

贴附于寰椎后弓下表面上。钢缆的捆绑方法同前，仅通过将植骨块修剪成楔形以实现加压，显著提高了融合率（高达 97%）。在 1978 年，Brooks 与 Jenkins 提出了新的线缆固定方法[42]，取 2 块有斜面的楔形植骨块，分别放在双侧寰椎后弓及枢椎椎板之间，分别通过寰、枢椎椎板下线缆固定，并将植骨块绑在寰枢椎之间，据报道，此方法融合率在 93% 左右。

线缆固定法的缺点是硬膜或神经损伤风险高，且抗旋转能力较钉棒系统弱。且线缆固定后通常需要术后头环背心制动。

C1 侧块螺钉及 C2 螺钉

1988 年，Goel 首先提出 C1 侧块螺钉及 C2 椎弓根螺钉固定[38]，并经由 Harms 在 2001 年推广[43]。这 2 种方法经报道融合率均达 100%，为寰枢椎钉棒固定融合技术的广泛使用打下了基础。

寰椎侧块螺钉

在暴露过程结束后，将 C2 神经根背根神经节向尾侧牵拉以显露寰椎侧块螺钉入钉点，为侧块中线与寰椎后弓交界处（图 5.1 A）。可供备选的入钉点则为 C1 后弓，经钻孔、攻丝，沿类寰椎椎弓根结构置钉（在椎动脉沟方向，与后弓同宽）。此改良入路的优点在于避开了 C2 神经周围的静脉丛，但需术前充分的影像学评估，确保椎弓根的高度在椎动脉沟处超过 4 mm[44]。在约 19.2% 的患者中，后弓高度在此处不达标，从而无法使用该改良入钉点[44]。

通过 2 mm 高速磨钻标记入钉点（图 5.1 A）。通过 2.5 mm 钻，内聚 15°~20°，在矢状面上指向寰椎前弓的下半部分预置钉道（图 5.1 B，C）。笔者习惯行术中侧位透视确认矢状面方向。钻头向前进入至寰椎前弓后部，避免损伤前方颈动脉结构。随后，植入 3.5 mm 万向螺钉。螺钉在侧块中的长度通常为 16~18 mm，但在螺钉基底部及钉尾之间有 10 mm 无螺纹部分，以避免对 C2 神经根

产生刺激[45]。寰椎侧块关节的维度因人而异，术前测量至关重要。通常总螺钉长度为 30~35 mm。

枢椎椎弓根螺钉

人们将枢椎椎弓根定义为上关节突下方，横突孔前内侧的骨性结构[46]。在行枢椎椎弓根螺钉前，需行 CT 检查仔细评估椎弓根宽度是否足够。最理想的测量是在横断面上，测量横突孔内侧至椎弓根内侧的距离，4 mm 以上方可安全置钉。椎弓根螺钉的入点为枢椎间部的内上象限，通过 2 mm 高速磨钻标记入点（图 5.2 A）。通过 4 号神经剥离子探及椎弓根内侧壁，并作为预置钉道的参考。通过 2.5 mm 手钻内聚、头倾 20°~30°，

注意钉道应向内壁靠拢，外侧有椎动脉走行。钉道位置应通过术中侧位透视确定，应刚好处于骨性峡部的下方（图 5.2 B、C）。同时通过球探子确认内壁完整性，并确定螺钉长度，随后植入 3.5 mm 或 4 mm 万向螺钉，通常长度为 22~26 mm。

枢椎间部螺钉

若枢椎椎弓根过小无法安全容纳螺钉，间部螺钉为备选方案。间部（或峡部）定义为上、下关节面之间狭窄的部分[46]。入点通常为峡部中线的下方 1/4 部分，通常紧邻嵴部尾端。通常入钉角度为内聚 10°~15°，指向椎弓根内壁，较椎弓根螺钉头倾更加明显，指向寰椎前结节。钉道必须

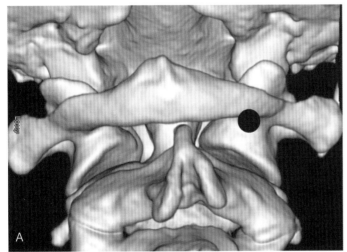

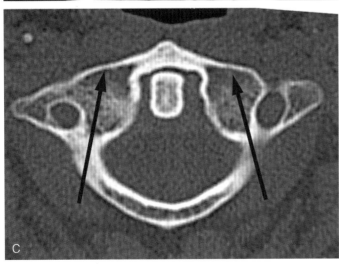

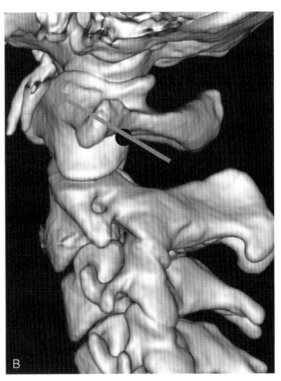

图5.1　A.C1侧块螺钉入钉点（黑色圆圈）的后位观。B.侧位展示C1侧块螺钉的入钉方向（箭头）。螺钉应指向寰椎前弓的上面。C.箭头提示寰椎侧块螺钉走行（箭头）需轻度内聚

通过术前 CT 影像学测量，螺钉通常在横突孔浅层（长度通常 16 mm）。同样方法预置钉道或可用限深器经由磨钻完成。通常枢椎峡部螺钉长度为 14~18 mm。

枢椎椎板螺钉

该技术首先由 Wright 在 2004 年提出，适用于存在椎动脉变异或因其他原因无法行椎弓根或峡部螺钉的患者[47]。该方法无椎动脉损伤可能，但若椎板内层皮质破裂，仍有脊髓损伤可能。在行椎板螺钉前，需经轴位 CT 确认可容纳3.5~4 mm 螺钉。在暴露完成后，在棘突椎板交界处用 2 mm 高速磨钻标记入点。一侧螺钉靠头侧进入，而另一侧螺钉则经由另一侧棘突椎板交界

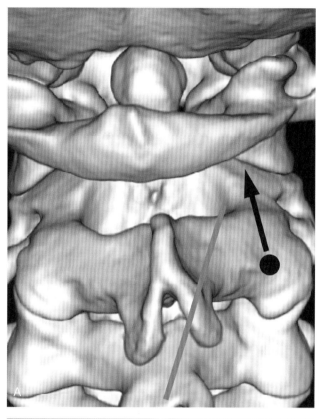

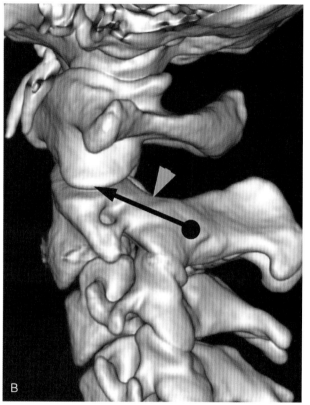

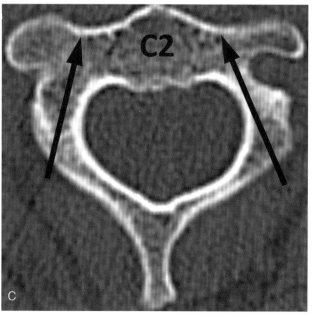

图5.2　A.由后方观察C2。用神经剥离子（灰线）指示右侧椎弓根的内缘。用磨钻标记入钉点（圆圈），即椎弓根内侧壁稍偏外处。在C2~C3关节上方3~5 mm。螺钉方向轻度内聚（箭头）。B.侧位可见螺钉位置紧贴椎弓根（灰色箭头）上缘的下方。C.轴位CT可见，螺钉方向轻度内聚。在左侧，可见椎动脉内聚明显，椎动脉损伤概率高

靠尾侧进入，以确保螺钉无相互干扰。随后通过开路锥在对侧椎板预置钉道，注意不要穿破内侧皮质。确认钉道完整性后，植入万向螺钉（通常3.5 mm×30 mm）。一种改良入路将侧块椎板交界处作为螺钉出口，可确保椎板内侧无破裂，精确测量螺钉长度，并且达到双皮质[48]。

待寰枢椎螺钉植入完成后，取适合长度的棒，锁紧螺钉。在创伤患者中，可加用横联提高抗扭曲能力。植骨融合将在随后的章节进行阐述。

寰枢椎经关节螺钉

此方法于1979年由Magerl等首次提出，用于治疗齿状突骨折[49]。在进行该方法治疗患者之前，应仔细评估CT影像学检查，以明确C2椎弓根足够容纳3.5 mm或4 mm螺钉。摆好患者体位后，行侧位透视确保寰枢关节已复位。若复位不完全则会显著增加椎动脉损伤的风险[50]。同时还应在颈部侧方用导针模拟螺钉走行，以标记体表入钉点，并在消毒铺单前对体位进行调整。消毒范围必须覆盖上胸椎，因为此种方法固定的体表入钉点通常在颈胸段。

该方法的入钉点与峡部螺钉相同，但是钉道走行头倾更大，以穿过C1~C2关节并在寰椎前弓水平到达寰椎前缘（图5.3）。暴露完成后，用2 mm高速磨钻标记入钉点。入钉点选在C2椎弓根内侧缘稍偏外，在C2~C3关节上方5~7 mm并且可触及。颈胸交界处中线旁开1~2 cm处切开皮肤及筋膜。放置皮肤及软组织通道，显露入钉点，用导针引导入钉点。用4号Penfield神经剥离子标记椎弓根内侧壁，导针内聚10°~15°。导针在冠状面的方向经由侧位透视确认。导针末端应距寰椎前结节数毫米，以避免穿通进入咽后壁。随后用空心钻沿导针预置钉道，注意保持导针深度不变，同时避免穿破寰椎前方皮质。注意退出钻头时保持导针位置；再次用丝攻修整钉道，随后用3.5 mm或4 mm空心钉拧入适合深度。

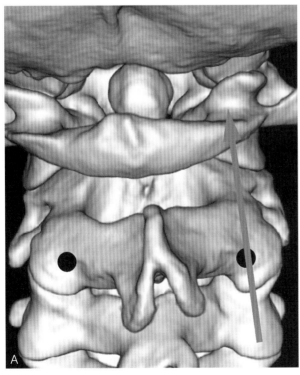
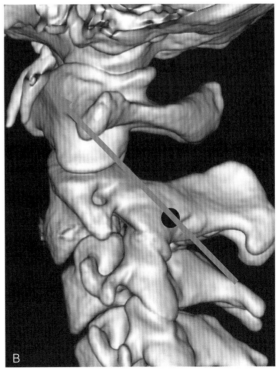

图5.3　A.C1~C2经关节突螺钉入钉点在C2~C3小关节上方3 mm，紧贴C2椎弓根内侧壁的外侧。螺钉方向指向C1~C2关节突的中点（箭头）。B.箭头标示了螺钉走行，由枢椎入钉点（圆圈），经C1~C2关节后进入寰椎侧块。螺钉头部应止于寰椎前弓上表面附近

去皮质

去皮质操作最好在钉道制作完成后、螺钉植入以前进行，以免万向螺钉的钉尾对操作造成干扰。建议使用切割钻头，避免损伤神经血管结构以及钉道。在寰椎后弓中部 1/3 去皮质化为安全区域，而外侧 1/3 进行去皮质化需注意避免损伤椎动脉以及 C2 神经根。再次强调术前评估影像学及椎动脉走行的重要性。

植骨

尽管髂骨取骨是后方植骨融合的金标准，但供区并发症的发生率相对较高。对于存在免疫功能受损的患者（吸烟、糖尿病、免疫缺陷等），髂骨取骨应谨慎。

生物力学

人们对于不同形式的寰枢椎融合的生物力学进行了研究[51]。Melcher 等对 C1~C2 经关节螺钉及 Gallie 线缆固定与 C1 侧块螺钉—C2 椎弓根螺钉钉棒系统的生物力学强度[52]的研究发现对于屈、伸、侧屈以及旋转活动，2 种固定融合形式间无统计学差异。Du 等对于不同形式的寰枢关节融合的研究进行了系统回顾以及 Meta 分析，包括 C1 侧块—C2 椎弓根螺钉，C1 侧块—C2 峡部螺钉，C1 侧块—C2 椎板螺钉以及 C1~C2 经关节突螺钉[53]。Meta 分析显示所有固定均可提供旋转稳定性，除 C1 侧块—C2 椎板螺钉在侧屈时无法提供稳定强度。

Elliott 等对于 C1~C2 钉棒系统固定以及 C1~C2 经关节突螺钉固定的临床及影像学预后比较进行了 Meta 分析[54]。在 30 天时在生存率以及神经损伤方面无明显差异，但经关节突螺钉有更高的椎动脉损伤（4.1% ：2%）、螺钉位置不佳（7.1% ：2.4%）发生率，以及更低的融合率（97.5% ：94.6%）。

典型病例

病史

66 岁女性，行走时被卡车撞伤。Ⅱ型齿状突骨折、多发肋骨骨折、双侧气胸以及锁骨骨折。患者就诊于外院，硬质围领固定颈椎。2 个月后，患者因严重颈痛就诊，疼痛剧烈，无法忍受，颈部活动时疼痛加重，制动可缓解。既往无颈痛病史。患者既往不吸烟，无糖尿病，受伤前每天规律运动。

体格检查

患者查体上颈椎活动时疼痛明显，神经系统查体无异常。

影像学表现

患者行颈部 X 线、CT 及 MRI 检查（图 5.4 A~C），提示齿状突骨折未愈合，无椎管内侵占及神经压迫。

治疗

经术前 CT 仔细评估 C2 椎弓根，决定行椎弓根螺钉固定（图 5.2 C）。患者接受 C1 侧块螺钉—C2 椎弓根钉棒系统固定，髂骨取骨融合手术（图 5.4 D，E）。

结果

术后即刻患者颈痛得到缓解，术后 9 个月随访，临床及影像学 C1~C2 关节融合良好。

技术要点

- 术前计划。由于 C2 椎弓根解剖变化多样，椎动脉走行发生变异率高，术前 CT 评估至关重要。临床上，C2 椎弓根过于纤细并不少见，此时 C2 峡部螺钉或椎板螺钉为可靠的备选方案。对于寰椎后弓骨桥（寰

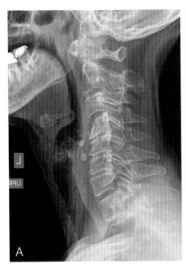
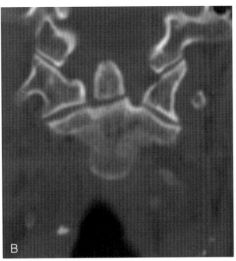
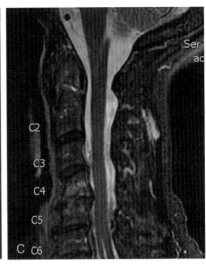

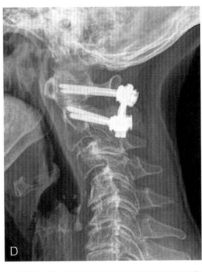
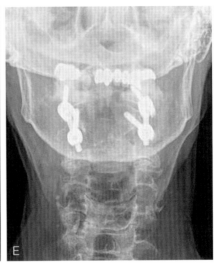

图5.4 A.66岁女性，颈椎侧位片可见齿状突Ⅱ型骨折不伴移位。B.冠状面CT可见齿状突骨折未愈合。C.MRI矢状面T2加权像可见齿状突骨折未愈合，局部信号增强。未见脊髓压迫表现。D.C1侧块螺钉—C2椎弓根螺钉固定术后侧位X线片。E.C1~C2后路融合术后经口位X线片

椎椎板后弓上方形成的骨性薄层结构，包绕椎动脉）的形成，术前应充分评估，以免与C1椎板混淆。若术前未关注，可能导致椎动脉损伤。

- 体位摆放要点。在体位摆放前，可在患者口中塞入纱布卷，使得张口充分，利于术中透视。体位摆放时应充分屈颈，增加寰枕间距，利于术中暴露以及C1侧块螺钉放置。

- C1侧块固定。C1侧块螺钉的放置需要充分显露。可能伴随周围静脉丛大量出血。

止血材料，如凝血酶薄膜凝胶、纤维蛋白原以及双侧交替进行手术可以优化工作流程，减少出血。C1螺钉理想的入钉点位于侧块下界与寰椎后弓的结合部。在寰椎前移较明显的患者，入钉点可通过在寰椎后弓尾端钻孔显露。在寰椎后弓可容纳3.5 mm螺钉的情况下，入钉点可直接位于后弓上。

- C2椎弓根螺钉。无论是C2椎弓根螺钉还是经关节突螺钉，术中重要的部分均包括通过神经剥离子探及C2椎弓根内侧壁。

这一解剖标志使得手术医师可以确定安全的内聚角度，避免内聚不足损伤椎动脉，以及内聚过度进入椎管损伤脊髓。这一技巧在 C2 峡部螺钉也可使用。

并发症及其防治策略

椎动脉损伤

约 20% 患者的椎动脉在 C1~C2 节段水平走行存在异常[49,53]。术前通过 CT 仔细评估寰椎与枢椎骨性结构，若怀疑存在椎动脉解剖变异，则应进一步行 CT 或 MR 血管成像检查。根据报道 C1 侧块螺钉置钉过程中椎动脉损伤概率可达 5.8%，C1~C2 经关节螺钉置钉过程中椎动脉损伤概率可达 8.2%[55,56]。Madawi 等发现若寰枢椎未完全复位，则椎动脉损伤概率显著增高[50]。

Neo 等回顾性调查了 5 641 例颈椎手术，8 例经寰枢关节螺钉固定手术出现椎动脉损伤[52]。若椎动脉损伤出现在钉道，则可通过填塞或者植入螺钉止血。相反，开放区域的椎动脉损伤无法控制，需要行血管栓塞治疗。作者报道椎动脉损伤后无死亡病例，无神经系统后遗症；若出血无法控制，需介入血管团队评估协助诊治。

颈内动脉损伤

颈内动脉横行于寰椎侧块前方。若行寰椎侧块或经关节突双皮质螺钉固定，理想出钉点位于寰椎侧块的中点，有损伤颈内动脉的风险。Currier 等利用 CT 进行的一项解剖学研究评估了寰椎侧块双皮质螺钉出钉点以及颈内动脉间的关系[57]。研究发现颈内动脉与寰椎侧块前方皮质之间的平均距离约为 2.9 mm，在 85% 的病例中，颈内动脉腔在寰椎横突孔内侧。研究结论表明，颈内动脉与寰椎前弓间距与颈内动脉损伤风险呈正相关，46% 患者为中危，12% 患者为高危。对于上述患者，为避免颈内动脉损伤风险，建议行单皮质螺钉固定。

结论

对于寰枢椎病变，后方固定融合手术有多种形式，各自具有优点及不足。对于经验丰富、局部解剖及变异熟悉的术者，由于椎弓根钉棒系统具有更强的生物力学特性以及更低的椎动脉损伤风险，被更多人所接受。对于后路寰枢关节固定融合，术前仔细评估局部 CT 至关重要。对于怀疑椎动脉存在变异的患者，CT 血管成像必不可少。笔者倾向在可能的情况下尽量采用 C1 侧块—C2 椎弓根钉棒系统，但线缆固定等传统方法对于翻修病例、解剖存在变异或者既往椎动脉损伤的患者也有很高的实用价值。

参考文献

1. Wang S, Wang C, et al. Novel surgical classification and treatment strategy for Atlantoaxial dislocations. Spine. 2013;38(21):E1348–56.

2. Derman PB, Lampe LP. Atlantoaxial fusion: sixteen years of epidemiology, indications, and complications in New York state. Spine. 2016; Publish Ahead of Print. doi: 10.1097/BRS.0000000000001603.

3. Mummaneni PV, Haid RW. Atlantoaxial fixation: overview of all techniques. Neurol India. 2005;53:408–15.

4. Burke SW, French HG, Roberts JM, Johnston CE, White-cloud TS, Edmunds JO. Chronic atlantoaxial instability in children. J Bone Joint Surg Am. 1985;67:1356–60.

5. Henriques T, Cunningham BW, Olerud C, et al. Biomechanical comparison of five different atlantoaxial posterior fixation techniques. Spine. 2000;25:2877–83.

6. Crockard HA, Stevens JM. Craniovertebral junction anomalies in inherited disorders: part of the syndrome or caused by the disorder? Eur J Pediatr.

1995;154:504–12.

7. Isu T, Miyasaka K, Abe H, et al. Atlantoaxial dislocation associated with neurofibromatosis. Report of three cases. J Neurosurg. 1983;58:451–3.

8. Bouchaud-Chabot A, Liote F. Cervical spine involvement in rheumatoid arthritis. A review. Joint Bone Spine. 2002;69:141–54.

9. Nagaria J, Kelleher MO, et al. C1-C2 transarticular screw fixation for atlantoaxial instability due to rheumatoid arthritis: a seven-year analysis of Outcome. Spine. 2009;34(26):2880–5.

10. Grob D, Grauer W, et al. Fusion and retrodental pannus in rheumatoid arthritis. Spine. 1997;22(14):1580–15832.

11. Davis FW, Markley HE. Rheumatoid arthritis with death from medullary compression. Ann Intern Med. 1951;35:451–61.

12. Boden SC, Dodge LD, Bohlmann HH, Rechtine GL. Rheumatoid arthritis of the cervical spine: long term analysis with predictors of paralysis and recovery. J Bone Joint Surg Am. 1993;75:1282–97.

13. Smith JS, Kepler CK, et al. Effect of type II odontoid fracture nonunion on outcome among elderly patients treated without surgery: based on the AOSpine North America geriatric odontoid fracture study. Spine. 2013;38(26):2240–6.

14. Clark CR, Goetz DD, Menezes AH. Arthrodesis of the cervical spine in rheumatoid arthritis. J Bone Joint Surg Am. 1989;71:381–91.

15. Crockard HA, Calder I, Ransford A. One-stage transoral decompression and posterior fixation in rheumatoid atlantoaxial subluxation. J Bone Joint Surg (Br). 1990;72:682–5.

16. Grob D, Jeanneret B, Aebi M, Markwalder T. Atlantoaxial fusion with transarticular screwfixation. J Bone Joint Surg (Br). 1991;73:972–6.

17. Platter P, Vécsei V, et al. Posterior atlanto-axial arthrodesis for fixation of odontoid nonunions. Spine. 2008;33(6):624–30.

18. Chen Q, Yang X, et al. Anterior retropharyngeal reduction and sequential posterior fusion for atlantoaxial rotatory fixation with locked C1–C2 lateral facet. Spine. 2015;40(21):E1121–7.

19. Goel A. Progressive basilar invagination after transoral odontoidectomy: treatment by atlantoaxial facet distraction and craniovertebral realignment. Spine. 2005;30(18):E551–5.

20. Ain MC, Chaichana KL, et al. Retrospective study of cervical arthrodesis in patients with various types of skeletal dysplasia. Spine. 2006;31(6):E169–74.

21. Kulkarni AG, Goel AH. Vertical atlantoaxial index: a new craniovertebral radiographic index. J Spinal Disord Tech. 2008;21(1):4–10.

22. Heller JG, Viroslav S, Hudson T. Jefferson fractures: the role of magnification artifact in assessing transverse ligament integrity. J Spinal Disord. 1993;6(5):392–6.

23. Menezes AH, van Gilder JC, Clark CR, et al. Odontoid upward migration in rheumatoid arthritis. J Neurosurg. 1985;63:500–9.

24. Boden SD, Dodge LD, Bohlman HH, et al. Rheumatoid arthritis of the cervical spine. J Bone Joint Surg. 1993;75A:1282–97.

25. Mallory GW, Halasz SR, Clarke MJ. Advances in the treatment of cervical rheumatoid: less and less morbidity. World J Orthop. 2014;5(3):292–303.

26. Bland JH. Rheumatoid arthritis of the cervical spine. Bull Rheum Dis. 1967;8:471–6.

27. Young JP, Young PH, Ackermann MJ, Anderson PA, Riew KD. The ponticulus posticus: implications for screw insertion into the first cervical lateral mass. J Bone Joint Surg Am. 2005;87(11):2495–8.

28. Ilkko E, Tikkakoski T, Pyhtinen J. The helical three-dimensional CT in the diagnosis of torticollis with occipitocondylar hypoplasia. Eur J Radiol. 1998;29(1):55–60.

29. Stiskal MA, Neuhold A, Szolar DH, Saeed M, Czerny C, Leeb B, et al. Rheumatoid arthritis of the craniocervical region by MR imaging: detection and characterization. AJR Am J Roentgenol. 1995;165:585–92.

30. Younes M, Belghali S, Kriâa S, Zrour S, Bejia I, Touzi M, et al. Compared imaging of the rheumatoid cervical spine: prevalence study and associated

factors. Joint Bone Spine. 2009;76:361–8.

31. Reijnierse M, Breedveld FC, Kroon HM, Hansen B, Pope TL, Bloem JL. Are magnetic resonance flexion views useful in evaluating the cervical spine of patients with rheumatoid arthritis? Skelet Radiol. 2000;29:85–9.

32. Bundschuh C, Modic MT, Kearney F, Morris R, Deal C. Rheumatoid arthritis of the cervical spine: surface-coil MR imaging. AJR Am J Roentgenol. 1988;151:181–7.

33. Yamazaki M, Okawa A, et al. Fenestration of vertebral artery at the craniovertebral junction in down syndrome: a case report. Spine. 2004;29(23):E551–4.

34. Neo M, Matsushita M, et al. Atlantoaxial transarticular screw fixation for a high-riding vertebral artery. Spine. 2003;28(7):666–70.

35. Durand D, Wu X, Kalra VB, et al. Predictors of vertebral artery injury in isolated C2 fractures based on fracture morphology using CT angiography. Spine. 2015;40(12):E713–8.

36. Paik S-C, Chun H-J, et al. Unilateral C1 lateral mass and C2 pedicle screw fixation for Atlantoaxial instability in rheumatoid arthritis patients: comparison with the bilateral method. J Korean Neurosurg Soc. 2015;57(6):460–4.

37. Goel A, Laheri V. Plate and screw fixation for atlantoaxial subluxation. Acta Neurochir. 1994;129:47–53.

38. Goel A. C2 ganglion resection for lateral mass fixation techniques. J Craniovertebr Junction Spine. 2015;6(1):10–1.

39. Gallie WE. Fractures and dislocations of cervical spine. Am J Surg. 1939;46:495–9.

40. Dickman CA, Sonntag VK, Papadopoulos SM, Hadley MN. The interspinous method of posterior atlantoaxial arthrodesis. J Neurosurg. 1991;74(2):190–8.

41. Brooks AL, Jenkins EB. Atlanto-axial arthrodesis by the wedge compression method. J Bone Joint Surg Am. 1978;60(3):279–84.

42. Harms J, Melcher P. Posterior C1-C2 fusion with Polyaxial screw and rod fixation. Spine. 2001;26(22):2467–71.

43. Christensen DM, Eastlack RK, Lynch JJ, Yaszemski MJ, Currier BL. C1 anatomy and dimensions relative to lateral mass screw placement. Spine (Phila Pa 1976). 2007;32(8):844–8.

44. Tan M, Wang H, Wang Y, Zhang G, Yi P, Li Z, Wei H, Yang F. Morphometric evaluation of screw fixation in atlas via posterior arch and lateral mass. Spine (Phila Pa 1976). 2003;28(9):888–95.

45. Ebraheim NA, Fow J, Xu R, Yeasting RA. The location of the pedicle and pars interarticularis in the axis. Spine (Phila Pa 1976). 2001;26(4):E34–7.

46. Wright NM. Posterior C2 fixation using bilateral, crossing C2 laminar screws: case series and technical note. J Spinal Disord Tech. 2004;17:158–62.

47. Dmitriev AE, Lehman RA Jr, et al. Acute and long-term stability of atlantoaxial fixation methods: a biomechanical comparison of pars, pedicle, and intralaminar fixation in an intact and odontoid fracture model. Spine (Phila Pa 1976). 2009; 34(4):365–70.

48. Jeanneret B, Magerl F. Primary posterior fusion C1/2 in odontoid fractures: indications, technique, and results of transarticular screw fixation. J Spinal Disord. 1992;5:464–75.

49. Madawi AA, et al. Radiological and anatomical evaluation of the atlantoaxial transarticular screw fixation technique. J Neurosurg. 1997;86(6):961–8.

50. Jea A, Sheth RN, Vanni S, Green BA, Levi AD. Modification of Wright's technique for placement of bilateral crossing C2 translaminar screws: technical note. Spine J. 2008;8(4):656–60.

51. Melcher RP, Puttlitz CM, Kleinstueck FS, Lotz JC, Harms J, Bradford DS. Biomechanical testing of posterior atlantoaxial fixation techniques. Spine (Phila Pa 1976). 2002;27(22):2435–40.

52. Du JY, Aichmair A, Kueper J, Wright T, Lebl DR. Biomechanical analysis of screw constructs for atlantoaxial fixation in cadavers: a systematic review and meta-analysis. J Neurosurg Spine.

2015;22(2):151–61.

53. Elliott RE, Tanweer O, Boah A, Morsi A, Ma T, Frempong-Boadu A, Smith ML. Outcome comparison of atlantoaxial fusion with transarticular screws and screw-rod constructs: meta-analysis and review of literature. J Spinal Disord Tech. 2014;27(1):11–28.

54. Neo M, et al. Vertebral artery injury during cervical spine surgery: a survey of more than 5600 operations. Spine. 2008;33(7):779–85.

55. Yoshida M, et al. Comparison of the anatomical risk for vertebral artery injury associated with the C2-pedicle screw and atlantoaxial transarticular screw.

Spine. 2006;31(15):E513–7.

56. Currier BL, Maus TP, Eck JC, Larson DR, Yaszemski MJ. Relationship of the internal carotid artery to the anterior aspect of the C1 vertebra: implications for C1-C2 transarticular and C1 lateral mass fixation. Spine (Phila Pa 1976). 2008;33(6):635–9.

57. Paramore CG, Dickman CA, Sonnag VK. The anatomical suitability of the C1–2 complex for transarticular screw fixation. J Neurosurg. 1996;85:221–4.

58. Doyle JS, Lauerman W, et al. Long-term outcome of upper cervical spine arthrodesis in patients with down syndrome. Spine. 1996;21(10):1223–31.

齿状突螺钉固定 6

作者：Mark Benjamin Frenkel, David J. Hart
译者：刘中一、姜宇　审校：周非非

引言

1974 年，Anderson 和 D'Alonzo[1] 发表了枢椎齿状突骨折的分型方法，使我们认清了 II 型齿状突骨折富有挑战性的治疗方法。通过比较颅骨牵引治疗 6 周的非手术患者预后，与颈后路钢丝固定融合术治疗患者的预后，两位作者更推荐行内固定手术治疗此类患者。虽然自那时起非手术固定和手术固定方式都有了长足进展，但后者仍是治疗 II 型齿状突骨折的主流方式。2013 年 *Neurosurgery* 杂志的脊柱创伤指南称："推荐手术固定融合治疗 II 型和 III 型齿状突骨折合并齿状尖移位 ≥ 5 mm、齿状突粉碎性骨折，以及采用外固定装置无法维持解剖对位的情况。"[2] 在本章中，我们将讨论颈前路螺钉内固定治疗齿状突骨折的作用、适应证、手术过程，同时我们也提供了一些手术技巧精华和并发症预防策略。

Bohler[3] 和 Nakanishi 在 1982 年分别首次报道了颈前路直接固定齿状突骨折与齿状突螺钉内固定术式。自此之后，针对这一术式涌现出了大量新器械，并且出现许多改良术式。虽然有许多不同的手术器械组合装置，但我们更倾向于使用"钻头 / 丝锥 / 螺钉导管一体化的，可从中植入非中空螺钉"的有效的装置，其原因将在下文中阐明。下面将借助这套装置描述手术过程，此外，该术式适用于其他手术装置。

文献中关于急性 II 型齿状突骨折的首选治疗方式尚存争议，在比较手术与非手术治疗的不融合率方面尤为突出。一些学者[4-6]认为，稳定纤维愈合可以被定义为骨折断端在侧位屈、伸 X 线片上的没有活动，尽管 1 例无症状患者缺少明确骨性融合的证据并获得了较好的临床效果。但是，这一概念并未得到公认，因而对采用不同治疗策略报道的手术成功率带来重大影响。例如，Koech 等的回顾性研究调查了年龄 ≥ 65 岁、行保守治疗的 II 型齿状突骨折患者，其中 10 例单纯使用颈围治疗，32 例使用 Halo 支具治疗。然而随访发现，前者和后者分别只有 50% 和 37.5% 的患者出现骨性融合，但前者除 1 例以外，均形成了稳定纤维愈合。因此我们认为，在侧位屈、伸平片上骨折块稳定，以及临床症状缓解，是颈前路齿状突固定治疗的首要目标。

寰枢椎具有独特的生物力学特性，承担了颈椎约 1/3 的旋转功能[7]。与其他寰枢椎固定方式相比，齿状突螺钉固定可保留颈椎的旋转功能[8]，与颈后路融合手术相比，可减少手术带来的疼痛、椎动脉损伤风险低、不需要进行植骨。

适应证及患者选择

急性或亚急性 II 型齿状突骨折患者和浅 III 型齿状突骨折患者，是齿状突螺钉植入的理想人群[9]（表 6.1）。Grauer 等[10]将 II 型骨折分为 3 种不同亚型，从而根据不同骨折特点决定最佳治疗方

表 6.1　齿状突螺钉固定的适应证和禁忌证

适应证
急性或亚急性 II 型骨折
浅 III 型骨折
禁忌证
粉碎性骨折
合并严重病
体形（桶状胸）或严重脊柱后凸影响入路
病理性骨折
合并横韧带损伤
慢性不愈合（>6 月）
齿状突骨折块移位（>5 mm）不可逆性半脱位 / 平移

案。他们认为，II a 型骨折（没有粉碎性骨折或没有移位的横形骨折）可通过外固定治疗。II b 型骨折（移位的横形骨折或骨折线自前上方至后下方的骨折）应通过齿状突螺钉固定治疗。II c 型骨折（粉碎性骨折或骨折线自前下方至后上方的骨折）可采用颈后路手术治疗。

II 型齿状突骨折的首选治疗方式受患者年龄影响较大。虽然年轻、健康的患者可通过外固定治疗，但 Lennarson 等 [11] 发现，33 例通过头环背心（Halo vest）固定治疗的患者中，大于 50 岁的患者比年轻患者的骨折不愈合风险高 21 倍。此外，Halo vest 固定治疗会增加老年齿状突骨折患者的患病率和死亡率 [12]。

1989 年，Hadley 等 [13] 发现，68 例不同年龄、经保守治疗的急性 II 型齿状突骨折患者中，骨折不愈合率为 28%。此外，他们发现齿状突移位大于等于 6 mm 的保守治疗患者，骨折不愈合率为 78%，而移位小于 6 mm 的患者中保守治疗的不愈合率为 10%。*Neurosurgery* 杂志脊柱创伤指南 [2] 中进一步讨论认为，骨折移位程度越大，越需要考虑手术固定治疗。

颈前路齿状突螺钉植入的绝对禁忌证包括：C2 椎体粉碎性骨折和病理性骨折。此外还包括其他脊柱手术的一般禁忌证，如活动性感染、使用抗凝药物等。由于螺钉固定齿状突骨折后 C1~C2 复合体仍不稳定，寰椎横韧带（transverse atlantal ligament，TAL）复合体损伤也是绝对禁忌证之一。

此外还有一些相对禁忌证，如前斜向骨折、重度骨质疏松症、解剖结构异常、骨折病程过长。虽然 Grauer 等 [10] 认为，前斜向骨折在螺钉加压时可能会出现骨折移位，因而是相对禁忌证。但我们发现，在部分病例中，浅表、微小的前斜向骨折移位可通过常规非拉力螺钉固定。

由于新生纤维组织阻碍了解剖对位，骨折愈合率低，慢性骨折也被认为是齿状突螺钉植入的相对禁忌证。一些学者发现，通过使用一种特殊的长嘴直角刮匙，插入骨折间隙并刮出纤维组织，可以使长达 6 个月的骨折预后较好 [9]。虽然这项技术可以获得良好的临床结局，但它所需要的设备特殊，暂未被广泛使用。因此，对于有症状的患者或慢性齿状突骨折不稳定的患者，我们推荐行颈后路 C1~C2 关节融合术。

有时，患者特殊的解剖结构会导致颈前路手术实施困难。桶状胸、严重胸椎后凸或下颈椎后凸可能阻碍螺钉植入正确钉道。一些患者甚至还需在手术室内经透视定位，才能判断是否可以钻出合适的螺钉钉道。因此，术前应和存在可疑异常解剖的患者交代颈后路手术的必要性。

老年人发生吞咽困难是任何颈前路手术的常见并发症。Dailey 等 [4] 发现，齿状突螺钉固定后，老年人发生吞咽困难且需要调整进食方式的概率为 35%，吸入性肺炎的发病率为 11%。其他研究 [14] 则发现，颈前路颈椎手术术后，吞咽困难的发生率高达 60%。虽然吞咽困难并非大多数患者的手术禁忌证，但仍需在术前告知患者。此外，对于既往已有中度至重度吞咽困难的患者，还可考虑行颈后路手术。

术前考虑

急性 II 型齿状突骨折的患者应在术前维持外固定。通常，坚硬颈围领的效果优于 Halo 架。这在老年患者中尤为显著。与其他有创操作一样，术前还应停止抗凝治疗并尽可能纠正凝血功能障碍。

对于任何急性骨折，应做好充分合适的影像学检查和伤口检查。一些学者过去认为，术前必须通过 MRI 评估寰椎横韧带（TAL）损伤情况。然而，越来越多的近期文献[15]认为，齿状突粉碎性骨折、TAL 损伤十分罕见，MRI 更需用于神经功能缺陷或寰齿间距（ADI）增宽患者。由于术中齿状突螺钉植入定位（对于确定正确的钉道十分重要）时，患者的头颈部保持过伸位，我们认为术前颈椎 MRI 有利于排除潜在的神经压迫，而平片或 CT 则无法很好地成像。许多老年齿状突骨折患者既往患有退变性颈椎病、椎管狭窄或中段、下段颈脊髓受压，如果术前 MRI 没有识别，可能会导致术中定位时神经功能受损。因此基于实践经验，考虑到急性骨折患者潜在的骨折块移位可能引起神经损伤，我们不常规在术前拍侧位屈、伸平片。

手术技术

麻醉注意事项

虽然清醒状态下的光学纤维气管插管常用于不稳定颈椎损伤患者，但 C1~C2 水平宽大的椎管不需要如此严格的预防措施。术前应与麻醉团队讨论如何使脊柱移动度最小、尽量避免插管时颈部过伸，而现在已有大量新型插管技术（如视频喉镜）可以使患者风险最小化。如果齿状突骨折移位程度大于平均值或是术前脊髓已受损，则不适合应用以上麻醉方式。

我们认为在螺钉植入时进行术中神经电生理监测对患者没有益处。除去罕见的、明显的并发症（如克氏针植入过深或骨折块引起严重椎管内占位），术中引起神经损伤的风险很小，且监测对并发症临床结局的影响尚不明确。因此我们通

过透视下定位来减少神经损伤的风险（见下文）。

体位

患者仰卧位放置在 Jackson 手术床上，肩下横置一肩枕。此外，还可选择标准手术台，但台上的金属片会因为患者头部摆放的角度不同，使颈椎开口位透视图变得模糊。之后再小心伸展患者颈椎，并将头置于凝胶或泡沫环上。将患者手臂置于两侧，并适当保护受压处。然后使用轻型（2.3~4.5 kg）颈椎牵引（通常为柔软的有衬垫的枕颌带牵引）。虽然许多外科医生更喜欢用 Gardner-wells 颅骨牵引器，但考虑到患者通常年老体弱，我们更倾向于不用颅骨牵引器，避免因钉道所引起的并发症。

定位时应使用透视技术，以确保钉道准确、齿状突没有进一步移位。我们通常在 C 臂就位、患者摆好体位后，才让患者颈部过伸。因而在患者处于过伸位前，可实时监测、防止出现半脱位。我们认为，上述方案与过伸后才获取影像的方案相比，更为安全。齿状突向后脱位的患者，维持颈椎的过伸体位下牵拉头部轴向旋转寰齿关节面可以改善寰枢椎序列。相对的，齿状突骨折块突向前脱位的患者，可通过屈曲头部而不屈曲颈椎，重新达到解剖对位。一旦对位成功，便可通过上述轻度颈椎牵引维持解剖结构稳定，而不需牵引脊柱。

为获得透视下齿状突开口位影像，应用可透射线的咬合块撑开患者的下颌。在没有牙齿阻挡的情况下，齿状突、骨折线和 C2 椎体出现在透视图上是关键。由于麻醉患者无法避免下颌脱位，应小心放置咬合块，佩戴坚硬颈围领时较为困难，术前应评估患者张口大小。我们常用恰好小于张口最大程度的葡萄酒软木塞作为咬合块，其对应上下牙弓（对于没有牙齿的患者，则为牙床）的两侧都刻有 V 形凹槽。

齿状突螺钉植入可通过术中导航进行[16]，但本文并未应用。本文介绍的术式（见下文）可在

术中对骨折块进行操作，而该操作会降低术中影像资料的精准度。如果术中导航能够弥补这一缺陷，该技术将显著降低患者和术者在透视下所受的辐射剂量。

内固定系统

与克氏针相比，非空心加压螺钉可直接在螺钉植入时改变 C2 椎体和齿状突之间的对位程度（见下文）。而依据既往经验，空心克氏针无法实现这一点。这便是我们使用非空心螺钉的主要原因。此外，非空心螺钉对疲劳性骨折的抗性更高。

暴露术野

患者定位后，将 1 枚克氏针置于患者颈部。通过 C 臂透视进行观察，方向应与最佳螺钉钉道一致。之后，再在颈前区域设计克氏针所穿过的横向切口。如果切口周围几毫米内有皮肤皱褶，可为了美容目的调整切口。此外，上述操作有助于确认患者的解剖结构是否适合齿状突螺钉植入，是决定手术方案可行性的关键步骤。若不可行，则应改行颈后路融合术。而根据既往经验，只有极少数病例因桶状胸或胸椎后凸而改变手术方案。在部分情况下，术前影像对于术前判断钉道的可操作性具有重要作用。但在大部分情况下，术前影像不精确，需要患者在手术室内保持颈部伸展时才能进行判断。在实践过程中，即使沿正确钉道进钉的成功率很大，我们仍需和患者及其家属做好术前沟通，告知由前路转为后路关节融合术的可能。此外，我们应向他们保证在切开皮肤前决定最终术式。

成功定位后，铺无菌单，进行局麻。在之前确定的位置（通常在 C5~C6 椎间盘水平，需要我们通过术中定位确定）做皮肤切口，并用 Metzenbaum 剪刀剪断部分颈阔肌。但我们更喜欢通过电灼，在颈阔肌上做一横向切口，从而易于找到断端并进行缝合。

沿胸锁乳突肌内侧缘向下，经颈动脉鞘及气管之间的间隙解剖，直至椎前筋膜，通过标准 Cloward 入路行前路颈椎间盘切除术。然后从中线位置提起颈长肌，从而使自动拉钩叶片插入下方，并连接至牵引器支架。

牵引

Kittner 解剖器分离到 C1 水平后，将一特殊成角的拉钩自尾侧向头侧放入椎前筋膜间隙。在透视下，拉钩至少应扩大术野至骨折线以外。然后将拉钩叶片连接到自动拉钩上，以保护 C2 前方的软组织（图 6.1）。随后的步骤则在双平面 X 线透视下进行。

螺钉植入

克氏针通过合适的进针点和钉道植入 C2 下终板，通常会穿透 C2~C3 椎间盘前端大部分区域

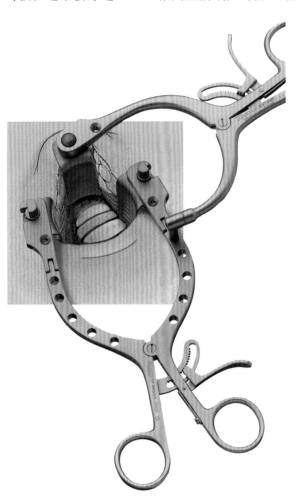

图6.1　带叶片的自动拉钩暴露术野

（图6.2）。最理想的进针点位于椎体前缘后方约2 mm处（理想状态下，甚至比图6.2所示位置更向后1~2 mm）。若需要1枚或2枚螺钉，则应在中线或中线外3~4 mm处进针。克氏针需钻入骨皮质约4 mm。重要的是，由于终板处的骨皮质比椎体前缘的骨皮质更致密、强度更大，克氏针应先穿过C2下终板，而非椎体前缘。若进针点错误，将会引起固定失败。当患者伸展颈部时，螺钉会从椎体前缘脱出。

克氏针植入后，需要将一7 mm空心麻花钻/锉刀套在克氏针外，然后在C3前上方和C2~C3纤维环上制造一个凹槽（图6.3）。

之后再组装骨钻导引器并套在克氏针外。在导引器定位于C3椎体上的合适位置之前，导引器远端的钉子可在脊柱腹侧自由移动（图6.4）。然后将固定器套在手柄组件（需要切除克氏针的自由端）外，并用锤子敲打以使导引器上的钉子进入C3椎体，从而固定导引器。此外，在导引器定

位前，双平面X线透视应确保2个平面中的钉道正确。这时将内导管前推，从而使C2下终板与之接触，并移除克氏针。从这一步到螺钉最终植入，需要用非优势手抓稳骨钻导引器，不能使之在后续钻孔、攻丝、螺钉植入时移动。这对于非克氏针系统来说十分关键。如前所述，定位的导引器可调整齿状突骨折块与C2之间的对位关系，而克氏针无法实现。在确定导引器牢固固定于C3后，继续钻孔至C2椎体骨折线前。如果齿状突向后脱位，则向导引器轻轻施加向下（朝向地面或背侧）的力，从而使C2、C3在齿状突、C1及头颅固定时向后移动，完成骨折复位。在患者体位部分所述的轻柔的颈椎牵引有助于该过程。如果齿状突向前脱位，应在抬起（朝向天花板或腹侧）导引器的同时，注意保持向头侧施加压力，从而保证C3椎体内的钉子不会脱落，使C2、C3和齿状突对位良好。基于既往经验，这些复位方式可以矫正3 mm内的脱位。而在大多数情况下，若像上述

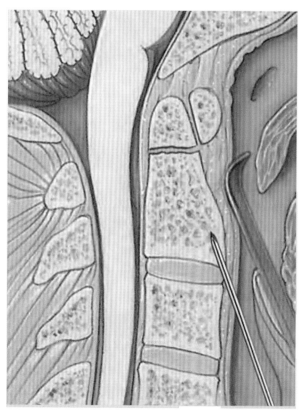

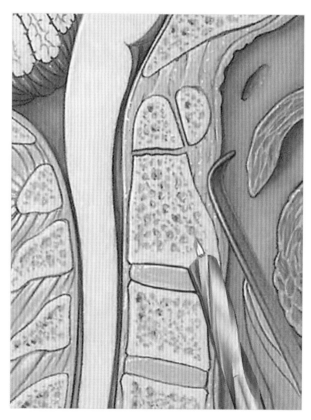

图6.2　图示克氏针进针点位于C2下终板。如若具有可行性，作者推荐将进针点进一步后移1~2 mm（见原文）

图6.3　用锉刀在C3前上方和C2~C3纤维环上制造一个凹槽，然后放置套在克氏针外的带槽钻头

步骤一样定位准确，该步骤之前的骨折脱位程度应小于 3 mm。这些操作在急性骨折中易于实施，而在亚急性损伤中成功率降低。

之后通过内导管，放置直角钻头和深度测量器。并在不需重新对位时（见上文），通过 C2 椎体和齿状突钻导孔（图 6.5）。由于齿状突远端和 C2 下终板是 C2 骨皮质中强度最高的地方，应钻穿齿状突尖部远端的骨皮质以便可以通过螺钉植入获得双皮质固定。之后取出内导管和钻头，并进行攻丝(图 6.6)。虽然钻头和丝锥都标记有深度，上述操作有助于确认螺钉长度，我们仍强烈建议通过术前 CT 测量螺钉长度。然后植入拉力螺钉，使其到达齿状突远端骨皮质，并使齿状突和 C2 椎体解剖复位（图 6.7）。在上文所提及的前斜向骨折中，首选全螺纹螺钉，而非方头拉力螺钉。再次强调，在钻孔、攻丝和螺钉植入过程中，骨钻导引器必须抓稳固定，以保持骨折复位。依据既往经验，在熟悉整个流程后，从钻孔到螺钉植入的整个过程仅需 60~90 s，从而最大限度地缓解了手部疲劳，使骨钻导引器得以稳定。

如果需要植入 2 枚螺钉，只需从克氏针植入开始，在对侧重复上述步骤。由于在植入第一枚拉力螺钉时，骨折块与 C2 椎体已复位，第二枚螺钉可使用全螺纹螺钉。

缝合

清洁伤口、止血（移除骨钻导引器后，C3 椎体被穿刺的位置容易渗出，但通常可用液体止血材料或轻轻按压数秒止血），移除拉钩，常规缝合伤口。以上皆与外科医生首选的颈前路颈椎手术方式类似。

术后护理

除非 X 线片提示患者骨骼透过度高或患者骨质较软、植入螺钉时扭矩较小，术后不常规使用坚硬颈围领。出现上述 2 种情况时，患者骨质疏松程度高于正常人。若进行骨密度扫描，将提示重度骨质疏松症。即使在老年人群中，也很少有人需要佩戴术后矫形器，但许多外科医生常规使用，这与医生的个人判断相关。

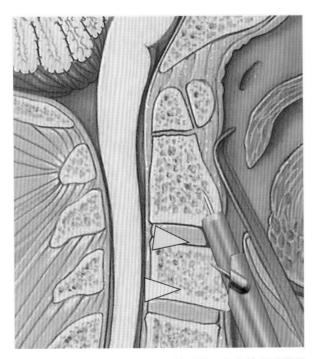

图6.4　在移除克氏针并替换上钻头前，将骨钻导引器置于C3椎体前缘（黄色箭头）。在开始钻孔前，将内导管置于C2下终板前缘（蓝色箭头）

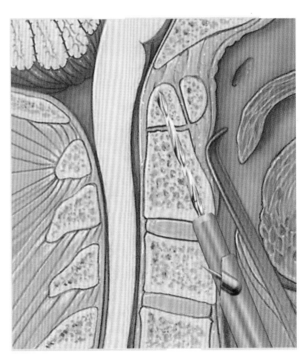

图6.5　经C2椎体、骨折线，钻导孔至齿状突，重点是钻穿齿状突远端的皮质骨（超出图中1~2 mm），以实现双皮质螺钉固定

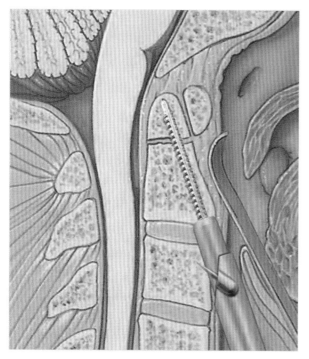

图6.6　取下钻头并换上丝锥，为导孔进行攻丝。这一步也需要穿过远端齿状突骨皮质，超出图中1～2mm

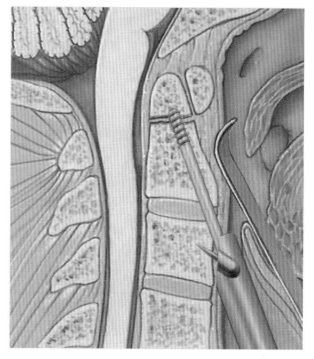

图6.7　将1枚拉力螺钉植入之前攻丝过的导孔

典型病例

82岁女性，在家中摔倒后于急诊就诊，无相关既往病史。主诉颈部疼痛，查体神经功能完整，颈椎CT（图6.8）提示急性Ⅱ型齿状突骨折。向患者交代可选手术方案后，患者选择行颈前路齿状突螺钉固定术。在进手术室之前，通过Miami J颈围领固定患者颈部。手术过程如前所述，共植入2枚螺钉（图6.9）。患者术后恢复良好，可正常进食，无吞咽困难表现。术后CT（图6.10）显示满意的双皮质螺钉固定效果。该患者所用螺钉比所需长度长4mm，但仍处于硬膜外，未引起损伤。相反，若所用螺钉过短，无法到达齿状突远端骨皮质，则常会引起螺钉脱出、复位失败。因此，螺钉在长度方面宁长毋短。

技术要点

- 使用螺钉获得C2下终板和齿状突远端尖部的双皮质固定十分重要。C2下终板

骨皮质远厚于前缘，因此克氏针的进针点应位于下终板，位于前缘骨皮质后方2～3mm处。为了在齿状突尖部获得远端皮质铆定，钻孔和攻丝时应穿透远端骨皮质。

- 不建议使用空心螺钉的理由有很多：如空心螺钉与非空心螺钉相比，结构强度更弱；通过上文所述的导管，空心螺钉无法在术中改变骨折块和C2的相对位置；此外，若克氏针植入过深、穿破齿状突尖部，可能引起潜在的神经损伤。曾有未公开的病例因克氏针穿入脑干，而出现了严重的神经血管损伤。

- 使用1枚还是2枚螺钉固定尚存争议。2篇已发表的病例系列研究，比较了这2种方式下成功固定骨折的概率。一篇研究[5]纳入的患者包含全年龄段，无明显组间差异。另一篇研究[4]则只关注老年患者，发现用双螺钉固定时，成功恢复的概率从56%升高至96%。一篇生物力学研究[17]则发现，2种方式的剪切刚度和扭转刚度

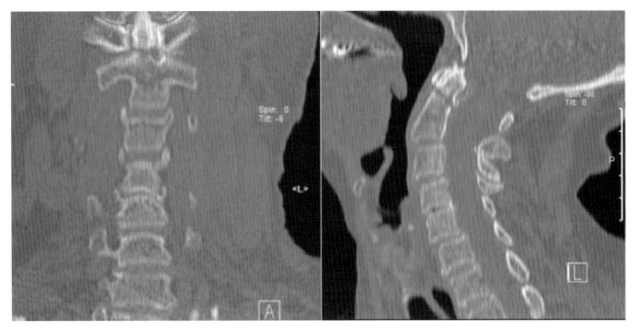

图6.8　术前冠状面（左）和矢状面（右）CT成像提示Ⅱ型齿状突骨折

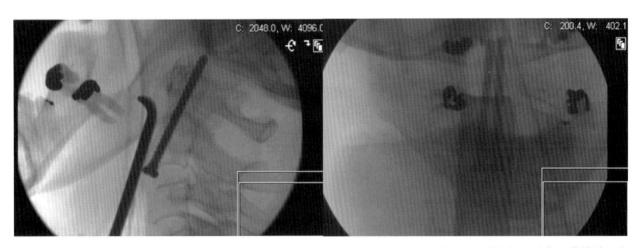

图6.9　术中侧位（左）和前后位（右）透视图显示了提拉软组织的拉钩叶片，以及最终植入的螺钉。注意C3椎体前上方锉刀制造的凹槽和螺钉对于远端皮质骨的穿透

无统计学差异。因此，若患者的解剖结构符合条件，例如齿状突最细的部分也足够宽大，可并排容下2枚螺钉（每枚螺钉需4 mm，因此至少需8~9 mm宽）时，我们常规为大于70岁的患者植入2枚螺钉。

并发症及其防治策略

我们建议在完成手术后，透视下人为地屈伸患者头部，以排查因TAL损伤未检出而引起的固定不稳。在极少数情况下，尽管术中骨折复位、固定良好，因未检出C1、C2整体不稳定，需要继续全麻，行颈后路寰枢椎融合术。虽然这类损伤应在术前诊断，但完成手术后只需上述操作，即可简单快速地判断C1~C2的稳定性。

在任何颈前路手术中，老年人出现吞咽困难的风险更高。因此在选择骨折治疗方案时，应考虑到这一风险。通过术中减轻分离椎前筋膜间隙时的力度、不用上方的拉钩叶片抬起下咽部或对其过度干预，可稍稍降低该风险。依据ACDF（颈

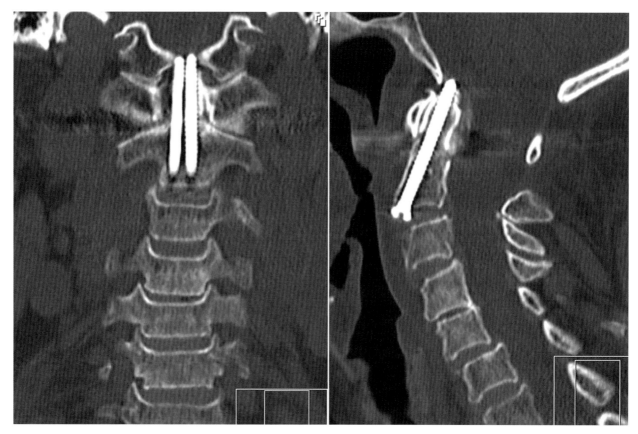

图6.10　术后冠状面（左）和矢状面（右）CT成像显示了2枚良好位置的双皮质螺钉的最终定位，最理想的螺钉长度应再短4 mm（见原文）

前路椎间盘切除及融合术）的研究推断，尽可能缩短手术时间、只在必要时暴露术野也可降低出现吞咽困难的风险，但该研究尚未在齿状突螺钉固定患者中直接开展。术后，护理人员应在患者恢复饮食前，定期进行床旁吞咽实验。

　　在螺钉植入前，准确测量螺钉长度尤为重要。螺钉过长，可能从C2~C3椎间盘前方穿出，导致椎间盘损伤并且内固定失败，也可能从齿状突远端骨皮质穿出，引起神经血管损伤。然而，除非螺钉长度超过预期值1 cm或螺钉过于向后倾斜，导致螺钉从齿状突后壁而非尖部穿出，这些并发症通常很少发生。后一种情况通常是钉道错误问题，而非螺钉长度问题。螺钉过短，则可能与齿状突尖部远端骨皮质接触过少有关，通常会引起螺钉脱出、固定失败。

参考文献

1. Anderson LD, D'Alonzo RT. Fractures of the odontoid process of the axis. J Bone Joint Surg Am. 1974;56(8):1663–74.

2. Ryken TC, Hadley MN, Aarabi B, Dhall SS, Gelb DE, Hurlbert RJ, et al. Management of isolated fractures of the axis in adults. Neurosurgery. 2013;72(Suppl 2):132–50.

3. Böhler J. Anterior stabilization for acute fractures and non-unions of the dens. J Bone Joint Surg Am. 1982;64(1):18–27.

4. Dailey AT, Hart D, Finn MA, Schmidt MH, Apfelbaum RI. Anterior fixation of odontoid fractures in an elderly population. J Neurosurg Spine. 2010;12(1):1–8.

5. Jenkins JD, Coric D, Branch CL. A clinical comparison of one- and two-screw odontoid fixation.

J Neurosurg. 1998;89(3):366–70.

6. Koech F, Ackland HM, Varma DK, Williamson OD, Malham GM. Nonoperative management of type II odontoid fractures in the elderly. Spine. 2008;33(26):2881–6.

7. Lopez AJ, Scheer JK, Leibl KE, Smith ZA, Dlouhy BJ, Dahdaleh NS. Anatomy and biomechanics of the craniovertebral junction. Neurosurg Focus. 2015;38(4):E2.

8. Ivancic PC, Beauchman NN, Mo F, Lawrence BD. Biomechanics of halo-vest and dens screw fixation for type II odontoid fracture. Spine. 2009;34(5):484–90.

9. Apfelbaum RI, Lonser RR, Veres R, Casey A. Direct anterior screw fixation for recent and remote odontoid fractures. J Neurosurg. 2000;93(2 Suppl):227–36.

10. Grauer JN, Shafi B, Hilibrand AS, Harrop JS, Kwon BK, Beiner JM, et al. Proposal of a modified, treatment- oriented classification of odontoid fractures. Spine J. 2005;5(2):123–9.

11. Lennarson PJ, Mostafavi H, Traynelis VC, Walters BC. Management of type II dens fractures: a casecontrol study. Spine. 2000;25(10):1234–7.

12. Tashjian RZ, Majercik S, Biffl WL, Palumbo MA, Cioffi WG. Halo-vest immobilization increases early morbidity and mortality in elderly odontoid fractures. J Trauma. 2006;60(1):199–203.

13. Hadley MN, Dickman CA, Browner CM, Sonntag VK. Acute axis fractures: a review of 229 cases. J Neurosurg. 1989;71(5 Pt 1):642–7.

14. Winslow CP, Winslow TJ, Wax MK. Dysphonia and dysphagia following the anterior approach to the cervical spine. Arch Otolaryngol Head Neck Surg. 2001;127(1):51–5.

15. Sayama CM, Fassett DR, Apfelbaum RI. The utility of MRI in the evaluation of odontoid fractures. J Spinal Disord Tech. 2008;21(7):524–6.

16. Zou D, Zhang K, Ren Y, Wu Y, Yang Y, Li Y. Threedimensional image navigation system-assisted anterior cervical screw fixation for treatment of acute odontoid fracture. Int J Clin Exp Med. 2014;7(11):4332–6.

17. Feng G, Wendlandt R, Spuck S, Schulz AP. Onescrew fixation provides similar stability to that of twoscrew fixation for type II dens fractures. Clin Orthop Relat Res. 2012;470(7):2021–8.

颈椎前路减压与融合 7

作者：Vincent J. Alentado，Thomas E. Mroz
译者：孙卓然　审校：周非非

引言

颈椎病是与年龄相关的退变性疾病。颈椎病可导致逐渐进展的颈部轴性疼痛、上肢的神经根病或颈脊髓病症状。导致这些症状的原因是各种退变性改变，包括椎间盘退变、椎间盘突出、小关节增生、骨赘等。当患者的颈脊髓病或神经根病症状保守治疗无效时，颈前路减压融合手术（ACDF）是常用的手术方式。颈椎椎体次全切除术，是另一种前路减压方式，可以治疗颈椎单节段或多节段的退变、肿瘤和感染性疾病。

1995 年，Robinson 与 Smith 率先报道了颈椎前路减压手术用于治疗椎间盘退变性疾病[1]。自此，前方入路不断被改进，用来治疗多种颈椎疾病，包括神经根病与脊髓病。ACDF 的主要目的是解除神经压迫，恢复颈椎序列，并且完成骨性融合。指征把握准确并且操作技术得当，ACDF 可以获得良好的临床结果。目前的文献报道，超过 90% 的颈椎神经根病患者在 ACDF 术后可以获得症状良好的改善[2,3]。此外，颈脊髓病患者在术后同样获得了良好的效果[2]。本章节的目的在于讨论颈椎前路减压融合手术的指征与操作技术，并且讨论如何提高手术疗效与避免并发症。

适应证及患者选择

恰当的患者选择对于获得 ACDF 术后良好的效果至关重要。选择前路减压还是后路减压，不仅取决于术者的专业技术，还取决于神经压迫的位置、颈椎的序列以及责任节段的长短。对于存在脊髓背侧压迫的患者，如黄韧带肥厚，ACDF 则无法解除责任节段的压迫。ACDF 适合于单节段至三节段的椎间隙水平的神经压迫，伴随颈椎序列后凸、正常或过度前凸。

椎体次全切除术适用于存在于椎体后方的脊髓压迫，不能通过 ACDF 完成减压的患者。病因可以是退变、肿瘤、感染等因素。它也适用于 2 个或 2 个节段以上的由于椎体后缘骨赘形成的椎间隙和椎体水平的压迫。在这些病例中，从间隙水平的彻底减压往往会由于骨赘的大小不同而切除不同程度的椎体结构。为了避免这种情况，通常更倾向于进行椎体次全切除术。

当患者的神经压迫完全存在于椎间隙水平时，要充分考虑责任节段的长短与患者个体因素（如不融合的危险因素）来决定采用 ACDF 还是椎体次全切除术。文献中明确报道，假关节的发生率随着融合界面数量的增加而增加。例如，一个三节段的 ACDF 有 6 个融合界面，而一个双节段椎体切除术只有 2 个融合界面，因而三节段的 ACDF 有较高的假关节发生率。就像手术节段长短和假关节形成的关系一样，颈前路假关节形成与较差的临床效果间关系是明确的。因此，术者需要仔细权衡所有因素（融合材料的种类、椎间融合器的类型、吸烟史、类固醇或抗代谢药物），以决定对患者进行适当的手术。

如果在非手术治疗后症状没有改善，并且影像学检查显示责任节段的神经根存在压迫，那么颈神经根病不伴脊髓病症状的患者应考虑 ACDF。对于进展性的肌肉无力的患者也应手术治疗。有进展性脊髓病或脊髓病合并神经根病的患者同样适合于 ACDF。ACDF 的其他适应证包括颈椎间盘炎、颈前硬膜外脓肿、颈椎滑移和创伤性颈椎不稳定。然而，ACDF 对于继发于椎间盘退变性疾病导致的颈部轴性疼痛并不是可靠的治疗选择。此外，既往颈部放射治疗病史、根治性颈部清扫术、气管造口术、严重骨质疏松、声带功能障碍、食管损伤或先前存在的吞咽困难是前路手术的相对禁忌证。

术前考虑

对于任何可能出现颈神经根病或脊髓病的患者，都应进行完整的病史采集和体格检查。应询问患者与脊髓病相关的症状，如系扣子动作困难或步态和平衡的问题。还应询问患者是否接受过非手术治疗、近期跌倒或外伤病史、肠道或膀胱功能问题，以及是否有颈部手术或放射治疗史。在神经根病变的病例中，确定手臂疼痛的位置和严重程度是很重要的。C6 或 C7 神经根病患者的疼痛可仅表现为放射到同侧斜方肌区域和 / 或肩胛周围或肩胛下区域（即患者不会有上肢放射性疼痛）。对于此类患者，必须进行完整的肩部检查，以确保此类疼痛不是由肩部或肩袖疾病引起的。在这种情况下，选择性神经根阻滞通常有助于诊断。

仔细观察患者是关键，并且要仔细评估患者上肢疼痛的分布与肌力情况。患有严重放射性手臂疼痛的患者有时会将肩部保持在外展位置，以减轻受影响神经根的张力，从而减轻疼痛。观察颈椎序列和整体矢状面序列，注意前屈、后伸、左右旋转和侧向弯曲的范围。所有怀疑有颈神经

根病的患者都应进行 Spurling 试验（患者仰伸颈部并转向症状侧，然后进行轴向压颈动作）。应该对上肢和下肢进行神经肌肉检查。不对称运动无力和皮节感觉变化有助于神经根压迫的定位。应该进行双上肢肱二头肌、桡骨膜和肱三头肌腱反射检查。颈神经根病患者常伴有与受压部位相关的腱反射减弱，而脊髓病患者可能存在腱反射活跃，可能存在霍夫曼征阳性。也应该进行下肢反射检查，巴宾斯基征阳性、肌张力增高、持续或不对称非持续性阵挛，都是脊髓病的体征。也应该对能行走患者进行步态分析，包括直线连足行走和平衡测试。

大多数颈神经根病患者并不需要影像学就可进行诊断或初步治疗。如果有必要进行影像学检查，初选的影像学检查应包括颈椎正侧伸屈位片，能够提供颈椎序列、稳定性及骨性结构病变等信息。如果需要进一步检查，磁共振成像（MRI）是首选的影像学检查。MRI 可以显示软组织、神经结构、椎间盘和椎动脉。MRI 可以显示脊髓内信号的异常。如果患者不能进行 MRI 检查，或者需要对骨结构进行更好的评估，那么计算机断层扫描（CT）脊髓造影是一种合适的选择。这种成像方式能够观察神经结构和骨骼结构。

对有解剖异常的患者，尤其是椎动脉或有颈部手术史的患者，包括颈动脉和甲状腺手术史，应进行更详细的术前计划。值得注意的是，2.7% 的尸体标本会发现迂曲的椎动脉变异[4]。因此，应仔细检查每一个手术病例的轴向图像，以确保椎动脉没有异常。既往的手术治疗也可导致再次手术困难加重，导致解剖标志不清楚或解剖结构异常。此外，这些患者应考虑由耳鼻喉科医师进行术前评估，以评估喉返神经损伤继发的声带功能障碍。如果患者既往做过颈部手术，根据喉镜检查声带功能正常，那么手术入路应在既往手术入路的对侧。相反，如果在先前手术的一侧声带功能不正常，则应从同一侧入路，以避免损坏对侧正常的声带。最后，有颈动脉杂音或颈动脉狭

窄病史的患者应在颈动脉病变的对侧入路，以尽量减少术中中风的风险[5]。

手术技术

体位与入路

颈前路椎间盘切除融合术需要在仰卧位气管插管全身麻醉下进行。脊髓病患者应小心颈部体位的摆放。如果患者在术前仰伸颈部情况下就能够诱发出疼痛或神经症状，则可能需要纤支镜辅助插管以避免颈部过度仰伸。气管插管应从计划入路对侧的口腔内壁进入。可以采用肩枕横向放置在肩胛下以增加颈椎前凸，但重要的是不超过患者在清醒时可耐受的程度。枕骨应放置在泡沫圈上，以使颈椎处在适宜的序列。如果手术的目的也是为了改善颈椎后凸畸形患者的序列，在头下放置多条毛巾通常是有利的。减压完成后，可以依次取下毛巾，让头部和颈部逐渐恢复更多的前凸曲度，这有助于畸形矫正。

手术床应处于大约 20° 头高脚低的位置，以允许静脉回流，并允许肩部向下拉伸，以提供更好的放射视野。肘部和手腕应垫上泡沫以防止外周神经受压。然后手臂应收拢在患者的身体两侧。肩部应适当向尾端牵拉固定，以扩大切口周围术野，并且可以提高术中侧位透视的放射视野。如果计划自体髂骨移植，应在同侧臀下放置一个枕头，以提升髂嵴。然后在髂前上棘外侧 6 cm 处画一条 8 cm 长的斜线。

目前，没有确凿的证据表明颈椎前路手术左侧或右侧入路能够单独改善预后或降低并发症发生率[6]。左侧入路的一个优势包括在左侧可对喉返神经更好的保护[7]。相反，对于右利手外科医生而言，右侧入路更为习惯，避免了于左侧暴露C7~T1 节段时存在的胸导管损伤风险。此外，从理论上讲，左侧入路的食管损伤的风险会有所降低。

手术切口的解剖学标志如下：C3，舌骨；

C4~C5，甲状软骨；C6，环状软骨。横切口更具美感，可用于任何节段的手术。对于 3 个或 3 个节段以上的手术，切口可以延伸到中线或超过中线，也可以进一步向侧面延伸，然后在颈阔肌的上方和下方进行更广泛的松解。如果在切口所需位置附近出现皮肤皱褶，则切口应在皮肤皱褶内进行，因为这样更美观。如果计划横切口，它应该位于胸锁乳突肌的内侧边界和中线之间。竖切口应位于胸锁乳突肌边缘内侧 1 cm 处。一旦切口被标记出来，手术区域应该用胶带隔离。然后将局部麻醉药注入切口部位。

充分显露是 ACDF 和椎体次全切除术的重要步骤。用手术刀切开皮肤表面至皮下。然后，皮肤边缘可以用小自动拉钩撑开。分离皮下组织，直到看到颈阔肌的纵向肌纤维。颈阔肌可通过锐性分离或电切被纵行或横行切开。颈前静脉的发育因人而异。虽然它通常位于靠近中线的位置，但也可以在颈阔肌的深方看到。如果遇到这种情况，可以结扎静脉。颈阔肌深方的疏松结缔组织可采用钝性和锐性分离方式，以便于更好地暴露和牵拉。一旦暴露好这一层，胸锁乳突肌的内侧边界和带状肌群的外侧边界就很容易被识别出来。

通过目视和触诊检查来识别颈动脉鞘是非常重要的。颈筋膜中层必须在动脉鞘内侧和带状肌群外侧钝性或锐性切开。注意颈筋膜中层的发育是不同的，对于筋膜层发育良好的患者，锐性剥离往往是一种更容易的技术。随着前路显露过程的进行，对各方向的松解和游离是同等重要的，因为这将提供良好的术野，并且在对脊柱进行操作时仅需较小程度的软组织牵拉。颈动脉鞘应使用拉钩牵向外侧，以确保操作位于颈动脉鞘内侧，从而降低损伤风险。另一个牵开器用于保护舌骨下肌、气管和食管。通过向内侧牵拉这些结构，可以将喉返神经损伤的风险降到最低。

气管前筋膜应沿胸锁乳突肌内侧边界钝性剥离，以免损伤甲状腺血管或喉部神经。这可以通过使用 Metzenbaum 组织剪来实现。在进行 C5 或

C6 节段的暴露时，可以将肩胛舌骨肌劈开成两部分以扩大术野。一旦完成这一层次的剥离，就可以触及颈椎，并且可以牵拉食管和气管。如果食管和气管不容易牵拉活动，食管可能黏附在椎前筋膜上或颈部可能过度仰伸。如果存在粘连，食管必须用钝性的花生状剥离器慢慢地从椎前筋膜剥离，这样可以降低食管损伤的风险。

暴露完成后，应使用标记和侧位 X 线来确定节段。按照手术预期，正确地确定手术节段至关重要。作者使用一个蓝色标记物和电烧标记预切除的椎间盘。仔细检查术前射线照片可能会发现椎体前缘特征性的骨赘，有助于确定正确手术节段。可以在椎体内放置一个放射线标记物，因为这可以降低非手术节段椎间盘意外损伤退变的可能性。将针头放置在非融合节段的椎间盘内与术后发生退变的风险增加 3 倍有关 [8]。

一旦手术节段确定后，用电刀切开颈长肌和前纵韧带至双侧钩椎关节。作者在这时有意降低电刀的功率，以减少对软组织的热损伤，从而理论上减少术后软组织水肿。应该使用带齿或不带齿的撑开钩将双侧颈长肌提起。应尽量不要使撑开钩在颈长肌下面移动，因为这可能会误损伤交感神经链、食管、气管或颈动脉。理想情况下，颈长肌不应横向劈开，因为交感链位于两侧肌肉的前外侧。

ACDF 与内固定

将撑开器螺钉以平行的方式置于手术节段头端和尾端椎体的中线上，并将椎间隙撑开。另一个撑开间隙的方法是术中牵引颈椎。虽然在手术节段上提供的牵引力不如撑开器螺钉，但颈部牵引对于维持手术时的颈椎序列和需要增加牵引时是有优势的。另一个撑开的选择是 2 个椎体同时使用 2 枚撑开器螺钉。这种撑开的力量非常强大，需要注意过度撑开的情况或撑开器螺钉从椎体内拔出。最后，在椎间盘切除后，同样还可以通过调整撑开器螺钉来达到预想的撑开程度。椎体和

椎间盘完全显露后，应使用高速磨钻、咬骨钳或 Kerrison 咬骨钳去除头端椎体下终板的前缘骨赘，这样可使术者在切除椎间盘时更好地观察椎间隙后方，如果需要，还可以进行椎间孔开大和 / 或后纵韧带（PLL）切除。术者可以使用小型放大镜或手术显微镜。可以根据术者的操作习惯，使用小型放大镜进行入路显露，并快速过渡至手术显微镜进行减压。

下一步，应该进行椎间盘切除的操作。前纵韧带和纤维环的腹侧部分用 15 号刀片做长 10~12 mm 的切口至钩椎关节。刀片应保持与脊柱轴线 90° 角，这样锋利的尖端不会朝向颈动脉。切开纤维环腹侧后，用髓核钳咬除椎间盘的腹侧部分。随后，间盘组织和终板软骨采用 2~3 mm 直的和带角度的刮匙、1~3 mm Kerrison 咬骨钳和髓核钳去除。

高速磨钻可用于去除任何部位的后骨赘，并用于准备终板的植骨面。后骨赘去除的量因退变程度的不同而不同。高速磨钻可将平行于终板的骨赘去除至后纵韧带水平。这可以用手术显微镜安全地完成。将 2 个终板的表面打磨变平，可以使骨面与移植物最大限度地接触，从而促进融合。由于下终板的凹度增加，下终板植骨面可能需要更多的准备工作。皮质骨应去除至自然凹陷的最深层，以形成一个平坦的表面，并保存皮质骨。除非需要更多的减压范围，必须保留皮质骨，否则更容易发生移植物下沉。终板上使用小角度的刮匙进行多个打孔，以引起出血，从而增加融合率。

应探查 PLL 是否存在任何可能导致髓核脱出的裂口。在所有脊髓病病例中，应切除 PLL，以直接显示硬膜，并实现充分减压。在神经根病病例中，术者决定是否切除 PLL。一些人认为，切除 PLL 能更容易地进入椎间孔，而另一些人则认为，在不切除 PLL 的情况下，也可以进行充分的椎间孔减压。当需要进行 PLL 切除时，使用 2 mm 的 Kerrison 咬骨钳在 PLL 中开一个窗，其大小足以露出硬膜并可以取出来自椎管内的任何椎间盘

碎片。椎间隙高度的恢复可间接实现椎间孔的减压。然而，也可从前方直接进行椎间孔扩大成形。椎间孔前缘或后缘减压范围的标志是节段尾端的椎弓根水平。可以使用高速磨钻来切除钩突的内侧部分。同时，观察腹侧的钩椎关节是很重要的，因为随着颈长肌的挑起使得其得以暴露，这使术者能够清楚地意识到在不伤及椎动脉的情况下，磨钻可以向侧方磨除的程度。椎间孔成形的结束标志是可用微型神经钩触及尾端椎弓根。作者倾向于在这部分操作中使用 Rhoton 微型仪器。Kerrison 咬骨钳或小刮匙也可用于清除椎间孔外侧边缘的任何骨赘。如果减压充分，1 mm 或 2 mm 的 Kerrison 咬骨钳应可轻松放置在椎间孔内神经根前方。为了防止医源性神经根损伤，不建议使用更大的 Kerrison 咬骨钳。

椎间移植物能够提供结构上的支撑，并能形成坚强融合。融合物的选择包括三皮质自体骨、带皮质同种异体骨和各种椎间融合器。移植物的大小可使用间隙试模来确定。当椎间隙仍处于撑开状态时，使用锤子轻轻地将试模嵌入椎间隙内。合适尺寸的假体应在撑开的间隙内嵌紧。当使用三皮质自体骨移植时，骨的形状应该做成前缘比后高度高出 1~2 mm，以便于颈椎前凸的恢复，并有助于避免移植物的后部向后挤向脊髓。应将移植物夯实至硬膜前约 4 mm，椎体终板前缘后约 2 mm 的位置。一旦移植物位置合适，就应该松开撑开器。然后用直角探针探查移植物在椎间隙内的稳定性。螺钉孔应覆盖骨蜡。应拍摄侧位片以确认移植物的位置。

尽管单节段 ACDF 可以在不适用内固定的情况下进行，但是钢板可提供额外的稳定性，增加融合率，并且可以防止假关节形成出现节段性后凸。钢板需要与颈椎平齐。如果钢板在放置螺钉前发生晃动，它将在最终位置倾斜，这会增加术后吞咽困难。钢板必须足够长，以允许在上下椎体中拧入螺钉，但不能太长，以至于覆盖邻近椎间盘，可能导致邻近节段疾病。在 ACDF 术后，

距离邻近椎间盘 5 mm 以内的钢板长度已经被证明可以增加相邻节段的骨化[9]。理想情况下，应该可以从钢板上的螺孔内看到处理好的终板。一旦确定好位置后，可使用 14~16 mm 螺钉固定钢板。适当的螺钉角度非常重要，因为侵犯邻近椎间隙的螺钉可能会增加术后邻近节段疾病的出现。可以进行侧位和正位射线照相，以确保正确的内固定位置。

椎体次全切除术

椎体次全切除术和 ACDF 的手术入路是相同的，钢板放置技术也是一样的。一旦完成显露并确定了手术节段，则将撑开器螺钉置于预切除椎体的上方和下方。例如，如果预切除的椎体是 C6，那么撑开器螺钉应该放在 C5 和 C7 上。在轻度撑开后，在预切除椎体头侧和尾侧的椎间盘切除与前面描述的 ACDF 相同的方式进行。所有节段暴露至双侧钩突非常重要，因为这是该手术的"减压界限"。也就是说，这一重要的标志是在整个手术过程中确认的外侧可减压的边界。椎体次全切术的一个主要并发症是向外侧减压范围过大，导致椎动脉的损伤。

在切除完间盘后，用高速磨钻在双侧从上至下的钩突内侧开槽。开槽完成后，用咬骨钳去除预切除的椎体，并且这是主要的自体骨植骨材料来源。开槽和椎体切除要直至后纵韧带显露。注意，一些骨是富含血管的，有必要时使用金刚砂钻头，这会减少出血量。然而，这会增加开槽和椎体切除的时间。另一个选项是使用骨蜡，但应该尽量减少其在骨界面的量，因为其会影响骨融合。一旦所有的骨被去除后，用 Kerrison 咬骨钳切除 PLL 以彻底显露硬膜。PLL 与硬膜粘连的情况并不少见，这时需要注意避免硬膜的破裂。Rhoton 是处理这种粘连的理想器械。如果硬膜与 PLL 间无法分离，那就采用"漂浮"的方法，将其周围的 PLL 完全切除，使其游离漂浮。

成人典型的槽宽度（从左到右）为

16~18 mm。作者既依据测量的结果，也在充分减压的基础上，通过观察整个上下减压范围内左右两侧硬膜的宽度来决定槽的宽度。在测量减压的范围后，作者通常使用带自体骨的同种异体腓骨移植进行重建，然后如前所述放置钢板。这种同种异体骨移植是首选，因为它能够很好的融合，并具有良好的生物力学性能和较低的治疗花费成本。然而，椎体重建还有其他选择，也可以考虑，包括髂骨块和可膨胀的 PEEK 材料或金属笼。与同种异体骨或自体髂骨不同，PEEK 或金属笼没有骨整合的潜力，在选择融合器类型时应仔细考虑这一点。

柱状移植物和融合器的位置至关重要。上下终板应平整，移植物 / 融合器与终板接触的程度在于最大限度地增加融合界面和最小化减少移植物和融合器的移动。一个有用的办法是用撑开器轻度撑开，放置移植物 / 融合器，然后松开撑开。这可使移植物嵌紧稳定。钢板的放置应按照前面所述进行。尤其重要的是钢板与头尾椎体平齐，螺钉长度尽可能长以提高固定的强度。如果有足够的空间，可以将微粒化的同种异体骨或自体骨填充到移植物或融合器的侧面。

ACDF 与椎体次全切除联合手术

在某些情况下，根据神经压迫的情况，可能需要联合使用 ACDF 和椎体次全切除术。例如，C5 椎体后方有脊髓压迫的患者，同时也存在 C6~C7 椎间盘突出。在这种情况下，C6~C7 处进行间隙减压并切除C5椎体将同时解决这2个问题。如果压迫情况允许，作者倾向于将 ACDF 置于联合减压的下方，可在由于矢状面力线、骨质量和结构完整性原因导致的生物力学薄弱区提供 4 个锚定点，以增强整体的稳定性。

闭合伤口前，应使用电刀和止血材料进行彻底止血。颈阔肌可用 3-0 可吸收缝线缝合。皮肤用皮下可吸收缝线缝合，切口应整洁并且张力适中。颈椎前路留置引流管是有争议的，文献还没有明确证明引流管的使用可以预防有症状的术后血肿。他们的使用通常取决于术者的偏好。作者通常进行前路手术引流。引流管穿过主切口，在引流管周围进行延迟伤口分层闭合，通常在术后第一天或第二天拔除引流后进行。颈椎前路融合术后使用坚强外固定（支具）也存在争议，文献中没有足够的证据支持其常规应用可以促进融合或提高临床疗效。颈椎前路融合术后的日常生活活动在术后 6 周内受限制。此后，患者可以慢慢恢复更多的活动。希望恢复接触性运动的患者应进一步受到限制，直到有明确融合的影像学证据，并且只有在与术者仔细讨论此类活动的潜在风险之后进行。

典型病例

病史

63 岁的右利手男性患者在过去的 3 年中出现了右上肢和右腿麻木、针刺感的症状。他的症状自发病以来一直很稳定，并没有随活动而变化。然而，他注意到用右手抓取和打开物体的难度越来越大。他否认左上肢或下肢有任何无力或麻木，否认有任何平衡或步态问题。尽管经过几个月的物理治疗和多种药物治疗，他的症状还是没有改善。他否认肠道或膀胱功能问题。

体格检查

患者能够进行直线连足行走，伴有轻微的共济失调。颈椎前凸状态，触诊无压痛或椎旁萎缩。颈部过屈情况下没有明显疼痛。然而，颈部仰伸明显受限。Spurling 试验双侧阴性。神经肌肉检查发现右上肢和右下肢的力量和感觉减弱。

影像学检查

伸屈位平片显示，多节段退变，C5 相对于 C6 存在后滑移（图 7.1，7.2）。颈椎 MRI 显示

C5~C6 脊髓受压伴高信号（图 7.3，7.4），C5~C6 和 C6~C7 右侧椎间孔严重狭窄。

治疗及结果

根据临床结果和影像学结果，给予患者 C5~C6 和 C6~C7 的 ACDF。围手术期很顺利，术前症状在术后得到了缓解。术后影像学检查显示颈椎序列有所改善（图 7.5）。

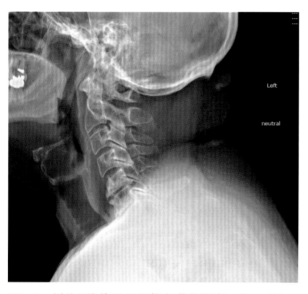

图7.1　侧位X线片显示颈椎多节段退变，C5 ~ C6、C6 ~ C7节段明显，C5椎体相对于C6椎体存在I度后滑移

技术要点

- 当患者有与脊髓病一致的病史或影像学表现时，可以考虑进行插管前后和定位前后神经电生理监测。
- 术后患者应保持至少 45° 直立，以帮助减少椎前间隙积液和水肿。
- 定位责任节段时要十分谨慎，在定位过程中射线照片或透视图像要标准。
- 作者更喜欢使用显微镜，因为它具有优越的光学和光源。
- 暴露双侧钩突并确定 ACDF 和椎体次全切除术的中线和外侧减压范围。
- 一旦椎弓根在椎间孔减压时探及，减压可以完成。在退变性病例中，很少有椎弓根的外侧压迫的情况。

并发症及其防治策略

几乎所有患者在 ACDF 后都会出现一定程度的吞咽困难。吞咽困难通常无临床意义，大多在术后 3 周内改善。慢性吞咽困难少见，约 4% 的患者接受 ACDF 后会出现[10]。迟发性吞咽困难的

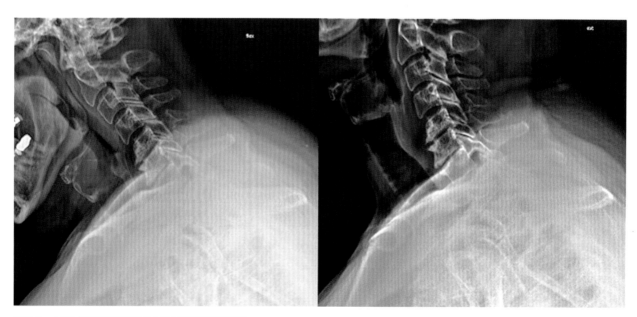

图7.2　屈曲与仰伸位X线片显示颈椎节段稳定

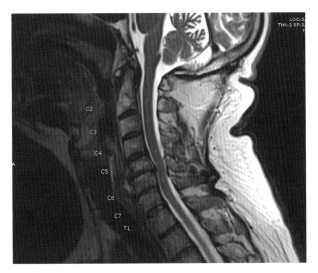

图7.3 MRI T2加权像显示多节段退变表现，并且伴随脊髓内高信号

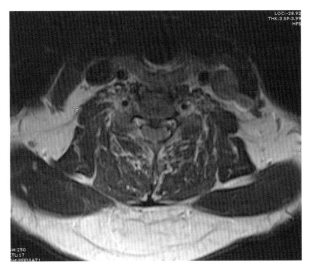

图7.4 轴位MRI显示C5～C6节段严重椎管狭窄

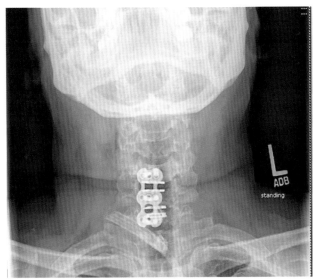
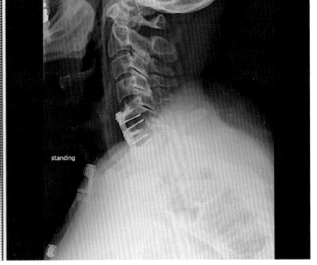

图7.5 双节段ACDF术后颈椎正、侧位X线片

可能原因是钢板或螺钉移位引起的食管梗阻。

　　某些患者术后可因术后术区肿胀而出现发音困难。如果术后2~3天内发音困难没有改善，则考虑喉神经损伤。大多数喉神经损伤是由术中牵拉导致，会在3~6个月内恢复。然而，持续性声音嘶哑需要耳鼻喉科医生进行评估。喉上神经损伤可导致饮水呛咳，而喉返神经损伤通常表现为声音嘶哑，并可导致气管阻塞[10,11]。

　　血肿通常在手术后12 h内发生。如果在颈部可见或可触及血肿，且患者呼吸困难，应立即切开切口。在手术结束时放置引流管可以防止血肿发生。

　　如果出现脑脊液漏或食管损伤，术后需要注意引流液的情况，这2种情况都可能对患者造成灾难性的后果，甚至需要急诊再手术治疗。术中对破损的硬膜进行封闭可有效避免术后脑脊液漏。小心使用钝性剥离，轻柔的牵拉食管，可以减少食管损伤。

　　术后可能会出现症状性假关节形成。它可以用ACDF翻修术或后路颈椎融合术治疗。使用钢板固定可以减少假关节的发生率，尤其对于多节段ACDF手术。然而，随着时间的推移，钢板固定可能会增加相邻节段疾病的风险。

迟发性神经功能障碍可由硬膜外脓肿、移植物移位、半脱位或椎间隙塌陷引起，所有这些都需要紧急手术治疗。

结论

对于非手术治疗无法缓解症状的患者，ACDF和椎体次全切除、融合术是充分解除神经压迫的常用术式。一般来说，颈椎前路减压和融合的技术是安全的，并发症发生率非常低。然而，必须要注意细节，并仔细考量特定术式、植入物类型和植骨材料等影响患者效果的各种因素。一般来说，神经根病、脊髓病和脊髓神经根病的颈椎前路手术后的临床效果是肯定的。

参考文献

1. Robinson RA, Smith GW. Anterolateral cervical disc removal and interbody fusion for the cervical disc syndrome. Bull Johns Hopkins Hosp. 1955;96:223–4.

2. Kienapfel H, Koller M, Hinder D, Georg C, Pfeiffer M, Klose KJ, et al. Integrated outcome assessment after anterior cervical discectomy and fusion: myelocompression but not adjacent instability affect patientreported quality of life and cervical spine symptoms. Spine. 2004;29(22):2501–9.

3. Xie J, Hurlbert RJ. Discectomy versus discectomy with fusion versus discectomy with fusion and instrumentation: a prospective randomized study. Neurosurgery. 2007;61(1):107–16; discussion 116–7.

4. Curylo LJ, Mason HC, Bohlman HH, Yoo JU. Tortuous course of the vertebral artery and anterior cervical decompression: a cadaveric and clinical case study. Spine. 2000;25(22):2860–4.

5. Chozick BS, Watson P, Greenblatt SH. Internal carotid artery thrombosis after cervical corpectomy. Spine. 1994;19(19):2230–2.

6. Beutler WJ, Sweeney CA, Connolly PJ. Recurrent laryngeal nerve injury with anterior cervical spine surgery risk with laterality of surgical approach. Spine. 2001;26(12):1337–42.

7. Ebraheim NA, Lu J, Skie M, Heck BE, Yeasting RA. Vulnerability of the recurrent laryngeal nerve in the anterior approach to the lower cervical spine. Spine. 1997;22(22):2664–7.

8. Nassr A, Lee JY, Bashir RS, Rihn JA, Eck JC, Kang JD, et al. Does incorrect level needle localization during anterior cervical discectomy and fusion lead to accelerated disc degeneration? Spine. 2009;34(2):189–92.

9. Park J-B, Cho Y-S, Riew KD. Development of adjacent- level ossification in patients with an anterior cervical plate. J Bone Joint Surg Am. 2005;87(3):558–63.

10. Frempong-Boadu A, Houten JK, Osborn B, Opulencia J, Kells L, Guida DD, et al. Swallowing and speech dysfunction in patients undergoing anterior cervical discectomy and fusion: a prospective, objective preoperative and postoperative assessment. J Spinal Disord Tech. 2002;15(5):362–8.

11. Dimopoulos VG, Chung I, Lee GP, Johnston KW, Kapsalakis IZ, Smisson HF, et al. Quantitative estimation of the recurrent laryngeal nerve irritation by employing spontaneous intraoperative electromyographic monitoring during anterior cervical discectomy and fusion. J Spinal Disord Tech. 2009;22(1):1–7.

颈椎人工间盘置换术 8

作者：Jau-Ching Wu, Michael S. Virk,
Praveen V. Mummaneni
译者：刘啸　审校：周非非

引言

颈椎人工间盘置换术（cervical disc arthroplasty, CDA）是一个广泛用于治疗颈椎关节病以及颈椎间盘退变性疾病(DDD)的手术方式。与传统的旨在稳定病变节段的前路颈椎间盘切除融合术（anterior cervical discectomy and fusion, ACDF）不同，CDA允许手术节段保持一定的活动度[1~5]。因此，CDA不仅能保留患者的颈部生理活动度，理论上同时可以预防相邻节段病变（adjacent segment disease, ASD）的发生。8项由美国食品药品管理局（USFDA）监管的前瞻性临床随机对照研究，通过5~8年的随访[6~12]，证实CDA在用于治疗单节段或2个节段颈椎椎间关节病变或DDD时，其在神经症状改善方面，不亚于ACDF的临床疗效[6~8,13]。同时，这些临床试验也证明：每节人工间盘可保留颈椎7°~8°的屈伸活动度[10,14~16]。在长期随访中，大部分患者的颈椎活动度得到了较为持久的保留。传统ACDF术后的年ASD发生率为0.8%~2.9%[3,17]，而CDA在预防ASD发生方面的优势目前仍存在争议。

最新研究表明，在适应证选择合适的前提下，CDA可治疗颈椎椎间关节病变或DDD引起的神经损害，同时可以保留手术节段的活动度[5]。CDA适用于保守治疗无效的颈椎神经根病及脊髓病，具有较低的并发症发生率及再手术率。成功的CDA不仅满足于对神经的充分减压，同时要求

保留手术节段的活动度。为了保证满意的减压效果及节段的活动度保留，CDA需要精细的操作技巧。理论上，相比传统的ACDF，CDA由于需要保留活动度，对手术技术的要求更高。目前对于不同类型的CDA假体的利弊以及各种假体的最佳适应证仍然没有定论。虽然目前为止，比较各种人工间盘的优劣的研究不多，但所有CDA在并发症发生率以及不良反应方面都不高于传统的ACDF，甚至更低。因此，随着手术技术、假体材料以及手术工具的设计持续发展，未来CDA将会得到更广泛的应用。

适应证及患者选择

CDA的适应证为单节段、双节段的颈椎DDD（例如颈椎间盘突出）或C3~C7节段的神经根型颈椎病或脊髓型颈椎病，经药物以及物理治疗6~12周后无效的患者[2,5,18]。接受CDA治疗的患者不应合并颈椎后凸、小关节病、颈椎失稳（在动力位屈伸侧位X线片中存在大于2~3 mm的移位或半脱位）、关节强直或骨质疏松。最适用CDA的患者为因颈椎间盘突出导致的神经根症状且不存在小关节病的年轻患者。CDA仅能置换颈椎间盘并保留该节段的活动度，但不能纠正常伴随DDD发生的小关节病变。另一方面，传统的ACDF手术不仅能切除病变的间盘，其植入物还可以增加椎间盘的高度，从而扩大椎间孔并恢复

颈椎的生理前凸。通过减少融合节段的活动度，ACDF 可以稳定关节突关节。因此，伴有严重颈椎病以及小关节病变或颈椎序列不良的老年患者，相较于 CDA，ACDF 更为适用。

FDA 的一项临床试验纳入了单节段与双节段颈椎间盘脱出、DDD 或颈椎关节病患者并完成了最高 8 年的随访后，发现 CDA 与 ACDF 有相似的临床疗效[6,8,10~12,14~16]。然而，病理类型及退变程度的细微差别在长期的随访中会表现出不同的结果。例如，一位颈椎间盘突出伴有神经根受累症状的患者相比于因骨赘导致的脊髓病症状的患者，其退变程度要轻[4,19]。

理论上，CDA 能在神经减压的同时保留运动节段的优势在于减少 ASD 以及二次手术的风险。然而，这些潜在的优势很难在短期随访中体现。这也可以解释为什么 ASD 发生率在患者的中短期随访中无显著差异[6,7,20]。然而，长期随访中 CDA 在二次手术方面相比 ACDF 似乎展现出了优势。Luo 等与 Zhong 等通过荟萃分析发现，CDA 相比 ACDF，在手术节段与相邻节段二次手术的发生率均显著降低[21,22]。需要注意的是，当 CDA 保留手术节段活动性时，该节段关节突关节仍存在持续退变的风险。因此，即便是最成功的 CDA 手术，都无法避免手术与相邻节段小关节及椎间关节病变，抑或是 ASD 的发生。

最新数据显示，对于保守治疗无效的脊髓型颈椎病以及神经根型颈椎病的患者可以接受 CDA 治疗。然而，患有骨质疏松、颈椎后凸畸形、特发性弥漫性骨肥厚症（DISH）以及导致颈椎僵硬（例如动力位影像学提示活动度小于 2°~3°）的关节突关节病变的患者不适合 CDA[2,20]。同时，伴有韧带损伤的脊柱创伤会导致术前颈椎不稳，对于这类患者更适合行 ACDF 手术。因为 CDA 的目标仅仅是更换病变的间盘，很难纠正任何已经存在的畸形，也很难阻止关节突关节进一步的退变以及缓解其导致的疼痛。因此，只有在特定的患者中，CDA 手术才能发挥良好的作用。对于颈椎严重退变的患者，CDA 相比 ACDF 表现出劣势，原因在于单纯通过更换间盘并不能兼顾其他病理改变的发展。

术前考虑

所有拟行 CDA 手术的患者需在术前行 MRI 检查，以评估椎管狭窄以及椎间孔的情况。除此之外，CT 平扫加重建对于发现后纵韧带骨化、椎间盘钙化以及骨赘形成也十分有效。对于节段性 OPLL 或较大间盘钙化患者，前路的椎间盘切除可能会造成硬膜及神经根损伤的风险，因此要尽量避免前路手术治疗此类疾病。术前 CT 扫描同时也提供了小关节病变的信息。即便是最成功的 CDA 手术，也很难在关节突关节严重退变或术前已发生融合的情况下保留活动度。

侧位动力位 X 线片，即屈伸位 X 线片对于评估节段的活动度以及颈椎整体序列十分重要。伴有颈椎后凸畸形、特发性弥漫性骨肥厚症（DISH）以及颈椎僵硬（例如动力位影像学活动度小于 2°~3°）的患者，不适合行 CDA。术前对于骨骼质量的评估也同样重要，因为 CDA 的初始稳定性很大程度上依赖于手术技术以及界面骨的质量。骨质疏松可以增加人工间盘塌陷以及异位的风险。吸烟对于关节融合术（例如 ACDF）的风险在 CDA 中仍不明确。其他的慢性疾病包括骨骼肌肉系统疾病，例如类风湿性关节炎以及血清学阴性的强直性脊柱炎，应该慎重考虑。需要测量手术节段正中矢状面的直径，从而确定适当大小的植入物。

FDA 临床试验纳入了 C3~C7 不同节段间盘病变的患者[6~9]。通过比较发现，C5~C6 是 CDA 最常施行的节段，其次为 C4~C5 以及 C6~C7。技术上，CDA 也可以于 C3~C4 节段，然而这个节段病例数较少。曾经有 1 例 C7~T1 节段的个案报道，然而对这个节段，由于肥胖或桶状胸患者的手术入路困难，手术受到很大的限制。在患者摆好体位后，手术前精准的颈椎侧位片可确定手术节段，这对于 CDA 手术非常重要。对于右利手的术者来说，推荐对下颈椎采用右侧入路。对于先前有颈前路椎间盘切除术以及甲状腺手术史的患者，术前进行声带评估非常重要。如果双侧声带功能正常，建议从原手术切口对侧入路。当出现单侧声带麻痹时，为了避免对侧声带麻痹而导致术后持续的气管切开，推荐采用原手术侧入路。全身麻醉（采用经过口或经鼻的气管插管）以及预防性使用抗生素通常适用于所有患者。同时术中神经电生理监测以及术前激素的预防应用也较为推荐。

手术技术

患者颈部的摆放对获得良好的假体位置至关重要。患者应仰卧位，颈部呈中立位或轻微前凸（图 8.1 A）。在正侧位透视下，手术椎间隙应清晰可见，2 个终板应平行或略向前开口。双肩向尾侧下拉牵引固定有时有助于完成下颈椎的 CDA 手术。颈部和头部下方也需要合适的铺垫，这对于椎间隙与水平垂直也起到了很重要的作用[2]。在切皮之前，需完善颈椎正侧位透视图像，以确保患者颈椎处于最佳的位置，同时确保图像满意。首先按照标准的颈前路椎间盘切除术，在责任间隙水平的皮肤皱褶处做横向切口，可最多暴露 2 个椎间隙。沿颈动脉鞘和胸锁乳突肌之间的无血管间隙，通过胸锁乳突肌前内侧，进入椎前、咽后间隙。把牵开器放置在椎体前缘的颈长肌止点下把气管和食管牵向内侧，加以保护。入路时应仔细操作，以免损伤喉上神经及喉返神经，引起术后声音嘶哑、饮水呛咳或吞咽困难。在切除椎间盘前应进行透视检查以确认手术节段。将撑开器螺钉置于椎体，适度牵开椎间隙便于颈椎间盘切除。大多数手术器械中，撑开器螺钉的植入点有助于校准磨钻的操作位置及控制最终的颈椎曲度，因此需要注意在中线上植入撑开器螺钉。减压时通常使用刮匙、枪钳或高速钻头，建议对每一节段均行

椎管和双侧神经孔的充分减压。我们通常切除后纵韧带和两侧的钩椎关节，以确保没有椎间盘碎片或骨赘留下。术中应注意软组织平衡，如去除 PLL，需要对称切除。

对于 CDA 患者，终板处理比 ACDF 更为关键，因为假体的初始稳定性在很大程度上取决于假体和终板接触界面的完整性。必须注意不要过多地破坏骨性终板，否则会增加假体下沉或移位的风险。假体精确的中线放置、合适的大小（包括前后和椎间盘高度）以及合适的插入方向对于恢复 CDA 术后的节段生理活动度极为重要（图 8.1 B）。不同类型人工间盘假体都有各自的固定装置，如龙骨、锯齿或可拧入螺钉的穹顶样设计，应精细安装，如图 8.1 C 所示。CDA 手术的基础是充分减压和精确的植入技术（图 8.1 D）。虽然市面上有很多种类的人工间盘，它们具有不同的生物力学特性，需要不同的植入技术，但它们都有一个共同的特点，那就是需要彻底减压，包括去除后纵韧带，这在责任阶段上是必要的。由于该术式的目的是恢复关节活动功能，而不是融合，精确植入合适的假体方能获得远期持久的活动度保留。CDA 假体植入技术的精湛与准确可能与其长期疗效有关。

典型病例

55 岁男性，表现为右侧颈神经根受累及轻微的脊髓压迫症状，保守治疗 4 个月无效。MRI 显示 C4~C5 和 C5~C6 水平椎间盘突出。术前 CT 显示右侧 C4~C5、C5~C6 椎间孔狭窄，未见 OPLL。术前动力位 X 线片显示 2 个椎间盘的活动范围均正常。患者接受了 2 个节段的 CDA 手术。术后症状完全缓解，术后 X 线片显示 2 个节段活动良好（图 8.2），随访 2.5 年无二次手术或其他颈椎退变表现。

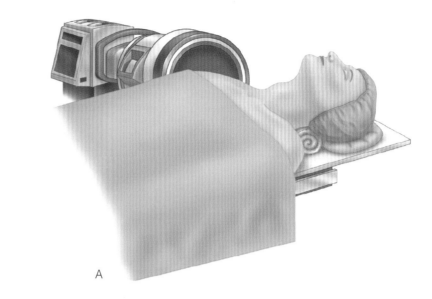

A

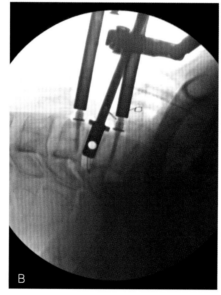

B

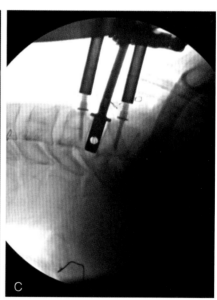

C

图8.1 A.患者仰卧位，颈部摆放至正常中立位，需注意避免颈部后伸。颈下或肩后放置卷枕，头圈枕将头部固定。用胶带固定肩膀至手臂并向尾侧牵拉，以便术中透视时不遮挡下颈椎。手术床应可透视。本图由美国美敦力公司授权。在椎间盘切除术和椎间孔减压后，应用试模检查植入物的高度和前后位置。B.图示一个过小的假体。C.图示合适的最大试模及高度。此外，外科医生植入人工间盘时应确认方向正确，并确保其上下面与终板平行。D.当需要为假体固定装置预先制造骨槽时，应精确放置撑开器螺钉，X射线确认，方可依据螺钉位置制造骨槽。E.模式图（前面观）显示椎间盘完全切除和假体植入

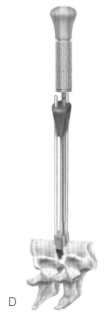

D

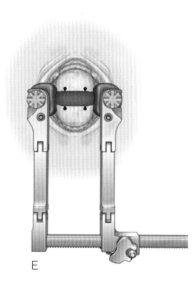

E

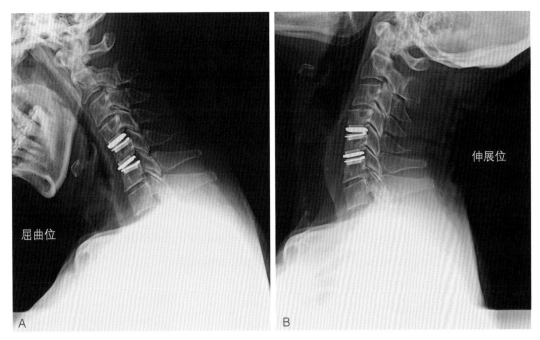

图8.2 术后屈曲位（A）与伸展位（B）X线片显示C4～C5、C5～C6人工间盘置换，2个节段运动功能良好

技术要点

- 椎管与椎间孔的充分减压至关重要。
- 小关节功能不全或骨质疏松症患者应避免CDA。
- 每位患者均行双侧钩椎关节及后纵韧带切除。
- 人工间盘的尺寸和植入位置至关重要。
- 通过CDA改变颈椎曲度基本无效。

减压技术

一例成功的CDA或ACDF的关键在于充分减压。在CDA手术中减压极其重要。在传统的ACDF手术中，通过将足够高度的植骨材料插入椎间隙，会增加椎间孔高度，实现间接减压的效果，根性症状也容易缓解。并且随着椎间隙融合的成功，骨赘可能发生进一步重塑，减缓压迫。然而，在CDA手术中，由于植入人工间盘后获得的间接减压或骨赘重塑的优势较小，因此完全减压和切除钩椎关节是必要的。相反，在颈部运动到极端位置时（如屈伸、轴向旋转和侧屈），神经根可

能受到神经根孔周围骨赘或残余椎间盘物质的撞击。因此，我们建议完全切除钩椎关节，包括无症状侧。后纵韧带的切除也有助于确认椎管的完全减压。神经根孔减压时可能会发生大量静脉出血，这表明已经靠近了椎动脉和神经根。过多的硬膜外静脉出血会影响手术视野，一般可以通过使用止血材料加压止血。

假体放置技术

CDA假体的正确放置对于保留颈椎运动度和保持术后的长期效果极其重要[23~25]。只有定位准确、尺寸合适的人工间盘才能实现正常的颈椎运动。在腰椎人工间盘置换术中，小于3mm的位置不良就会导致不理想的临床效果。

矢状面序列

由于CDA对后凸矫正的效果很小，所以每个节段的CDA都需要对手术节段和相邻节段的曲度进行充分考量。应考虑不同的假体大小（包括人工椎间盘的大小和高度），颈椎过度后凸或前凸可能导致假体边缘撞击和更高的磨损率。

并发症及其防治策略

部分回顾性研究报道，相当一部分患者在CDA后会发生异位骨化（HO）[26,27]。虽然HO在3~4年的随访中没有影响临床效果，但从长远来看，异位骨化存在不良影响。在不同的研究中，HO的发病率会因种族和检测方法（平片或CT）而异。HO的危险因素可能包括之前存在退变、老年男性、亚洲人群、多节段DDD、手术技术或不同假体[4,10,19,23~25,27,28]。部分临床研究建议通过服用非甾体抗炎药来减少HO。我们认为HO可能是CDA术后持续退变加速的结果，但目前发表的研究未见HO对临床结果的不良影响。鉴于CDA不太可能阻止颈椎退变进一步发生，且由于CDA患者之间广泛的个体差异，HO是否会导致不同的临床结果，需要长期随访才能证明。CDA和ACDF2种手术均采用颈椎前路入路，因此吞咽困难、声音嘶哑等与前路相关的并发症在理论上是相似的。CDA相对于ACDF的潜在优势是植入物更少（例如大多数CDA不需要钛板和螺钉），因此术后吞咽困难的发生概率可能较低。

内固定失败

ACDF存在假关节形成和内固定失败的风险（如螺钉断裂）。CDA的问题是人工椎间盘移位和磨损。CDA和ACDF的一个明显区别是术后效果是否持久，ACDF一旦实现骨融合，远期效果较为确切，原因在于活动度的丢失换来了局部良好的稳定性。

邻近节段退变

ACDF最值得关注的长期问题是邻近椎间盘的加速退变。CDA通过保留手术节段[3]的运动功能来降低ASD的发生风险。近期报道显示CDA可降低ASD的发生率，且所有报道均证实CDA在维持手术节段运动功能方面具备优势[7]。对颈椎多节段DDD患者，CDA保留2个节段的生理

活动度在理论上是有益的，效果也是显而易见的。为了实现保持运动功能的目的，CDA假体必须根据其生物力学设计正确安装。因此，在CDA手术中，选择合适大小的假体，准确地放置到最佳位置是关键。研究表明，足够大的接触面积覆盖整个椎间盘区域，人工间盘植入后应有足够的张力，假体高度能够撑起椎间隙，但不可过度撑开，合适的椎间高度可以减少HO的形成[23,24]。虽然CDA器械设计各异，且存在争议，但CDA的共同目的仍然是恢复椎间盘的生理运动功能并保持颈椎的生理曲度。

成功的关键

CDA成功的关键是良好的适应证选择以及成熟的手术技术操作[28,30,31]。虽然通过CDA逆转颈椎退变的过程无法实现，但是我们应努力尝试停止或者减缓下颈椎退变的进展。随着技术的发展，假体放置精确性的提高及个性化假体的广泛应用会离我们越来越近。诚然，CDA并不能适用于每一个DDD患者，但相比于ACDF，CDA能更好地保留颈椎活动度，同时是一个安全且有效的选择。目前仍需要长期随访结果证实其有效性及高效性。

结论

CDA公认的适应证包括下颈椎累及1~2个节段的颈椎间盘突出以及颈椎椎间关节病变。术后的神经功能改善方面，相较于ACDF这一公认的金标准术式，CDA表现出劣势。CDA的安全性和有效性已经被许多文献证实。因此，随着手术技术、假体材料以及手术工具的设计持续发展，未来CDA将会得到更广泛的应用。

参考文献

1. Wu JC, Hsieh PC, Mummaneni PV, Wang MY. Spinal motion preservation surgery. Biomed Res Int.

2015;2015:372502.

2. Wu JC, Meyer SA, Gandhoke G, Mummaneni PV. PRESTIGE cervical arthroplasty: past, present, and future. Seminars Spine Surg. 2012;24(1):14–9.

3. Wu JC, Liu L, Wen-Cheng H, Chen YC, Ko CC, Wu CL, et al. The incidence of adjacent segment disease requiring surgery after anterior cervical diskectomy and fusion: estimation using an 11-year comprehensive nationwide database in Taiwan. Neurosurgery. 2012;70(3):594–601.

4. Wu JC, Huang WC, Tu TH, Tsai HW, Ko CC, Wu CL, et al. Differences between soft-disc herniation and spondylosis in cervical arthroplasty: CT-documented heterotopic ossification with minimum 2 years of follow-up. J Neurosurg Spine. 2012;16(2):163–71.

5. Mummaneni PV, Amin BY, Wu JC, Brodt ED, Dettori JR, Sasso RC. Cervical artificial disc replacement versus fusion in the cervical spine: a systematic review comparing long-term follow-up results from two FDA trials. Evid Based Spine-Care J. 2012;3(S1):59–66.

6. Radcliff K, Coric D, Albert T. Five-year clinical results of cervical total disc replacement compared with anterior discectomy and fusion for treatment of 2-level symptomatic degenerative disc disease: a prospective, randomized, controlled, multicenter investigational device exemption clinical trial. J Neurosurg Spine. 2016;25:1–12.

7. Gornet MF, Burkus JK, Shaffrey ME, Argires PJ, Nian H, Harrell FE Jr. Cervical disc arthroplasty with PRESTIGE LP disc versus anterior cervical discectomy and fusion: a prospective, multicenter investigational device exemption study. J Neurosurg Spine. 2015;23:1–16.

8. Burkus JK, Traynelis VC, Haid RW Jr, Mummaneni PV. Clinical and radiographic analysis of an artificial cervical disc: 7-year follow-up from the Prestige prospective randomized controlled clinical trial: clinical article. J Neurosurg Spine. 2014;21(4):516–28.

9. Davis RJ, Kim KD, Hisey MS, Hoffman GA, Bae HW, Gaede SE, et al. Cervical total disc replacement with the Mobi-C cervical artificial disc compared with anterior discectomy and fusion for treatment of 2-level symptomatic degenerative disc disease: a prospective, randomized, controlled multicenter clinical trial: clinical article. J Neurosurg Spine. 2013;19(5):532–45.

10. Upadhyaya CD, Wu JC, Trost G, Haid RW, Traynelis VC, Tay B, et al. Analysis of the three United States Food and Drug Administration investigational device exemption cervical arthroplasty trials. J Neurosurg Spine. 2012;16(3):216–28.

11. Quan GM, Vital JM, Hansen S, Pointillart V. Eightyear clinical and radiological follow-up of the Bryan cervical disc arthroplasty. Spine. 2011;36(8):639–46.

12. Burkus JK, Haid RW, Traynelis VC, Mummaneni PV. Long-term clinical and radiographic outcomes of cervical disc replacement with the Prestige disc: results from a prospective randomized controlled clinical trial. J Neurosurg Spine. 2010;13(3):308–18.

13. Coric D, Kim PK, Clemente JD, Boltes MO, Nussbaum M, James S. Prospective randomized study of cervical arthroplasty and anterior cervical discectomy and fusion with long-term follow-up: results in 74 patients from a single site. J Neurosurg Spine. 2013;18(1):36–42.

14. Murrey D, Janssen M, Delamarter R, Goldstein J, Zigler J, Tay B, et al. Results of the prospective, randomized, controlled multicenter Food and Drug Administration investigational device exemption study of the ProDisc-C total disc replacement versus anterior discectomy and fusion for the treatment of 1-level symptomatic cervical disc disease. Spine J. 2009;9(4):275–86.

15. Heller JG, Sasso RC, Papadopoulos SM, Anderson PA, Fessler RG, Hacker RJ, et al. Comparison of BRYAN cervical disc arthroplasty with anterior cervical decompression and fusion: clinical and radiographic results of a randomized, controlled, clinical trial. Spine. 2009;34(2):101–7.

16. Mummaneni PV, Burkus JK, Haid RW, Traynelis

VC, Zdeblick TA. Clinical and radiographic analysis of cervical disc arthroplasty compared with allograft fusion: a randomized controlled clinical trial. J Neurosurg Spine. 2007;6(3):198–209.

17. Hilibrand AS, Carlson GD, Palumbo MA, Jones PK, Bohlman HH. Radiculopathy and myelopathy at segments adjacent to the site of a previous anterior cervical arthrodesis. J Bone Joint Surg Am. 1999;81(4):519–28.

18. Wu JC. Cervical total disc replacement. Formosan J Surg. 2014;47(2):49–52.

19. Wu JC, Huang WC, Tsai HW, Ko CC, Fay LY, Tu TH, et al. Differences between 1- and 2-level cervical arthroplasty: more heterotopic ossification in 2-level disc replacement: clinical article. J Neurosurg Spine. 2012;16(6):594–600.

20. Fay LY, Huang WC, Tsai TY, Wu JC, Ko CC, Tu TH, et al. Differences between arthroplasty and anterior cervical fusion in two-level cervical degenerative disc disease. Eur Spine J (Official Publication of the European Spine Society, the European Spinal Deformity Society, and the European Section of the Cervical Spine Research Society). 2014;23(3):627–34.

21. Luo J, Gong M, Huang S, Yu T, Zou X. Incidence of adjacent segment degeneration in cervical disc arthroplasty versus anterior cervical decompression and fusion meta-analysis of prospective studies. Arch Orthop Trauma Surg. 2015;135(2):155–60.

22. Zhong ZM, Zhu SY, Zhuang JS, Wu Q, Chen JT. Reoperation after cervical disc arthroplasty versus anterior cervical discectomy and fusion: a metaanalysis. Clin Orthop Relat Res. 2016;474(5):1307–16.

23. Tu TH, Wu JC, Huang WC, Wu CL, Ko CC, Cheng H. The effects of carpentry on heterotopic ossification and mobility in cervical arthroplasty: determination by computed tomography with a minimum 2-year follow-up: clinical article. J Neurosurg Spine. 2012;16(6):601–9.

24. Tu TH, Wu JC, Huang WC, Chang HK, Ko CC, Fay LY, et al. Postoperative nonsteroidal antiinflammatory drugs and the prevention of heterotopic ossification after cervical arthroplasty: analysis using CT and a minimum 2-year follow-up. J Neurosurg Spine. 2015;22(5):447–53.

25. Chang PY, Chang HK, Wu JC, Huang WC, Fay LY, Tu TH, et al. Differences between C3-4 and other subaxial levels of cervical disc arthroplasty: more heterotopic ossification at the 5-year follow-up. J Neurosurg Spine. 2016;24(5):752–9.

26. Tu TH, Wu JC, Huang WC, Guo WY, Wu CL, Shih YH, et al. Heterotopic ossification after cervical total disc replacement: determination by CT and effects on clinical outcomes. J Neurosurg Spine. 2011;14(4):457–65.

27. Wu JC, Huang WC, Tsai TY, Fay LY, Ko CC, Tu TH, et al. Multilevel arthroplasty for cervical spondylosis: more heterotopic ossification at 3 years of follow-up. Spine. 2012;37(20):E1251–9.

28. Fay LY, Huang WC, Wu JC, Chang HK, Tsai TY, Ko CC, et al. Arthroplasty for cervical spondylotic myelopathy: similar results to patients with only radiculopathy at 3 years' follow-up. J Neurosurg Spine. 2014;21(3):400–10.

29. McAfee PC, Cappuccino A, Cunningham BW, Devine JG, Phillips FM, Regan JJ, et al. Lower incidence of dysphagia with cervical arthroplasty compared with ACDF in a prospective randomized clinical trial. J Spinal Disord Tech. 2010;23(1):1–8.

30. Chang HK, Huang WC, Wu JC, Tu TH, Fay LY, Chang PY, et al. Cervical arthroplasty for traumatic disc herniation: an age- and sex-matched comparison with anterior cervical discectomy and fusion. BMC Musculoskelet Disord. 2015;16:228.

31. Chang HK, Huang WC, Wu JC, Chang PY, Tu TH, Fay LY, et al. Should cervical disc arthroplasty be done on patients with increased intramedullary signal intensity on magnetic resonance imaging? World Neurosurg. 2016;89:489–96.

下颈椎后路融合内固定 9

作者：Paul A. Anderson
译者：许南方　审校：李彦

引言

颈椎后路融合是一种成功用于关节融合和维持序列的手术方式。以侧块螺钉和椎弓根螺钉为代表的现代固定融合技术成功率高，并发症发生率低。这种术式的适用范围较宽，其中侧块螺钉固定相对比较容易掌握，而椎弓根螺钉技术较难掌握。此外，下颈椎后路固定是可延长的，经常会延伸到寰枢椎、枕骨或跨越颈胸椎交界区。

固定通过包括棘突、侧块和椎弓根的后方结构实现。最传统的固定是单纯的线丝缠绕棘突固定。Roy-Camille 和 Magerl 等提出了侧块钉板技术，使得固定更稳固，融合率更高，术后佩戴支具时间更少[1]。可变角度侧块钉棒固定是现在标准的方式，相比钉板而言更容易操作，但价格也更高。亚洲国家倡导颈椎椎弓根螺钉固定，能达到比侧块系统更好的固定效果，但也增加了损伤椎动脉和神经结构的风险。不管固定方式如何，术中都需要仔细操作，因为均需将固定装置植入细小且与神经血管结构位置很接近的骨性结构中。

本章节将概述下颈椎后路固定的指征和手术技术，总结固定的效果和并发症，并且讨论如何获得良好的手术效果并避免并发症。

适应证

颈椎后路内固定融合技术的适用范围较广泛

（表 9.1）。另外，向头侧和尾侧延伸简单也是这种术式的优点。

表 9.1　下颈椎后路融合的手术指征

1	创伤性不稳定
2	肿瘤、感染及炎症性疾病导致的破坏性病变
3	退变性不稳定
4	假关节
5	辅助前路融合
6	需延伸至头颈和 / 或颈胸交界区

后路手术用于创伤

下颈椎固定常用于治疗外伤引起的脊柱不稳定。不稳定的定义包括脊柱失去为神经结构提供保护及维持序列的功能、出现长期疼痛或者患者生活能力受损。这种定义在临床应用困难，因此提出了很多创伤分类系统。近年来提出的量化系统按严重程度分级，可用于外科治疗决策的辅助，例如 SLIC（subaxial cervical spine injury classification system，下颈椎外伤分类系统）和 CSISS（cervical spine injury severity score，颈椎外伤严重程度评分）[2,3]。此外，AO 分类系统也基于损伤形态学表现、小关节的损伤、神经功能状况和特定修饰变量进行了更新[4]。

后路手术可用于大部分类型的下颈椎不稳定性损伤。前路和后路的选择取决于很多因素，如是否粉碎性骨折、是否需要额外减压、尽量减少融合节段数、骨质情况和复位情况等。Brodke 的队列研究表明，对于术前已复位的三柱损伤，前路和后路融合没有明显差异[5]。后路手术更适合于强直性脊柱炎、椎体骨折脱位、颈胸交界区损伤和需要手术复位的患者。

下颈椎后路融合的其他适应证

后路手术作为多节段前路融合术的辅助，可用于治疗退变性疾病、退变性滑脱、炎症引起的下颈椎不稳定、肿瘤及感染等破坏性病变的稳定手术，且在必要时可向头颈或颈胸交界区延长融合。对于前路术后假关节的翻修，尽管后路手术的融合率更高，但与前路翻修融合术相比并没有更好的临床效果[6]。

术前考虑

手术解剖

颈椎后路固定是通过棘突、侧块和椎弓根实现的。棘突是中线上向后方的突起，由两侧椎板延伸而成，是项韧带和多裂肌的附着点。C2、C7和T1的棘突最大，在这些位置的项韧带附着最为稳固。C3~C5的棘突相对较小而且分叉，因此作为固定点受到限制。C6的棘突可能稍大，而是否分叉不一定。在棘突的基底部钻孔可用线丝或缆丝进行固定。C7的椎板足够宽（平均5.6 mm），可使用椎板螺钉[7]。

侧块的解剖

侧块关节在椎管外侧形成一个柱状支撑。侧块后面观为方形，上下边界分别是上下的关节突关节，如图9.1 A所示，内侧边界为椎板和侧块之间形成的沟，外侧边界为侧块外侧缘。从侧面看，侧块为平行四边形，上下分别为上下关节突关节（图9.1 B）。侧块下半部分的前方有神经根存在，

在C6以上水平神经根前方是椎动脉。

椎弓根的解剖

椎弓根是连接椎体和侧块的短小的圆锥形结构。椎弓根的横径为5.5~6.5 mm，范围为4~8 mm[8]，在矢状面上会稍高2~3 mm。后面观椎弓根内聚角度在C3水平为43°，往尾侧逐渐下降，至C7水平为36°，如图9.1 C所示。在矢状面上，C2~C3椎弓根向上倾斜约7°，在C4~C5为水平，C6~C7向下倾斜平均3°~6°[9]。椎弓根在前方与椎体在近上终板处相连，后方与上关节突关节基底部或稍下的位置相连。后面观可看到侧块外缘有一侧方凹陷，紧邻上关节突下方，如图9.1 A所示。C3~C6椎弓根在背侧的投影位于侧方凹陷内侧2 mm（最重要的椎弓根螺钉位置标志）[9]。C7椎弓根位于侧方凹陷内侧4 mm。不同的人之间形态学变异较大，因此在植入螺钉之前，对每一名患者都要进行仔细的影像学评估。

椎动脉

椎动脉第一段发于锁骨下动脉，在颈长肌和斜角肌之间上升，在前方经过C7横突。椎动脉第二段从C6~C7的横突之间进入颈椎内，并且经横突孔上升至C2水平。椎弓根外侧壁破损、椎弓根螺钉内聚不足或侧块螺钉进钉点太靠内侧均可能造成椎动脉损伤。

神经根

出口神经根位于相应节段椎弓根的上方和侧块的前方，当侧块螺钉或椎弓根螺钉的位置靠下（向头侧倾斜角度不够）或者螺钉太长时可能损伤神经根。

骨性异常

先天性畸形中的骨性异常往往和血管异常同时出现。对于此类病例，植入螺钉前建议行CT血管造影检查。同理，骨折脱位或累及横突孔的

骨折常与椎动脉损伤相关，也建议行 CT 血管造影检查。如果存在血管损伤，应选择对保留有功能的血管的损伤风险最低的固定方式。

生物力学

生物力学研究证明颈椎椎弓根螺钉可以提供最大的屈曲、侧向和轴向刚度[10]。然而，大部分情况下侧块螺钉就可提供足够的稳定效果，因此，除了一些特殊情况外，笔者质疑 C3~C6 节段椎弓根螺钉的使用，因为椎动脉损伤的风险太高。棘突间线丝固定的方法历史最久，价格相对便宜，术后需要长时间制动才能有效，但也是最安全的固定方式。

一个重要的生物力学原则是根据患者需要选择固定。例如，棘突间线缆可以成功用于稳定的前路术后不融合的治疗。而对于高度不稳的椎体和侧块粉碎性骨折或者类似的肿瘤破坏，椎弓根螺钉固定可能是最好的治疗方式。

骨质情况对固定成功很重要。很多患者（如风湿性关节炎患者）可能有骨质疏松或者关节突关节受炎症侵蚀，限制了棘突间线丝或侧块钉板的固定强度，此时可以考虑使用椎弓根螺钉固定。

手术技术

麻醉和体位

需后路融合的患者常有脊柱不稳和 / 或脊髓压迫，因此在诱导和插管时需要特别注意。如存在脊髓压迫，手术过程中平均动脉压至少需要维持在 80 mmHg，必要时需要使用血管活性药物。用纤维支气管镜插管可尽量避免颈椎移动。下颈椎不稳的患者翻身到俯卧位时有一定风险，需注意保护。如果已经进行牵引，可以用转向头架在维持牵引的条件下沿手术台长轴旋转翻身。也可以在用 Mayfield 头架固定头部的同时使用四柱手术床，对于严重后凸的患者如强直性脊柱炎，这

种方法尤为有效。对于存在不稳的患者，需要准备好术中 X 线或透视设备以检查序列。对于稳定的患者，可以俯卧位置于类似 Jackson 手术台上，头部用特殊泡沫枕稳定。同时，手臂（有时包括皮肤）往下拉，可减少皮肤褶皱，并有利于术中透视。切皮之前需使用适当的抗生素。

显露

切开皮肤后显露项筋膜，沿棘突分离，骨膜下剥离多裂肌，保留棘上韧带和棘间韧带，避免出现邻近节段后凸。两侧剥离至侧块外缘，影像确认手术节段。

复位

当需要时，关节突复位可通过徒手操作棘突实现或切除部分上关节突，然后在脱位的关节之间插入剥离子作为杠杆以达到复位。当存在后凸时，棘突间线丝或缆丝固定是最容易的复位方法。当固定跨越颈胸交界区时，C6~C7 和 C7~T1 棘突之间的闭合能改善矢状面序列。不存在神经根管狭窄的前提下，在上连接棒之前，收紧 C6~C7 和 C7~T1 棘突之间的线缆实现棘突加压。

固定

有多种固定方式可供术者选择，包括单线固定、股线固定、缆丝固定、钉板固定，以及可变角度钉棒固定。具体选择取决于病情严重程度和骨质情况。笔者推荐 C3~C6 侧块固定和 C2、C7 的椎弓根螺钉固定。

连接棒的直径很重要，因为其抗弯刚度与直径成正比。钛合金和钴铬合金棒的弹性模量分别为 110 Gpa 和 220 Gpa，说明钛合金棒的刚度为钴铬合金棒的一半。单纯将直径为 3.5 mm 的钛合金棒改为 4 mm 的钴铬合金棒，就可使刚度增加 3.1 倍。虽然将钴铬合金棒和钛合金螺钉一起使用可能会导致不同金属间的电化学腐蚀，然而，2 种金属在体内都会形成一层可减少电化学反应的氧

化膜（自体钝化）。当存在活动时，例如钛合金线缆和钴铬合金棒之间，其氧化膜会磨损消失，此时可以发生电化学腐蚀。

棘突间线丝固定

棘突间线丝固定由 Hadra 于 1890 年提出并给 1 例骨折脱位的患者使用了银线固定，虽经一次翻修，但最终手术是成功的。Rogers 使用了不锈钢丝推广了棘突间线丝技术，在报道的 35 例颈椎骨折中成功了 30 例[11]。Bohlman 改良了 Rogers 技术，通过增加 2 条钢丝将植骨块沿棘突固定[12]。随着不锈钢和钛合金线缆的出现，线丝固定已基本被取代。线缆可在可控条件下加紧，可贴合骨性轮廓，且造成骨折的风险较低。线缆的使用需要锁定装置，且固定之后不能再调整。尽管多聚体是可能的替代材料，但这些材料在长时间使用后均存在微小滑动且有松脱的可能。另一种选择是在椎板下用线丝固定椎板和连接棒。这种固定方式不能对抗轴向负荷，且对椎管有侵犯，笔者认为应该尽量避免使用。

使用棘突间线缆时，在头侧的棘突两侧基底部中点处各打一个 3 mm 的孔，如图 9.2 A 所示，然后用巾钳或 Leween 钳将孔扩大。线缆导引部坚硬，另一端是一个锁定结构。将导引部剪短并弯曲成一定弧度，穿过钻好的孔到达对侧，穿过棘间韧带绕棘突一圈，将导引部穿回钻好的孔，这样便实现线缆环绕头端棘突。之后将导引部绕过尾端棘突的下方，并穿过锁定器，如图 9.2 B 所示。剪短多余的长度之后将导引部穿入加压装置。密切观察下拉紧线缆，张力一般不超过 13.5 kg。压紧锁定器后剪掉多余的线缆。

侧块固定

侧块的后面观是方形的，上缘和下缘分别是上下关节突关节，如图 9.1 A 所示，外侧边界是侧块外缘，内侧边界是侧块与椎板交界处的凹陷或反折处，此处的深方是椎动脉，如图 9.1 C 所示。因此侧块螺钉的进钉点应在此凹陷的外侧，并向外倾斜，侧块的中心位于最高点，如图 9.3 A 所示。

螺钉进钉点应位于侧块中心内侧 1~2 mm，如图 9.3 A 所示。在各侧块进钉点用 3 mm 的磨钻打孔，各孔应基本在一条直线上。

螺钉走行应该向上向外倾斜，一般将钻头导向器倚着尾端棘突摆放即可，如图 9.3 A 所示。向上倾斜角度为 20°~45°，螺钉与关节突关节的关节面平行，如图 9.3 B 所示，向外倾斜角度为 15°~20°，并受到棘突肩部的限制。在制作钉道时

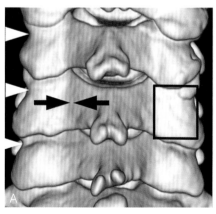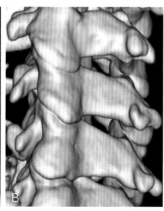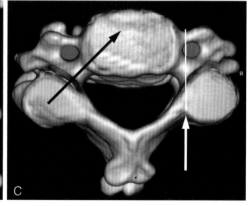

图9.1　A.颈椎背面观。侧方凹陷（白色箭头）是峡部的凹槽，正好位于头端关节突关节的下方。侧块（方框区域）的边界为上下关节突关节、侧块外侧缘、侧块与椎板的交界处。侧块椎板交界处即侧块与椎板之间弯折的位置（左侧黑色箭头）。B.颈椎侧面观。侧块是一个平行四边形结构，以头侧上关节突关节和尾侧下关节突关节为界。C.C5的轴位观。侧块与椎板的交界处的沟（白色箭头）向前方的投影（图中白线）再略靠外侧即椎动脉（红圈），椎弓根的角度一般为内聚35°~45°（黑色箭头）

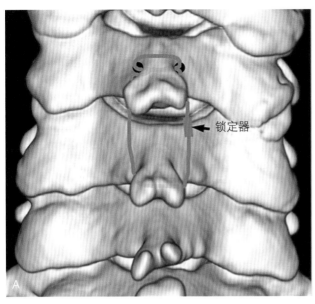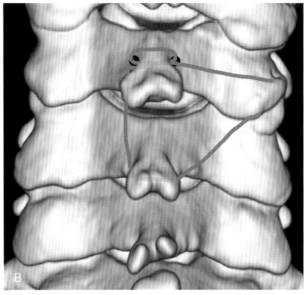

图9.2　A.棘突间线缆固定技术。棘突基底部两侧各打一个3 mm的孔（黑色孔），把线缆经孔从一侧穿到另一侧，从棘突上方绕一圈，穿过孔再回到对侧，之后再从尾侧相邻节段棘突的下方绕过。B.线缆穿过锁定器之后拉紧线缆，然后加压压紧锁定器

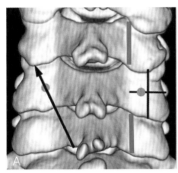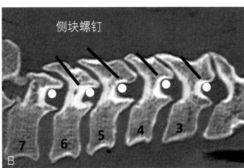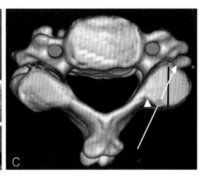

图9.3　A.右侧侧块中心位于侧块的最高点（十字），用磨钻在侧块中心内侧2 mm标记进钉点（圆点），椎动脉位于侧块内侧界的前方（红线），左侧侧块螺钉方向应为向上倾斜30°～40°、向外倾斜15°～20°（箭头）远离椎动脉，一般将钻头导向器靠在尾端下一节段棘突上。B.矢状面展示进钉方向（线）与关节突关节的关节面平行。C.轴位像上可见从侧块中心点向内2 mm处进钉，方向朝外（箭头）避开椎动脉

使用限深钻头以免失手突破损伤。笔者用克氏针作为钻头，这样卷入神经和血管的可能性较低。先钻入12～14 mm，检查是否穿透，将限深增加2 mm再次钻入，重复这一过程直至达到预期的深度或者穿透深层骨皮质。多数情况下单皮质螺钉就能达到满意的效果，但对于骨质较少或者不稳程度较高的患者，双皮质螺钉是安全且更有效的方式。

　　侧块系统使用万向头郁金香形螺钉和3.5～4 mm的连接棒。维持正确方向植入合适长度的螺钉后，将关节突关节的后1/3用磨钻去皮质化，并填满局部植骨或替代性植骨材料。选择合适长度的连接棒或裁棒。需避免连接棒过长刺激肌肉或卡压邻近未融合的骨结构。根据需要将连接棒预弯制造前凸或后凸。将棒放入钉尾，上螺帽，并以目标扭矩拧紧。必要时可沿连接棒加压，但有导致螺钉松动的风险。最后，拍摄侧位片。

椎弓根螺钉

　　在95%的病例中，除C7外的颈椎椎弓根螺钉均存在损伤椎动脉的风险。因此，需完全理解该区域解剖结构并掌握解剖标记。关键标志点是

侧块的外侧凹陷，如图 9.1 A 所示。该处位于侧块外缘上关节突关节下方的凹槽 [9,13]。

C3~C6 椎弓根螺钉的进钉点是外侧凹陷的内侧 2 mm，如图 9.4 A 所示。用磨钻做一 3 mm 进钉眼。钉道方向内聚 25°~55°，具体需根据影像确定。C3 相比尾端节段的内聚更大，如图 9.4 B 所示。内聚角度越大，进钉点的位置应该更靠外。矢状面上 C3~C6 的钉道应该为中立的，C7 为向下倾斜 7°。可用手锥或限深钻头制作钉道，并随着钉道加深探查是否已穿透骨质。一般钉道长 22~25 mm。CT、导航和透视都可以提高准确度 [14,15]。

在植入椎弓根螺钉之前，对关节突关节去皮质化，并将植骨材料植入关节内。拧入椎弓根螺钉，影像学确认螺钉的位置正确，放入合适长度的连接棒，以目标扭矩拧紧螺母。

C7 固定

C7 的固定类似于 C2，有几种安全的方式，包括棘突间线丝、椎弓根螺钉、侧块螺钉和椎板螺钉等。通常情况下，笔者不推荐多节段固定止于 C7，至少应该附加固定 T1 的椎弓根螺钉。C7 和 T1 的椎弓根螺钉联合使用可提供最大的生物力学强度，且损伤椎动脉风险较低。多节段固定延伸至胸椎时，常使用粗细渐变的连接棒，颈椎部分为 3.5 mm，胸椎部分为 5.5 mm。使用这种粗细渐变连接棒时有一个节段无法固定，笔者的经验中一般为 C7。颈椎固定也能连接到更头端的 C2 甚至枕骨固定。尽量保持螺钉位于一条直线上，以便于安装连接棒。

如上所述，C7 的固定也可以使用椎板螺钉，C7 经椎板固定需要交叉螺钉，这一技术同样适用于 C2 的固定 [7]。需仔细研究 CT 和 MRI 来评估该固定方式的可行性，其中椎板内壁直径要求至少为 4 mm。螺钉长度也可据此判断，一般约为 25 mm。

在棘突基底对侧椎板的投影水平钻 3 mm 的孔。为避免卡住对侧螺钉，应该一侧的进钉点稍低，

另一侧的进钉点稍高。用椎弓根探子或者限深钻头探入对侧椎板制作钉道，深度约 25 mm。制作钉道过程中需检查是否穿透骨皮质。植入螺钉后以同样的方式制作对侧钉道并植入螺钉。植入螺钉后，对相应关节突关节进行去皮质化，并填满植骨材料。椎板和棘突不去皮质化，以免固定丢失。安装连接棒后拧紧所有螺母，最后通过侧位片确认螺钉位置满意。

延伸胸椎固定

因为矫正矢状面畸形导致的颈椎后凸、头颅下垂综合征和颌抵胸畸形的需求逐渐增加，将融合从颈椎延伸到胸椎越来越常见。如前文所述，颈椎固定可用侧块钉板或必要时使用椎弓根螺钉。胸椎固定使用椎弓根螺钉和刚性更高的连接棒，一般使用直径由 5.5 mm 渐变为 3.5 mm 的连接棒或通过一个关节来连接。这种转换会占据空间，使一个节段无法进行固定，通常为 C7。连接棒需要预弯，一般颈椎前凸，胸椎后凸。在颈胸交界区，可在 C7，以及条件允许时 T1 节段使用棘突间线丝，通过拉紧加压以尽量形成前凸。

骨移植

后路固定的终极目标是获得关节融合。无论何种技术，后路融合都是通过去皮质化和植骨实现的。用磨钻对关节突关节去皮质化提供了一个极好的植骨床。根据固定方式不同，也可沿椎板和棘突进行去皮质化。植骨材料有很多种，包括自体骨、同种异体骨、脱矿骨基质和陶瓷产品。BMP-2 也可用于后路融合，不过颈椎后路融合率高，因此极少需要使用 BMP-2。

关闭伤口

重建附着于 C2、C7 和 T1 棘突的项韧带对预防颈椎后凸的出现有重要意义。多裂肌有缩向前方的趋势，会造成棘突凸起更明显，并失去保持头上仰的功能。因此需进行正确的筋膜层修复，

通过多根缝线间断缝合这些韧带和棘突的骨膜。

颈椎后路伤口感染率较高，关伤口时向肌肉层放置 1~2 g 万古霉素粉末可降低 80% 甚至更高的伤口感染率[16]。

因肩部活动时伤口受到张力，可用钉皮器或者尼龙线间断缝合皮肤。

术后护理

存在不稳的患者术后使用硬围领制动，而稳定的患者（如假关节翻修或者退变性病变）的患者不需要制动。

典型病例

病史

56 岁强直性脊柱炎男性患者，摔倒后过伸伤，诉颈部疼痛。既往存在胸椎后凸畸形且脊柱僵硬。予围领制动。

体格检查

神经查体发现 Frankel C 中央管综合征。

影像学检查

CT 提示既往胸椎后凸畸形，伴颈椎后凸增大。C6~C7 水平存在微小移位的横形骨折，如图 9.5 A 所示。移位的椎板骨折导致脊髓后方压迫。旁矢状面 CT 上可见上关节突骨折及半脱位，如图 9.5 B 所示。MRI 示椎管狭窄，C6~C7 明显，无硬膜外血肿，如图 9.5 C 所示。

治疗

立即行 C6~C7 后方减压，C3~T6 颈胸融合，颈椎使用侧块螺钉、胸椎使用椎弓根螺钉，通过粗细渐变棒连接，如图 9.5 D 所示。C6~C7 后方自体骨植骨融合。术后 CT 示 C6 侧块螺钉位置，如图 9.5 E 所示。右侧进钉点应再偏内侧 1~2 mm，

但两侧角度均已外倾，避免了椎动脉的损伤。矢状面 CT 示侧块螺钉向上倾斜为正确角度，如图 9.5 F 所示。

结果

患者神经功能恢复明显，现步态正常，上肢功能良好。诉慢性脊柱疼痛，与损伤前几乎没有差异。术后 6 个月随访发现已融合。

技术要点

- 切皮前调整好头颅和颈部的相对位置以最优化序列，并行影像学确认。
- 保留中线软组织包被，避免术后邻近节段后凸。
- 制作钉道前先用磨钻在理想的侧块进钉点处打一小孔。
- 从对侧操作钉道走行更自然，但也可根据个人习惯从同侧制作钉道。
- 使用限深钻头导向器或者椎弓根探子。
- 关节突关节去皮质化并进行植骨。

并发症及其防治策略

手术部位感染

颈椎后路手术部位感染（SSI）的风险较高，发生率范围较大，从 1.5% 至大于 10%[17]。Nassr 根据美国外科医师学院的数据在 5 441 名患者中发现感染率为 2.9%[18]，其他学者报道过超过 10% 的感染率，尤其是创伤患者感染率更高。颈椎后路手术 SSI 的危险因素有高龄、BMI>35、长期使用糖皮质激素和手术时间超过 3 h[19]。后路伤口内放置 1 g 万古霉素粉末可以降低 80%~100% 的 SSI，但并无统一结论[17]。Martin 发现对照组（6.9%）和万古霉素组（5.2%）的 SSI 没有明显的统计学差异[20]。

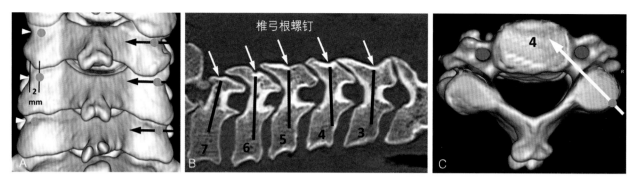

图9.4 A.侧方凹陷位于峡部的凹槽（箭头）。C3～C6的椎弓根螺钉进钉点是侧方凹陷内侧2 mm，紧靠上关节突的下方（圆圈），进钉方向为内聚25°～45°（黑色箭头）。B.螺钉方向与上终板平行，并且在尾侧稍向下成角。C.轴位像见椎弓根螺钉需40°内聚以避开椎动脉（红色圆圈）

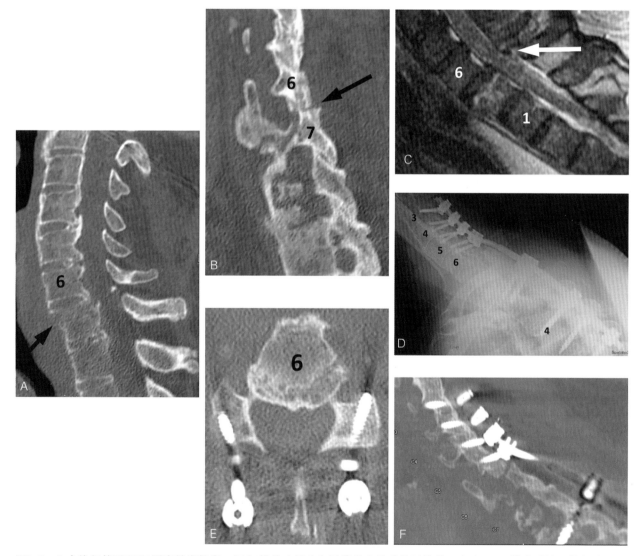

图9.5 A.中线矢状面CT示强直性脊柱炎，经C7椎体（箭头）及关节突关节的过伸伤，存在3 mm的半脱位，椎板有骨折移位，从背侧压迫脊髓。B.经关节突关节的矢状面CT示C7上关节突的横形骨折伴2～3 mm移位（箭头）。C.T2压脂MRI示C6～C7半脱位及椎板骨折移位导致椎管狭窄（箭头）。D.C3～T6固定术后侧位片。E.C6的术后轴位CT示侧块螺钉向外倾斜避开椎动脉，右侧进钉点应再偏内侧2 mm。F.术后矢状面CT侧块层面示侧块螺钉向上倾斜为正确角度

螺钉位置不良

Coe 报道螺钉侵犯横突孔、椎间孔和关节突关节的概率分别为 1.5%、1.0% 和 0.6%，且所有螺钉均未侵入椎管[21]。Yoshihara 发现有 1.1% 的患者因侧块螺钉位置不良而需翻修手术。[22]

颈椎椎弓根螺钉比侧块螺钉手术难度更大，位置不良发生率更高。Ghori 通过系统综述发现椎弓根螺钉骨皮质穿透率为 6.7%~30%，其中 2/3 往外侧朝椎动脉方向[15]。最重要的风险因素是手术节段，越近端穿透率越高，尤其在 C3，因椎弓根较小且更内聚。Kast 回顾了 94 枚椎弓根螺钉的 CT，发现只有 46 枚完全在骨皮质内，20 枚螺钉穿透骨皮质未超过 1 mm[23]，另外 20 枚突破骨皮质较少（不超过螺钉直径的 25%），还有 8 枚螺钉突破骨皮质较多。最常见的是向内突破骨皮质（10.6%）和向外造成横突孔狭窄（10.6%）。向前外侧突破椎体骨皮质的发生率为 5.7%，向尾端突破进入椎间孔的发生率为 3.1%。仅有 2 名患者的螺钉位置不良有临床意义。Hojo 回顾了多中心的 1 090 枚椎弓根螺钉的透视影像，发现螺钉位置不良率为 14.8%[14]，其中 4/5 为偏向外侧，1/5 为偏向内侧。有报道这一技术存在学习曲线，在 10~20 例病例后置钉会更准确。计算机导航辅助置钉能将位置不良率降低 66%~80%[15]。

神经损伤

神经损伤主要与手术操作相关，而与内固定没有直接联系。Coe 报道侧块螺钉固定患者中 3.9% 出现神经根损伤，但仅 1.0% 考虑由置钉导致。2 个大宗的病例系列中（Sekhon 和 Katonis）的总计 2 688 枚侧块螺钉没有报道神经根损伤的发生。

颈椎椎弓根螺钉的神经并发症发生率也很低。Abumi 报道的 712 枚椎弓根螺钉中仅有 2 例发生神经根损伤，Kast 报道的 96 枚螺钉中有 2 例发生神经根损伤[23,24]。Hojo 发现仅 1% 的患者会因颈椎椎弓根螺钉位置不良出现神经根损伤[14]。

固定失败

内固定失败伴前凸丢失或者滑移增加在跨越颈胸交界区或在治疗外伤或肿瘤重建等更复杂的情况下更常见。如可能，最好的预防措施是通过适当的前方结构重建分担负荷。Yoshihara 和 Heller 分别报道 2.2% 和 2.6% 的患者会出现矫形丢失[22,25]。Hojo 发现椎弓根螺钉固定患者中有 2.5% 出现螺钉松动，且几乎都是类风湿性关节炎患者[14]。纠正矢状面畸形、使用外固定架包括必要时使用头环背心、选择有更多固定点的长节段固定是避免固定失败的措施。

螺钉把持力不足

螺钉把持力不足在使用棘突间线丝或者侧块螺钉固定时并不罕见。当侧块较小或受炎性疾病侵蚀时，几乎没有空间可供螺钉把持。此外，为追求向上向外的最安全的螺钉轨迹，可能会导致在置钉或上连接棒时螺钉突破骨皮质。Yoshihara 的系统综述发现 1.62% 的患者在置钉时发生侧块骨折[22]。置钉时需小心注意细节，并准确预弯连接棒，以避免过大的螺钉拔出力。用小磨钻先打一个进钉点可以避免钻头向外侧滑，防止制作钉道时外侧把持力不足。当无法提供足够的螺钉把持力时，应采取增加固定长度、椎弓根螺钉、联合前方重建和关节突皮质植骨等替代方案。

内固定断裂

颈椎后路固定的连接棒直径较小（3.5 mm），一般为钛合金。钛合金对弯棒时造成的缺口敏感，导致其抗疲劳性变差并可能发生断裂，这在枕颈和颈胸交界区尤为常见。使用直径更大（4.0 mm）和预先弯好的连接棒能将断棒风险降至最低。弯棒时，尽量通过多点弯棒塑形，而避免在一个点造成明显的折弯。

椎动脉损伤

植入 C3~C6 侧块和椎弓根螺钉时有损伤椎动脉的风险。尽管理论上可能，但还未见植入侧块螺钉损伤椎动脉的报道[4,22]。CT 分析结果中椎弓根螺钉向外侧突破相对常见，但不一定导致椎动脉损伤。Abumi 在他最早使用椎弓根螺钉的 180 例患者中报道了 1 例椎动脉损伤[26]。Uehara 报道椎弓根螺钉突破椎弓根骨皮质的发生率为 20%，其中 75% 为向外侧突破，但无椎动脉损伤[27]。在一项多中心研究中，使用 Abumi 提出的徒手技术置钉的 283 例患者中，Hojo 报道有 2 例出现椎动脉损伤[14]。

结论

下颈椎后路融合是用于多种疾病的常用技术。最常见适应证为不稳定或者用于退变性疾病治疗的辅助。棘突间线缆固定虽已较少使用，但仍有较高成功率。现代的侧块钉棒固定效果好，并发症发生率低。为增加固定强度可使用椎弓根螺钉，但损伤椎动脉的风险也会增加。由于可供选择固定的区域有限且靠近神经血管结构，操作时需仔细小心。所有病例中，都需要通过合适的植骨融合技术实现最终的关节融合。

参考文献

1. Denaro V, Di Martino A. Cervical spine surgery: an historical perspective. Clin Orthop Relat Res. 2011;469(3):639–48.

2. Vaccaro AR, Hulbert RJ, Patel AA, Fisher C, Dvorak M, Lehman RA Jr, et al. The subaxial cervical spine injury classification system: a novel approach to recognize the importance of morphology, neurology, and integrity of the disco-ligamentous complex. Spine. 2007;32(21):2365–74.

3. Anderson PA, Moore TA, Davis KW, Molinari RW, Resnick DK, Vaccaro AR, et al. Cervical spine injury severity score. Assessment of reliability. J Bone Joint Surg Am. 2007;89(5):1057–65.

4. Vaccaro AR, Koerner JD, Radcliff KE, Oner FC, Reinhold M, Schnake KJ, et al. AOSpine subaxial cervical spine injury classification system. Eur Spine J (Official Publication of the European Spine Society, the European Spinal Deformity Society, and the European Section of the Cervical Spine Research Society). 2016;25(7):2173–84.

5. Brodke DS, Anderson PA, Newell DW, Grady MS, Chapman JR. Comparison of anterior and posterior approaches in cervical spinal cord injuries. J Spinal Disord Tech. 2003;16(3):229–35.

6. McAnany SJ, Baird EO, Overley SC, Kim JS, Qureshi SA, Anderson PA. A meta-analysis of the clinical and fusion results following treatment of symptomatic cervical pseudarthrosis. Global Spine J. 2015;5(2):148–55.

7. Ilgenfritz RM, Gandhi AA, Fredericks DC, Grosland NM, Smucker JD. Considerations for the use of C7 crossing laminar screws in subaxial and cervicothoracic instrumentation. Spine. 2013;38(4):E199–204.

8. Ludwig SC, Kramer DL, Balderston RA, Vaccaro AR, Foley KF, Albert TJ. Placement of pedicle screws in the human cadaveric cervical spine: comparative accuracy of three techniques. Spine. 2000;25(13):1655–67.

9. Lee DH, Lee SW, Kang SJ, Hwang CJ, Kim NH, Bae JY, et al. Optimal entry points and trajectories for cervical pedicle screw placement into subaxial cervical vertebrae. Eur Spine J (Official Publication of the European Spine Society, the European Spinal Deformity Society, and the European Section of the Cervical Spine Research Society). 2011;20(6):905–11.

10. Kotani Y, Cunningham BW, Abumi K, McAfee PC. Biomechanical analysis of cervical stabilization systems. An assessment of transpedicular screw fixation in the cervical spine. Spine. 1994;19(22):2529–39.

11. Rogers WA. Fractures and dislocations of the

cervical spine; an end-result study. J Bone Joint Surg Am. 1957;39-a(2):341–76.

12. Bohlman HH. Surgical management of cervical spine fractures and dislocations. Instr Course Lect. 1985;34:163–87.

13. Karaikovic EE, Kunakornsawat S, Daubs MD, Madsen TW, Gaines RW Jr. Surgical anatomy of the cervical pedicles: landmarks for posterior cervical pedicle entrance localization. J Spinal Disord. 2000;13(1):63–72.

14. Hojo Y, Ito M, Suda K, Oda I, Yoshimoto H, Abumi K. A multicenter study on accuracy and complications of freehand placement of cervical pedicle screws under lateral fluoroscopy in different pathological conditions: CT-based evaluation of more than 1,000 screws. Eur Spine J (Official Publication of the European Spine Society, the European Spinal Deformity Society, and the European Section of the Cervical Spine Research Society). 2014;23(10):2166–74.

15. Ghori A, Le HV, Makanji H, Cha T. Posterior fixation techniques in the subaxial cervical spine. Cureus. 2015;7(10):e338.

16. Pahys JM, Pahys JR, Cho SK, Kang MM, Zebala LP, Hawasli AH, et al. Methods to decrease postoperative infections following posterior cervical spine surgery. J Bone Joint Surg Am. 2013;95(6):549–54.

17. Bakhsheshian J, Dahdaleh NS, Lam SK, Savage JW, Smith ZA. The use of vancomycin powder in modern spine surgery: systematic review and meta-analysis of the clinical evidence. World Neurosurg. 2015;83(5):816–23.

18. Sebastian A, Huddleston P 3rd, Kakar S, Habermann E, Wagie A, Nassr A. Risk factors for surgical site infection after posterior cervical spine surgery: an analysis of 5,441 patients from the ACS NSQIP 2005–2012. Spine J (Official Journal of the North American Spine Society). 2016;16(4):504–9.

19. Sebastian AS, Adair MJ, Morris JM, Khan MH, Arndt CA, Nassr A. Minimally invasive treatment of a painful osteolytic lumbar lesion secondary to epithelioid hemangioendothelioma. Global Spine J. 2015;5(2):135–9.

20. Martin JR, Adogwa O, Brown CR, Kuchibhatla M, Bagley CA, Lad SP, et al. Experience with intrawound vancomycin powder for posterior cervical fusion surgery. J Neurosurg Spine. 2015;22(1):26–33.

21. Coe JD, Vaccaro AR, Dailey AT, Skolasky RL Jr, Sasso RC, Ludwig SC, et al. Lateral mass screw fixation in the cervical spine: a systematic literature review. J Bone Joint Surg Am. 2013;95(23):2136–43.

22. Yoshihara H, Passias PG, Errico TJ. Screw-related complications in the subaxial cervical spine with the use of lateral mass versus cervical pedicle screws: a systematic review. J Neurosurg Spine. 2013;19(5):614–23.

23. Kast E, Mohr K, Richter HP, Borm W. Complications of transpedicular screw fixation in the cervical spine. Eur Spine J (Official Publication of the European Spine Society, the European Spinal Deformity Society, and the European Section of the Cervical Spine Research Society). 2006;15(3):327–34.

24. Abumi K, Kaneda K. Pedicle screw fixation for nontraumatic lesions of the cervical spine. Spine. 1997;22(16):1853–63.

25. Heller JG, Silcox DH 3rd, Sutterlin CE 3rd. Complications of posterior cervical plating. Spine. 1995;20(22):2442–8.

26. Abumi K, Shono Y, Ito M, Taneichi H, Kotani Y, Kaneda K. Complications of pedicle screw fixation in reconstructive surgery of the cervical spine. Spine. 2000;25(8):962–9.

27. Uehara M, Takahashi J, Ikegami S, Mukaiyama K, Kuraishi S, Shimizu M, et al. Screw perforation features in 129 consecutive patients performed computer- guided cervical pedicle screw insertion. Eur Spine J (Official Publication of the European Spine Society, the European Spinal Deformity Society, and the European Section of the Cervical Spine Research Society). 2014;23(10):2189–95.

下颈椎后路固定：关节突关节融合术 10

作者：Mena Kerolus, Vincent Traynelis
译者：许南方　审校：李彦

引言

颈椎病是一种常见病，其发病率随着平均寿命的增加而增加。有症状的颈椎病患者经保守治疗无效即有手术指征。手术目的包括脊髓和 / 或神经根减压，同时通过减少手术造成的不稳或行关节融合以维持脊柱稳定。本章将讨论下颈椎关节突关节在颈椎病病因中的角色，简要介绍下颈椎关节突关节的生物力学和解剖学要点，下颈椎关节突关节垫块的植入技术，以及通过关节突关节垫块实现下颈椎融合的适应证、并发症及临床效果。

颈椎融合技术已有很多介绍，包括前路、后路或前后路联合手术，具体选择取决于疾病范围、畸形和既往手术史。Cloward 在 1958 年提出了前路椎间盘切除融合术，该术式安全有效，得到广泛应用 [1]。后路下颈椎固定融合的手术方式也有多种，包括关节突关节间融合、棘突或椎板下线丝固定、侧块和椎弓根钉板或钉棒固定，以及钩棒结构固定等 [2,3]。最近的一种新技术通过颈椎关节突关节间垫块实现稳定和关节融合，其影像学和临床效果也令人期待 [4-6]。

一般认为颈椎病的发病由椎间盘退变开始，逐渐导致其他脊柱功能单元的变化。随年龄增长，椎间盘高度逐渐自然降低，引起后纵韧带和黄韧带增厚和 / 或皱褶、骨赘形成、椎间孔狭窄、椎体滑移和关节突关节退变等一系列变化。由于其

体特点和严重程度不同，这一系列退变过程可能造成畸形和 / 或节段性不稳等。最近 Goel 等提出了另一假说，认为关节突关节退变是颈椎病的起因 [7]。关节突关节与全身其他滑膜关节一样会出现退变性改变。Goel 等描述了一系列由软骨退变逐渐进展引起的其他病理性改变，包括关节突关节硬化、骨性关节柱暴露、关节突关节骨赘形成、滑囊囊肿形成、关节囊钙化等 [4,6~8]。这些改变被认为会引起椎间盘退变和骨赘形成，导致椎间孔和中央管狭窄。无论病因如何，退变性病理改变都会导致狭窄、不稳和序列不良，这些均与有症状的神经根病或脊髓病相关。Pathria 等对关节突关节病通过 CT 进行了影像学评估并分级，I 级为关节突关节间隙狭窄，II 级为关节硬化或增生，III 级为骨赘形成 [9]。

颈椎关节突关节可在融合手术中充当重要角色，其优点在于体积和表面积相对较大、生物力学强度和坚硬度较好、与重要的神经结构解剖距离较远。关节突关节间隙可有效实现脊柱节段撑开，撑开本身也能稳定该节段。如需进一步稳定，关节柱可作为常用的螺钉把持点 [10,11]。

Raynor 等 1985 年在尸体上测试了关节突关节的强度。在新鲜固定的尸体标本上，关节突关节能够承受最大 88.5 kg 的压应力而不发生脱位或固定松脱。即使切除 50% 的关节突关节后，仍需要 61 kg 的应力才能造成关节突关节骨折 [12]。在另一研究中，Raynor 和 Carter 检测了 Roy-Camille

侧块钉板在人颈椎关节突关节外伤模型中的使用。切除掉一半关节突关节后，植入的 3.5 mm 直径侧块螺钉的把持力显著下降，会发生固定节段经钉孔骨折导致的内固定失败。因此这些作者得出结论，内侧关节突关节部分切除后使用侧块钉板的把持力量不足，容易发生经钉孔的骨折[13]。通常神经根管扩大术会切除一半的侧块，这会使螺钉固定不可靠。如果需要可以通过关节突关节间垫块撑开椎间孔，并保留骨质保证螺钉把持力。

根据颈椎韧带结构的有限元模型估算颈椎关节突关节可能承担最多 23% 的轴性负荷[4,14,15]。形态学和容量分析显示下颈椎上关节突宽度范围为 7.5~12 mm，下关节突宽度范围为 8~15 mm，最小的关节突关节是 C4[16,17]。下关节突到横突孔的距离为 5~7 mm，这一距离在 C3 最大，在 C4 最小[17]。如计划植入侧块螺钉，理解侧块与神经根、脊髓和椎动脉的解剖位置关系很重要[18-20]。

2007 年 Goel 提出使用颈椎关节突关节间垫块作为一种新的关节突固定技术[21]。关节突关节间垫块两侧均有钛合金尖钉以提供固定，同时有多孔结构以实现骨性融合。垫块有不同大小的型号，以便撑开并满足足够的植骨需求[6,7,21]。垫块间接减压神经根管，同时提供较大的骨传导表面以便融合。颈椎本身自然状态下对关节突关节的压力也会提高融合率[4]。

颈椎关节突关节间垫块可增加颈椎椎间孔的高度和直径，同时可增加椎板间和椎体间距离。Goel 和 Shah 发现使用关节突关节间垫块后棘突间距增加 2 mm，椎体间距离增加 0.4~1.2 mm[6]。Tan 等在尸体研究中发现关节突关节间垫块能使椎间孔高度增加多达 18.4%[4]。Maulucci 等在使用关节突关节间垫块条件下检测下颈椎的动力学和刚度的变化，发现使用 2 mm 或更高的关节突关节间植入物后，可显著增加椎间孔的横截面积，但不显著增加脊柱本身的刚度。然而，当使用 3 mm 或 4 mm 的垫块但不用后路固定时，该节段刚度随椎间孔高度增加而增加[22]。Siemionow 等进行体内研究发现植入双侧关节突关节融合器后，在 3、6 和 12 个月随访时椎间孔面积和高度显著增加。虽然术后 6~12 个月椎间孔面积有所减少，但无显著变化，且临床效果得到维持[23]。

颈椎关节突关节间垫块是一种相对较新的技术，临床效果报道有限但令人期待。Goel 和 Shah 报道了 36 例植入颈椎关节突关节间垫块而不行额外后路固定的患者，其中 92% 临床疗效良好。术后 6 个月复查屈伸位片，融合率为 100%。该组患者存在固定节段前凸丢失，长节段手术时明显，但结果无统计学意义[6]。Tan 等在 64 例患者中共使用 154 个节段的颈椎关节突关节间垫块，也得到类似结果。该组患者术后没有出现显著的前凸丢失，也没有患者出现后凸[14]。Kasliwal 等报道了 19 例 ACDF 术后出现假关节且有临床症状的患者，使用关节突关节间垫块行后路固定融合术，在平均术后 20 个月随访时，颈痛和上肢根性痛的 VAS 评分有显著改善，改善比例分别为 83%（$p<0.004$）和 72%（$p<0.007$）。尽管该系列中病例数较少，但假关节形成的节段术后融合率为 100%，且颈椎前凸有所改善，不过矢状面垂直偏距变差，虽然二者均没有统计学意义[5]。

适应证及患者选择

有症状的颈椎病患者进行后路手术需要扩大椎间孔或融合时可以使用颈椎关节突关节间垫块。MRI 和 CT 脊髓造影上压迫严重度或者神经根管受累情况应与临床表现相符合。既往椎板切除或者融合术后仍可使用关节突关节间垫块，只要关节突关节没有融合或被破坏。对于同时有脊髓病和神经根病的患者，可在行椎板切除及融合时使用，替代椎间孔直接减压。对于颈椎前路术后出现假关节且有临床症状的患者，行颈椎后路融合时也可使用关节突关节间垫块。后路手术将直立或后凸的脊柱矫正至前凸时容易造成或加重神经根管狭窄，使用关节突关节间垫块可减少甚至避免医源性神经根管狭窄的风险，因为其能增加椎间孔的面积和高度。关节突关节间垫块也适用于继发于侵蚀性病变小关节发生重塑的退变性滑脱患者，其能起到提供复位作用力并预防滑脱复发的作用。

术前考虑

决定颈椎手术入路之前，需仔细评估患者的MRI和CT脊髓造影。如果选择颈椎后路融合手术，即可考虑使用关节突关节间垫块。术前影像学检查包括颈椎正侧位片及动力位片。术前需测量C2/C7前凸、矢状面垂直偏距和T1倾斜等以评估是否存在畸形、畸形程度（如存在畸形）及需要矫正的程度。动力位片对证实稳定性有重要意义。CT可用于评估既往融合情况。如果既往前路或后路的融合稳固，则没有必要使用关节突关节间垫块。

如需行颈椎后路手术，关节突关节间垫块的植入在椎板切除前或后均可。通过CT、MRI或CT脊髓造影评估椎间孔高度和宽度。小关节的宽度和长度也需评估，以便确定有足够的表面积接触8 mm×8 mm的垫块。MRI可详细评估出口神经根和椎动脉的解剖。如果目标手术节段包括C4~C5椎间盘水平，应优先处理这一节段，因为此水平神经根敏感。

手术采用全麻俯卧位，患者用Mayfield头架固定于Jackson手术床。患者双臂放在身体两侧并用护垫保护好肘关节和手。将C臂备好，以用于确定正确的手术节段。

手术技术

将患者诱导后气管内插管麻醉，翻身俯卧位于Jackson床上，用Mayfield头架固定头部。沿后正中线做切口，行骨膜下剥离，暴露包括侧块在内的颈椎背侧结构。仔细操作避免剥离C2棘突

附着的肌肉或往两侧剥离太多至关节柱外侧。笔者的做法是暴露之后即植入关节突关节间垫块。此时，椎板还保护着脊髓，侧块还未因钻孔而破坏，显露也不受内固定妨碍。探查关节突关节并切除关节囊，必要时用咬骨钳或高速磨钻去除骨赘对小关节间隙的遮挡。用自制的骨锉（宽和长为8 mm×8 mm，高度分别为2、3、4 mm）去掉小关节的全部关节软骨，如图10.1所示（FacetLift，Medtronic，Memphis，TN）。最先用2 mm高的骨锉，然后是3 mm或4 mm的，每一尺寸都用2次。骨锉也用来决定植入物的尺寸。如果3 mm已紧密贴合，则植入3 mm植入物，不需再使用4 mm骨锉。植入物最好至少3 mm，但有些情况下，只有2 mm植入物能够合适。将关节间垫块敲入关节间隙并稍陷入，如图10.2所示。需注意不要把植入物植入关节过深，以免卡压神经根。一般最先处理C4~C5水平，然后处理其他节段，因为我们认为这样能将术后C5神经根麻痹的风险最小化。植入物位置满意后可进行减压和/或侧块固定。连接棒和万向螺钉最终固定之前，松开Mayfield头架并手动让患者颈部过伸，改善前凸角度。用双极电凝和凝血酶浸润的明胶海绵或其他止血材料止血。冲洗并逐层关闭伤口。

典型病例

42岁女性，既往多发性硬化病史，被液压门砸中头部后来诊。诉右颈部剧烈疼痛，活动可加重，伴肩胛间区疼痛和双手中间三指麻木刺痛感。查体示颈部屈伸不适，颈后部压痛明显，四肢肌力正常，右侧C4皮节区感觉减退，深反射正常，Hoffman征阴性。予理疗、NSAID及肌肉松弛药等治疗，但颈痛无缓解。

患者X线片示C3~C4后凸，C4~C5前凸丢失（图10.3）。颈椎屈伸位片示C3~C4和C4~C5椎间盘塌陷更明显。MRI示C3~C4和C4~C5双侧神经根管狭窄及中央管狭窄。

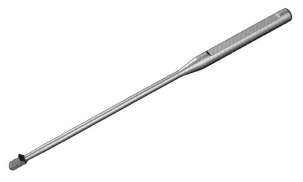

图10.1　图示2 mm骨锉。所有骨锉深度和宽度均为8 mm×8 mm，不同骨锉高度不同，可据此决定植入物的大小

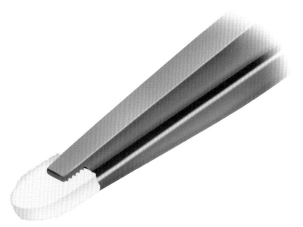

图10.2　图示植入物夹持器及关节突关节间垫块。需将垫块轻轻敲入已做好植骨床的小关节间隙

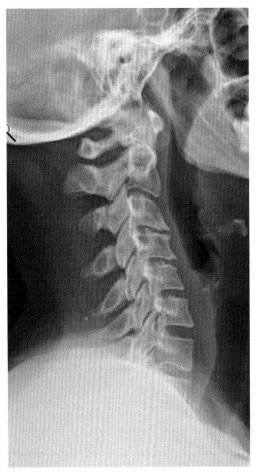

图10.3　站位中立位颈椎侧位片示C3～C4后凸及C4～C5前凸丢失

患者行 C3~C4 和 C4~C5 的颈前路椎间盘切除融合术（ACDF）后症状消失（图 10.4）。不幸的是 2 个节段都不融合，且造成临床症状。影像提示新发的 C3 断钉、屈曲位 C3~C4 和 C4~C5 的棘突间距离增宽。

患者行侧块固定小关节垫块植入的后路融合术。C4~C5 小关节间先放入 8 mm×8 mm×3 mm 的垫块，后 C3~C4 水平放入 8 mm×8 mm×4 mm 的垫块，再行侧块钉棒固定加固重建。术后侧位片和矢状面 CT 示颈椎小关节间垫块和后路内固定位置良好（图 10.5）。术后冠状面 CT 清楚显示 C3~C4 和 C4~C5 两侧的小关节间垫块与中央管的关系（图 10.6）。随后患者症状改善，术后 1 年

随访影像学示 C3~C4 和 C4~C5 小关节和椎体间成功融合（图 10.7）。

技术要点

- 小关节间垫块的植入安全便捷，是否同时行额外脊柱固定均可[5,6]。将小关节间垫块植入的"关节敲击技术"最早在寰枢椎固定中提出[21]，后被应用于无额外内固定的下颈椎小关节间垫块的植入[6]，对于行额外后路内固定的患者类似技术也可使用[5,14]。

- 压紧小关节间垫块时需小心操作。此步骤

93

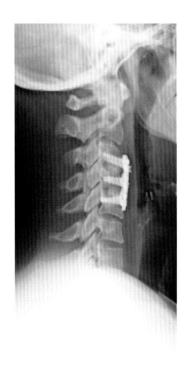

图10.4 C3~C4、C4~C5 ACDF术后站位中立位颈椎侧位片

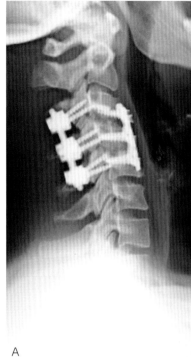

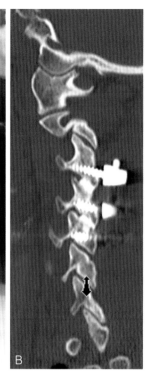

图10.5 同一患者前路术后出现有临床症状的假关节伴C3螺钉断裂，行C3~C4、C4~C5后路内固定伴小关节间垫块植入术后的中立位颈椎侧位片（A）和颈椎旁矢状面CT（B）影像

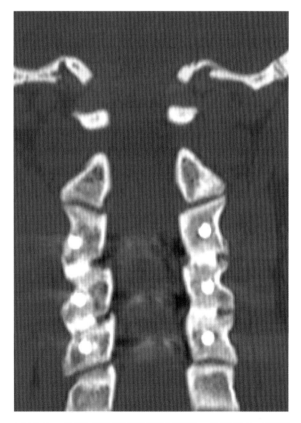

图10.6 术后冠状面CT清楚显示C3~C4和C4~C5两侧的小关节间垫块与中央管的关系

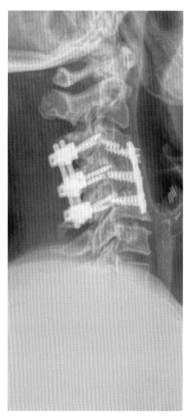

图10.7 术后1年随访时站位中立位颈椎侧位片示C3~C4和C4~C5小关节和椎体间成功融合

需一定力道，虽然需要提醒部分术者此步骤所需力道的大小，但此过程完全安全。关键在于正确处理好小关节间隙，并相应选择与之大小符合的垫块尺寸。如有骨赘时，用磨钻或咬骨钳制作通道有助于放入小关节间垫块。偶尔出现植入一侧垫块后，对侧小关节间隙空间太小，出现这种"teetotaler"效应时，可用骨锉再次处理该小关节。

- 对于颈椎小关节间垫块植入术后医源性前凸丢失或后凸形成的顾虑已有文献报道[6]。Tan 等报道了一组 64 例患者 154 个节段植入小关节间垫块的研究，结果表明在植入垫块与未植入垫块的患者之间，术前和术后的前凸没有显著性差异，且该组病例中均未发生后凸[14]。Goel 和 Shah 在 36 例患者中也报道了类似的结果，虽有轻度的前凸丢失，但没有发生后凸[6]。Kasliwal 等报道的病例系列中，前路固定失败患者行后方固定及小关节间垫块植入后虽存在无统计学意义的前凸丢失，但患者临床情况有所改善[5]。

并发症及其防治策略

植入颈椎小关节间垫块的风险与传统的后路固定手术相似，包括神经根损伤、脊髓损伤及椎动脉损伤。当压紧垫块时，注意小关节的宽度和植入物的位置与椎管之间的关系可避免上述并发症。在所有的颈椎小关节间垫块病例中，目前未有报道与小关节间垫块直接相关的椎动脉或神经损伤发生[5,6,14]。

结论

对治疗中需同时实现融合和神经根管扩大的颈椎病患者，颈椎小关节间垫块是一种有前景的

辅助技术。相比于传统的后路融合手术，颈椎小关节间垫块使用安全，且对手术时间增加很少。

参考文献

1. Cloward RB. The anterior approach for removal of ruptured cervical disks. J Neurosurg. 1958;15(6):602–17.

2. Chapman JR, Anderson PA, Pepin C, Toomey S, Newell DW, Grady MS. Posterior instrumentation of the unstable cervicothoracic spine. J Neurosurg. 1996;84(4):552–8.

3. Deutsch H, Eichholz KM, Haid RW Jr, Traynelis VC. In: Benzel EC, editor. Spine surgery: techniques, complication avoidance, and management. 3rd ed. Philadelphia: Saunders; 2012. p. 1423.

4. Tan LA, Gerard CS, Anderson PA, Traynelis VC. Effect of machined interfacet allograft spacers on cervical foraminal height and area. J Neurosurg Spine. 2013;20(2):178–82.

5. Kasliwal MK, Corley JA, Traynelis VC. Posterior cervical fusion using cervical interfacet spacers in patients with symptomatic cervical pseudarthrosis. Neurosurgery. 2016;78(5):661–8.

6. Goel A, Shah A. Facetal distraction as treatment for single- and multilevel cervical spondylotic radiculopathy and myelopathy: a preliminary report. J Neurosurg Spine. 2011;14(6):689–96.

7. Goel A. Facet distraction spacers for treatment of degenerative disease of the spine: rationale and an alternative hypothesis of spinal degeneration. J Craniovert Jun Spine. 2010;1(2):65–6.

8. Fujiwara A, Lim TH, An HS, Tanaka N, Jeon CH, Andersson GB, et al. The effect of disc degeneration and facet joint osteoarthritis on the segmental flexibility of the lumbar spine. Spine. 2000;25(23):3036–44.

9. Pathria M, Sartoris DJ, Resnick D. Osteoarthritis of the facet joints: accuracy of oblique radiographic assessment. Radiology. 1987;164(1):227–30.

10. Barrey C, Mertens P, Jund J, Cotton F, Perrin

G. Quantitative anatomic evaluation of cervical lateral mass fixation with a comparison of the Roy-Camille and the Magerl screw techniques. Spine. 2005;30(6):E140–7.

11. Stemper BD, Marawar SV, Yoganandan N, Shender BS, Rao RD. Quantitative anatomy of subaxial cervical lateral mass: an analysis of safe screw lengths for Roy-Camille and magerl techniques. Spine. 2008;33(8):893–7.

12. Raynor RB, Pugh J, Shapiro I. Cervical facetectomy and its effect on spine strength. J Neurosurg. 1985;63(2):278–82.

13. Raynor RB, Carter FW. Cervical spine strength after facet injury and spine plate application. Spine. 1991;16(10 Suppl):S558–60.

14. Tan LA, Straus DC, Traynelis VC. Cervical interfacet spacers and maintenance of cervical lordosis. J Neurosurg Spine. 2015;22(5):466–9.

15. Pal GP, Routal RV. A study of weight transmission through the cervical and upper thoracic regions of the vertebral column in man. J Anat. 1986;148:245–61.

16. Abdullah KG, Steinmetz MP, Mroz TE. Morphometric and volumetric analysis of the lateral masses of the lower cervical spine. Spine. 2009;34(14):1476–9.

17. Shah A. Morphometric analysis of the cervical facets and the feasibility, safety, and effectiveness of Goel inter-facet spacer distraction technique. J Craniovert Jun Spine. 2014;5(1):9–14.

18. An HS, Gordin R, Renner K. Anatomic considerations for plate-screw fixation of the cervical spine. Spine. 1991;16(10 Suppl):S548–51.

19. Ebraheim NA, Xu R, Yeasting RA. The location of the vertebral artery foramen and its relation to posterior lateral mass screw fixation. Spine. 1996;21(11):1291–5.

20. Xu R, Haman SP, Ebraheim NA, Yeasting RA. The anatomic relation of lateral mass screws to the spinal nerves. A comparison of the Magerl, Anderson, and an techniques. Spine. 1999;24(19):2057–61.

21. Goel A. Atlantoaxial joint jamming as a treatment for atlantoaxial dislocation: a preliminary report. Technical note. J Neurosurg Spine. 2007;7(1):90–4.

22. Maulucci CM, Sansur CA, Singh V, Cholewczynski A, Shetye SS, McGilvray K, et al. Cortical bone facet spacers for cervical spine decompression: effects on intervertebral kinetics and foraminal area. J Neurosurg Spine. 2016;24(1):69–76.

23. Siemionow K, Janusz P, Glowka P. Cervical cages placed bilaterally in the facet joints from a posterior approach significantly increase foraminal area. Eur Spine J Off Publ Eur Spine Soc Eur Spinal Deform Soc Eur Sect Cerv Spine Res Soc. 2016;25(7):2279–85.

颈椎板成形术 11

作者：Kevin L. Ju, FeiFei Zhou, John M. Rhee
译者：孙柏峰　审校：刘洋

引言

多节段颈椎管狭窄症及其导致的脊髓损害可引起脊髓腹侧及背侧结构受压。引起腹侧受压的病理学改变包括椎间盘突出、增生骨赘及后纵韧带骨化症（OPLL），这些病理改变会对先天性椎管狭窄的患者造成严重的脊髓压迫。背侧病理学改变包括黄韧带肥厚及骨化。治疗多节段颈椎管狭窄的手术方式多种多样，大致可分为前路、后路及联合入路。前方入路如颈前路减压植骨融合内固定术及椎体次全切除术可直接去除导致脊髓腹侧受压的病理因素。后路手术不仅可以直接去除来自背侧的致压因素，且在颈椎不存在严重后凸的情况下通过使脊髓向后方漂移来避让前方的压迫，从而获得间接减压。治疗多节段颈椎管狭窄症的后路手术方式包括：椎板切除术、椎板切除融合术、椎板成形术，以及跳跃椎板切除术。

以往采用多节段单纯椎板切除术获得长节段的神经减压，但因术后颈椎后凸的发生率很高，现已不推荐使用[1,2]。多节段椎板切除融合术可以降低术后后凸的风险，然而，该术式对颈椎活动度影响较大，需要术后制动，植入物成本更高，并发症发生率更高，且可能与邻近节段加速退变（ASD）有关。

椎板成形术最初作为多节段椎板切除术的替代方式，是一种通过后路获得脊髓减压的手术方法[3]，通过使椎板移位而非移除的方式来扩大椎管，使脊髓向后方漂移而获得减压[4]。

与椎板切除术相比，椎板成形术具有以下几个优点。首先，椎板成形术后脊柱后凸的发生率较低，因此出现颈部疼痛、颈部畸形及颈椎病的复发情况较少。椎板成形术同时还可以避免纤维增生导致的脊髓压迫复发。此外，由于保留了覆盖硬膜的骨性结构，与多节段椎板切除术后相比，使后路翻修手术更安全易行。椎板成形术也是一种保留活动度的手术方式，其优点是避免发生与融合相关的潜在并发症（如骨不连、植入失败、ASD加速），且患者在术后早期就可进行康复锻炼。

跳跃椎板切除术是一种新的手术技术，是创伤较小的颈椎后路减压方法，旨在最大限度地减少手术过程中对颈部背伸肌群的损伤[5]。该技术包括在适当的节段水平实施标准的椎板切除术，并在保留肌肉附着点的同时对头端水平的椎板行部分椎板切除术。应用这种技术，可以通过对C4和C6行椎板切除术以及C5和C7头端椎板的部分切除术，从而完成从C3到C7的减压。在治疗多节段脊髓型颈椎病中，近期一篇系统评价中表示跳跃椎板切除术与椎板成形术相比，在术后神经功能改善、维持颈椎活动度及颈椎生理前凸方面无明显差异[6]。然而，跳跃椎板切除术可以缩短手术时间并减少出血量。一些系统回顾的文章也同时指出，2种手术方式中的并发症发生率差异不大。但这些系统回顾性研究均表示，目前已发表的文章都存在样本量过小、缺少随机化及偏倚风险较高的现象。因此，需要更高质量的随机对照研究来评价和比较跳跃椎板切除术治疗多节段脊髓型颈椎病的结果。

本章的目的是讨论颈椎椎板成形术的适应证、替代方案、风险及不同的技术。

适应证及患者选择

颈椎椎板成形术适用于压迫节段为 3 个或 3 个以上，且不伴有颈部轴性痛和颈椎前凸正常的多节段脊髓病患者（表 11.1）。术前中立侧位 X 线片，是评估颈椎序列和确认是否合并明显节段不稳定的方法。重要的是通过评估 K 线，来确定减压后是否可以获得足够的脊髓漂移。K 线是 C2~C7 椎管中点的连线。如果前方的致压结构（如 OPLL）不超过 K 线，则可通过后路减压获得足够的脊髓漂移[4]。

但对于患有轴性痛的患者来说，该术式术后疗效可能并不理想。因为此种手术方式保留了颈椎活动度，很难解决引起轴性痛发生的潜在因素，如小关节僵硬及椎间盘退变等。不论椎板切除术还是椎板成形术，伴有颈椎不稳的患者都需要进行融合，以避免术后不稳定的情况进一步加重。由于类风湿性关节炎患者术后发生颈椎不稳的风险较高，因此类风湿关节炎也是椎板成形术的相对禁忌证[7]。

表 11.1　颈椎椎板成形术的适应证和禁忌证

适应证	禁忌证
手术节段在 3 个或 3 个以上水平	颈椎后凸超过 13°
颈椎序列尚可，颈椎前凸存在腹侧至压因素不超过 K 线	腹侧的至压因素超过 k 线
	主诉为颈椎轴性痛
	严重的节段不稳

术前考虑

术前，在不出现神经症状加重（如麻木、

Lhermitte 症等）的情况下，检查患者颈椎的屈、伸活动度十分重要。特别是对于严重的脊髓型颈椎病患者，在插管及摆放体位期间，注意不要过伸及过屈。明确椎板成形术的头端水平也具有重要意义。C3 的椎板成形术需要去除 C2 椎板的部分伸肌腱以获得足够的暴露范围，但对 C2 肌肉韧带复合体的破坏与术后颈部轴性痛增加[8]及颈椎前凸减少有关[9]。然而，多节段脊髓型颈椎病的患者通常在 C2~C3 椎间盘平面没有狭窄。对于这种情况，可以在 C4 水平行椎板成形术，从 C3 的下部去除肌肉复合点，从而保留 C2 肌肉韧带复合体。如果 C3~C4 椎间盘水平以上出现狭窄（如 C3 椎体后缘 OPLL，C2~C3 椎管狭窄等）则需要行 C3 椎板成形术，去除 C2 肌肉韧带复合点的部分肌肉。在 Michael 等的一项研究中，当近端椎体成形术水平为 C3 时，术后脊柱前凸平均丢失约为 9°，如果最近端水平为 C4 则仅为 3°[9]。

手术技术

体位

适当的体位摆放是避免并发症发生及手术成功的关键。Mayfield 头架在固定颈椎的同时，可以防止眼睛和面部受压。患者俯卧位于纵向垫上以减小腹压，并垫起膝关节和小腿。手术床尾端向上使膝关节弯曲，并防止当手术床位于反向 Trendelenburg 位置时患者向尾侧滑动，以降低手术部位的静脉压力。接下来，将肩部轻轻地拉向尾端并用胶带固定，以减少肩膀对侧位 X 射线定位的影响，同时可以减少颈部后方多余的皮肤皱褶。注意不要过度牵拉肩膀，从而导致臂丛神经麻痹。颈部置于中间屈曲位置。摆放体位时，注意不要让颈椎过伸。颈部过伸会导致椎管进一步变窄，使脊髓压迫加重，并且会导致相邻椎板重叠，增加手术难度。一般情况下，适当摆放体位后，术中不必改变颈部位置。然而，当行椎板切除融合术时，在固定器械之前应重建颈椎前凸。

麻醉

颈椎手术时，制订麻醉计划十分重要。对于存在脊髓压迫症状的患者，麻醉师需要避免颈部过伸。对于颈部过伸受限及气道异常的患者可使用视频喉镜（如 GlideScope）及光纤插管。此外，术中保持足够的脊髓灌注也十分重要，在麻醉诱导期间以及抬高头部摆放体位时尤其要注意。虽然对于术中最佳的维持血压没有达成共识，但平均动脉压（MAP）应维持在 80 mmHg 以上。术前患有高血压的患者术中应维持更高的 MAP。对于血压不稳定或袖带读数不可靠的患者，可放置动脉导管。

神经生理学监测

尽管目前没有公认的指南，但神经生理学监测在椎板成形术中已得到普遍应用。即使椎板成形术不涉及畸形矫正，神经生理学监测仍然会提供一些潜在的信息。摆放体位后应确定基准读数作为比较。对于有严重颈椎病的患者，可以考虑仰卧位时确定基准读数，这样可以在患者转向俯卧位时，检测到异常信号，但不必常规都进行这种操作。过度的颈椎牵拉或伸展会引起脊髓受压加重，从而导致神经生理学监测信号改变。监测仪还可以监测由于血压下降、氧合降低及血细胞比容减低引起的脊髓低灌注。同时还有助于识别与摆放体位有关的神经压迫及过度牵拉肩膀带来的臂丛神经损伤。

尽管运动诱发电位（MEP）因其高灵敏度而成为畸形矫正中探查神经损伤的标准治疗方法，但 MEP 在椎板成形术的作用仍不明确。因为 MEP 往往更容易受到麻醉和其他因素的影响，虽然 MEP 可能比躯体感觉诱发电位（SEP）更敏感，但它的特异性较低，因此更容易产生假阳性结果[10]。反对在椎板成形术中使用 MEP 的学者认为，假阳性结果需要寻找可能的原因，这不但会导致增加手术时间和不必要的操作，甚至会适得其反（如移除可能没有问题的内固定，转换为完全椎板切除术，即使椎板下没有脊髓压迫，甚至可能导致手术中止）。因此，作者通常在常规椎板成形术期间使用 SEP，但不使用 MEP。

暴露

后路手术应沿颈后正中线纵向暴露，尽量保持正中以减少肌肉损伤和出血。暴露至棘突后，沿着椎板横向继续暴露，直至侧块关节。在暴露过程中，最终会去除棘突，所以不必保留棘上或棘间韧带。如果选择使用钢板固定，则侧块的中心应显露清楚，以便植入钢板。除此之外，小关节、C2 和 C7 的肌肉附点，也应尽可能保持完整，以保持颈部后伸机制的完整性。在显露结束并通过 X 线确定手术节段后，再去除顶部和底部的棘突间韧带。此时，棘突两端的黄韧带也可以用 Kerrison 钳咬除或在切开椎板后将其去除。

创建开门槽

首先创建开门槽。开槽后掀起椎板，测试门轴的"弹性"，以确定门轴侧骨槽需要进一步打磨的深度。对于单纯的颈椎病患者，作者建议，在压迫重的一侧或有临床症状的一侧开门。对于同时伴有神经根受压的患者，虽然也可在门轴侧行椎间孔减压，但在开门侧行椎间孔切开术更加方便。应用动力磨钻在侧块和椎板移行处，通过磨除皮质骨及部分松质骨，只保留一层薄骨壳来实现开槽。我们的经验是在操作过程中选择 3 mm 磨头。使用刮匙或薄刃 Kerrison 钳去除剩余的骨质。充分磨薄骨质时应使用精细器械操作，最大限度地避免侵入椎管是避免硬膜外出血和脊髓损伤的关键。

值得注意的是，应仔细磨除椎板的头端骨质，因为这一区域通常比较厚，且有时会被上位椎板尾端所覆盖，形成"叠瓦"。矛盾的是，椎板内侧的黄韧带通常可以保护硬膜，椎板头端没有黄韧带的附着，因此磨除头端区域的骨质应格外小心。随着被磨薄，椎板变得半透明，术者可以观察到沿着椎板尾端的黄色的韧带以及沿着椎板头端的、硬膜下的蓝色或红色的血管。一旦观察到这些颜色变化，说明骨质已经薄到可以使用刮匙或小 Kerrison 钳去咬除。随着椎板逐渐磨薄，也可分次使用 Penfield 4 或成角刮匙探查椎板是否完全分开。

创建铰链

接下来，在对侧侧块椎板移行处创建铰链。但是，只需磨除背侧皮质和松质骨，剩余的部分腹侧骨质保持完整作为门轴。与之前讨论过的原因相同，椎板的头部需要磨得更深一些。随着门轴侧逐渐变薄，使用神经根探子或刮匙沿开槽处向背侧提起，并反复测试其柔韧性。不要过多去除骨质，以保持门轴的"弹性"。但是，测试门轴时要十分小心，以免椎板突然反弹时猛击到硬膜囊上。如果在手术过程中因过度磨除骨质或门轴断裂而导致门轴失败，可以通过将钢板固定在门轴侧的侧块上，重建稳定的"门轴"。然而，我们发现如果可以在开门侧固定牢固，则通常不需要门轴钢板。我们更喜欢用固定钢板来保持椎板成形术的开门状态，即使在门轴失败时也能提供足够的稳定性，使门轴侧在不需要钢板支撑的情况下达到愈合。

椎板掀开及内固定的应用

在开门槽和铰链完成后，通过将椎板逐一向背侧掀开来打开椎管。术者通过使用刮匙将椎板沿边缘背向提起，同时助手在边缘放置成角刮匙或神经根探钩以帮助保持开门。助手保持开门状态时，开门侧的黄韧带会被拉伸，可以使用 Kerrison 咬骨钳将其切除。同样，也可将头尾端延伸至椎板间的黄韧带一并切除。当切除黄韧带时，

可能会发生硬膜外出血，可以用双极电凝或带凝血酶的明胶海绵止血。有时出血会非常凶猛，在椎板整体打开后，硬膜囊静脉丛的止血带效应减轻，出血情况会得到缓解。

当所有手术节段的椎板都打开后，使用内固定维持开门位置。维持和稳定椎管扩大的方式有几种，包括缝线穿过包绕棘突底部和门轴侧的侧块（Hirabayashi 技术）、开门侧用楔形骨组织支撑（棘突自体骨移植或肋骨同种异体骨移植）或钢板固定。作者更喜欢钢板固定，因为其更牢固，并且使用简单、安全。通常，每一节的植入物需要 2 枚螺钉植入侧块，1~2 枚螺钉植入开门侧的椎板中。

根据 Matsumoto 等的研究，早期缝线固定的椎板成形术的闭合发生率高达 34%，同时缝线会掉入椎管引起神经受压[11]。相比之下，一项针对 217 例单纯应用钢板固定，没有额外骨移植的椎管成形术的研究指出没有发生过早闭合、钢板移位或钢板失败[12]。此外，CT 确认 93% 的门轴在术后 12 个月达到愈合标准，其余 7% 的患者出现稳定纤维结构，以维持椎管扩大。

椎间孔切开

必要时可行椎间孔切开术。然而，对于预防性 C4~C5 椎间孔切开术是否可以降低 C5 神经根麻痹的发生率尚无确凿证据。为降低术后 C5 根麻痹的发生率，作者通常会在钢板植入后，在开门侧行 C4~C5 椎间孔切开术。由于开门会影响椎间孔切开术在门轴侧的实施，因此如果门轴侧需要进行椎间孔切开术，则应在开门前进行。

有时，侧块融合与椎板成形术一起进行。"椎板成形融合术"与"椎板切除融合术"相比，前者为骨融合提供了更大面积。这是将椎板用作局部自体移植为代价的。另外，植入内固定的顺序需要适当调整，侧块螺钉应该在开门前植入。一般而言，由于上述原因，我们更倾向椎板切除融合术而不是椎板成形融合术。

法式开门术

法式椎板成形术与上面讨论的开门术类似，可通过棘突间进行开门且在双侧的侧块椎板移行处创建门轴。建立开门技术过程与单开门术相似。3个槽都做好之后，将半椎板向两侧打开，在中间植入移植物或辅以钢板固定维持开门状态。由于硬膜外静脉通常位于椎管两侧，因此该技术引起的硬膜外出血比单开门椎管成形术更少。我们更倾向使用单开门技术，由于打磨通常是在脊髓的侧面进行，因此在创建门轴或开门时能减少脊髓直接损伤的发生，使其更简单、安全，减少直接损伤脊髓的风险。而法式开门是通过直接打开椎管背侧并用内固定维持中间开门状态来实现脊髓减压。

保留单侧肌肉韧带复合体的单开门椎板扩大成形术

Yoshida 等早期提出的单开门椎板成形术的改良术式，旨在门轴侧保留后方肌肉韧带复合体[13]。该手术方式可以降低术后颈椎轴性痛的发生率并更好地维持术后颈椎序列及颈椎活动度[14~16]。

应用这种手术方式，开门侧的椎旁肌被抬高以暴露半椎板（图 11.1 A）。然后在手术节段棘突的基底部进行截骨，将棘突与椎板分离（图 11.1 B）。在棘突磨洞以备开门后固定（图 11.1 C）。将保留单侧肌肉韧带复合体的椎板拉向门轴侧以充分暴露对侧侧块（图 11.1 D）。依照前文讨论的方法，充分暴露并制作开门槽和铰链。开门前，用磨钻磨除开门侧椎板皮质（图 11.2 A）。开门后，在同侧的半椎板磨洞（图 11.2 B）。通过将钛缆穿过棘突和椎板的磨洞，固定之前截断的棘突与椎板（图 11.2 C）。最终的结构见图 11.2 D。

关闭伤口

与其他颈后路手术一样，逐层缝合肌肉、筋膜、皮下和皮肤。放置引流管后，用 Vicryl 缝合线缝合颈伸肌。接着8字缝合关闭筋膜层。确保

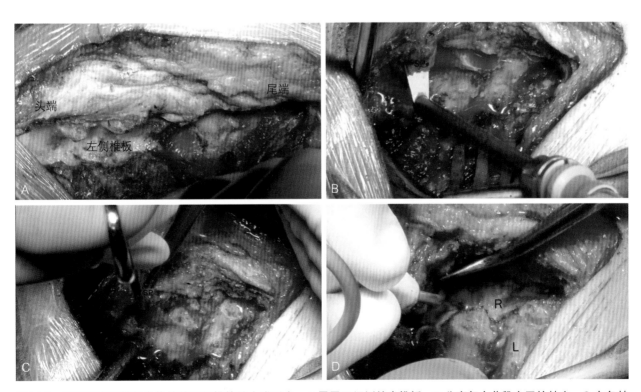

图11.1 保留肌肉韧带复合体的单开门椎管扩大成形术。A.暴露开门侧的半椎板。B.分离每个节段水平的棘突。C.在各棘突上钻洞以备稍后与椎板固定。D.对侧半椎板暴露

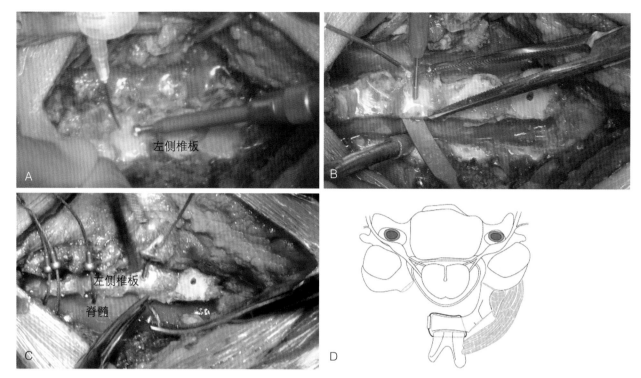

图11.2　保留肌肉韧带复合体的单开门椎管扩大成形术。A.开门侧的半椎板去皮质。B.开门槽和铰链形成后，在开门侧的每个半层上钻孔。C.最后，将开门侧的椎旁肌缝合回棘突并关闭伤口。D.最终的椎板成形术效果图

筋膜与下方肌肉紧密贴合。准确找到筋膜层十分重要，特别是当关闭伤口时，筋膜可能会退向两侧。逐层缝合皮下及皮肤，无菌敷料覆盖切口。

术后护理

由于椎板成形术的目标是保留颈椎活动度，因此术后通常不为患者佩戴颈托。事实上，术后作者通常选择鼓励患者在可耐受的情况下活动颈椎。指导患者尽快进行颈椎伸展并避免颈部弯曲。患者通常在手术后 1~2 天出院。

典型病例

病史

一名 78 岁女性颈椎病患者。主诉步态不稳，手指不灵活，双手麻木和刺痛。无颈部及手臂疼痛。

体格检查

双手屈肌及骨间肌肌力 4 级。肱二头肌反射、桡骨膜反射、三角肌反射 +++。Hoffmann 征阳性。

影像学检查

侧位 X 线片（图 11.3）显示多节段脊椎退变，颈椎前凸存在。术前 MRI（图 11.4）显示从 C3 到 C6 的多节段脊髓压迫。

治疗

患者接受 C4~C6 开门椎管扩大成形术 +C3 椎板切除术，无并发症发生（图 11.5）。

结果

术后，手部麻木和刺痛感得到快速改善。在接下来的几个月里，步态、屈指和骨间肌肌力逐

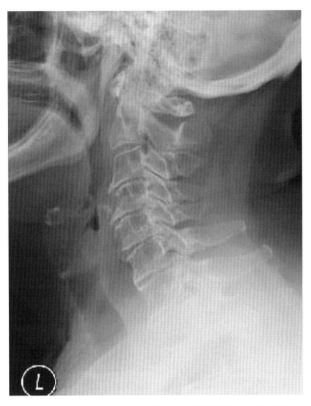

图11.3 一名78岁女性进展性脊髓型颈椎病患者的术前中立侧位颈部X线片显示多节段颈椎退变，颈椎前凸存在

渐得到改善，手指屈指肌和骨间肌的力量逐渐恢复。该患者随访已经1年以上，神经功能没有进一步恶化。

技术要点

- 将患者摆放至屈曲位可以减少椎板间的重叠，有助于手术操作。
- 保持患者的血压正常，并将平均动脉血压维持在80 mm Hg以上。
- 如果压迫不对称，选择在压迫重的一侧开门效果更好。
- 开门侧最好与椎间孔切除术在同一侧，方便手术操作。
- 椎板的头端较厚，因此头端需要比尾端磨除得更多。
- 制作铰链时，反复检查椎板打开的容易程度是避免出现铰链过硬和过软的关键。在

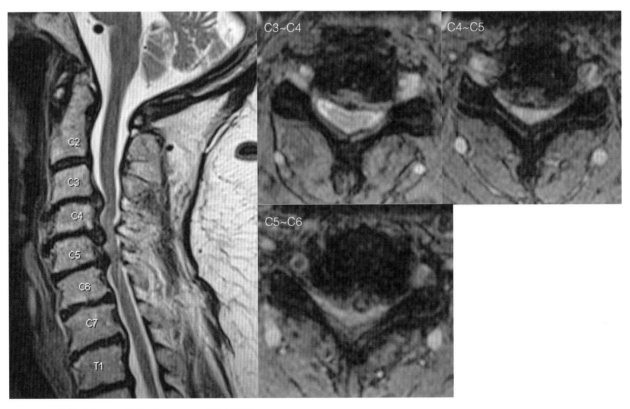

图11.4 术前颈部MRI检查显示C3~C6脊髓受压

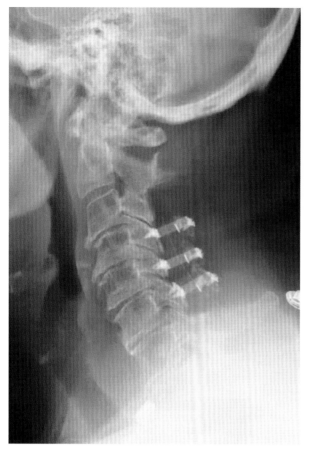

图11.5　C3椎板切除术并C4~C6开放式椎管扩大成形术后中立侧位颈椎X线片

这之前先创建开门槽，否则难以判断铰链侧的骨质应该被磨除多少。

- 通过刮匙抬起椎板，助手用成角刮匙或神经探钩保持开门状态。

并发症及其防治策略

颈部轴性痛

椎板成形术可能与术后颈部轴性痛有关。然而，针对这一现象目前并没有文献明确阐明这种疼痛是与术前脊柱强直有关，还是术后新产生的疼痛。一些文章指出术后新发颈痛的发生率较高[17]，而另一些人则认为术前疼痛的持续更为常见[18]。

根据作者的经验，选择合适的患者是避免术后颈部轴性疼痛的关键。通常情况下，那些在术前否认明显颈痛病史的患者术后没有出现长期的轴性痛，所以我们认为椎板成形术更适合那些术前没有脊柱僵硬及颈部轴性痛的患者。另一方面，患有轴性痛的患者在行椎板成形术之后可能会导致术后疼痛加重。但值得注意的是，有文献指出保留C2肌肉的附着可以减少术后轴性痛的发生[8]。

颈椎前凸丢失

尽管椎板成形术是作为避免椎板切除术后脊柱后凸的一种手术方式，但术后还是会有一定的丢失。不过，即使椎板切除术后没有融合，也很少出现灾难性后果。根据Suk等的研究，患者在C3~C7开门椎管扩大成形术后往往会丢失约5°的颈椎前凸，11%的患者术后出现脊柱后凸[19]。如前所述，最近的一项研究表明，手术从C4水平开始比从C3水平开始丢失的前凸更少[9]。术后脊柱后凸的另一个危险因素是术前脊柱前凸<10°，这也是我们推荐为前凸保留良好的患者行椎板成形术的原因。对于脊柱后凸患者更适合椎板切除融合术、前路手术或前后路联合手术。

伤口并发症

任何手术术后都可能发生感染。椎板成形术后感染的发生率略高于前路手术（1%~2%）。严格的无菌操作和逐层关闭伤口可以降低感染的发生率。在关闭伤口的过程中，作者通常将引流管尽可能贴近颈部伸肌层，以减少无效腔。

神经损伤

医源性脊髓损伤在椎板成形术中比较罕见。如前所述，每当制备铰链或开门时要非常小心，避免椎板弹回损伤脊髓。

术后根性麻痹较为常见，据报道术后C5神经根麻痹引起的三角肌和/或二头肌无力的发生率为5%~12%[20]。椎板切除术、椎板切除融合术、颈椎前路手术均可导致 C5 神经根麻痹，但目前针对不同方法之间发病率的比较仍存在争议。神经根麻痹通常引起运动功能障碍，不过也可能导致感觉功能异常。这种并发症在术后即刻至几周内均可出现，但通常见于术后的几天之内。关于其病因学已经提出了几种理论，但也可能是由于脊髓向后漂移，神经根受到牵拉等多因素导致。前文所述的预防性椎间孔减压术在降低术后神经根麻痹发生率方面的效果尚不明确。尽管大部分患者在 6~12 个月均可获得一定的运动功能恢复，但仍有一些患者会有症状的残留。

结论

多节段颈椎管狭窄引起的颈椎病可有多种解决方案。长节段颈前路椎间盘切除融合术虽然可以获得神经减压，但假关节、吞咽困难和发音障碍仍十分棘手。此外，针对 OPLL 的患者前路手术方法可能不太理想。颈后路多节段减压融合术会牺牲颈椎活动度，并且植入物的成本高昂，同时可能会加速邻近节段退变。另一方面，对术前没有轴性痛及颈椎不稳且颈椎前凸存在的患者，椎板成形术是一种安全的、可以保留颈椎活动度并有效获得脊髓减压的手术方式。

参考文献

1. Hamanishi C, Tanaka S. Bilateral multilevel laminectomy with or without posterolateral fusion for cervical spondylotic myelopathy: relationship to type of onset and time until operation. J Neurosurg. 1996;85(3):447–51.

2. Herkowitz HN. A comparison of anterior cervical fusion, cervical laminectomy, and cervical laminoplasty for the surgical management of multiple level spondylotic radiculopathy. Spine. 1988;13(7):774–80.

3. Hirabayashi K, Watanabe K, Wakano K. Expansive open-door laminoplasty for cervical spinal stenotic myelopathy. Spine. 1983;8(7):693–9.

4. Fujiyoshi T, Yamazaki M, Kawabe J, Endo T, Furuya T, Koda M, et al. A new concept for making decisions regarding the surgical approach for cervical ossification of the posterior longitudinal ligament: the K-line. Spine. 2008;33(26):E990–3.

5. Shiraishi T. Skip laminectomy—a new treatment for cervical spondylotic myelopathy, preserving bilateral muscular attachments to the spinous processes: a preliminary report. Spine J. 2002;2:108–15.

6. Yuan W, Zhu Y, Liu X, Zhou X, Cui C. Laminoplasty versus skip laminectomy for the treatment of multilevel cervical spondylotic myelopathy: a systematic review. Arch Orthop Trauma Surg. 2014;134(1):1–7.

7. Mukai Y, Hosono N, Sakaura H, Ishii T, Fuchiya T, Fijiwara K, et al. Laminoplasty for cervical myelopathy caused by subaxial lesions in rheumatoid arthritis. J Neurosurg. 2004;100(1 Suppl Spine):7–12.

8. Kato M, Nakamura H, Konishi S, Dohzono S, Toyoda H, Fukushima W, et al. Effect of preserving paraspinal muscles on postoperative axial pain in the selective cervical laminoplasty. Spine. 2008;33(14):E455–9.

9. Michael KW, Neustein TM, Rhee JM. Where should a laminoplasty start? The effect of the proximal level on post-laminoplasty loss of lordosis. Spine J. 2016;16:737–41.

10. Kim DH, Zaremski J, Kwon B, Jenis L, Woodard E. Risk factors for false positive transcranial motor evoked potential monitoring alerts during surgical treatment of cervical myelopathy. Spine. 2007;32:3041–6.

11. Matsumoto M, Watanabe K, Tsuji T, Ishii K, Takaishi H, Nakamura M, et al. Risk factors for closure of lamina after open-door laminoplasty. J Neurosurg Spine. 2008;9(6):530–7.

12. Rhee JM, Register B, Hamasaki T, Franklin B. Plateonly open door laminoplasty maintains stable spinal canal expansion with high rates of hinge union and no plate failures. Spine. 2011;36(1):9–14.

13. Yoshida M, Otani K, Shibasaki K, Ueda S.

Expansive laminoplasty with reattachment of spinous process and extensor musculature for cervical myelopathy. Spine. 1992;17(5):491–7.

14. Kotani Y, Abumi K, Ito M, Sudo H, Takahata M, Ohshima S, et al. Minimum 2-year outcome of cervical laminoplasty with deep extensor muscle- preserving approach: impact on cervical spine function and quality of life. Eur Spine J. 2009;18(5):663–71.

15. Takeuchi K, Yokoyama T, Ono A, Numasawa T, Wada K, Kumagai G, et al. Cervical range of motion and alignment after laminoplasty preserving or reattaching the semispinalis cervicis inserted into axis. J Spinal Disord Tech. 2007;20(8):571–6.

16. Sakaura H, Hosono N, Mukai Y, Iwasaki M, Yoshikawa H. Medium-term outcomes of C3-6 laminoplasty for cervical myelopathy: a prospective study with a minimum 5-year follow-up. Eur Spine J. 2011;20(6):928–33.

17. Hosono N, Yonenobu K, Ono K. Neck and shoulder pain after laminoplasty. A noticeable complication. Spine. 1996;21(17):1969–73.

18. Yoshida M, Tamaki T, Kawakami M, Nakatani N, Ando M, Yamada H, et al. Does reconstruction of posterior ligamentous complex with extensor musculature decrease axial symptoms after cervical laminoplasty? Spine. 2002;27(13):1414–8.

19. Suk K-S, Kim K-T, Lee J-H, Lee S-H, Lim Y-J, Kim J-S. Sagittal alignment of the cervical spine after the laminoplasty. Spine. 2007;32(23):E656–60.

20. Uematsu Y, Tokuhashi Y, Matsuzaki H. Radiculopathy after laminoplasty of the cervical spine. Spine. 1998;23:2057–62.

颈后路微创融合技术 12

作者：Carolina Gesteira Benjamin,
Anthony Frempong-Boadu
译者：孙柏峰　审校：刘洋

引言

颈后路融合术应用于颈椎急性与慢性病变。这种技术可以用于重建由于外伤或上、下颈椎引起的不稳定。此外，还可以用来减压并稳定导致神经功能障碍的脊髓型颈椎病[1,2]。具体而言，颈后路微创融合技术是一种传统后路开放手术的替代方案。微创技术最初仅限于减压手术，但如今也常用于内固定融合[3~5]。

Adamson 首先对颈后路微创减压术的安全性和有效性进行了描述，随后 Fessler 和 Khoo 也对这一手术方式进行了评价[3,4,6]。此后，Wang 等又对颈后路微创融合术的安全性和有效性进行了描述。Wang 和 Levi 等认为，在 2 年的长期随访中，并未发现后路微创融合技术导致的假关节形成及其他并发症。Fong 和 DuPlessis 等也证实了这一结论[7~9]。在过去的 10 年中，由于通道撑开技术、术中成像技术的发展，以及这些外科技术的学习曲线等因素，导致外科医生更倾向于微创技术。

通过选择合适的患者及手术方式，微创手术可以在减少并发症的同时达到与开放手术相同的目的。

该技术的主要优点之一是它保持后方张力带的完整性。此外，最大限度地减少了后方肌肉剥离、术中出血和术后疼痛，从而缩短了住院时间[10~13]。此外，在动物模型及腰椎的研究中发现，该技术还可以减少由于长时间肌肉牵拉导致的血供不足

及去神经损伤[14,15]。本章主要阐明行该手术方式的患者选择及手术过程，并详细说明手术技术的细微差别。

适应证及患者选择

患者选择

手术方法的选择很大程度上取决于患者的临床表现以及影像学检查。适用颈后路减压融合术的患者包括：脊髓症状逐渐加重，如运动或感觉缺陷、步态不稳及肠道或膀胱功能障碍；继发于类风湿性关节炎、游离齿状突及齿状突骨折导致的 C1~C2 不稳。另外，病变累及多个节段时，外科医生更愿意选择后路手术替代前路手术[5]。此外，当患者行多节段的前路减压，可以考虑后路辅助以防止骨性融合发生前出现植入物的沉降[16]。

通常，伴有上述适应证的患者既可以选择开放也可以选择微创手术。另一个重要的考虑因素是颈后路微创融合术通常限于 3 个椎体内。

患者因寰枢椎不稳定导致的冠状面失衡可能不适用微创手术，因为此时解剖结构可能会改变。另外，为了矫正冠状面失衡，需要松解肌肉及韧带组织，因此不适合选择微创手术。伴有明显后凸畸形的患者或单纯后路手术难以矫正矢状面失衡的患者也不适合微创手术[17]。最后，患者的体型也是一个重要的考虑因素，因为它可能对术中

骨性解剖结构的暴露形成挑战。

影像学检查

术前应通过 MRI 和计算机断层扫描（CT）确定造成颈椎压迫的病变。引起脊髓压迫的最常见病理改变包括骨赘、骨化的后纵韧带和肥厚的黄韧带。如果病变长期存在，可导致脊髓 T2 信号改变或脊髓软化。

CT 的矢状面和冠状面重建对于评估骨组织解剖结构以确定小关节的方向、侧块和椎弓根的大小以及横突孔内椎动脉的位置及走行尤为重要。如果出现椎动脉迂曲或椎动脉走行变异，可通过 CT 血管造影评估，制订手术计划，避免术中损伤[18]。

屈伸位 X 线片也应该是术前检查的一部分。寰枢关节病变时，屈伸位 X 线片可以评估动态不稳定的程度。

术前考虑

术前谈话

需向患者说明手术的目的，特别是微创手术的优点和缺点。手术的目标不是逆转神经损伤，而是防止病变压迫或颈椎不稳定导致的进一步神经损伤。虽然这种微创手术试图减少并发症，但仍然存神经损伤的可能。

手术风险包括对神经系统的损伤，如脊髓本身或神经根导致的运动缺陷、感觉缺陷、肠道和膀胱功能障碍或三角肌麻痹无力等。同时还存在血管损伤导致并发症的可能，例如需要再次手术的硬膜外血肿或可导致中风或死亡的椎动脉损伤。另外，手术可能引起脑脊液漏，远期导致窦道形成等其他伤口并发症，需要翻修。远期并发症与开放手术相似，包括内固定失败、融合失败或邻近节段退变。

重要的是要告知患者，如果通过微创手术无法达到手术目的，则有可能转为开放手术。患者必须在术前了解，这并不代表手术失败，而是一个术中的动态决策，是为了成功实现手术目标，同时避免并发症。

麻醉和定位

颈后路微创手术通常选择全身麻醉。椎管狭窄或颈椎不稳定的患者，必须特别注意插管期间颈椎的序列。应始终保持中立位。对于继发于骨折的不稳定患者，在插管期间必须佩戴颈托，并在睡眠状态下进行纤维支气管镜插管。对于轻度活动或轻度神经查体而导致症状加重的患者，应考虑在清醒状态下行纤维支气管镜插管，并用胶带将气管插管牢牢固定。在定位过程中，应断开电路，麻醉师应始终注意气管导管，以防止意外拔管。

放置动脉导管，以便在整个手术过程中持续监测平均动脉血压。血压应保持在正常血压范围内，若在手术特定（例如减压）期间担心脊髓灌注减少，则可以通过药物升高血压。如果手术团队认为有必要，可以放置 Foley 导管。术前 1 h 内麻醉师应予以单一剂量预防性抗生素，绷带保护眼睛，以防止在患者俯卧位时机械或化学损伤。头部固定在 Mayfield 三点固定装置（Integra LifeSciences Corporation，Cincinnati，Ohio）上。将患者在手术台上小心地转到俯卧位。Mayfield 头架固定在手术台上。头部轻度屈曲，以方便下颈椎融合操作。在摆放寰枢椎融合体位期间可以适当增加屈曲度，以便打开 C1~C2。颈椎骨折的患者，在翻转过程中应该使用坚硬的颈托，并且透视引导下进行调整头部位置，以复位骨折节段。如有必要，可以使用胶带将肩部拉向尾端，并应固定在手术台上。手术台应放在反 Trendelenburg 位，将脚抬高，可避免出现低血压及术后视力丧失。在手术过程中，透视机可用做导航，三维透视和 CT 引导可用于提高内固定植入的准确性[19]。

神经生理学监测

微创后路减压和融合期间应使用神经生理学监测。患者麻醉后立即测量体感诱发电位（SEP）和运动诱发电位（MEP）的基准值。插管后若有残留的麻醉剂，则可能无法获得基线信号。为了得到可靠的信号，必须使用全静脉麻醉。

手术过程中神经生理学监测的任何变化都必须认真对待，应采取有条不紊的方法来解决这个问题。首先，神经生理监测团队应确保所有电极位置正确、接触良好。其次，麻醉师必须确保患者处于完全麻醉状态，并且患者未接受任何挥发性麻醉剂。第三，外科医生应该确保手术区域中没有结构性的神经压迫。必要时退到上一步直到神经电生理信号稳定。确认了上述所有步骤后，可以考虑将平均动脉压增加至 85 mmHg 以上，增加对脊髓的灌注[20]。患者的核心体温也应该调整到正常范围，因为这会影响神经生理学监测以及麻醉剂代谢[21]。最后，如果上述干预措施都没有奏效，可以考虑进行唤醒测试。

手术技术

MIS 寰枢椎固定术

体位摆放完成后，透视确认 C1~C2。标记中线，选择中线外侧 2~2.5 cm 的起始点（图 12.1）。也可以扩大中线皮肤切口直至筋膜，然后可以在中线处切开筋膜。透视下插入平行于 C2 棘突的脊柱穿刺针来确定轨迹，轨迹应直到 C2 侧块。再以穿刺针为中心切开皮肤，电刀切开皮下组织直到达到筋膜，在筋膜上做一个小切口，并将 Quadrant 撑开器械组（Medtronic Sofamor Danek，Memphis，TN）里面的最小号撑开器放置到 C2 椎板。由于筋膜很厚，需要很大力量才能通过一系列的扩张器，因此切开颈部筋膜很重要。如果筋膜未被切开，可能会导致通道和脊髓损伤。通过

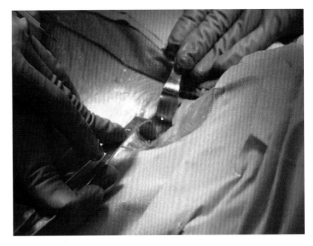

图 12.1 对于微创寰枢椎融合，切口应偏离中线 2~2.5 cm，可用通过侧位透视确认的 C2 棘突为标志

连续扩张器创建操作通道（图 12.2）。然后将撑开器放在扩张器上并使用可伸展固定架固定到床上（图 12.3）。通过曲柄打开撑开器并在深处展开。移除扩张器时注意不要移动撑开器的位置（图 12.4），以充分暴露 C1~C3 的侧块。

应用单极电凝剥离骨膜以暴露 C2 侧块，沿着 C2 上边界直到 C1~C2 小关节，并用双极电凝烧灼和剪刀进行解剖暴露。使用双极电凝切断 C2 神经根以充分暴露 C1~C2 小关节。C2 神经根在皮区分布极少，对 C2 神经根切除可获得更好的手术视野及融合面积，同时导致的麻木也可耐受[22]。可向头端继续剥离以暴露 C1 侧块。暴露过程中，外科医生必须始终注意 C1 椎板上方动脉沟中椎动脉的位置。

充分暴露后，用小刮匙打开 C1~C2 小关节。微型刮刀（Medtronic Cornerstone，Memphis，TN）刮除 C1~C2 小关节软骨。剥离关节面，填充同种异体移植骨碎片与松质骨基质、关节微移植物的混合物。依据 Harms 和 Melcher[23] 的方法在透视下植入 C1 侧块螺钉和 C2 椎弓根螺钉（图 12.5，12.6），植入连接棒并用螺帽固定（图 12.7），使用扭矩/反扭矩装置拧紧。冲洗伤口并逐层关闭。由于创伤较小，可不必放置引流管。

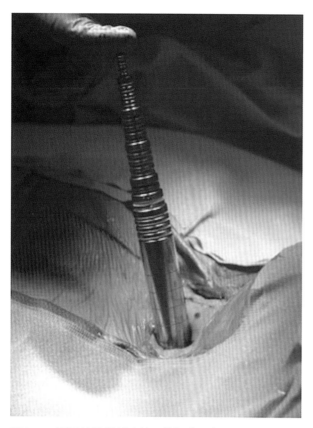

图12.2 图示扩张器创建的工作通道。在通过扩张器之前切开颈筋膜十分重要，这样可以防止通道受损和神经及血管损伤

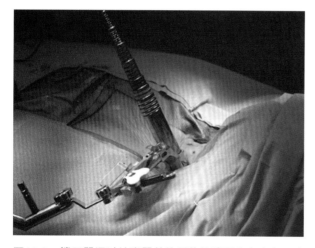

图12.3 撑开器通过扩张器并使用伸缩臂固定在床上。移除扩张器时必须小心，以免移动撑开器系统

下颈椎固定

如前所述，患者俯卧位，术中进行透视。沿中线做 2~2.5 cm 的皮肤切口，进针点位于预手术椎体下 2 个节段。电刀剥离软组织直至筋膜层，

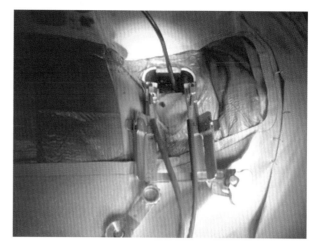

图12.4 使用曲柄系统打开牵引器系统并在深处展开，以便将C1~C3充分可视化

电刀切开筋膜，以放置扩张器。将 Quadrant 撑开器（Medtronic Sofamor Danek，Memphis，TN）放置在与小关节矢状面平行的轨迹中，这也是进针点比预手术椎体低 2 个节段的原因。将可扩张的管状撑开器放置在扩张器上，在预期的轨迹中导航定位，然后将撑开器放在扩张器上并使用可伸展固定架固定到床上。通过曲柄打开撑开器并在深处展开。撑开器固定到位后，电刀清除覆盖的肌肉和软组织，以暴露侧块。使用小型刮匙去除小关节表面的皮质骨。

此时，撑开器就位，明确侧块的上、下、内、外侧边界以确定进钉位置。可以用磨钻或锥子在侧块突起内侧 1 mm、下方 1 mm 的位置钻孔。接下来，按 Magerl 技术使用手摇钻或动力磨钻在侧块上钻孔 [24,25]，向头端倾斜 20°~30°，以避开神经孔，横向 20°~30° 以避开椎动脉。

植入直径 3.5~4 mm，长度 14~16 mm 的双皮质万向侧块螺钉。轻微调整撑开器以允许螺钉植入邻近节段。螺钉放置在一侧后，纵向放置连接棒，并推向多轴螺钉头。然后将撑开器稍抬起，使连接棒的下端进入尾端螺钉中。放置锁定螺帽，并用扭矩/反扭矩装置拧紧。伤口大量灌溉、冲洗，并逐层关闭。由于创伤较小，可不必放置引流管。

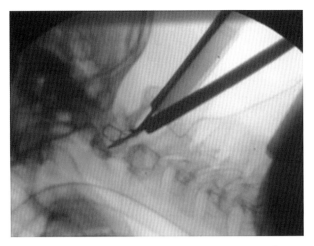

图12.5 使用管状撑开器放置C1侧块导针的透视图像

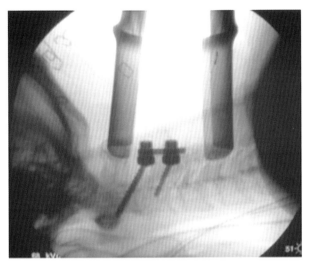

图12.6 放置C1~C2螺钉和连接棒的透视图像

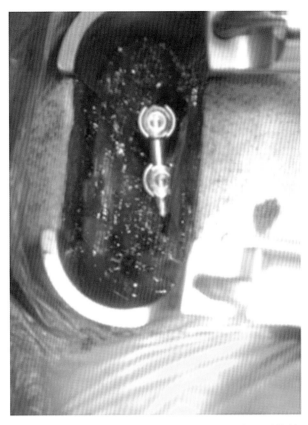

图12.7 通过管状撑开器系统可看到C1~C2螺钉和连接棒

术后管理

与开放手术相比，微创手术由于切口小、肌肉牵拉少从而减轻了术后疼痛的发生。这也有利于早期活动，从而防止深静脉血栓形成。此外，术中出血量明显减少[9,11,13,26]。如果没有发生贫血，则术后无须大量静脉输液复苏，这也有助于患者在微创手术后更快活动。最后，患者术中需要的麻醉剂量较小，可防止术后尿潴留和便秘发生。所有这些因素缩短了住院时间，并允许患者早期开始物理和职业治疗，以最大限度地恢复功能。

根据术前病理和术中发现选择术后佩戴软颈托还是硬颈托。在不稳定的情况下，术后患者可佩戴硬颈托。术中拍摄侧位和正位（AP）颈椎X线片，评估内固定的位置。如果术中内固定植入困难，术后可拍摄CT明确内固定位置。术后不必常规使用类固醇药物。术后3个月内避免使用非甾体抗炎药。术后2周对患者进行神经功能评估并检查伤口，然后行X线检查以明确内固定及融合情况。

典型病例

一名54岁的男性在饮酒后摔倒出现颈部疼痛。CT显示Ⅱ型齿状突骨折。术前CT扫描中还注意到，患者的椎动脉沟槽较宽，C2峡部较小（图12.8）。患者在入院时神经功能完好。

他接受了C1~C3微创后路融合术。按 Harms 和 Melcher[23] 技术，透视下植入C1侧块螺钉。CT扫描结果显示，无法植入C2椎弓根螺钉（图

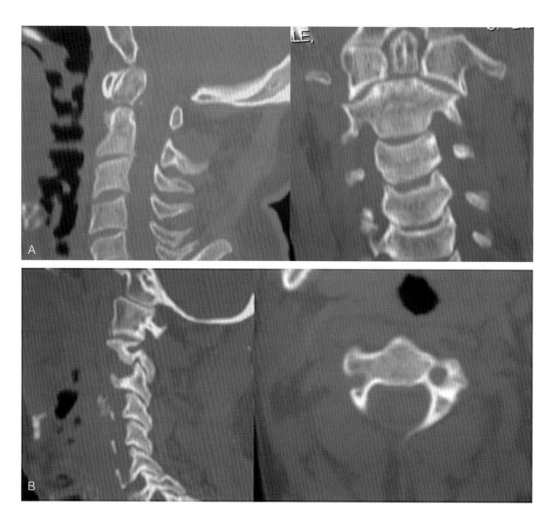

图12.8　A.矢状面和冠状面CT示Ⅱ型齿状突骨折。B.矢状面和轴位CT示椎动脉高跨且C2峡部较小，无法植入C2椎弓根螺钉。因此，决定将固定延伸至C3

12.9）。因此，决定放置短的 C2 螺钉并固定至C3（图 12.10）。术后患者神经功能完好，颈部疼痛得到改善。第 2 年随访时，动力位 X 线片显示内固定稳定，患者症状明显缓解。通过此病例注意到，对于解剖变异的患者，微创手术也可以根据需要扩大手术范围。

方向是植入 C1 侧块螺钉及关节融合的关键因素。一些作者提倡向下牵拉 C2 神经根，但我们认为切除 C2 神经根可以提供更好的手术视野，这也是确保手术成功的最小代价。

技术要点

- 微创手术通常很难找到解剖定位，因此使用透视导航是将内固定植入正确位置的关键。
- 在固定寰枢椎的病例中，C1~C2 小关节的

并发症及其防治策略

由于微创手术的操作空间有限，所以术中并发症的发生难以控制。如前所述，透视定位导航是帮助找到正确的解剖标志、准确放置植入物的关键。椎动脉损伤是微创寰枢椎融合术中最危险的并发症之一。一旦发生，应立即将螺钉植入以

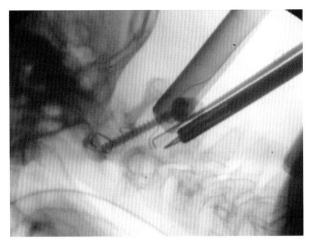

图12.9 患者解剖变异不适合放置C2椎弓根螺钉，植入C1侧块螺钉和短的C2螺钉的侧位透视图像

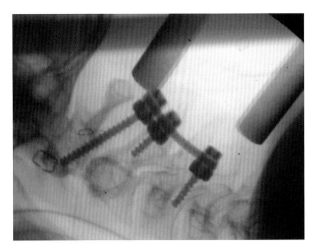

图12.10 同一患者的C1~C3侧位透视图像

填塞止血。此时应终止手术，不应在对侧植入螺钉以避免双侧椎动脉损伤。如果在暴露过程中发生椎动脉损伤，应压迫止血并改为开放手术。患者需行术后血管造影以评估和治疗术中带来的椎动脉损伤。

结论

颈后路微创手术是一种可以应用于脊柱外科的高效手术技术。只要合理选择病例，微创手术既减少了手术并发症、术中失血和术后疼痛，同时可以取得与开放颈后路融合手术相同的疗效。

参考文献

1. Young WF. Cervical spondylotic myelopathy: a common cause of spinal cord dysfunction in older persons. Am Fam Physician. 2000;62(5):1064–1070, 1073.

2. Emery SE. Cervical spondylotic myelopathy: diagnosis and treatment. J Am Acad Orthop Surg. 2001;9(6):376–88.

3. Fessler RG, Khoo LT. Minimally invasive cervical microendoscopic foraminotomy: an initial clinical experience. Neurosurgery. 2002;51(5 Suppl):S37–45.

4. Adamson TE. Microendoscopic posterior cervical laminoforaminotomy for unilateral radiculopathy: results of a new technique in 100 cases. J Neurosurg. 2001;95(1 Suppl):51–7.

5. Abbas SF, Spurgas MP, Szewczyk BS, Yim B, Ata A, German JW. A comparison of minimally invasive posterior cervical decompression and open anterior cervical decompression and instrumented fusion in the surgical management of degenerative cervical myelopathy. Neurosurg Focus. 2016;40(6):E7.

6. Adamson TE. The impact of minimally invasive cervical spine surgery. Invited submission from the joint section meeting on disorders of the spine and peripheral nerves, March 2004. Journal of neurosurgery. Spine. 2004;1(1):43–6.

7. Fong S, Duplessis S. Minimally invasive lateral mass plating in the treatment of posterior cervical trauma: surgical technique. J Spinal Disord Tech. 2005;18(3):224–8.

8. Wang MY, Green BA, Coscarella E, Baskaya MK, Levi AD, Guest JD. Minimally invasive cervical expansile laminoplasty: an initial cadaveric study. Neurosurgery. 2003;52(2):370–3. discussion 373

9. Wang MY, Levi AD. Minimally invasive lateral mass screw fixation in the cervical spine: initial clinical experience with long-term follow-up. Neurosurgery. 2006;58(5):907–12. discussion 907-912

10. Holly LT, Isaacs RE, Frempong-Boadu AK. Minimally invasive atlantoaxial fusion. Neurosurgery. 2010;66(3 Suppl):193–7.

11. Joseffer SS, Post N, Cooper PR, Frempong-Boadu AK. Minimally invasive atlantoaxial fixation with a polyaxial screw-rod construct: technical case report. Neurosurgery. 2006;58(4 Suppl 2):ONS-E375. discussion ONS-E375

12. Mikhael MM, Celestre PC, Wolf CF, Mroz TE, Wang JC. Minimally invasive cervical spine foraminotomy and lateral mass screw placement. Spine. 2012;37(5):E318–22.

13. Taghva A, Attenello FJ, Zada G, Khalessi AA, Hsieh PC. Minimally invasive posterior atlantoaxial fusion: a cadaveric and clinical feasibility study. World Neurosurg. 2013;80(3–4):414–21.

14. Gejo R, Matsui H, Kawaguchi Y, Ishihara H, Tsuji H. Serial changes in trunk muscle performance after posterior lumbar surgery. Spine. 1999;24(10):1023–8.

15. Gejo R, Kawaguchi Y, Kondoh T, et al. Magnetic resonance imaging and histologic evidence of postoperative back muscle injury in rats. Spine. 2000;25(8):941–6.

16. Tetreault L, Tan G, Kopjar B, et al. Clinical and surgical predictors of complications following surgery for the treatment of cervical Spondylotic myelopathy: results from the multicenter, prospective AOSpine international study of 479 patients. Neurosurgery. 2016;79(1):33–44.

17. Sakai K, Yoshii T, Hirai T, et al. Cervical sagittal imbalance is a predictor of Kyphotic deformity after Laminoplasty in cervical Spondylotic myelopathy patients without preoperative Kyphotic alignment. Spine. 2016;41(4):299–305.

18. Yoshida M, Neo M, Fujibayashi S, Nakamura T. Comparison of the anatomical risk for vertebral artery injury associated with the C2-pedicle screw and atlantoaxial transarticular screw. Spine. 2006;31(15):E513–7.

19. Holly LT, Foley KT. Percutaneous placement of posterior cervical screws using three-dimensional fluoroscopy. Spine. 2006;31(5):536–40. discussion 541

20. Vale FL, Burns J, Jackson AB, Hadley MN. Combined medical and surgical treatment after acute spinal cord injury: results of a prospective pilot study to assess the merits of aggressive medical resuscitation and blood pressure management. J Neurosurg. 1997;87(2):239–46.

21. Sutter M, Deletis V, Dvorak J, et al. Current opinions and recommendations on multimodal intraoperative monitoring during spine surgeries. Eur Spine J. 2007;16(Suppl 2):S232–7.

22. Goel A, Desai KI, Muzumdar DP. Atlantoaxial fixation using plate and screw method: a report of 160 treated patients. Neurosurgery. 2002;51(6):1351–6. discussion 1356-1357

23. Harms J, Melcher RP. Posterior C1-C2 fusion with polyaxial screw and rod fixation. Spine. 2001;26(22):2467–71.

24. Barrey C, Mertens P, Rumelhart C, Cotton F, Jund J, Perrin G. Biomechanical evaluation of cervical lateral mass fixation: a comparison of the Roy-Camille and Magerl screw techniques. J Neurosurg. 2004;100(3 Suppl Spine):268–76.

25. Barrey C, Mertens P, Jund J, Cotton F, Perrin G. Quantitative anatomic evaluation of cervical lateral mass fixation with a comparison of the Roy-Camille and the Magerl screw techniques. Spine. 2005;30(6):E140–7.

26. Lu Y, Wang J, Zheng W, Liu J, Huang B. Minimally invasive anterior transarticular screw fixation and fusion for atlantoaxial instability. Zhongguo Xiu Fu Chong Jian Wai Ke Za Zhi. 2012;26(7):769–72.

椎板切除术后后凸畸形和颈椎畸形的矫正

13

作者：Melvin C. Makhni, K. Daniel Riew
译者：吴深深　审校：林文波

引言

多节段椎板切除术通常用于治疗颈椎管狭窄患者，可能导致术后颈椎后凸畸形或鹅颈畸形。在行椎板切除减压术但未同时行融合固定的患者中，多达 47% 的患者发生后凸畸形[1]。Kaptain 等评估了术前颈椎前凸不良的患者，指出他们与术前颈椎曲度正常的患者相比，术后发生后凸畸形进展的概率明显更高[2]。有限元分析表明，椎板切除术后颈椎屈曲角度增大，基于绵羊模型的在体实验证实了这一发现并且也显示后凸畸形的形成可能与终板软骨细胞凋亡有关，其可能参与了后凸畸形的形成[3,4]。因为颈椎中近 2/3 的负荷是通过后柱承担的，后柱结构的破坏会使生物力学改变。然而，目前的证据表明，如果仔细地保留小关节和肌肉完整性，椎板切除术可以在不行融合的情况下应用于有合适适应证的颈椎管狭窄患者，特别是那些术前颈椎前凸良好的患者[5~9]。

Van Geest 等的研究表明，退行性脊髓压迫行颈椎椎板切除术，术后脊柱后凸的发生率为 18%。然而，他们说明这些病例几乎总是发生在术前颈椎前凸减少的患者中[7]。Li 等对那些因为治疗脊髓型颈椎病（由于狭窄伴黄韧带增生肥厚所致）而接受了多节段椎板切除术的患者进行了长期的随访回顾[8]。研究表明，术前颈椎曲度良好的患者在平均 12.1 年的随访中，其颈椎曲度指数明显下降。尽管随访过程中发现患者的颈椎前凸角度减小，但是所有患者均未出现神经功能恶化，一般只有轻微的疼痛。

颈椎畸形让患者变得虚弱，对他们的生活质量产生了重大影响。它不仅可以导致疼痛和平视功能障碍，而且随着畸形发展可引起脊髓和神经根病变。严重的情况下可引起吞咽困难，甚至由于颌抵胸畸形而产生胸前压疮。此外，颈椎畸形给寻求安全地改善患者疼痛、功能缺陷和畸形的外科医生带来了艰难挑战。在尝试手术干预之前，了解畸形的病因以及可行的各种手术和非手术治疗选择方案非常重要。

颈椎畸形可能有多种不同的病因。清楚地了解畸形产生的原因和患者先前的颈椎或其他脊柱手术史，可以帮助治疗方案的选择。颈椎后凸畸形是最常见的畸形类型，患者可能在椎板切除术后或者由于早期融合（手术诱导或自发性融合，如强直性脊柱炎）发展为颈椎后凸畸形。脊柱侧弯、肿瘤、创伤和胸腰椎畸形或矫正后的代偿性变化，都是颈椎正常曲度丢失的可能原因。

手术的目标因人而异。通常，手术的主要目标是缓解疼痛和改善功能，包括恢复患者的平视功能。另一个目标是对可能在畸形发展中受压的脊髓及神经进行减压。实现椎间稳固融合是至关重要的，这可能需要附加步骤来实现坚强融合。最后，在矫正颈椎曲度的同时关注脊柱整体序列，有助于实现局部和整体的矢状面平衡。

本章将描述各种类型的颈椎畸形，并建立一

个能够理解这些情况并能逐步处理它们的框架。首先我们将讨论适应证、患者选择和其他术前考虑因素。然后我们将重点阐述椎板切除术后后凸畸形和僵硬性颈椎后凸畸形的手术方案。

适应证及患者选择

进行外科手术之前，有关患者潜在的疾病和临床情况的相关因素必须加以考虑。外科医生必须明确患者就诊的原因，包括神经损害、疼痛、平视功能障碍，甚至是美容或者以上情况的组合。有的患者可能因为严重畸形导致的吞咽困难或发音困难来就诊。

随后，医生必须对患者的健康状况进行全面评估，以确定他们是否能够耐受手术，并对患者的合并疾病进行全面评估，特别是心脏和肺的健康状况。此外，还应进行营养状态评估和血管、内分泌检查，以优化术后康复，并排除深静脉血栓和骨质疏松症的患者。骨质疏松症患者应该考虑在术前进行抗骨质疏松治疗，以避免手术节段的下端椎体发生骨折。此外，患者应在术前停用止痛药物，那些术前服用较大剂量的患者术后可能需要更大剂量的止痛药，这将导致术后发生呼吸抑制和肺炎的风险增加。在进行任何颈椎畸形矫正手术之前戒烟，对于术后伤口的愈合至关重要。

术前考虑

适当的术前计划取决于几个因素。这有助于确定手术入路是前路、后路或前后联合入路，还有助于确定融合节段。

1. 畸形的柔韧性。柔韧性较好的畸形的矫正手术可以根据其他因素决定手术入路是前路、后路或前后联合入路。僵硬型畸形必须采用截骨术治疗，无论该畸形是由于强直性脊柱炎等先天疾病引起的，还是由于前期手术融合导致的医源性

病因引起的。截骨手术可以从前路、后路或前后联合入路进行。

2. 神经功能损伤。患者术前存在神经功能损伤可能影响手术入路的选择。如果存在前方压迫或严重的椎间孔狭窄，则需要前路直接减压而不是间接畸形矫正。同样的，后方的软组织瘢痕则从后路更容易处理。

3. 骨质疏松症。骨密度差的患者需要进行前后联合手术来提高融合结构的强度和稳定性，而不是通过单一手术入路进行融合。

4. 影响手术入路选择的其他相关因素。在决定手术入路时，应考虑患者的临床和个人情况以及他们的既往疾病史。歌手和既往有颈前路手术或前路根治性颈淋巴结清扫术的患者选择后路会降低手术风险。相反，对于硬膜扩张的患者，后路手术可能会难度更大（图 13.1）。

5. 畸形的严重程度。患有严重颌抵胸畸形的患者可能很难通过前路进行手术。这类患者最佳的手术方案是后路或者前后联合入路手术。

6. 畸形的节段位置。远端融合节段水平受畸形位置的影响。一般而言，所有切除椎板的节段均应进行固定融合。如果畸形范围比较局限，那么在该处进行局部矫正就足够了。如果局灶性畸形严重，后部矫正将使得颈椎前柱留下较大的间隙，这种情况下应进一步行前路融合固定。如果考虑单纯后路固定不充分，也应考虑前路固定。如果颈椎后凸畸形是由于远处的畸形或脊柱整体畸形导致的代偿现象，则应拍摄脊柱全长 X 线片以更好地设计畸形矫正的顺序和范围。

所有椎板切除术后后凸畸形和颈椎畸形的患者应常规行多角度颈椎 X 线片检查，以及过伸过屈位 X 线片以评估畸形的僵硬程度。如果患者出现严重的局部失衡或整体失衡，则应进一步行脊柱全长片 X 线检查。MRI 检查有助于发现、定位神经损伤患者的压迫节段。由于 CT 扫描可增强骨分辨率，CT 扫描可进一步协助制订手术计划。有严重畸形和拟行截骨手术的患者建议进

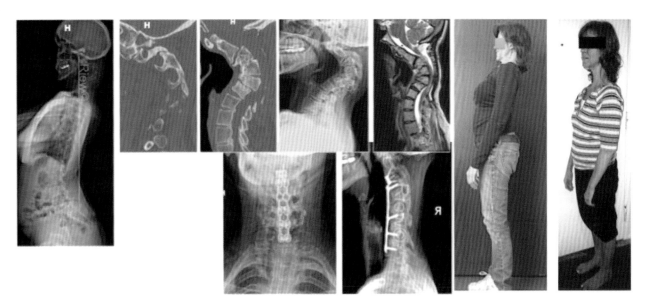

图13.1 45岁女性脊髓病患者，在15岁时因患星形细胞瘤行C4~C6椎板切除术。由于硬膜向后伸展，我们选择行单纯前路手术。虽然结果不是那么完美，但是患者获得了巨大的改善，并且避免了可能的硬膜相关并发症

行 CT 或 MR 血管造影，以更好地判断椎动脉的走行。

椎板切除术后后凸畸形

概述

医源性椎板切除术后后凸畸形的患者可以通过前路或前后联合入路进行手术治疗。前方的压迫可以通过责任节段的椎体次全切除术和椎间盘切除术进行直接减压。如果只需要单节段椎体次全切除术，那么在骨密度较好的患者中可以考虑仅通过前路手术治疗。只有那些骨密度良好的患者才能采用单一前路手术来恢复颈椎前凸曲度。理想情况下，这些患者还应在椎体次全切节段上、下各有 4~6 个固定点。

在 2.7 年的随访期中，单纯通过前路手术矫正椎板切除术后后凸畸形，在接受最多四节段椎体次全切除术治疗的患者发生并发症的风险高达 60% 以上[10]。研究表明，尽管使用了 Halo vest 支具，术中未行内固定的患者，术后假关节形成、后凸畸形进展、再手术和植入物移位的发生率仍

旧很高。Herman 和 Steinmetz 的研究均表明，行椎体次全切除术后同时进行颈前路钢板固定有助于改善神经功能和颈椎后凸[11,12]。这些研究的病例多为单节段和双节段的椎体次全切除。我们建议对 2 个及以上节段的椎体次全切除术进行前后联合入路融合固定，以减少植入物和钢板相关的并发症。在既往行椎板切除术的患者中，邻近椎体后柱之间的连接断开，随后进行的前路椎体次全切除术将前柱椎体之间的连接分离，使得手术节段上、下部分仅由软组织连接。在多节段椎体次全切除术中，即使进行前路内固定，融合节段也是高度不稳定的。

相比颈椎椎体次全切除术，颈椎前路椎体间融合（ACDF）具有较低的植入物沉降和移位的风险，因而是更好的选择。因为 ACDF 可以进行邻近节段的融合固定，它们本身比椎体次全切除术更稳定。然而，如果神经的压迫位于椎体后方则需要进行椎体次全切除术，则应尽可能减少椎体次全切除术节段并尽可能进行椎间盘切除术，以避免进行多节段椎体次全切除术（图 13.2）。在行椎体次全切除术的患者中，可以通过前路行 Hybrid 手术以避免行后路手术，即在椎体次全切

117

除术节段的上、下方进行 ACDF。对于单独的前路内固定手术，我们常在固定节段的尾端进行至少 1 个 ACDF 手术，它允许在 ACDF 上方和下方植入 4 枚螺钉。这种固定结构远端具有更好的稳定性，有助于减少植入物相关的并发症。Park 报道了 23 例通过 Hybrid 手术，即椎体次全切除术结合 ACDF 的前路钢板固定手术，用于矫正椎板切除术后后凸畸形[13]。在平均 4 年的随访中颈椎曲度从后凸 20.9° 恢复到前凸 9.6°，术后评分显著改善，仅有 1 例患者出现 1 个节段的假关节形成。

然而，对于大多数患者，建议进行前后联合入路来促进融合，也可以减轻由于在先前已经切除部分脊柱后部结构并且切除颈椎前柱所带来的不稳定性（图 13.2）[14]。

手术技术

根据上述标准[13,14]，前路手术重建可以在有或没有辅助后路固定的情况下进行。对于前路手

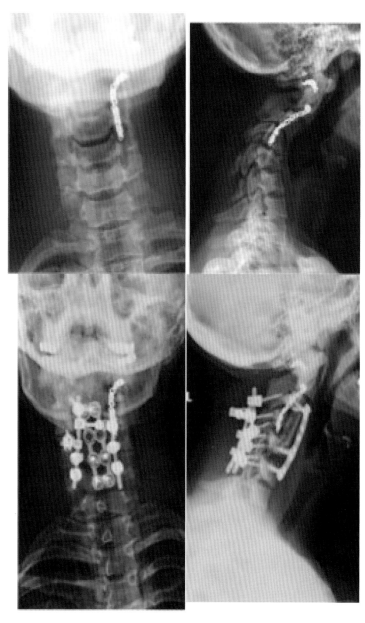

图13.2　一位20岁女性表现为椎板切除术后颈椎后凸畸形。采用椎体次全切除和ACDF的Hybrid前路内固定术来获得360°融合

术，所有患者应该有适当的术中运动和体感诱发电位监测，应分别在摆体位后、术中牵引安装后，以及在整个手术过程中进行定期监测，特别是在畸形矫正期间。用胶带轻柔下拉肩部，用绷带固定手腕并向远端固定于床尾，可用于帮助改善术中透视的效果，尤其是当后凸畸形顶点位于下颈椎时。对于柔韧性较好的畸形，应在消毒皮肤之前确保颈部处于前凸位置。在患者摆好体位后，应拍摄颈椎侧位片以确认颈椎曲度，可以根据需要进行调整患者体位并重新拍片确认。在畸形较为僵硬的情况下，可活动的节段必须在开始时置于过度前凸位置，否则患者的体位将使后凸的矫正更加困难。

进行标准的乙醇泡沫和氯己定术前消毒后，可以对目标节段进行标准的颈椎前路手术[15]。我们建议使用横切口，通过软组织的松解，在大多数情况下可以做到 C2~T1 的暴露。在拍片定位后，将椎体钉植入目标椎体中。它们可以成角度地互相交叉，以便在撑开后更好地矫正后凸。使用尖刀切开椎间盘，并用咬骨钳和刮匙取出椎间盘。可以用磨钻进行骨性结构的去除，通过"火柴头"磨钻贴着后纵韧带表面来回移动进行侧面磨除，可以减小硬膜撕裂的风险。切除骨化的后纵韧带有利于更好地矫正颈椎后凸畸形。

在患有骨质疏松症的患者中，如果无法实现在位于椎体次全切节段的邻近节段至少做了 1 个节段的 ACDF 并植入 4 枚以上螺钉，及在远端植入 4~6 枚螺钉，那么这种情况下，进行后路加强固定是更好的选择。有些情况下可以通过前路手术进行单节段椎体次全切的固定，但对于大多数患有颈椎后凸和椎管狭窄的患者，需要进行前后联合入路固定融合。在大多数情况下，椎体次全切的前路钢板固定有助于防止植入物的移位；然而，在一些情况下（如患有严重吞咽困难的患者），亦可以选择单纯的后路手术固定。考虑到是翻修手术，后路手术暴露时需要非常小心。瘢痕必须仔细切开，时刻注意已经暴露的脊髓。主要由侧

块和椎弓根螺钉组成坚强的后路固定可以用来促进 360° 融合。除非在颅颈交界处存在病变，否则我们头端固定一般不包括 C2。通常，固定至 C2 处可实现颈椎最强固定强度。

手术后，患者应戴硬质颈托 6 周。对于留置气管插管的患者，应将患者转移到 ICU 进行密切观察，以防止软组织显著肿胀导致气道狭窄引起呼吸困难。

僵硬型屈曲畸形

概述

除了椎板切除术后丧失颈椎后部的支撑之外，还有各种原因会引起颈椎屈曲畸形。僵硬型后凸畸形必须采用截骨术治疗，在手术规划中至关重要的是明确所需的矫正度数。截骨术包括后柱截骨、经椎弓根截骨和前柱截骨，以及三者的组合，均可以实现改善曲度、缓解疼痛和恢复功能的目的。

在矫正颈椎畸形之前，应对脊柱整体曲度进行评估，以确定它是否是胸腰椎矢状面畸形的代偿性改变。检查局部和整体矢状面序列以及通过颌眉垂直角以评估平视功能，有助于更好地进行术前规划以优化术后的平衡和功能。

仔细进行影像学分析可以在进行截骨术之前确认畸形的僵硬程度。如果曲线看起来是可活动的，则在摆体位时可以将颈椎摆放到适当的位置，从前路、后路或前后联合入路进行固定融合。如果颈椎的活动度较小，则通过前路松解和椎间盘切除相结合，可提供足够的活动性。如果确认脊柱是完全僵硬的，截骨术是实现角状畸形矫正的唯一选择。

由于手术中固有的高风险，患者在进行颈椎截骨术前应进行系统规范的保守治疗来改善症状；在患者出现进行性神经功能损伤的情况下，可以跳过保守治疗，直接进行手术治疗。实际上，对

于僵硬型的畸形,并没有有效的非手术治疗方案。

选择前路还是后路截骨术取决于诸多因素。大多数畸形可以通过前路、后路或前后路联合手术进行矫正[16,17]。具有不同经验和偏好的外科医生可以通过完全不同的手术方案获得良好的临床效果。在过去,我们最常用的畸形矫正方法是后路经椎弓根截骨术。我们随后设计出了一种前路截骨术,发现它至少跟后路截骨术一样快甚至更快,并且失血量更少[19]。

前路截骨术

在某些情况下,前方手术入路操作难度较大,尤其是在僵硬型畸形的顶椎区域。通常截骨的深度非常深,拿磨钻的时候首必须拿在手柄的最远端,这样便很难控制磨头部分,因此只有经验丰富且惯于使用磨钻的外科医生才能在严重脊柱后凸的情况下尝试前路进行手术。

如果要进行基于前路的截骨术,必须决定从哪侧进入。如果患者既往有颈前路手术史,应在术前评估既往手术侧的喉返神经功能,如果它仍未受损,则可以采用对侧入路,这样手术暴露时可以辨别正常的解剖结构而不是瘢痕组织。如果先前的手术已经损伤了既往手术侧的喉返神经,则必须使用同一侧手术入路以保留对侧神经的完

整性。如果需要比单一前路截骨术或后柱截骨术(PCO)更大角度的矫正,二者可以结合起来,现有研究表明二者技术结合可以达到类似单个椎弓根截骨术(PSO)的角度矫正,且住院时间更短,手术失血量更少[16]。

作为后路手术的替代或补充,前方入路可用于前路颈椎截骨术[18,19]。患者体位的摆放因人而异,可以通过将头垫高来缓冲由于颈椎后凸畸形而导致头部抬离手术台。应用Gardner–Wells头架,根据需要将头部放在圆形泡沫垫和手术单上。当准备进行截骨术时,最初施加2.2 kg的牵引力,在截骨闭合时进一步加大牵引力。使用标准的Smith — Robinson入路,如果患者既往有颈椎前路手术史,要注意前文提及的手术入路选择的相关问题。将Caspar椎体钉置于截骨部位两端的后凸椎体,然后用磨钻截骨以矫正存在的畸形平面(图13.3)。逐步向后切除骨块至后纵韧带。两侧截骨时注意避免椎动脉的医源性损伤。可以预防性地在这些节段上进行椎间孔成形术以防截骨仰伸过程中造成神经损害。

然后,可以通过颈椎的仰伸实现矫形。移除患者头部下方的衬垫,并在患者的前额上施加温和的恒定压力。同时,椎间撑开器可用于截骨部位的撑开(图13.4)。如果需要,可将牵引力增

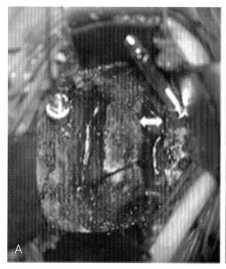
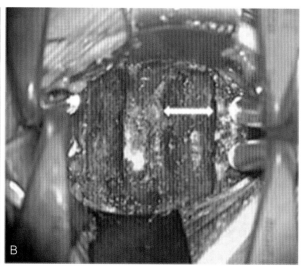

图13.3 首先放置交叉的Caspar椎体钉,撑开椎体钉后有助于恢复脊柱前凸(经Kelly等[20]的许可)

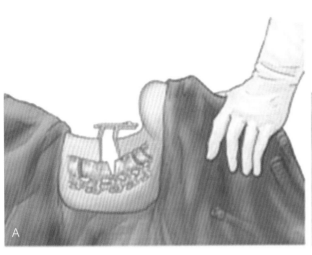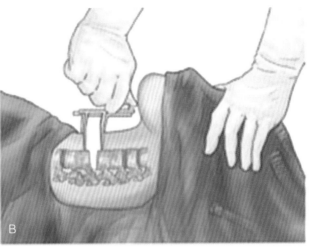

图13.4 使用椎间撑开器的同时按压患者的额头来获得颈椎仰伸（经Kelly等[20]的许可）

加至9或11.3 kg以维持颈椎前凸。使用最大深度和宽度的植入物并辅以前路内固定。所有手术均为前路手术或联合辅助后路截骨术或简单的内固定器械融合术进行辅助支撑（图13.5）。由于前路截骨术的旋转中心位于椎体的后缘，因此矫形过程中脊髓或椎动脉受到的拉伸很小。在我们的研究中，17例接受前路截骨术的患者术后平均矫正度数为23°，没有患者发生术中神经生理学监测变化或神经损伤[19]。然而，一旦发生这些情况，必须仔细检查神经，以确保彻底减压；为了尽量减少对脊髓的牵拉，可能需要适当减小矫正的角度。

经椎弓根截骨术

当制订手术方案时，必须考虑到畸形部位和计划的截骨方式。决定需要矫正多大的角度将会影响到截骨方式的选择。与胸腰椎一样，经椎弓根截骨术比后柱截骨术具有更好的矫形效果。原则仍然是远端截骨术比近端截骨术允许更大的绝对平移距离。

如果需要PSO，由于多种原因C7是最理想的截骨节段，前提是它适合为个体的畸形提供矫正。这就降低了椎动脉损伤的风险，因为在此平面椎动脉通常位于横凸孔的前方，除非它存在变异。同时，这一平面的椎间孔也更大。如前所述，截骨越平面越靠下，近端椎体平移距离越大。

后柱截骨术可以在1个或多个节段进行。对于前柱有活动性的患者，简单的Ponte截骨术就可以获得良好的矫形效果。然而，对于脊柱僵硬的患者，必须行Smith-Petersen或经椎弓根截骨术。在这2种截骨术中，根据需要切除上、下关节面，以及这个节段和部分邻近节段的黄韧带。在Smith-Petersen截骨术中，有人设计了一个楔形骨槽，截骨闭合后可延长前柱。如果没有充分的后路固定，这比椎弓根切除截骨术更不稳定，因为经椎弓根截骨术是一种闭合楔形截骨，保持了完整的前柱。然而，当采用经椎弓根截骨术进行大角度矫正时，通常前柱是张开的。这种情况常发生于经后路去除松质骨的骨量不足时。

体位摆放

由于颈椎后凸畸形，患者体位摆放较为困难。我们使用OSI Jackson骨科床，在胸部下垫填充物，这对于支撑后凸的胸椎是十分必要的。头部悬空固定于双矢量牵引的Gardner-Wells头架（图13.6），从而提供正中伸展状态。截骨前，正中牵引绳的牵引重量为9 kg；截骨后，重量转移到仰伸牵引的牵引绳上。

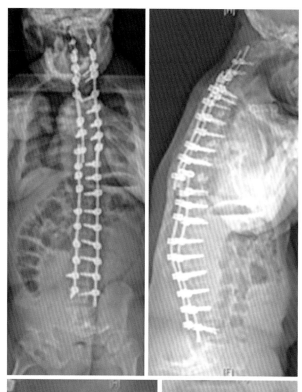

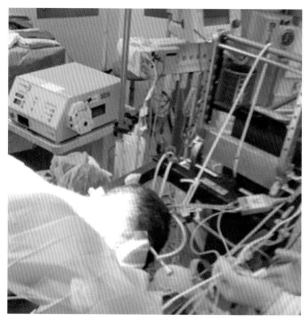

图13.6　双矢量牵引固定在Gardner-Wells头架上,一根绳子进行水平牵引,另一根绳子提供仰伸牵引

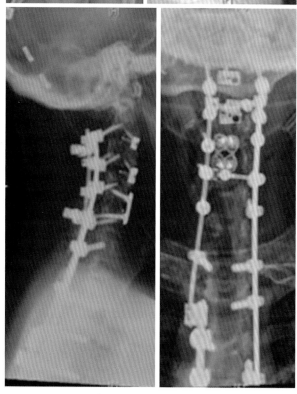

图13.5　对于软骨发育不全侏儒症和先天椎管狭窄脊髓病的患者,矫正颈椎畸形:颈前路C2~C3、C3~C4截骨和C4~C5 ACDF,联合后路C2~T2矫形减压融合内固定术,在C2~C3、C3~C4后柱截骨。

为了防止感染,我们用一次性铺巾将大片区域隔开,最好是超过头部和尾部切口 10 cm 以上的区域,并尽可能宽地横向隔开。然后我们用乙醇对皮肤和一次性铺巾进行消毒。待干燥后,我们进行标准的消毒铺巾。

手术技术

暴露是手术中的关键部分。在中线无血管和肌肉的部位仔细暴露可使出血量降至最低。如果暴露不当引起肌肉出血,可能会导致在暴露和整个手术过程中出血几百毫升。我们向下暴露棘突并保留附着于棘突末端的肌肉。从 C3 到 C6,棘突通常是分叉的,所以我们在棘突末端分叉处切开。对于较低节段无分叉的棘突,我们斜切有椎旁肌附着的棘突尖端,这使得我们可以在手术结束时将骨与骨缝合,最大限度地减少缝合过程中造成的肌肉坏死。

在 C7 行 PSO 时,采用普通方式暴露脊柱后方。在手术近端,根据内固定的强度,内固定器械应在截骨上方至少 4~6 个固定点。如果脊柱畸形延伸到 C2 甚至枕骨,我们通常会固定到相应节段。这是因为随着长期畸形，脊柱会发生骨质疏松，术后容易发生螺钉拔出。此外，在固定节段上方发生骨折的风险更高。在远端，固定最好延伸至 T3、T4 或更低节段，且远端至少要有 6 个固定点。矫形过程中，不能同时在 C6 和 T1 植入螺钉，因为截骨闭合后，螺钉之间靠得太近可能会干扰截骨的完全闭合。经过大范围的矫正，C6 和 T1 螺钉都必须跳过。我们通常跳过 C6，因为截骨闭合后，C6 螺钉离 T1 螺钉太近，从而无法使用。我们也可以使用 C6 螺钉而不使用 T1 螺钉，这取决于患者的可用固定点。根据患者的病情选择近端和远端的固定节段，因为内固定范围越长，手术时间也就越长。在俯卧位出现颌抵胸畸形的病例中，患者的头部要朝向地面。在这种情况下，长时间的手术和过多的失血会增加术后失明的风险。因此，必须尽可能迅速且安全地进行手术（图 13.7，13.8）。

在切除 C7 椎板和邻近的 C6 下部和 T1 上部部分椎板后，切除 C7 侧块。切除 C6 下关节突和 T1 上关节突的上部。然后，利用磨钻进入 C7 椎弓根，操作过程中注意保持椎弓根壁的完整，以保护神经和脊髓。通过椎弓根，使用磨钻、反向刮匙去除松质骨（图 13.9）。然后磨薄椎弓根壁并去除，并向前推椎体后缘皮质骨。

此时，安装连接棒，螺帽不拧紧。我们更喜欢使用具有可弯曲关节的连接棒，因为它比弯曲棒更容易。一些矫正是通过术中弯棒进行的，但是棒也必须能够在远端截骨的螺钉中滑动。然后外科医生拿着 Gardner-Wells 头架并将悬吊重量转换到仰伸绳。通过头架的拉力，松质骨椎体塌陷，截骨部位开始闭合。一旦闭合就拧紧螺帽。在整个截骨和闭合过程中，都应对 C7、C8 神经根和脊髓进行保护，以确认 C6 或 T1 的关节突没有压迫 C7 或 C8 神经根。在截骨闭合过程中还应检查神经生理学监测变化，此时平均动脉压应高于 80 mmHg，可根据需要通过唤醒测试来确认神经系统状态。植骨是为了脊柱融合，大多数情况下可以仅用椎板切除中所收集的自体骨，因为截

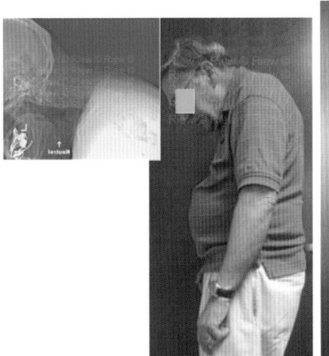
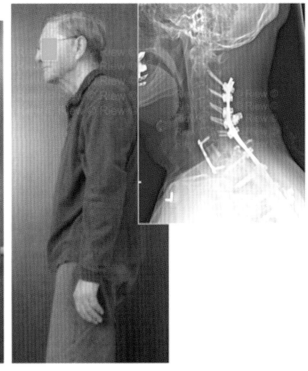

图13.7 这个强直性脊柱炎患者有一个漏诊的骨折，出现颌抵胸的畸形，行前路截骨/椎体次全切除术联合后路内固定，获得良好矫形

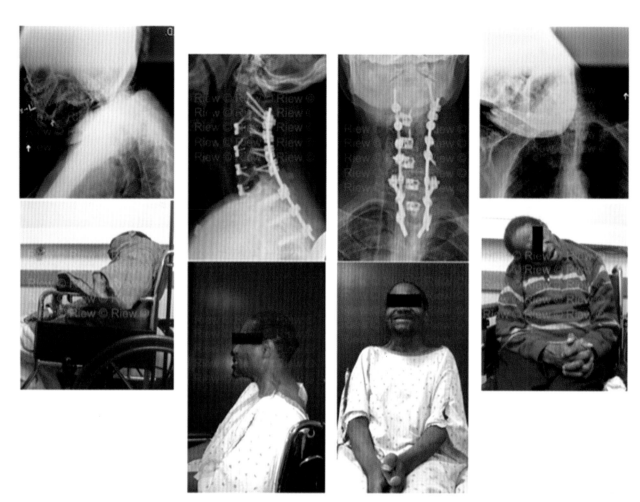

图13.8　我们进行了后路稳定的内固定和前路截骨，以纠正这种耳触肩和颌抵胸的畸形。相比使用多节段钢板进行前路固定，单独使用融合器可以使进一步的后路矫正更加容易，且速度更快

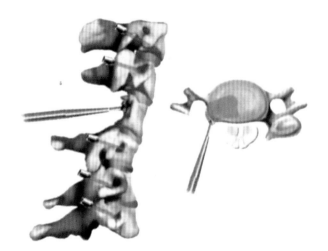

图13.9　在PSO过程中，经椎弓根进行去松质骨操作

骨节段通常融合良好。

关闭切口

正确关闭切口是避免术后切口裂开和感染的关键。我们团队颈后路手术的感染率不到 0.05%，其中还包括大范围截骨和从枕骨至胸椎的手术。部分原因是上述小心细致的暴露。我们也经常冲洗切口。然后我们将 1 g 万古霉素粉撒入切口[15]，在切口深部放置引流管，然后将凝血酶浸泡的明胶海绵置于引流管上面。明胶海绵可减少术后出血，使大多数患者在术后第二天即可出院。如果已经行椎板切除术，就不应该使用这种方法，因为明胶海绵膨胀后可能对脊髓造成压迫。然后我们用缝线每隔 1 cm 间断缝合 C2 到 T4 的切口。

切口内无效腔可以积存血液并成为感染灶，而这种缝合方法可以消除残留的无效腔。如果患者有超过 5 cm 厚的脂肪，我们也可在筋膜浅层放置引流。

典型病例

20 岁女性，因 C3~C6 颈后路椎板切除术后颈椎后凸畸形，合并轴性痛、颈部僵硬和脊髓病就诊。既往有 C1~C4 椎板切除术及脑膜瘤放疗史（图 13.2）。术前有脚麻症状，而且颈椎后仰时脚麻会加重，同时她的右手持物困难，偶尔会出现麻木、疼痛和乏力，Hoffman 征阳性。为了获得 360° 融合，行 C4 前路椎体次全切术，C5~C6 ACDF，以及 C3~C4 颈椎后路减压融合内固定术。尽管没有任何节段出现自发融合，但是她的颈椎缺少"灵活性"，非常僵硬，不能活动。这在椎板切除术后颈椎后凸患者长期随访中非常常见。通过前路手术只能获得部分矫正。然后我们使用复位螺钉进行更好的后路固定。然而，我们发现因为患者存在骨质疏松，即便冒着内固定失败的风险也不能获得更好的颈椎前凸曲度。因此，我们接受了次优的矫正方法。为了避免这种情况的发生，我们建议使用一种特殊的延伸钢板，用螺钉固定在 C5 和 C6 上，但钢板上端覆盖椎体次全切除节段约 50%，以防止植入物脱出。不固定到 C3，可以通过后路实现更好的矫形效果。患者术后恢复良好，在术后 12 周的随访中，患者反馈症状持续改善，颈痛完全缓解。

技术要点

- 在进行截骨手术时，术前对颈椎的体位摆放可以通过牵引进行优化，以达到对畸形的最佳矫正。前路手术可以通过增加牵引力，使用椎间撑开器和辅助的人工力量来帮助恢复前凸，后路手术可以使用双矢量牵引来帮助恢复前凸。

- 前路截骨术可用于补充或者替代后路截骨术，可在减少失血量的情况下达到相似的矫正效果。

- 可以在后凸畸形节段的椎体前方放置交叉的 Caspar 椎体钉，把椎体钉撑开至互相平行状态有助于恢复颈椎前凸曲度。

- 对于骨质疏松的患者，在椎板次全切除上、下部无法实现 4~6 个固定位点的患者（理想的手术方案为在手术节段的近端和远端联合 ACDF 术），通常要辅助后路固定。

- 对于僵硬型颈椎畸形患者，必须行 Smith-Peterson 或经椎弓根截骨术。近端固定应跨越融合节段，并向上固定至少 4~6 个节段，截骨节段下方也应固定至少 6 个点。

- 严密的切口闭合技术有助于降低感染率，尤其是在颈椎后路手术中。

并发症及其防治策略

颈椎畸形手术中最严重的并发症之一是瘫痪。保护神经是手术中的重中之重。前路减压时，采用高速切割磨钻和沿着后纵韧带轻柔的连续清扫动作，可以使硬膜撕裂的发生率最小化。这一步骤在前路处理僵硬型屈曲畸形时尤其困难，有时需要外科医生握住磨钻的一端，以便充分利用器械的深度，因此外科医生对磨钻的熟练度是一个先决条件。此外，在截骨闭合前进行椎间孔减压术可以有效预防神经根受压。在截骨闭合过程中手术医师与麻醉和神经生理学监测小组的沟通也有助于降低过度矫正和神经功能恶化的风险，唤醒测试可用于进一步确认神经状态。

椎动脉的损伤同样可能危及生命。应该仔细研究术前影像学检查结果，以便对任何异常解剖进行定位和识别，从而保护椎动脉，尤其是在截骨过程中。同时，前路减压范围要达到双侧钩突，如果切除钩突，必须仔细操作，在钩突切除过程中用 Penfield 保护椎动脉。

术后可能会发生内固定失败，特别是骨质疏松的患者。如果近端和远端固定不充分或存在骨质疏松，那么 360° 融合可帮助加强结构的稳定性。较大的螺钉和植入物也可以提供额外的强度。前方伸展截骨后，可用小的延伸钢板或侵及终板的螺钉进行阻挡可防止植入物脱出。如果截骨过少或在 PSO 中椎体前缘骨皮质被打穿，则在后方截骨闭合中可能发生椎体前方的骨折。如果后方有坚强固定，那么可能不需要进一步的手术。我们的首选是翻转患者，在前路骨折部位上、下方进行 4 个点的钢板固定。术后颈托的使用也可用于保护内固定稳定，特别是在骨质疏松和截骨术后的患者。

细致、高效的手术技巧也可以帮助避免某些并发症。如果后路手术时间过长，特别是在没有适当的缓冲垫情况下，可能会由于眼睛受压而导致失明。对于颈椎手术时间过长或失血量过多的患者，应考虑延迟拔管以避免气道损伤。高效、微创的手术可以减少失血，同时也可以降低手术部位感染的风险。

参考文献

1. Kato Y, Iwasaki M, Fuji T, Yonenobu K, Ochi T. Long- term follow-up results of laminectomy for cervical myelopathy caused by ossification of the posterior longitudinal ligament. J Neurosurg. 1998;89:217–23.

2. Kaptain GJ, Simmons NE, Replogle RE, Pobereskin L. Incidence and outcome of kyphotic deformity following laminectomy for cervical spondylotic myelopathy. J Neurosurg. 2000;93:199–204.

3. Kode S, Kallemeyn NA, Smucker JD, Fredericks DC, Grosland NM. The effect of multi-level laminoplasty and laminectomy on the biomechanics of the cervical spine: a finite element study. Iowa Orthop J. 2014;34:150–7.

4. Kong D, Zheng T, Fang J, Li X. Apoptosis of endplate chondrocytes in post-laminectomy cervical kyphotic deformity. An in vivo animal model in sheep. Eur Spine J. 2013;22(7):1576–82.

5. Cabraja M, Abbushi A, Koeppen D, Kroppenstedt S, Woiciechowsky C. Comparison between anterior and posterior decompression with instrumentation for cervical spondylotic myelopathy: sagittal alignment and clinical outcome. Neurosurg Focus. 2010 Mar;28(3):E15.

6. McAllister BD, Rebholz BJ, Wang JC. Is posterior fusion necessary with laminectomy in the cervical spine? Surg Neurol Int. 2012;3(Suppl 3):S225–31.

7. van Geest S, de Vormer AM, Arts MP, Peul WC, Vleggeert-Lankamp CL. Long-term follow-up of clinical and radiological outcome after cervical laminectomy. Eur Spine J. 2015 Apr;24(Suppl 2):229–35.

8. Li Z, Xue Y, et al. Extensive laminectomy for multilevel cervical stenosis with ligamentum flavum hypertrophy: more than 10 years follow-up. Eur Spine J. 2015;24(8):1605–12.

9. Laiginhas AR, Silva PA, Pereira P, Vaz R. Long-term clinical and radiological follow-up after laminectomy for cervical spondylotic myelopathy. Surg Neurol Int. 2015;6:162.

10. Riew KD, Hilibrand AS, Palumbo MA, Bohlman HH. Anterior cervical Corpectomy in patients previously managed with a laminectomy: short-term complications. J Bone Joint Surg Am. 1999;81(7):950–7.

11. Herman JM, Sonntag VK. Cervical corpectomy and plate fixation for postlaminectomy kyphosis. J Neurosurg. 1994;80:963–70.

12. Steinmetz MP, Kager CD, Benzel EC. Ventral correction of postsurgical cervical kyphosis. J Neurosurg. 2003;98(1 Suppl):1–7.

13. Park Y, Riew KD, Cho W. The long-term results of anterior surgical reconstruction in patients with postlaminectomy cervical kyphosis. Spine Journal. 2010;10:380–7.

14. Riew KD, Auerbach JD, Angevine PD. Postoperative

deformity of the cervical spine. In: Rothman-Simeone the spine. Philadelphia: Elsevier; 2011.

15. Pahys JM, Pahys JR, Cho SK, Kang MM, Zebala LP, Hawasli AH, Sweet FA, Lee DH, Riew KD. Methods to decrease postoperative infections following posterior cervical spine surgery. J Bone Joint Surg Am. 2013;95(6):549–54.

16. Kim HJ, Piyaskulkaew C, Riew KD. Comparison of Smith-Petersen osteotomy versus pedicle subtraction osteotomy versus anterior-posterior osteotomy types for the correction of cervical spine deformities. Spine. 2015;40(3):143–6.

17. Kim HJ, Nemani VM, Riew KD. Cervical osteotomies for neurologic deformities. Eur Spine J. 2015;24(Suppl 1):S16–22.

18. Nemani VM, Derman PB, Kim HJ. Osteotomies in the cervical spine. Asian Spine Journal. 2016;10(1):184–95.

19. Kim HJ, Piyaskulkaew C, Riew KD. Anterior cervical osteotomy for fixed cervical deformities. Spine. 2014;39(21):1751–7.

20. Kelly MP, Wollowick AL, Riew KD. Cervical osteotomies for kyphosis. In: Rhee J, Wiesel SW, Boden SD, Flynn JM, editors. Operative techniques in spine surgery. Philadelphia: Lippincott Williams and Wilkins; 2013.

颈胸交界区入路相关问题 14

作者：James S. Harrop, Jeff Wilson, Payman Vahedi
译者：刘洋　审校：陈华江

引言

颈胸交界区（CTJ）是脊柱外科颇具挑战的区域。解剖上，这是颈椎前凸向胸椎后凸移行的区域。对于后路脊柱内固定融合而言，这是偏内的颈椎椎弓根向相对偏外的胸椎椎弓根过渡的区域，在技术上更具挑战性。影像学上，传统方法因为局部邻近骨性结构的遮挡很难对这一区域清晰显影，而近年来 CT 三维重建以及高分辨率磁共振技术的发展应用使这个问题得到了解决。生物力学上，颈胸交界区被视作高应力集中区，这是从相对活动的前凸的颈椎到固定的后凸的上胸椎移行区域，任何减压及固定在术前与术中的定位与操作都相对困难。CTJ 是屈服应力的集中区，但是该区域的内固定植入物往往尺寸较小，提供的稳定抵抗力较为有限。从手术入路而言，由于胸骨的遮挡以及毗邻的神经血管组织，前路入路会有较高的术后并发症。

CTJ 区域手术主要的担忧有 2 类，一类是邻近节段退变性疾病（ASD），另一类是手术失败 / 假关节。CTJ 手术失败或局部失稳的危险因素包括跨越颈胸交界区的多节段椎体次全切与椎板切除、既往手术史、吸烟以及畸形矫正手术。另外，因为 CTJ 屈伸运动的范围较大，如果后路内固定末端固定椎接近该区域，理论上会增加术后远期 ASD 的发生率[1]。邻近节段应力在屈伸运动时显著增加是造成术后内固定失败的主要原因。生物力学数据支持在一些病例中向头尾两端延长内固定，但必须考虑临床结果。外科医生必须考虑手术时间及出血的增加、牺牲邻近节段的活动、为抵消邻近节段生物力学应力增加而延长内固定至 C2 和 / 或 T2 时带来的潜在植入螺钉的并发症。在此，我们将详细描述该区域的相关外科解剖、手术指征、手术技术与相关生物力学问题，这些都是外科医生在 CTJ 区域手术前必须了解的问题。

生物力学

脊柱的整体形态在矢状面上有 5 个生理性弯曲，其中包括 3 个后凸（枕骨到 C2、T2 到 T11 及 S1 到尾骨），2 个前凸（C2 到 T2、L1 到 L5）。CTJ 是颈椎前凸和胸椎后凸的连接区。颈椎前凸一般为 14.4°，承重轴位于椎体。36% 的应力位于椎体前柱，64% 的应力位于椎体后柱。这个区域的一些肿瘤病例行椎板切除后将造成后方张力带结构的破坏，应力轴前移，最终会导致后凸的发生。一般认为 36% 的颈椎后伸力量由半棘肌提供[2]，附着于 C2 的颈半棘肌的剥离去除将导致颈椎生理曲度消失直至后凸的发生[3]。

关节突关节在颈胸交界区起关键作用。虽然颈椎与上胸椎在冠状面是同向的，但 C6~T3 这一过度区域的椎体在屈伸、侧屈运动受到限制时将会增加轴向旋转的活动。这主要因为胸椎后胸廓及肋骨的固定。

尸体标本的 CTJ 区域两柱损伤生物力学模型显示单纯后路内固定足以稳定两柱损伤。然而，固定节段的长度具有争议[4,5]。而三柱损伤模型显示单纯后路内固定力量不足，额外的前方辅助固定能有效恢复稳定[5]。但是，这一结果并没有得到临床 CTJ 损伤病例数据的支持。

邻近节段退变疾病（ASD）在后路颈椎内固定后的头端及尾端随时间必然发生。尸体标本的生物力学实验发现无论椎板切除术的范围多大，邻近节段椎体活动范围都将显著增大，C3~C6 椎板切除后随固定长度增加，头尾两侧的椎间盘内压将会显著增加[1]。

外科解剖

CTJ 这一术语一般包括 C7 和 T1 椎体在内的椎间盘与韧带组织，而因为这一区域的生物力学原因，远端可以延伸至 T2 或 T3。在颈胸交界区，从较小的活动的颈椎到较大的由肋骨连接固定的胸椎过渡。后方解剖结构包括骨骼与肌肉组织。主要肌群包括斜方肌、菱形肌、前锯肌，斜方肌自 C7 棘突延伸至 T10 棘突并附着在肩胛骨、肩峰及锁骨的后外侧 1/3。

下颈椎的解剖包括椎体、细小的椎弓根与椎板、棘突、横突和侧块（上关节面与下关节面突起）。相对的，上胸椎没有侧块结构，上、下关节突关节位于椎体与连接了肋骨的横突之间。相对细小的椎弓根留给植入物偏离的空间十分有限；另外，术中 AP 位透视显影不佳，侧位更是由于肩部的遮挡使得透视常常无法看清。

在这个区域植入椎弓根螺钉有 3 个重要的参数：椎弓根横向角度、椎弓根横径，椎弓根高度（椎弓根矢状径）。椎弓根高度与宽度从 C5 到 T1 逐步增加，而椎弓根与椎体的夹角相应减少[6]。T1~T4 由于椎弓根横径逐步减小使得椎弓根螺钉的植入相对困难[7,8,9]。椎弓根高度自 T1~T12 逐渐减小，上胸椎椎弓根向上投影至横突，下胸椎椎弓根转而向下投影[10]。

椎动脉是颈椎后入路需要注意的主要血管结构，从 C6 横突孔内向上通行至 C2。5% 的椎动脉会有变异，穿过 C7 横突孔。这在 C7 植入椎弓根螺钉或是侧块螺钉时需要考虑到这一结构的变异。

前入路的解剖主要需要考虑到局部骨骼肌肉及重要的神经血管结构。环状软骨是经前路入路 C6 节段皮肤切口的重要标志物。前方骨性结构包括胸骨、锁骨及第一肋。这些结构有重要的肌肉组织附着，锁骨与第一肋在维持肩部运动稳定性中起重要作用。胸廓入口后方由 T1 组成，侧方是第一肋软骨，前方是胸骨上凹。从手术上而言，重要的肌肉包括颈阔肌、胸锁乳突肌（SCM）、斜角肌、带状肌，以及深部颈椎周围肌群（颈长肌）。SCM 来源于 2 个不同部位——胸骨柄和锁骨，向外上走行，附着于颞骨的乳突。它将颈部前部从后往前分为 2 个三角区。前方三角区包括颈总动脉、颈内静脉及迷走神经，所有这些结构位于颈动脉鞘内。后方三角区被肩胛舌骨肌的内侧腹分隔为锁骨上三角与枕部三角。颈外静脉自 SCM 腹侧斜行汇入后方三角底部的锁骨下静脉。锁骨下静脉在前斜角肌腹侧走行至该肌肉的内侧缘汇入颈内静脉，形成无名静脉。颈内静脉在 SCM 的深面、前三角区内及 CCA 的侧方走行，最终在锁骨的胸骨段加入锁骨下静脉。

左锁骨下静脉直接从主动脉弓发出，而右锁骨下静脉由无名静脉发出。2 根血管走行于胸锁关节后方、前斜角肌与中斜角肌的中间。

迷走神经位于颈动脉鞘内 CCA 和颈内静脉的后方，返至胸锁关节形成右喉返神经。这一手术中需要重点关注的神经分支向前到右锁骨下血管并围绕它形成环路然后上升进入右气管食管鞘。这一分支神经的过度牵拉会造成声带的永久麻痹。左喉返神经环绕主动脉弓，因此如果选择左侧手术入路，解剖上的变异会比右侧少得多。

膈神经在前斜角肌腹侧斜行穿过至其内侧面

进入 CTJ。它在锁骨下静脉后方表面穿过锁骨下静脉由侧方走行至胸锁关节然后进入纵隔。在前方入路涉及 CTJ 时应尽一切可能保护膈神经不受损失。因此，应尽最大努力仔细分离前斜角肌，并尽可能靠近第一肋。

颈胸神经节（星形结节）位于椎前筋膜，在 C7 横突前方表面靠近第一肋。该神经节的医源性损伤将导致霍纳综合征。

适应证及患者选择

创伤

经常需要进一步 CT 重建与 MRI 扫描来确定平片上不能清楚显像的病变[11]。损伤通常有骨折脱位和 / 或韧带损伤。单纯后结构骨性损伤可以通过外固定颈胸支具（CTO）保守治疗，除非合并韧带损伤，这可以通过颈椎屈伸侧位片、T2 抑脂像或 STIR 磁共振序列检查来判断。明显的不稳、爆裂骨折或脊髓挫伤往往会导致神经功能障碍。手术选择前路、后路还是 360° 度联合尚存争议。尽管这基本上是外科医生基于损伤特点的选择，生物力学研究仍然显示三柱骨折应该尽可能选择前后路内固定融合[4,12]。

肿瘤

局部侵袭性、原发以及转移肿瘤可能发生于 CTJ 区域。Pancoast 瘤是这一区域最常见的侵袭性肿瘤，它往往累及软组织而甚少侵及椎体。其他局部肿瘤，像甲状腺、食管肿瘤有可能累及椎体[13,14]。转移性肿瘤多为肺来源，其次为前列腺与乳腺，远远比原发性肿瘤更为常见[13,14]。该区域原发肿瘤包括血管肉瘤、淋巴瘤、脊索瘤、浆细胞瘤、神经鞘瘤、骨肉瘤与巨细胞瘤[15]。

手术入路的选择需要考虑以下因素：患者预期寿命（根治性治疗还是姑息性治疗），脊髓压迫位于前方还是后方，是否合并不稳。硬膜外与硬膜内肿瘤通常行后路手术，肿瘤位于脊髓前方往往行前路椎体次全切并融合辅以或不辅以后方固定。为避免胸骨切除，肿瘤侵犯 C7 平面以下的可以通过肋横突切除或经椎弓根椎体切除手术，具体需要根据局部解剖结构决定[15]。

感染

感染可以是原发的也可以是术后发生，表现为骨髓炎和 / 或硬膜外脓肿。结核是其中重要的原发感染，会破坏椎体从而造成严重后凸畸形[6,16]。前路矫形固定联合或不联合后方融合对于矫正畸形应该是最佳方案[16]。

术后感染通常需要应用广谱抗生素（4~6 周）、灌洗引流与清创。一般不需要移除后方内固定。如果因为累及椎体或是前方内固定失败而导致不稳，前方自体骨移植将成为必要的手段。

退变性疾病

CTJ 不是原发退变性疾病的高发区域，而继发性退变（所谓邻近节段退变）、由于之前手术后固定终止于 C7 导致的退变在此区域却并不鲜见。大多数表现为 C7~T1 椎间盘突出，髓性病较为少见[11]，对此往往前路手术（ACDF）就足以解决问题。由于 C7~T1 退变性强直导致的后方关节突关节退变并不常见。融合到 C7 及以上基本足够。神经功能障碍常表现为 C8 神经根支配区域的病变。

风湿性疾病

强直性脊柱炎会累及 CTJ 区域，表现为大量前方韧带骨赘 / 骨赘形成，亦有前纵韧带钙化的发生。一个特征性病变被称为"颌抵胸"畸形[17]，创伤性骨折脱位亦不鲜见。"颌抵胸"畸形往往需要前后联合入路手术矫治[17]。首先需行前路椎间盘切除及去除骨赘以达到松解的目的，二期再行后路手术切除椎板、截骨并后方固定融合，可在术中抬起患者的头部以矫正畸形，最后再行前方内固定辅以异体髂骨植骨融合。

医源性失稳

前路多节段椎体次全切或后路椎板切除跨越 CTJ 区域的患者容易发生术后医源性不稳[18,19]。由于前面提到的生物力学因素，CTJ 是椎板切除后失稳的高发区域。屈服应力的集中更容易导致进行性后凸畸形合并脊髓牵张损伤。如椎板切除跨越 CTJ 区域，建议辅以器械内固定[20]，另外，这是力学过渡区域，往往需要将固定延伸至上胸椎[18]。有趣的是，在一篇文献回顾中，Steinmetz 等阐述了 CTJ 区域发生术后医源性不稳的危险因素包括单纯椎板切除术和多节段前路椎体次全切除及腹侧固定[18]。曾有过颈椎手术史（尤其在 CTJ 区域）、畸形矫正和吸烟史都与手术失败率增加有关[18]。

术前考虑

术前包括细致的询问病史及详细的神经系统体格检查。术前沟通是非常重要的环节，根性症状的患者术前应告知术后麻木可能永久存在，手术的目的是缓解疼痛。髓性病患者或是运动减弱的患者应告知术后症状不会立即缓解，手术的主要目的是防止病情进展并耐心等待病情恢复，需要跟患者商量术后长期接受物理治疗的问题。需要跟患者交代停止吸烟的问题，因为吸烟会增加假关节的发生率。建议患者术后佩戴颈胸支具 12 周。

术前应行详细的影像学检查，包括平片（正侧位和过屈过伸位）、CT 三维重建和 MRI 检查。侧位游泳体位有助于 CTJ 区域的显像。创伤或肿瘤的患者 MRI 抑脂像及 STIR-MRI 成像会有所帮助。

肌电图并非术前常规检查，但对于一些不典型的病例可以有助于鉴别诊断。肌纤维颤动模式有助于鉴别神经根病变还是外周神经病。

其他的术前考虑包括预期寿命长短，这对于转移性肿瘤患者制订治疗方案非常重要，创伤与畸形的患者需考虑术前牵引，感染患者需考虑广谱抗生素的应用，前后路联合手术的患者需考虑全身情况。

手术技术

前方入路

CTJ 的前方入路由 Fielding 和 Stillwell[21] 在 1976 年首次报道。尽管该入路在数十年间几经简化，它仍然不被脊柱外科医生所熟悉。因为胸椎后凸导致该区域椎体深在，损伤毗邻重要组织结构导致术后严重并发症的可能性仍然较高。前方入路的优势包括可以通过椎间盘切除、椎体次全切达到神经组织直接减压，对于畸形矫正，前柱支撑辅以恰当的植骨和器械内固定将会达到较好的效果。目前，CTJ 区域病变的前方入路主要由以下 3 种：改良前路、经胸入路及劈胸骨入路（经胸骨入路）。

改良前路

CTJ 的改良前路入路由 Kurz 等[22] 于 1991 年首次报道，该入路可以显露 C7 到 T4 椎体而不需要胸骨切开。

应用术中神经生理学监测。全麻状态下患者仰卧位，双侧肩胛骨之间垫高以使颈部伸展。宽胶带粘住肩膀向下拉伸。侧位透视以确定胸锁关节上方最低能显像的椎间盘。选择左侧切口入路，将头偏向右侧，这样能有效避免因为解剖变异导致的右侧喉返神经损伤。术前消毒并铺单后，选择曲棍球样切口，横切口位于左锁骨上方 2~4 cm，切口在 SCM 中线与外侧之间。纵行切口自横切口中点向下延伸至胸骨柄交界区。切开颈阔肌，皮下钝性分离。保护颈内、颈外静脉并向一侧牵开，除非其阻挡了 CTJ 的显露。SCM 的胸骨锁骨头向近端侧方牵拉。松解附着于第一肋的束状肌并向中间肌头端牵开。锁骨内 1/3 与左侧胸骨一半行骨膜下切除以利于显露。锁骨内 1/3 交界区以 Gigli 线锯或摆锯锯开。锁骨内 1/3 从胸锁关节处离断，取下来的骨作为自体植骨块在手术后期使用。操作时需小心避开左锁骨下静脉，该静脉在锁骨下后方走行。接下来，找到近端筋膜并在颈动脉鞘与食管气管鞘中间打开，可以应用 Richardson 牵开器。食管、气管、头臂干向内下方往患者右侧牵拉。颈动脉鞘及左头臂干、锁骨下静脉向患者左侧牵开。这样可以较好地显露向下延伸到 T1、T2、T3 中线两侧的颈长肌。因为该区域影像学显影困难，这些肌肉可以作为中线标记及椎体定位。打开椎前筋膜，到达相应节段手术区域。利用颈椎牵开器，通过标准方法行椎体次全切及椎间盘切除术，然后将自体骨或异体骨放入钛网或椎间融合器进行重建，然后放置前路钛板，螺钉固定。伤口以大量抗生素盐水冲洗，逐层缝合筋膜、皮下组织及皮肤。

经胸入路

患者以双腔管插管麻醉，这可以在术中使右肺塌陷有助于更好的显露。患者取左侧卧位并向术者倾斜。切口位于第三至第四肋间、腋前线至右椎旁肌侧方边界。三角肌及背阔肌在肋骨表面切开并牵开。用肋骨剥离器将神经血管丛自肋骨深面肋沟处分离。然后，用肋骨剪切除长段肋骨。放置胸廓撑开器，打开胸膜，湿薄垫放入右肺，将右肺塌陷并向腹侧牵开以暴露上胸椎椎体。经胸入路用于需要暴露 T4 椎体的时候，然而该入路不能直接用于下颈椎前方切开。对这一类患者，可以通过如 Nazzaro 等[23] 描述的开天窗的方法联合颈胸入路—经胸骨入路完成。这一联合入路可以使术者显露 C3 到 T4/5 椎体的腹侧。

劈胸骨（经胸骨）入路

该入路的体位与麻醉方法与改良前方入路相似。术者可以通过该入路完成低至 T3 病变的手术。切口起自 SCM 的前缘，斜行向上至胸骨上结节然后垂直胸骨柄至剑突。显露完颈椎部分之后，胸骨后区域钝性分离，然后自中线用 Gigli 线锯或摆锯纵向切开胸骨直至剑突。放置胸骨撑开器，牵开血管组织后，胸膜周围组织分离并小心切开以显露 CTJ 区域。

后方入路

因为术者对后路解剖以及手术技术更为熟悉，CTJ 的后方入路比前路更为普遍。如果联合肋横突切除，该入路亦可以完成椎体前方病变的手术，如同有经验的外科医生行经椎弓根椎体切除那样。相似的，经椎弓根截骨术可以矫正严重的后凸畸形。附加的固定可以应用于所需的更多节段。

患者取俯卧位，应用 Mayfield 颅骨钳。所有受压点都仔细垫好，双肩用宽胶带向下牵拉以利于侧方透视显像。侧位透视确认解剖位置。摆好体位并消毒铺单后，取正中切口，皮下切开，用电刀双侧暴露椎旁筋膜肌肉。骨膜下剥离显露颈椎侧块及胸椎关节突。如果要计划经由肋横突切除进入上胸椎腹侧，暴露应超过双侧关节突关节。C7 和上胸椎一般植入椎弓根螺钉，我们一般在下颈椎植入侧块螺钉时进钉点尽可能保持在一条线上，以避免上棒时辅以额外的连接装置。每个节段做较小的椎板开窗以利于触探椎弓根的上、下及内侧边界。椎板切除通常作为标准术式以解决累及节段的病变。如果手术的目的是矫正畸形，在椎板切除或者截骨之后需要利用颅骨钳的三点固定以改变头的位置。将棒连接之后最终锁紧螺帽，后外侧去皮质，植入植骨材料。伤口以抗生素盐水冲洗，后外侧植骨。止血，皮下、肌肉层之下在椎板切除区域放置引流管。逐层缝合筋膜、皮下组织以及皮肤。我们喜欢在 CTJ 区域椎板切除上、下方延伸 2 个节段植骨融合。

典型病例

57 岁男性患者，主诉颈痛及头部前倾。神经系统体检发现轻度步态共济失调、感觉完好及四肢肌力正常。颈椎磁共振发现 T1~T2 椎体占位，呈现均匀对比增强的硬膜外软组织影并有脊髓的压迫（图 14.1）。T1 和 T2 椎体的塌陷导致局部颈胸椎后凸畸形与 CVJ 区域的脊髓牵张。该患者接受了 C7 和 T1 椎体次全切除及通过改良颈前入路的 C6~C7 与 T1~T2 的椎间盘切除。将植骨条植入椎体次全切区域以恢复椎体间高度并矫正畸形，不辅以前路钛板固定（图 14.2）。然后后路行颈胸椎固定融合（图 14.2）。组织病理学诊断为多发性黑色素瘤。术后患者转入肿瘤科进行药物及辅助治疗。5 年随访显示，患者神经功能完好，没有颈痛，肿瘤未见复发。

技术要点

- CTJ 无论采取何种前方入路，最低可以到

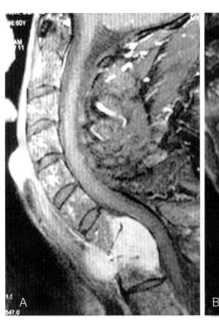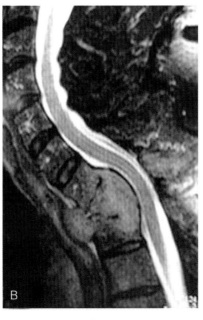

图14.1　A.矢状面对比增强T1 MRI显示C7、T1和T2椎体均有肿瘤占位，向后延伸至硬膜外间隙。由于CTJ区域椎体塌陷造成局部后凸以及脊髓受压牵拉并向后方移位。B.矢状面T2 MRI显示CTJ区域椎体高信号，脊髓受压但没有相应的髓性病表现

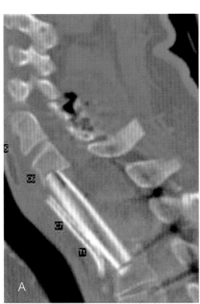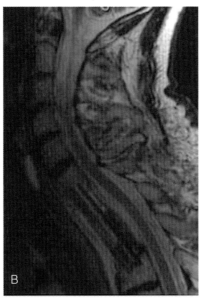

图14.2　A.该患者术后CT矢状面重建显示切除病变椎体后支撑植骨块放置位置良好。B.矢状面T2加权像证实脊髓减压彻底。椎体间高度恢复以及后凸畸形矫正通过改良颈椎前路入路达到了满意的效果

达的椎体为 T4。

- 颈胸入路对显露下颈椎有一定限制，该入路适用于 T1~T4 的病变。因为天然侧方结构所限，交感链损伤比其他前方入路发生率高。术后常需要放置胸管引流。

- 经胸骨入路并发症发生率高，显露与其他前方入路相比不具优势，因而在 CTJ 前路手术中应用较少。

- 在左前入路中，颈动脉鞘内侧的操作可以有效避免损伤胸导管。非常常见的情况是，胸导管往往隐匿于术者的视野中，往往损伤后才会被发现。如果术中发现胸导管损伤，即使组织较脆也应该一期修补。

- 选择左侧入路能有效避免喉返神经损伤，将牵开器仔细放置在气管下（而非气管食管鞘内）有助于避免该神经的损伤。

- 颈长肌在前路入路时是非常重要的标记，在其内侧操作能避免交感链的损伤。另外，颈长肌也是中线及矫正节段的解剖标记。

- CTJ 区域的颈外静脉、颈内静脉以及甲状腺下血管在 CTJ 区域往往是妨碍暴露的结构，常需要结扎及切断。

- 在前路多节段椎体次全切时应用自体骨要优于异体骨或人工合成材料的椎间融合器。

- 在后路行经椎弓根截骨时，后方去除 2/3 的背侧及尾端椎板时应小心避免脊髓的皱褶。

- 因为前路椎体前凸顶点以及重要结构损伤的风险，腹侧椎弓根螺钉植入时在侧位片上不应超过椎体的 80%

- 相对传统 AP 位片，轻微斜位 AP 片能清晰显影作为入钉点的椎弓根中点。

- 后路融合应跳过 C7，这样在连接下颈椎和上胸椎上棒时能更好地恢复曲度。

并发症及其防治策略

并发症可能是系统性原因或是手术直接导致。系统性并发症包括深静脉血栓、肺栓塞以及老年患者心血管问题或手术时间的延长。直接手术导致的并发症包括早期或晚期并发症。早期并发症有吞咽困难、暂时性声音嘶哑、声带麻痹、霍纳综合征、术后血肿或气管损伤导致的肺气肿、食管损伤、肺损伤、血管损伤、髓性病加重及感染。晚期并发症包括假关节、植入物失败、肌萎缩以及延期感染。

避免并发症发生的策略有如下建议。

高危患者术中应用气动下肢压迫装置及早期抗凝（术后 24 h）。清醒下插管及术中神经生理学监测能减少术后髓性病的加重。术中血管损伤应一期修补。左侧前路入路切开平面应始终保持在颈动脉鞘内侧以避免胸导管损伤。右侧入路时，撑开器应放置在食管深面并注意不要进入气管食管鞘以防止喉返神经损伤。术者应非常谨慎避免食管损伤以及可能的破裂，对于不甚确定的患者在手术结束时应通过胃管注射靛蓝来判断有无损伤。如果发生泄漏，一期修补非常必要，以避免急性纵隔炎。引流管在后路应放置于筋膜下，前路应放置于颈阔肌深层，留置 12~24 h 以避免术后血肿形成。为减少假关节发生率，应建议患者戒烟。假关节发生率随前路手术节段增加而增加，这类患者应建议使用自体骨。

结论

颈胸交界区因为腹侧解剖结构复杂以及相应的生物力学原因，是脊柱外科医生感到棘手的部位。该区域不同的疾病使得手术入路涵盖前路、后路及前后联合入路。前路入路由于前方胸骨的遮挡以及毗邻的神经血管结构使其应用受到限制，术后并发症亦相对较多。后方入路由于椎弓根解剖结构较为复杂以及术中 X 线透视难以清晰显影也有一定的局限性。前路入路 2 个主要的术后问题为邻近节段退变和假关节 / 失败的处理，往往需要额外辅以后路器械内固定融合以跨越颈胸交界区。

参考文献

1. Kretzer RM, Hsu W, Hu N, Umekoji H, Jallo GI, McAfee PC, et al. Adjacent-level range of motion and intradiscal pressure after posterior cervical decompression and fixation: an in vitro human cadaveric model. Spine. 2012;37:E778–85.

2. Vasavada AN, Li S, Delp SL. Influence of muscle morphometry and moment arms on the momentgenerating capacity of human neck muscles. Spine. 1998;23:412–22.

3. Iizuka H, Shimizu T, Tateno K, Toda N, Edakuni H, Shimada H, et al. Extensor musculature of the cervical spine after laminoplasty: morphologic evaluation by coronal view of the magnetic resonance image. Spine. 2001;26:2220–6.

4. Kreshak JL, Kim DH, Lindsey DP, Kam AC, Panjabi MM, Yerby SA. Posterior stabilization at the cervicothoracic junction. A biomechanical study. Spine. 2002;27:2763–70.

5. Prybis BG, Tortolani PJ, Hu N, Zorn CM, McAfee PC, Cunningham BW. A comparative biomechanical analysis of spinal instability and instrumentation of the cervicothoracic junction: an in vitro human cadaveric model. J Spinal Disord Tech. 2007;20(3):233–8.

6. Wang VY, Chou D. The cervicothoracic junction. Neurosurg Clin N Am. 2007;18(2):365–71.

7. Vaccaro AR, Rizzolo SJ, Allardyce TJ, Ramsey M, Salvo J, Balderston RA, et al. Placement of pedicle screws in the thoracic spine. Part I: morphometric analysis of the thoracic vertebrae. J Bone Joint Surg Am. 1995;77:1193–9.

8. Cinotti G, Gumina S, Ripani M, Postacchini F. Pedicle instrumentation in the thoracic spine. A morphometric and cadaveric study for placement of screws. Spine. 1999;24:114–9.

9. Panjabi MM, O'Holleran JD, Crisco JJ 3rd, Kothe R. Complexity of the thoracic spine pedicle anatomy. Eur Spine J. 1997;6:19–24.

10. Singh K, Berta SC, Albert TJ. Anterior Cervicothoracic junction approach. Tech Orthop. 2003;17(3):365–73.

11. Amin A, Saifuddin A. Fractures and dislocations of the cervicothoracic junction. J Spinal Disord Tech. 2005;18:499–505.

12. Chapman JR, Anderson PA, Pepin C, Toomey S, Newell DW, Grady MS. Posterior instrumentation of the unstable cervicothoracic spine. J Neurosurg. 1996;84:552–8.

13. Mazel C, Hoffmann E, Antonietti P, Grunenwald D, Henry M, Williams J. Posterior cervicothoracic instrumentation in spine tumors. Spine. 2004;29:1246–53.

14. Ulmar B, Cakir B, Huch K, Puhl W, Richter M. Posterior stabilisation of a malignant cervico-thoracic vertebral bone defect. Acta Orthop Belg. 2005;71:349–52.

15. Le H, Balabhadra R, Park J, Kim D. Surgical treatment of tumors involving the cervicothoracic junction. Neurosurg Focus. 2003;15:E3.

16. Mihir B, Vinod L, Umesh M, Chaudhary K. Anterior instrumentation of the cervicothoracic vertebrae: approach based on clinical and radiologic criteria. Spine. 2006;31:E244–9.

17. Mummaneni PV, Mummaneni VP, Haid RW Jr, Rodts GE Jr, Sasso RC. Cervical osteotomy for the correction of chin-on-chest deformity in ankylosing spondylitis. Technical note Neurosurg Focus. 2003;14:E9.

18. Steinmetz MP, Miller J, Warbel A, Krishnaney AA, Bingaman W, Benzel EC. Regional instability following cervicothoracic junction surgery. J Neurosurg Spine. 2006;4:278–84.

19. Boockvar JA, Philips MF, Telefeian AE, O'Rourke DM, Marcotte PJ. Results and risk factors for anterior cervicothoracic junction surgery. J Neurosurg. 2001;94(1 Suppl):12–7.

20. An HS, Vaccaro A, Cotler JM, Lin S. Spinal disorders at the cervicothoracic junction. Spine. 1994;19:2557–64.

21. Fielding JW, Stillwell WT. Anterior cervical approach to the upper thoracic spine. Spine. 1976;1: 158–61.

22. Kurz L, Stewart P, Herkowitz H. Modified anterior approach to cervicothoracic junction. Spine. 1995;16(suppl):542–7.

23. Nazzaro JM, Arbit E, Burt M. "trap door" exposure of the cervicothoracic junction. Technical note J Neurosurg. 1994;80:338–41.

24. Gokaslan ZL, York JE, Walsh GL, et al. Transthoracic vertebrectomy for metastatic spinal tumors. J Neurosurg. 1998;89:599–609.

开放前路和侧路胸椎椎间融合的方法和技术

15

作者：Hesham Mostafa Zakaria, Victor Chang
译者：吴深深　审校：林文波

引言

首例胸椎间盘突出引起脊髓压迫的病例于1838 年见诸报道 [1]，第二例报道于 73 年后 [2]。椎间盘突出症的初始手术治疗方法是椎板切除术，于 1922 年报道 [3]。不幸的是，该治疗方法风险较高，导致许多患者截瘫 [4]。胸椎的第一个侧方入路是在 1900 年通过肋横突切除术 [5]，改良后用于 Pott's 病的治疗 [6]。1960 年实施了一种改良的肋横突切除入路治疗胸椎间盘突出 [7]，并且很快发现该方法比椎板切除术更有效和安全 [8]。第一例经胸入路治疗椎间盘突出的手术于 1958 年报道 [9] 并且很快被认为是肋横突切除术的可行性替代手术 [10,11]。最初描述胸椎开放前路手术入路是在 1928 年 [12]，随后在 1969 年改良后用于脊柱侧凸 [13]。所有这些方法都随着时间的推移而发展，目前的技术包括显微外科技术、辅助下胸椎手术和微创手术 [8,14~21]。本章将重点介绍经前路和侧方入路行胸椎开放手术并植入椎间融合器的技术。

适应证及患者选择

经前外侧入路到达胸椎的基本原理是直接到达胸椎椎体和 / 或椎间盘的病变。这种方法提供了最大的手术通道，以便于放置植入物并进行椎体间融合。植入椎间融合器的手术适应证和方法

取决于患者的症状和影像学诊断，以及病变部位的特定解剖位置。该手术方法主要用于治疗以下5 类疾病：退变性、肿瘤、感染、脊柱畸形和创伤。退变性病变可包括但不限于胸椎间盘突出和后纵韧带骨化（OPLL）。肿瘤性病变包括最常见的脊柱转移性肿瘤以及原发性骨肿瘤。传染性疾病包括椎间盘炎、骨髓炎，以及当下发病率较低的脊柱结核。畸形包括青少年特发性脊柱侧凸和休门病后凸畸形，以及成人退变性畸形。创伤包括可能涉及胸椎的各种骨折或韧带损伤。

一般来说，有以下情况者应考虑手术：① 有症状，保守治疗无效；②导致脊柱不稳；③神经功能恶化（即保守治疗无效的脊髓病、肢体无力、瘫痪、肠道或膀胱功能障碍、失衡、共济失调和疼痛）。简而言之，手术适用于任何导致神经功能缺损的病变和损害脊柱稳定性的病变，即正常的生理负荷活动可导致神经损伤。对于无症状的稳定的病变，特别是当手术具有潜在的致残率，可以通过连续的影像学检查来进行随访观察。下面讨论不同类别病理学的具体考虑因素。需要引起注意的是，胸椎脊髓压迫的症状常常是多变和非特异性的 [3,22,23]。按时间顺序，症状的典型进展是束带状胸痛，接着是感觉功能障碍，最终是肠道 / 膀胱功能障碍 [24~26]。因此，在进行手术治疗胸椎病变之前，应排除所有其他可能的脊髓病。

退变性椎间盘疾病

无症状的胸椎间盘病变很常见，73%的患者在磁共振成像（MRI）上有异常，包括29%的脊髓变形[27]。无症状椎间盘突出只有在担心可能会进一步发展并出现症状时才需要进行手术；而大多数无症状椎间盘突出不会引起症状。有报道，椎间盘退变随时间进展[25,28]。无症状椎间盘突出的位置、大小或侧向性并不表明它是良性的，因为如果侧向椎间盘压迫营养血管会导致严重的神经损伤[29]，并且小的无症状椎间盘突出有可能突然扩大并引起相应症状，伴有严重和突然的神经损伤[30,31]。症状性椎间盘突出可导致胸椎脊髓病，最常见于T8~T11之间的下胸段（图15.1）[32]。突出的胸椎间盘通常是中央（77%~94%）以及钙化（22%~65%）。少数突入硬膜内的椎间盘（约6%）只能通过前/侧方入路治疗[26]。

后纵韧带骨化症主要发生在颈部区域，也可发生在脊柱的任何节段[33~35]。OPLL的长期随访研究显示，30年随访时无脊髓病的生存率为71%[36]。尽管有这些结果，仍有报道显示OPLL症状进展迅速[37,38]。进一步的研究表明，超过60%的椎管狭窄和侧面钙化是脊髓病发展的影像学危险因素[39~41]。治疗颈椎后纵韧带骨化的前路减压和重建术已被证明是安全有效的[42~44]。胸部OPLL手术可能会致残，最近的研究显示术后神经功能恶化率为14.7%~34.6%[45~47]。因此，对于年轻的无症状患者，推迟手术并密切关注体格检查与影像学相关变化是比较妥当的[44]。

肿瘤

恶性肿瘤的手术适用于组织诊断、神经减压和维持脊柱的稳定性（图15.2）。对于放射治疗无效的肿瘤以及孤立的再发肿瘤，可以选择手术治疗。手术已被证明可以改善转移性肿瘤患者的生活质量[48~51]，但如果出现术后并发症，这些改善可能会受到影响[52,53]。关于患者是否适合进行手术，主要考虑以下几个因素，包括术前功能状态、是否有合并疾病、预期寿命和组织病理诊断[54~56]，而新的研究表明年龄不是绝对禁忌证[57]。

创伤

胸椎骨折最常发生在胸腰段，50%~80%发生在T10~L2之间[58,59]。这个区域更容易受伤，因为胸椎通过胸腔可以获得额外的机械稳定性，而胸腰交界区的节段从胸椎后凸转变为腰椎前凸，

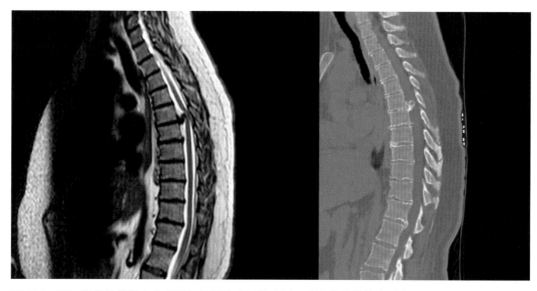

图15.1　图示钙化的椎间盘突出引起的脊髓受压的病例。患者在体格检查时有明显的脊髓受压体征，包括反射亢进和下肢无力。选择前外侧入路才能最好地进入椎间隙，并安全切除钙化椎间盘组织

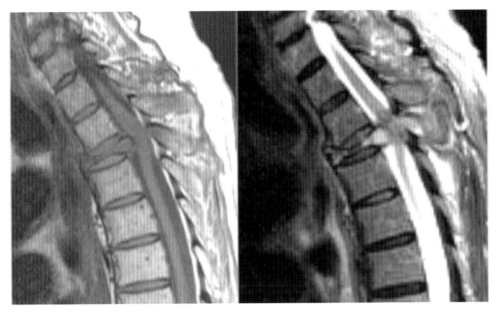

图15.2　图示转移到T3~T4椎间盘的病变引起脊椎滑脱和脊柱不稳的病例。通过手术只进行组织取样和减压是不合适的，因为脊椎滑脱可能加重脊髓损伤的风险。植入椎间融合器可恢复脊柱的正常曲度，为脊柱融合提供稳定性

同时伴有小关节的方向变化[60,61]。最常见的骨折类型是压缩和爆裂骨折[61,62]，传统教材认为手术适用于椎体高度丢失超过40%、椎管内占位达到50%，但没有神经功能损伤或者超过30°的脊柱后凸畸形患者[63~65]。

畸形

胸椎畸形可能是先天性、特发性、退变性，以及陈旧性创伤、感染、肿瘤或手术后遗症。同样，有症状的畸形患者有手术的指征，包括难治性轴性痛或根性疼痛以及进行性神经功能损伤加重。通常，手术推迟到脊柱后凸大于30°或者连续影像检查中发现畸形进展。

感染

随着现代抗生素的出现，没有机械不稳定或神经功能损伤的脊椎骨髓炎和椎间盘炎主要靠非手术治疗[66~69]。当出现以下情况时可以考虑手术，明确致病微生物、神经功能损伤加重或者骨质畸形引起疼痛。最近的证据表明，在感染节段进行内固定手术，包括前路手术和结核病患者，是安

全的，而且可以增强脊柱的稳定性[70~75]。

影像学检查

在进行胸椎手术前，完善影像学检查是至关重要的。平片是一种广泛使用且相当便宜的检查方法。该方法的敏感度足以识别脊柱序列/畸形、骨折、椎间盘炎或脊椎病、溶骨性/急性病变（恶性肿瘤）以及椎管内钙化（提示椎体后缘骨赘和椎间盘钙化）。术前可以通过平片进行肋骨和椎体的计数，与术中透视相比较，有助于进行准确的术中定位，从而将手术节段错误的风险降至最低水平。平片可用于评估肺功能并确定可能的并发症风险因素，包括COPD/肺气肿、心衰竭和肺转移性肿瘤。此外，90 cm站立位平片可用于评估生理负荷下的脊柱曲度，也可以通过屈曲位片评估脊柱的柔韧性和僵硬程度。平片的一个弊端是，对于身体肥胖的患者，它可能较难显影，因为骨骼解剖结构可能会被遮挡。

MRI作为主要成像模式，具有足够的灵敏度和特异性，可以鉴别椎间盘疾病、感染、肿瘤、

创伤性或脱髓鞘病变[76~78]。在对骨骼解剖结构、钙化椎间盘和OPLL进行成像时，CT也很有用，并且在某些情况下优于MRI。它也可以明确骨结构以确定手术入路和内固定位置[23,79,80]。CT脊髓造影可用于评估神经与骨骼的解剖结构关系。

值得注意的是，在识别症状性椎间盘疾病时，CT脊髓造影和MRI都具有相对较高的假阳性率，二者均约为14%[23,81,82]。在某些罕见的情况下，比如疼痛原因无法确定或有多处椎间盘病变或根本没有明确的病理，可以选择诱发性椎间盘造影用于定位轴向背痛的具体部位[83~85]。当有大的椎间盘突出脱垂伴椎管变形时，不应使用该方法，因为注射生理盐水可能导致椎间盘更加突出，并增加脊髓损伤的风险。

医疗优化

在任何开放的前路或外侧入路进入脊柱之前，应对患者进行医学优化。这些手术可能是致残的，有大量失血的风险，并且在围手术期可能给患者带来相当大的生理压力。前后位和侧位胸片是所有预手术患者的常规术前检查之一，是COPD/肺气肿、心衰竭和肺转移的有效筛查方式。超声心动图适用于那些可能有心衰竭风险的患者。肺功能检测可用于量化肺部疾病，并确定肺活量可能不足以耐受手术的患者；如果手术计划是将压缩一个肺并仅用另一个肺进行通气，这一点尤为重要。处于临界值的患者应进行额外的测试，如果有临床症状提示他们可能无法耐受手术，则应取消手术。这些入路会因为肋骨切除、软组织牵拉和胸腔放置引流管产生严重疼痛，但这些操作在进入胸腔时是必需的。进行这些手术入路时，需要与负责暴露的医生进行术前协调。然而，在急性神经功能损伤的情况下，没有时间进行详尽的术前评估，因此外科医生必须权衡潜在手术的风险和获益。如果可能的话，外科医生在进行手术之前与患者讨论这些考虑因素也是至关重要的。

神经生理学监测

术中神经生理学监测对于脊髓损伤的检测具有重要意义，但能否预防损伤仍存在争议[86~91]。有一些报道称神经监测对胸椎手术的敏感性和特异性较差[92,93]。神经生理学监测可用于识别和避免潜在的脊髓缺血性损伤，这可能发生在根性动脉结扎期间[94]。最近的文献表明，3个节段双侧动脉结扎是安全的，没有脊髓缺血或受损的证据[95]，尽管有个案报道只结扎一根动脉即可以引起脊髓缺血[96]。结扎的节段血管数量与脊髓缺血的风险成正比，因此应尽可能减少[97]。如果结扎了Adamkiewicz动脉（大前神经根髓动脉），发生脊髓缺血的风险会更高。该血管通常沿着T9~L2的左侧上升，可以使用现代影像学方法观察到[98~100]。

总之，所使用的特定监测模式，无论是SEP、MEP还是EMG，都是有争议的，目前没有统一的标准[101,102]。术中神经生理学监测能够提供脊髓损伤的实时反馈，但其预防损伤的作用仍不确定。应在手术开始前读取基线数据用于术中比较。偏离基线的信号变化提示脊髓损伤的可能性，手术医生应将这些变化与术中情况结合进行判断。生理变化、麻醉参数或技术问题也可能引起神经生理学监测信号的变化，这些内容不在本章讨论[103~105]。

手术技术

手术入路的选择取决于病变的具体位置。一般来说，病变位于T1~T3节段，建议选择前路经胸骨入路，T4~T10节段建议胸椎侧方入路，T10~T12为胸腹侧方入路，该手术入路也可用于上腰椎病变。

T1~T3：经胸骨入路（可能需要同时切除锁骨）

与胸椎的其余部分相比，该区域需要外科处理的病变并不常见。在颈部细长的患者中，

C7~T1 和 T1~T2 椎间盘可通过标准的颈椎前路椎间盘切除术入路进行治疗。然而，对于大多数患者，使用经胸骨入路的方法是必要的，它可以到达直至 T3~T4 椎间盘水平。经胸骨入路需要暴露、分离上纵隔，包括左侧头臂静脉、锁骨下静脉、主动脉弓和大血管，暴露过程中有可能损伤这些重要结构。同时亦有可能伤及颈动脉鞘和内容物、气管、食管、喉返神经、交感神经干和星状神经节以及胸膜顶端。该手术入路有多种演变[106~108]，但本节将介绍最常用的技术。

患者取仰卧位，于肩胛骨之间垫毛巾卷或枕垫，以伸展头部和肩部。通过降低手术台的头端可以实现额外的延伸。使用胶带下拉肩部有利于术中进行侧位透视，但是在肩部上施加过大的拉力会增加患者臂丛神经损伤的风险。Trendelenburg 体位可以促进手术部位静脉引流。应放置胃管以帮助术中辨别食管。

暴露时应沿着右胸锁乳突肌的内侧缘切开皮肤和皮下，如果计划行锁骨切除术，应沿着锁骨的上缘切开。切口应向下延伸至胸骨上切迹，然后沿胸骨柄中线向下至胸骨角。翻起颈阔肌皮瓣，该过程中注意保护颈前静脉；但是如果需要，可以结扎该血管以帮助暴露。分离带状肌群和胸

锁乳突肌，并找到其在锁骨和胸骨柄上的肌肉止点，沿着骨膜下翻向上外侧。沿骨膜下暴露锁骨和胸骨柄，该操作过程需要抬高胸大肌进行。同时可以使用手指进行胸骨后方的骨膜下分离暴露。这个时候，如果必要的话可以切开锁骨，操作应尽量谨慎，因为锁骨下静脉紧贴着锁骨下面。最多可以切除一半的锁骨，锁骨切除越多，暴露的手术视野越大。切断锁骨后，使其与胸骨柄分离，并妥善保存，以便关闭手术切口时进行原位植骨。

将胸骨柄沿中线纵向劈开，同时注意避免损伤纵隔内的器官。放置胸骨撑开器辅助暴露，并识别主要血管、心包和胸腺。可以结扎甲状腺下动脉和静脉以帮助暴露。将胸腺和周围的脂肪推到右侧，可以看到后方的气管、食管和颈动脉鞘。如果暴露需要，可以结扎左无名静脉。脊柱入路位于左侧颈总动脉和右侧无名（头臂）动脉、气管 / 食管和甲状腺之间（图 15.3）。喉返神经位于气管后方和食管前方，因此为了防止损伤喉返神经，手术中应注意避免分离或损伤该区域，包括在放置撑开器时。

将头臂下静脉和锁骨下静脉牵向侧下方，暴露椎前筋膜，通过使用 Kitner 钝性分离椎前筋膜，

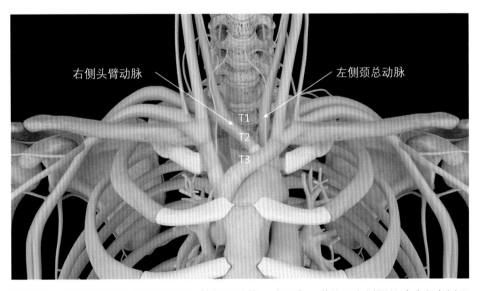

图15.3　经胸骨入路手术中遇到的血管解剖结构。该手术通道位于左侧颈总动脉和右侧无名(头臂)动脉之间。这一通路通过相对无血管的区域，仔细和钝性分离后即可显露脊柱

暴露颈长肌[106,109]。从T4到胸导管汇入颈内静脉或锁骨下静脉处，胸导管走行于食管左侧，应谨防损伤。

手术的其余部分操作与颈前路颈椎间盘切除术相同。简而言之，使用咬骨钳或高速磨钻去除椎间隙前缘骨赘。尖刀切开前纵韧带和纤维环，进入椎间隙。髓核钳取出椎间盘。通过骨刀和刮匙彻底清除上、下终板残留的椎间盘组织，植入合适大小的椎间融合器。为了增加椎间融合器的稳定性，通常需要进行辅助的内固定和融合（图15.4）。使用双极电凝和止血材料进行止血。

逐层缝合切口。通过线缆将劈开的胸骨和胸骨柄进行捆扎固定。如果术中切断并取下锁骨，则应将其固定回原位。带状肌和胸锁乳突肌重新缝合到肌肉附着点并进行修复。放置引流管，常规缝合颈阔肌和皮肤。

T4~T12：经胸手术入路（可能伴随肩胛骨移动）

经胸入路可以直接到达T6~T12节段。通过该入路也可以处理T4和T5节段，但可能需要抬高肩胛骨。

用双腔导管进行气管插管以允许压缩一侧肺，

将患者摆放于侧卧位。通常需要腋窝垫来防止臂丛神经受压。手术入路应选择与病变同侧。然而，处理下胸椎时，选择左侧入路可以避免对胸导管以及脆弱的奇静脉和腔静脉的潜在损伤，并且该手术视野不受肝脏穹隆部的阻碍。对于上胸椎，右侧入路可避开心脏、颈动脉和锁骨下血管。脊柱侧弯患者可以选择从凸侧进行手术，而非局限于凹侧入路。最后一个考虑因素是患者是否曾接受过手术或有肺部疾病，这样可以更好地选择进入胸腔的特定入路。应将患者放置在手术台的中间位置，以便产生轻微的侧凸，这有助于打开肋间隙。

切口的位置由透视确定，切口应位于病变的头端2个肋骨节段，沿肋骨的上方斜行，并且应该超过腋前线以便充分暴露。切皮后需要对覆盖于肋骨上的肌肉进行逐层暴露，包括斜方肌、背阔肌、大菱形肌、小菱形肌、前锯肌和后锯肌。在肋骨处，使用骨膜下平面从肋骨的下方用Alexander-Farabeuf骨膜刀和Doyen起子剥离神经血管束。然后在肋横突关节和肋椎关节处做关节离断，取下的骨头应收集并用作自体植入物以促进融合。

在上胸椎，肩胛骨限制暴露，因此可能需要

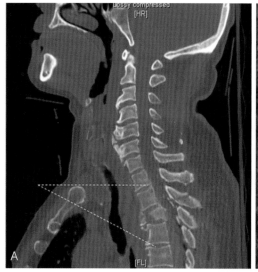
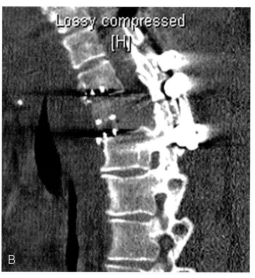

图15.4　A.颈胸椎交界处CT扫描显示T3椎体骨折，刺入椎管。虚线显示经胸骨入路到达脊柱的上、下界限。B.术后T3椎体次全切除+融合内固定术后的影像学结果(经Lam和Groff的许可[109])

额外的肋骨切除。另外一个选择就是移动肩胛骨。如果按这样进行，那么切口应该从 T1 棘突开始并沿着肩胛骨的内下缘走行。在肩胛骨的最下部，切口应沿第六或第七肋转向前方，在第三肋的肋软骨处终止。逐层暴露分离肌肉组织（包括斜方肌、背阔肌、菱形肌和后锯肌），将肩胛骨向头端牵拉以远离手术部位。肋骨的移除类似于前面描述的步骤，进行骨膜下剥离，注意保留神经血管束，截取所需肋骨。

然后将肺压缩，切开胸膜壁层，进入胸腔。肋骨切除后可以将胸膜从胸壁剥离，这样可以经胸膜外入路进行脊柱手术，因此术后不需要放置胸管[110]。理论上，胸膜外暴露也降低了的围手术期并发症的风险。使用肋骨撑开器撑开肋骨，方便医生进入胸腔进行手术操作，同时可以用覆盖海绵的可塑形牵开器保护肺部。

此时，谨慎的做法是再次使用术中透视来确定手术间隙，手术医生也可以通过在胸腔内触诊来计数肋骨进行判断。还应确定神经血管结构，包括主动脉、壁层胸膜、奇静脉、腔静脉和交感神经丛，并尽可能避开。分离壁层胸膜以暴露在间隙处的骨膜下平面，尽可能避免损伤节段血管；

这些血管可以结扎，但应扎紧或者结扎后从主动脉上剪断以免出血。椎体和椎间盘空间暴露到骨膜下以更好地显露（图 15.5）。必要时，可将交感神经链牵向背侧。肋间神经血管束可用于定位神经孔。用咬骨钳或磨钻去除肋骨头，充分暴露椎间隙。如果需要处理多个节段，则可以进行额外的肋骨切除以扩大手术视野。外科医生应该能够清楚地看到椎间盘边缘、椎间孔、手术部位上方和下方的椎弓根。

使用磨钻和 Kerrison 咬骨钳去除椎间盘下方的椎弓根以显露出口神经根和硬膜囊，以及椎间隙内的骨赘。尖刀切开纤维环，使用咬骨钳、枪钳或者磨钻去除椎间盘组织。此阶段的目标应该是减压和椎间融合的准备，这需要尽可能多地去除椎间盘。对于钙化的中央椎间盘，如果术中可以看到整个硬膜囊并且可以用钝性器械触及对侧椎弓根，则提示减压是彻底的。在去除椎间盘后，硬膜外静脉的出血可以用止血药物或较低电压的双极电凝进行止血。植入椎间融合器，并进行内固定以促进融合。

具有硬膜粘连的钙化椎间盘是脑脊液漏的高危因素[26,111]。如果遇到脑脊液漏，一期进行缝合

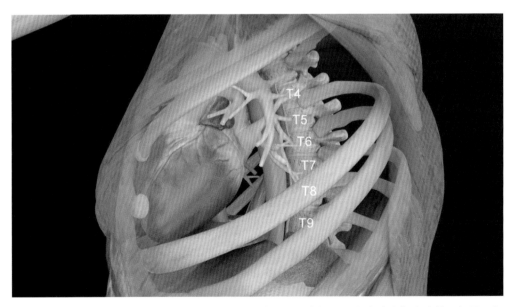

图15.5　图示左侧经胸入路暴露脊柱后的骨和血管解剖手术视图。降主动脉部分遮挡了视野，但必要时可以相对容易地移动血管。交感神经链和神经节位于椎体外侧，必要时可以行骨膜下剥离

修补是最理想的治疗选择。然而，由于操作间隙狭窄，通常难以完成修补或者硬膜撕裂太大而变为硬膜缺损。这种情况下，应尝试其他方法进行硬膜封堵，包括肌肉、脂肪或筋膜覆盖以堵塞破孔。在这些情况下，常使用纤维蛋白胶进行封堵。对于硬囊破损较大或修复不充分，应在硬膜缺损处的头端放置蛛网膜下腔引流，用于脑脊液分流。引流管应在术后 5~7 天拔除，已经通过长时间引流但切口仍有持续性脑脊液漏出的患者可能需要永久性脑脊液分流。

在关闭手术切口时，进行胸腔冲洗可以去除碎骨块和骨屑并判断脏层胸膜是否有空气泄漏。于胸腔后壁另切一小口放置胸管引流。缝合壁层胸膜，肉眼确认肺再通气。在肋骨抱合器的帮助下，用不可吸收的缝合线或钢丝进行肋骨复位。逐层缝合肋骨上覆盖的肌肉并缝皮。胸管应设置为吸水状态并监测漏气情况。

T10~L2：胸腹联合入路

这种通用的方法通过移动部分膈肌进入胸腔和腹膜后，从而进行 T10~T12 的脊柱手术。重要的是要注意，通过该手术入路将切口延伸到髂嵴可以暴露下腰椎的椎间隙。这种方法确实带来了特有的风险，包括对腹腔脏器、内脏神经、交感干、胸导管和大血管的损伤，以及术后肠梗阻。患有呼吸系统疾病或者既往手术导致腹膜后粘连的患者为胸腹联合入路的禁忌证。

患者行双腔气管导管插管。应放置鼻胃管以帮助术中识别食管。患者取侧卧位，从左侧或右侧入路均可，但左侧入路更为有利，因为手术视野不受肝脏遮挡，且不需要牵拉薄壁的腔静脉。应该向上折弯手术台以扩展手术区域，折弯处与切口部位相对应。通过术中透视确认手术节段，并且根据病变位置沿第九、十或十一肋做切口。切口应从肋骨的后角开始，沿着肋骨向前延伸经过肋软骨，在前腹部到达腹直肌之前转弯向下至病变节段。逐层分离肌肉和筋膜到达肋骨的表面，

暴露肋软骨。将肋骨进行骨膜下剥离，避免损伤神经血管束，并在肋弓和肋横突关节处切断。切下的肋骨可以用作自体植入物以促进融合。

肺放气并辨认胸膜。钝性分离通过肋软骨部分并进入胸膜后间隙。使用指尖或海绵棒清除腹直肌和横膈膜上的腹膜。逐层切开腹内斜肌、腹外斜肌和腹横肌。进一步暴露、分离可显露腰大肌，并且应该再次小心清理腹膜。膈肌后部通常被腹膜覆盖，移开腹膜后可以清楚地看到整个膈肌。通过打开肋骨床进入胸腔，并且可以用覆盖海绵的可塑形拉钩进一步牵开。此时，膈肌可以从胸腔内环形切开并释放，距离止点至少 1 cm 处切开以确保膈肌的缝合复位。如果需要处理 L1 和 L2 节段，则可能还需要切断膈肌脚。可以在膈肌的残端留置缝线以便手术结束时闭合。

椎间隙的操作和植入椎间体融合器的步骤同上所述，谨慎保护大血管和交感神经丛。如果在操作过程中需要牵拉移动大血管，则需要在节段血管的远端进行结扎。如果需要移动腰大肌，应进行骨膜下剥离以避免损伤腰神经丛。

关闭切口时，另切一小口放置胸导管。逐层缝合切口，包括膈肌、胸膜和腹内肌肉。仔细缝合腹部切口是至关重要的，因为任何缺陷都可能导致腹疝的发生。在闭合浅表肌层之前应进行肉眼确认肺膨胀，常规缝合皮肤。

椎间融合器的选择

根据病情需要，进行椎间盘切除术或椎体次全切除术，有各种内固定和植入物可供选择（图 15.6）。自体或者同种异体来源的髂骨植骨块都是可行的。自体取髂骨需要考虑的一个因素是潜在的取骨部位的并发症，也可以使用其他同种异体的结构植入物，例如腓骨支柱或股骨环。随着技术的发展，已经开发出各种合成的结构植入物，包括钛网和带有模块化端帽（钛合金材质或者 PEEK 材质）的可扩展融合器。传统上，这些结构性植入物与前路钢板螺钉固定联合使用。现

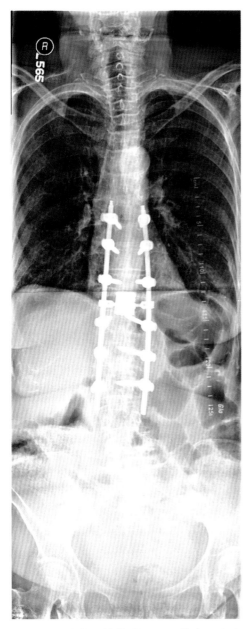

图15.6 这张正位片展示了一种内固定方案。患者采用T8~L2椎弓根螺钉固定，T12椎体次全切除术并植入可扩展的融合器

在已经出现了一体化的新型植入物，可以实现在不使用钢板的情况下将融合器固定到骨骼上。骨植入物的选择包括局部获取的自体骨、颗粒骨和市场上可获得的各种同种异体骨产品。其他生物学产品如重组人骨形态发生蛋白和硅氧烷基生物玻璃也可用于促进骨融合。最近，许多富含间充质干细胞的同种异体骨也已成为植入物的选择。对所有这些选择的详细讨论超出了本章的范围。

因为存在许多促进骨融合的选择，外科医生必须熟悉每种选择的潜在风险和益处[112]。

微创前路胸椎入路

最近，最初为腰椎研发的微创技术开始应用于胸椎。这些技术最常使用模块化可扩张牵开器，其可与光纤光源结合使用，实现通过相对小的开口进行可视化。但是，这些方法不在本章介绍。

典型病例

一名患有糖尿病和高血压的59岁男子被送到诊所，双脚"针刺感"2个月。患者主诉"针刺感"从双腿向上延续至下背部，同时有中背部轴性痛，运动后加重，无大小便失禁，无双下肢无力或麻木。他能够毫无困难地完成日常生活中的正常活动，体格检查显示四肢肌力正常，肠鸣音正常。双下肢末端呈袖套样轻触觉减退，上肢腱反射1+，膝腱反射和跟腱反射3+，并伴有交叉反射阳性。病理反射：双下肢有3次阵挛，双侧巴宾斯基征阳性。胸椎MRI显示右侧T10椎弓根中央信号增强肿块；肿块侵入T10椎体并压迫脊髓（图15.7）。

由于需要进行病理学组织取样，体格检查明确脊髓病的表现以及由于潜在的椎体侵蚀导致的脊柱不稳定性，最后做出了手术干预的决定。手术计划分两阶段进行。第一阶段是后路进行T9~T11椎板切除术和右侧小关节切除术，并进行T9~T11椎弓根螺钉植入。手术的第二阶段是经胸右侧入路进行T10椎体次全切除术和肿瘤切除。手术切除导致的椎体缺损通过植入可扩张的PEEK椎间融合器，并进行T9~T11前路融合。

患者在围手术期没有任何并发症，术后恢复良好，术后第三天拔除胸管引流，术后第五天出院至术后患者康复中心。术后前后位和侧位X线显示内固定位置良好且结构稳定（图15.8）。最终病理学显示肿瘤是神经鞘瘤。术后1年随访时影像学检查显示病变全部切除。

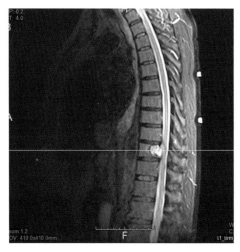
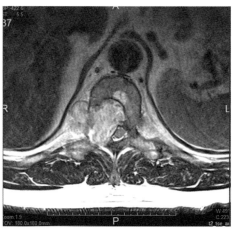

图15.7　一名59岁有脊髓压迫症状的男性患者的术前MRI表现。病灶集中在右侧椎弓根，并侵蚀椎体，有明显椎管狭窄、脊髓受压的征象

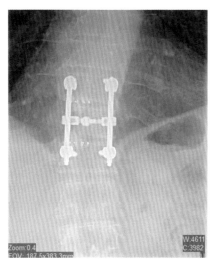
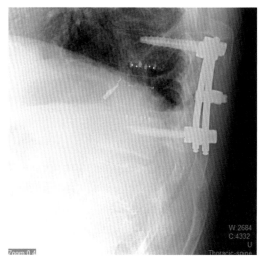

图15.8　图15.7中患者术后影像。手术分两期进行。第一阶段为T9~T11椎板切除术，右侧小关节切除术和椎弓根螺钉固定。第二阶段是右侧T10椎体次全切除术并植入可扩展的PEEK融合器。术后1年患者病情良好

技术要点

- 使用双腔 ET 管以压缩肺部。
- 手术医生应选择推荐的手术入路安全地到达脊柱目标节段。
- 对于侧卧位，体位摆放时可以使用沙袋或泡沫垫来辅助，使用腋窝垫来防止臂丛神经损伤。
- 将切口位置对准手术台的分离处有助于通过扩展手术区域来改善暴露。
- 如果手术过程中的手术台是屈曲的，则应在进行内固定前将手术台恢复至水平位置，以防止发生医源性脊柱侧凸。
- 弯曲患者的髋关节和膝关节有助于放松腹部肌肉组织。
- 对于颈胸交界处手术入路，喉返神经在左侧的走行变异较少，因此左侧入路相对更为安全。
- 对于重度脊柱后凸畸形的患者，经胸骨入

路可能无法处理椎间隙，通过影像学检查可以预测患者是否适合该手术入路[108]。

- 术前判断是否存在椎间盘钙化对于手术入路和技巧的规划非常重要，可以通过 X 线或 CT 脊髓造影来识别。

- 经胸入路最适合治疗钙化椎间盘，可能需要部分椎体次全切除以确保椎间盘的安全暴露。

- 避免硬膜破损的最佳方法是尽可能减少对硬膜囊的操作。

- 对于经腹途径，可以使用纱布覆盖的手指或血管钳来分离腹膜以及壁层胸膜，而不会侵犯腹膜。

- 分离肌肉时，应对其末端进行标记，以便在修复过程中进行近乎原有解剖的重建，特别是对于横膈膜。

- 应在骨膜下剥离后牵开腰大肌，以避免损伤腰丛。

- 由于可能失血，对于没有恶性肿瘤或感染史的患者，可以使用术中血液回收装置。

- 当需要结扎节段动脉时，应远离主动脉进行结扎，但一般应避免结扎以防止脊髓缺血。

- 如果血管受损，应防止低血压以确保灌注，特别是在严重的脊髓压迫情况下，因为受压处的脊髓血流量可能已经减少。

- 术中可以进行闭塞试验以评估节段动脉结扎是否安全；可暂时将血管夹紧阻断几分钟，检测 SEP 或 MEP 是否有信号变化。如果神经监测信号没有变化，则可以安全地结扎血管并切断。

并发症及其防治策略

这些手术有潜在的致残风险，无论是治疗过程还是手术。手术后避免出现并发症的最佳方法是确保术前优化以及适当的术后护理水平。术前应对患者进行筛查，并判断他们是否可以耐受手术，包括潜在的大量失血以及肺萎陷。术后充分的疼痛管理对于促进肺部通气和肺膨胀至关重要，特别在留置胸腔引流管的情况下。胸廓和肋骨的局部麻醉可以提供较好的局部疼痛控制，并且可以根据需要进行多次安全地重复局部麻醉。咳嗽、深呼吸练习和深呼吸肺活量的检测对于预防肺不张和肺炎非常重要。对于患有多种合并疾病的患者，应该进行 ICU 监护。

精确定位胸椎病变对于防止手术节段错误非常重要。可以使用术中透视计数肋骨或椎体椎弓根，直至达到正确的手术节段。然而，临床中存在少量的患者，如果在术前未被注意，则肋骨和椎体解剖结构的变异可能导致外科医生出现手术节段定位错误。术前前后位和侧位 X 线片可用于建立基线并与术中透视相联系。手术前向放射科医生咨询可以帮助确定椎间盘水平，有助于识别正确的节段。通过介入在术前用不透射线染料标记手术节段也是一种选择。当通过触诊肋骨确认手术节段时，第二肋骨通常是最容易触诊的头端肋骨。第一肋位于第二肋深面，可能不易触及。应使用放射检查来确认正确的手术节段。

导致脑脊液漏的硬膜缺损有可能成为难以治愈的脑脊液瘘管。对于任何硬膜囊破口，一期、无张力和密闭的硬膜修复是最佳的方案，但这在技术上可能难以实现，尤其是腹侧硬膜撕裂。当上述操作难以完成时，可以使用肌肉植入物或胸膜瓣。处理过的同种异体移植或异种移植是另一种选择。纤维蛋白胶可用作加强缝合线的辅助手段[113,114]。如果这些技术不成功，则可能需要进行腰大池引流直到硬膜撕裂愈合，以防止形成脑脊液胸膜瘘。如果担心脑脊液漏，则应在停止腰大池引流前拔除胸部引流管。

结论

对于保守治疗失败、脊柱失稳和 / 或神经损伤症状进行性加重的患者，应选择手术解决。对钙化椎间盘进行术前评估以及评估特定的病变，对于尽量减少手术并发症至关重要。应严格评估患者对手术的耐受能力并进行术前医学优化。病变位于T1~T4椎间隙时，需采用前路经胸骨入路，病变位于T4~T10节段采用侧方经胸入路，T10~T12采用侧方胸腹联合入路。通常需要专门的医生负责暴露，以到达手术部位。术后应进行患者的活动和疼痛控制以降低术后并发症。

参考文献

1. Key C. On paraplegia depending on disease of the ligaments of the spine. Guys Hosp Rep. 1838;3:17–34.

2. Middleton GS, Teacher JH. Injury of the spinal cord due to rupture of an intervertebral disk during muscular effort. Glasgow Medical Journal. 1911;76(1):1.

3. Love JG, Schorn VG. Thoracic-disk protrusions. JAMA. 1965;191:627–31.

4. Mixter WJ, Barr JS. Rupture of the intervertebral disc with involvement of the Spinal Canal. N Engl J Med. 1934;211(5):210–5.

5. Menard V. Etude Pratique sur le Mal de Pott. Paris: Masson et Cie; 1900.

6. Hodgson AR, Stock FE. Anterior spinal fusion a preliminary communication on the radical treatment of Pott's disease and Pott's paraplegia. Br J Surg. 1956;44(185):266–75.

7. Hulme A. The surgical approach to thoracic intervertebral disc protrusions. J Neurol Neurosurg Psychiatry. 1960;23:133–7.

8. Arce CA, Dohrmann GJ. Herniated thoracic disks. Neurol Clin. 1985;3(2):383–92.

9. Crafoord C, Hiertonn T, Lindblom K, Olsson SE. Spinal cord compression caused by a protruded thoracic disc; report of a case treated with anterolateral fenestration of the disc. Acta Orthop Scand. 1958;28(2):103–7.

10. Perot PL Jr, Munro DD. Transthoracic removal of midline thoracic disc protrusions causing spinal cord compression. J Neurosurg. 1969;31(4):452–8.

11. Ransohoff J, Spencer F, Siew F, Gage L Jr. Transthoracic removal of thoracic disc. Report of three cases. J Neurosurg. 1969;31(4):459–61.

12. Royle ND. The operative removal of an accessory vertebra. Med J Aust. 1928;1(467–468):387–91.

13. Dwyer AF, Newton NC, Sherwood AA. An anterior approach to scoliosis. A preliminary report. Clin Orthop Relat Res. 1969;62:192–202.

14. Snyder LA, Smith ZA, Dahdaleh NS, Fessler RG. Minimally invasive treatment of thoracic disc herniations. Neurosurg Clin N Am. 2014;25(2):271–7.

15. Anand N, Regan JJ. Video-assisted thoracoscopic surgery for thoracic disc disease: classification and outcome study of 100 consecutive cases with a 2-year minimum follow-up period. Spine (Phila Pa 1976). 2002;27(8):871–9.

16. Yoshihara H. Surgical treatment for thoracic disc herniation: an update. Spine (Phila Pa 1976). 2014;39(6):E406–12.

17. Falavigna A, Piccoli CL. Minimally invasive approaches for thoracic decompression from discectomy to corpectomy. J Neurosurg Sci. 2013;57(3):175–92.

18. Deviren V, Kuelling FA, Poulter G, Pekmezci M. Minimal invasive anterolateral transthoracic transpleural approach: a novel technique for thoracic disc herniation. A review of the literature, description of a new surgical technique and experience with first 12 consecutive patients. J Spinal Disord Tech. 2011;24(5):E40–8.

19. Vollmer DG, Simmons NE. Transthoracic approaches to thoracic disc herniations. Neurosurg Focus. 2000;9(4):e8.

20. McCormick WE, Will SF, Benzel EC. Surgery for thoracic disc disease. Complication avoidance: overview and management. Neurosurg Focus. 2000;9(4):e13.

21. Burke TG, Caputy AJ. Treatment of thoracic

disc herniation: evolution toward the minimally invasive thoracoscopic technique. Neurosurg Focus. 2000;9(4):e9.

22. Hou X, Sun C, Liu X, Liu Z, Qi Q, Guo Z, et al. Clinical features of thoracic spinal stenosisassociated myelopathy: a retrospective analysis of 427 cases. Clin Spine Surg. 2016;29(2):86–9.

23. Awwad EE, Martin DS, Smith KR Jr, Baker BK. Asymptomatic versus symptomatic herniated thoracic discs: their frequency and characteristics as detected by computed tomography after myelography. Neurosurgery. 1991;28(2):180–6.

24. Tovi D, Strang RR. Thoracic intervertebral disk protrusions. Acta Chir Scand Suppl. 1960;Suppl 267:1–41.

25. Brown CW, Deffer PA Jr, Akmakjian J, Donaldson DH, Brugman JL. The natural history of thoracic disc herniation. Spine (Phila Pa 1976). 1992;17(6 Suppl):S97–102.

26. Stillerman CB, Chen TC, Couldwell WT, Zhang W, Weiss MH. Experience in the surgical management of 82 symptomatic herniated thoracic discs and review of the literature. J Neurosurg. 1998;88(4):623–33.

27. Wood KB, Garvey TA, Gundry C, Heithoff KB. Magnetic resonance imaging of the thoracic spine. Evaluation of asymptomatic individuals. J Bone Joint Surg Am. 1995;77(11):1631–8.

28. Wood KB, Blair JM, Aepple DM, Schendel MJ, Garvey TA, Gundry CR, et al. The natural history of asymptomatic thoracic disc herniations. Spine (Phila Pa 1976). 1997;22(5):525–9. discussion 9-30

29. Mansour H, Hammoud F, Vlahovitch B. Brown-Sequard syndrome caused by foramen and calcified disk herniation, responsible for direct compression of Adamkiewicz's artery. Neurochirurgie. 1987; 33(6):478–81.

30. Campbell E, Kite WC Jr, Whitfield RD. The thoracic herniated intervertebral disc syndrome. J Neurosurg. 1957;14(1):61–7.

31. Lesoin F, Rousseaux M, Autricque A, Reesaul Y, Villette L, Clarisse J, et al. Thoracic disc herniations: evolution in the approach and indications. Acta Neurochir. 1986;80(1–2):30–4.

32. Debnath UK, McConnell JR, Sengupta DK, Mehdian SM, Webb JK. Results of hemivertebrectomy and fusion for symptomatic thoracic disc herniation. Eur Spine J. 2003;12(3):292–9.

33. Tsuyama N. Ossification of the posterior longitudinal ligament of the spine. Clin Orthop Relat Res. 1984;184:71–84.

34. Kawaguchi Y, Nakano M, Yasuda T, Seki S, Hori T, Kimura T. Ossification of the posterior longitudinal ligament in not only the cervical spine, but also other spinal regions: analysis using multidetector computed tomography of the whole spine. Spine (Phila Pa 1976). 2013;38(23):E1477–82.

35. Fujimori T, Watabe T, Iwamoto Y, Hamada S, Iwasaki M, Oda T. Prevalence, concomitance, and distribution of ossification of the spinal ligaments: results of whole spine CT scans in 1500 Japanese patients. Spine (Phila Pa 1976). 2016;41(21):1668–76.

36. Matsunaga S, Nakamura K, Seichi A, Yokoyama T, Toh S, Ichimura S, et al. Radiographic predictors for the development of myelopathy in patients with ossification of the posterior longitudinal ligament: a multicenter cohort study. Spine (Phila Pa 1976). 2008;33(24):2648–50.

37. Chiba K, Yamamoto I, Hirabayashi H, Iwasaki M, Goto H, Yonenobu K, et al. Multicenter study investigating the postoperative progression of ossification of the posterior longitudinal ligament in the cervical spine: a new computer-assisted measurement. J Neurosurg Spine. 2005;3(1):17–23.

38. Hori T, Kawaguchi Y, Kimura T. How does the ossification area of the posterior longitudinal ligament progress after cervical laminoplasty? Spine (Phila Pa 1976). 2006;31(24):2807–12.

39. Matsunaga S, Sakou T, Taketomi E, Yamaguchi M, Okano T. The natural course of myelopathy caused by ossification of the posterior longitudinal ligament in the cervical spine. Clin Orthop Relat Res.

1994;305:168–77.

40. Matsunaga S, Kukita M, Hayashi K, Shinkura R, Koriyama C, Sakou T, et al. Pathogenesis of myelopathy in patients with ossification of the posterior longitudinal ligament. J Neurosurg. 2002;96(2 Suppl):168–72.

41. Hori T, Kawaguchi Y, Kimura T. How does the ossification area of the posterior longitudinal ligament thicken following cervical laminoplasty? Spine (Phila Pa 1976). 2007;32(19):E551–6.

42. Sugrue PA, McClendon J Jr, Halpin RJ, Liu JC, Koski TR, Ganju A. Surgical management of cervical ossification of the posterior longitudinal ligament: natural history and the role of surgical decompression and stabilization. Neurosurg Focus. 2011;30(3):E3.

43. Saetia K, Cho D, Lee S, Kim DH, Kim SD. Ossification of the posterior longitudinal ligament: a review. Neurosurg Focus. 2011;30(3):E1.

44. Smith ZA, Buchanan CC, Raphael D, Khoo LT. Ossification of the posterior longitudinal ligament: pathogenesis, management, and current surgical approaches. A review. Neurosurg Focus. 2011;30(3):E10.

45. Ito Z, Matsuyama Y, Ando M, Kawabata S, Kanchiku T, Kida K, et al. Postoperative paralysis from thoracic ossification of posterior longitudinal ligament (OPLL) surgery-risk factor of neurologic injury: Nationwide multi-institution survey. Spine (Phila Pa 1976). 2016;41:E1159–63.

46. Hu P, Yu M, Liu X, Liu Z, Jiang L. A circumferential decompression-based surgical strategy for multilevel ossification of thoracic posterior longitudinal ligament. Spine J. 2015;15(12):2484–92.

47. Matsumoto M, Toyama Y, Chikuda H, Takeshita K, Kato T, Shindo S, et al. Outcomes of fusion surgery for ossification of the posterior longitudinal ligament of the thoracic spine: a multicenter retrospective survey: clinical article. J Neurosurg Spine. 2011;15(4):380–5.

48. Choi D, Fox Z, Albert T, Arts M, Balabaud L, Bunger C, et al. Rapid improvements in pain and quality of life are sustained after surgery for spinal metastases in a large prospective cohort. Br J Neurosurg. 2016;30(3):337–44.

49. Choi D, Crockard A, Bunger C, Harms J, Kawahara N, Mazel C, et al. Review of metastatic spine tumour classification and indications for surgery: the consensus statement of the global spine tumour study group. Eur Spine J. 2010;19(2):215–22.

50. Tang Y, Qu J, Wu J, Liu H, Chu T, Xiao J, et al. Effect of surgery on quality of life of patients with spinal metastasis from non-small-cell lung cancer. J Bone Joint Surg Am. 2016;98(5):396–402.

51. Park SJ, Lee CS, Chung SS. Surgical results of metastatic spinal cord compression (MSCC) from non-small cell lung cancer (NSCLC): analysis of functional outcome, survival time, and complication. Spine J. 2016;16(3):322–8.

52. Dea N, Versteeg A, Fisher C, Kelly A, Hartig D, Boyd M, et al. Adverse events in emergency oncological spine surgery: a prospective analysis. J Neurosurg Spine. 2014;21(5):698–703.

53. Zairi F, Karnoub MA, Vieillard MH, Bouras A, Marinho P, Allaoui M, et al. Evaluation of the relevance of surgery in a retrospective case series of patients who underwent the surgical treatment of a symptomatic spine metastasis from lung cancer. Eur Spine J. 2016;25:4052–9.

54. Ghori AK, Leonard DA, Schoenfeld AJ, Saadat E, Scott N, Ferrone ML, et al. Modeling 1-year survival after surgery on the metastatic spine. Spine J. 2015;15(11):2345–50.

55. Schoenfeld AJ, Le HV, Marjoua Y, Leonard DA, Belmont PJ Jr, Bono CM, et al. Assessing the utility of a clinical prediction score regarding 30-day morbidity and mortality following metastatic spinal surgery: the New England spinal metastasis score (NESMS). Spine J. 2016;16(4):482–90.

56. Tokuhashi Y, Matsuzaki H, Oda H, Oshima M, Ryu J. A revised scoring system for preoperative evaluation of metastatic spine tumor prognosis. Spine (Phila Pa 1976). 2005;30(19):2186–91.

57. Amelot A, Balabaud L, Choi D, Fox Z, Crockard

HA, Albert T, et al. Surgery for metastatic spine tumors in the elderly. Advanced age is not a contraindication to surgery! Spine J. 2015;17(6):759–67.

58. Keene JS. Radiographic evaluation of thoracolumbar fractures. Clin Orthop Relat Res. 1984;189:58–64.

59. Mumford J, Weinstein JN, Spratt KF, Goel VK. Thoracolumbar burst fractures. The clinical efficacy and outcome of nonoperative management. Spine (Phila Pa 1976). 1993;18(8):955–70.

60. Berg EE. The sternal-rib complex. A possible fourth column in thoracic spine fractures. Spine (Phila Pa 1976). 1993;18(13):1916–9.

61. Denis F. The three column spine and its significance in the classification of acute thoracolumbar spinal injuries. Spine (Phila Pa 1976). 1983;8(8):817–31.

62. Hanley EN Jr, Eskay ML. Thoracic spine fractures. Orthopedics. 1989;12(5):689–96.

63. Wood KB, Li W, Lebl DR, Ploumis A. Management of thoracolumbar spine fractures. Spine J. 2014;14(1):145–64.

64. Bohlman HH. Treatment of fractures and dislocations of the thoracic and lumbar spine. J Bone Joint Surg Am. 1985;67(1):165–9.

65. Devilee R, Sanders R, de Lange S. Treatment of fractures and dislocations of the thoracic and lumbar spine by fusion and Harrington instrumentation. Arch Orthop Trauma Surg. 1995;114(2):100–2.

66. Cahill DW, Love LC, Rechtine GR. Pyogenic osteomyelitis of the spine in the elderly. J Neurosurg. 1991;74(6):878–86.

67. Lehovsky J. Pyogenic vertebral osteomyelitis/disc infection. Baillieres Best Pract Res Clin Rheumatol. 1999;13(1):59–75.

68. Pola E, Logroscino CA, Gentiempo M, Colangelo D, Mazzotta V, Di Meco E, et al. Medical and surgical treatment of pyogenic spondylodiscitis. Eur Rev Med Pharmacol Sci. 2012;16(Suppl 2):35–49.

69. Boody BS, Jenkins TJ, Maslak J, Hsu WK, Patel AA. Vertebral osteomyelitis and spinal epidural abscess: an evidence-based review. J Spinal Disord Tech. 2015;28(6):E316–27.

70. Baker AS, Ojemann RG, Swartz MN, Richardson EP Jr. Spinal epidural abscess. N Engl J Med. 1975;293(10):463–8.

71. Kostuik JP. Anterior spinal cord decompression for lesions of the thoracic and lumbar spine, techniques, new methods of internal fixation results. Spine (Phila Pa 1976). 1983;8(5):512–31.

72. Oga M, Arizono T, Takasita M, Sugioka Y. Evaluation of the risk of instrumentation as a foreign body in spinal tuberculosis. Clinical and biologic study. Spine (Phila Pa 1976). 1993;18(13):1890–4.

73. Gorensek M, Kosak R, Travnik L, Vengust R. Posterior instrumentation, anterior column reconstruction with single posterior approach for treatment of pyogenic osteomyelitis of thoracic and lumbar spine. Eur Spine J. 2013;22(3):633–41.

74. Dai LY, Chen WH, Jiang LS. Anterior instrumentation for the treatment of pyogenic vertebral osteomyelitis of thoracic and lumbar spine. Eur Spine J. 2008;17(8):1027–34.

75. Jin D, Qu D, Chen J, Zhang H. One-stage anterior interbody autografting and instrumentation in primary surgical management of thoracolumbar spinal tuberculosis. Eur Spine J. 2004;13(2):114–21.

76. Blumenkopf B. Thoracic intervertebral disc herniations: diagnostic value of magnetic resonance imaging. Neurosurgery. 1988;23(1):36–40.

77. Francavilla TL, Powers A, Dina T, Rizzoli HV. MR imaging of thoracic disk herniations. J Comput Assist Tomogr. 1987;11(6):1062–5.

78. Videman T, Battie MC, Gill K, Manninen H, Gibbons LE, Fisher LD. Magnetic resonance imaging findings and their relationships in the thoracic and lumbar spine. Insights into the etiopathogenesis of spinal degeneration. Spine (Phila Pa 1976). 1995;20(8):928–35.

79. Arce CA, Dohrmann GJ. Thoracic disc herniation. Improved diagnosis with computed tomographic scanning and a review of the literature. Surg Neurol. 1985;23(4):356–61.

80. Ryan RW, Lally JF, Kozic Z. Asymptomatic calcified herniated thoracic disks: CT recognition. AJNR Am

J Neuroradiol. 1988;9(2):363–6.

81. Williams MP, Cherryman GR. Thoracic disk herniation: MR imaging. Radiology. 1988;167(3):874–5.

82. Williams MP, Cherryman GR, Husband JE. Significance of thoracic disc herniation demonstrated by MR imaging. J Comput Assist Tomogr. 1989;13(2):211–4.

83. Wood KB, Schellhas KP, Garvey TA, Aeppli D. Thoracic discography in healthy individuals. A controlled prospective study of magnetic resonance imaging and discography in asymptomatic and symptomatic individuals. Spine (Phila Pa 1976). 1999;24(15):1548–55.

84. Schellhas KP, Pollei SR, Dorwart RH. Thoracic discography. A safe and reliable technique. Spine (Phila Pa 1976). 1994;19(18):2103–9.

85. Shah RV, Everett CR, McKenzie-Brown AM, Sehgal N. Discography as a diagnostic test for spinal pain: a systematic and narrative review. Pain Physician. 2005;8(2):187–209.

86. Nuwer MR, Dawson EG, Carlson LG, Kanim LE, Sherman JE. Somatosensory evoked potential spinal cord monitoring reduces neurologic deficits after scoliosis surgery: results of a large multicenter survey. Electroencephalogr Clin Neurophysiol. 1995;96(1):6–11.

87. Lall RR, Lall RR, Hauptman JS, Munoz C, Cybulski GR, Koski T, et al. Intraoperative neurophysiological monitoring in spine surgery: indications, efficacy, and role of the preoperative checklist. Neurosurg Focus. 2012;33(5):E10.

88. Fehlings MG, Brodke DS, Norvell DC, Dettori JR. The evidence for intraoperative neurophysiological monitoring in spine surgery: does it make a difference? Spine (Phila Pa 1976). 2010;35(9 Suppl):S37–46.

89. Gonzalez AA, Jeyanandarajan D, Hansen C, Zada G, Hsieh PC. Intraoperative neurophysiological monitoring during spine surgery: a review. Neurosurg Focus. 2009;27(4):E6.

90. Malhotra NR, Shaffrey CI. Intraoperative electrophysiological monitoring in spine surgery. Spine (Phila Pa 1976). 2010;35(25):2167–79.

91. Raynor BL, Padberg AM, Lenke LG, Bridwell KH, Riew KD, Buchowski JM, et al. Failure of intraoperative monitoring to detect postoperative neurologic deficits: a 25-year experience in 12,375 spinal surgeries. Spine. 2016;41(17):1387–93.

92. Deutsch H, Arginteanu M, Manhart K, Perin N, Camins M, Moore F, et al. Somatosensory evoked potential monitoring in anterior thoracic vertebrectomy. J Neurosurg. 2000;92(2 Suppl):155–61.

93. Eggspuehler A, Sutter MA, Grob D, Porchet F, Jeszenszky D, Dvorak J. Multimodal intraoperative monitoring (MIOM) during surgical decompression of thoracic spinal stenosis in 36 patients. Eur Spine J. 2007;16(Suppl 2):S216–20.

94. Eleraky MA, Setzer M, Papanastassiou ID, Baaj AA, Tran ND, Katsares KM, et al. Role of motor-evoked potential monitoring in conjunction with temporary clipping of spinal nerve roots in posterior thoracic spine tumor surgery. Spine J. 2010;10(5):396–403.

95. Murakami H, Kawahara N, Demura S, Kato S, Yoshioka K, Tomita K. Neurological function after total en bloc spondylectomy for thoracic spinal tumors. J Neurosurg Spine. 2010;12(3):253–6.

96. Ikard RW. Methods and complications of anterior exposure of the thoracic and lumbar spine. Arch Surg. 2006;141(10):1025–34.

97. Yuan L, Ni GX, Luk KK, Cheung KM, Lu DS, Hu Y, et al. Effect of segmental artery ligation on the blood supply of the thoracic spinal cord during anterior spinal surgery: a quantitative histomorphological fresh cadaver study. Spine (Phila Pa 1976). 2005;30(5):483–6.

98. Murthy NS, Maus TP, Behrns CL. Intraforaminal location of the great anterior radiculomedullary artery (artery of Adamkiewicz): a retrospective review. Pain Med. 2010;11(12):1756–64.

99. Yoshioka K, Niinuma H, Ehara S, Nakajima T, Nakamura M, Kawazoe K. MR angiography and CT angiography of the artery of Adamkiewicz: state of

the art. Radiographics. 2006;26(Suppl 1): S63–73.

100. Melissano G, Bertoglio L, Rinaldi E, Leopardi M, Chiesa R. An anatomical review of spinal cord blood supply. J Cardiovasc Surg. 2015;56(5):699–706.

101. Dormans JP. Establishing a standard of care for neuromonitoring during spinal deformity surgery. Spine (Phila Pa 1976). 2010;35(25):2180–5.

102. Halpin RJ, Sugrue PA, Gould RW, Kallas PG, Schafer MF, Ondra SL, et al. Standardizing care for high-risk patients in spine surgery: the northwestern high-risk spine protocol. Spine (Phila Pa 1976). 2010;35(25):2232–8.

103. Sutter M, Eggspuehler A, Grob D, Jeszenszky D, Benini A, Porchet F, et al. The diagnostic value of multimodal intraoperative monitoring (MIOM) during spine surgery: a prospective study of 1,017 patients. Eur Spine J. 2007;16(Suppl 2):S162–70.

104. Sutter M, Eggspuehler A, Muller A, Dvorak J. Multimodal intraoperative monitoring: an overview and proposal of methodology based on 1,017 cases. Eur Spine J. 2007;16(Suppl 2):S153–61.

105. Deletis V. Basic methodological principles of multimodal intraoperative monitoring during spine surgeries. Eur Spine J. 2007;16(Suppl 2):S147–52.

106. Liu YL, Hao YJ, Li T, Song YM, Wang LM. Trans-upper- sternal approach to the cervicothoracic junction. Clin Orthop Relat Res. 2009;467(8): 2018–24.

107. Pointillart V, Aurouer N, Gangnet N, Vital JM. Anterior approach to the cervicothoracic junction without sternotomy: a report of 37 cases. Spine (Phila Pa 1976). 2007;32(25):2875–9.

108. Teng H, Hsiang J, Wu C, Wang M, Wei H, Yang X, et al. Surgery in the cervicothoracic junction with an anterior low suprasternal approach alone or combined with manubriotomy and sternotomy: an approach selection method based on the cervicothoracic angle. J Neurosurg Spine. 2009;10(6):531–42.

109. Lam FC, Groff MW. An anterior approach to spinal pathology of the upper thoracic spine through a partial manubriotomy. J Neurosurg Spine. 2011;15(5):467–71.

110. McCormick PC. Retropleural approach to the thoracic and thoracolumbar spine. Neurosurgery. 1995;37(5):908–14.

111. Stillerman CB, Weiss MH. Management of thoracic disc disease. Clin Neurosurg. 1992;38:325–52.

112. Oppenheimer JH, DeCastro I, McDonnell DE. Minimally invasive spine technology and minimally invasive spine surgery: a historical review. Neurosurg Focus. 2009;27(3):E9.

113. Jankowitz BT, Atteberry DS, Gerszten PC, Karausky P, Cheng BC, Faught R, et al. Effect of fibrin glue on the prevention of persistent cerebral spinal fluid leakage after incidental durotomy during lumbar spinal surgery. Eur Spine J. 2009;18(8):1169–74.

114. Shaffrey CI, Spotnitz WD, Shaffrey ME, Jane JA. Neurosurgical applications of fibrin glue: augmentation of dural closure in 134 patients. Neurosurgery. 1990;26(2):207–10.

侧方胸腔外入路减压融合术 16

作者：Christopher D. Witiw and Richard G. Fessler
译者：顾一飞 审校：刘洋

引言

侧方胸腔外入路（LECA）由 Capener 于 1954 年首次提出，并由 Larson 等于 1976 年改良[1,2]。该入路可显露脊柱三柱结构，最初适用于切除脊髓腹侧的压迫性病变[3]。通过一个切口，可同时实施前方的减压和脊柱完整性的重建，同时无须改变患者体位即可完成所有手术操作。此外，微创技术的应用，已被证实可减少手术创伤以及并发症的发生。如今，类似的减压和重建技术可在有限的肌肉破坏下得以实施。

LECA 是众多可以显露脊髓腹侧压迫性病变的入路之一，但同时也带给外科医生许多需要考虑的问题。本章节，我们将探讨 LECA 的适应证，以帮助外科医生做出选择。在展开讨论前，有必要先了解开放 LECA 的术前准备、手术步骤以及微创 LECA 的发展。同时，我们在本章节补充论述肋横突关节切除入路及经椎弓根入路。以上内容将帮助我们减少显露过程中的损伤。然后，我们还将介绍肩胛旁胸膜外入路显露上胸椎（T1~T4）。本章节还包括技术要点、案例分析、并发症讨论等。

适应证及患者选择

LECA 适用于后外侧入路显露 T5~T12 的胸椎压迫性病变，而 T4 以上颈胸段病变可经肩胛旁胸膜外入路（LPEA），在本章节亦将进行讨论[5]。

LECA 或 LPEA 固然不是唯一的选择。在众多入路当中，脊柱外科医生往往难以选择哪一种入路才是切除脊髓腹侧病变的最佳手段。概括说来，主要分为 3 种入路：前路经胸腔入路、前外侧入路和后外侧入路。

前路胸廓切开术需切开胸骨柄、胸骨体和锁骨，可直接显露上胸椎前中柱，并行减压固定[6]。然而，该入路常常会带来开胸引起的肺损伤、胸腔积液、肺不张和血胸等并发症[7]。胸腔镜微创手术可降低并发症的发生，但对于脊柱外科医生而言，这些技术并不熟悉，而且学习曲线较陡峭，因此难以在脊柱外科医生中得到推广[8]。另一种经胸腔入路为经胸膜腔后入路[9,10]。该入路的优点在于避免直接进入胸腔，且可以充分显露脊柱前柱结构。但是，该入路也存在一定的风险，如胸膜撕裂、节段动脉损伤等。鉴于以上原因，该入路未被广泛接受。

对于多数脊柱外科医生来说，后外侧入路更为熟悉。该入路包括经椎弓根入路、经肋横突关节入路或 LECA。在这 3 种入路中，LECA 可获得更好的显露和手术视野[11]。手术医生视野外的解剖结构为对侧椎体及对侧椎弓根，如有必要，可从对侧进行显露[12]。

后外侧入路的适应证相对较广。该入路适用于大部分胸髓前方引起的压迫。最近，Foreman 等进行的一项系统回顾性研究表明，该术式适应证包括创伤、椎间盘突出、肿瘤、感染[3]。LECA 主要适应证的简要概述见表 16.1。我们强烈建议通过 LECA 行胸椎椎体次全切除，以达到充分减压，去除病灶的效果。同时，我们还建议 LECA 用于椎间盘突出伴中央型钙化。偏一侧的软性胸椎间盘突出则可在内镜下通过后外侧入路行椎间盘切除术 [13]。对于需行脊髓腹侧减压，且情况较复杂的患者，不宜采用 LECA，可考虑经椎弓根或经肋横突关节入路。近些年，更多改良的 LECA 使以下适应证更为微创。

表 16.1　后外侧入路行胸椎减压固定的适应证

创伤
椎体骨折
脊髓压迫
疼痛伴畸形进展
椎间盘突出
中央型椎间盘突出伴钙化
肿瘤
硬膜外
椎体转移
脊柱原发性肿瘤
硬膜下髓内
脊膜瘤
周围神经鞘瘤
感染
骨髓炎
硬膜外脓肿
脊柱结核

术前考虑

术中准确的手术节段定位在胸椎手术中尤为重要。手术室中准确定位是手术确保成功的前提。术前充足的影像学信息可帮助术者明确病变的手术节段。影像资料应包括 C2，以便于向下计数判断，或者包括骶骨，以便于向上计数判断。其中，从骶骨向上计数被更多的脊柱外科医生青睐，因为术中通过辨认骶骨或最下位肋骨更为容易，肩胛带的骨骼肌肉组织容易遮挡透视射线，导致下

颈椎和上胸椎难以辨别。所有的患者术前应行胸部平片，排除多肋的可能性。还需行腰骶椎侧位片，明确是否存在腰骶移行椎。此外，术前还应确保术中透视可达手术相关节段。在手术之前完善以上准备可大大降低术中定位错误的风险。我们还建议术前应准备体感诱发电位和运动诱发电位，以确保手术过程的安全。神经监护需在患者摆好手术体位后进行布置，术中应密切注意电位的变化。

手术技巧

前文所述，LECA 已有许多改良入路，大致可分为传统入路和微创入路。作者擅长行微创入路，但大多数脊柱外科医生偏好开放手术，以下将分别阐述这 2 种入路。接下来，我们还会探讨经肋横突关节切除入路以及经椎弓根入路。本节，我们将展开讨论用于显露 T1~T4 椎体的 LEPA 和显露 T4 以下椎体的 LECA。

开放侧方胸腔外入路

手术显露

患者俯卧于 Wilson 或 Jackson 手术床上。手术侧应根据病变所在侧选择。手术切口有数种选择，但最常见的有 2 种。第一种是正中的长曲棍球棍切口，弧顶位于病变节段水平（图 16.1 A）[14]。另一种是曲线切口，起于病变节段以上 3 个节段的中线，弧顶旁开中线 7.5 cm（图 16.1 B）[3]。若需行后方内固定，2 种切口均可显露对侧的后方结构。行曲线切口时，最先切开的应为胸背筋膜和皮瓣。然后骨膜下显露病变节段以及上下各一节段的棘突和椎板。显露至病变节段的同侧肋脊角。此时，可在皮肤内侧缘辨认出背阔肌，并沿切口垂线切开至肋骨。肌肉应与胸腔游离，以便于同侧背阔肌的移动。行长曲棍球棍切口时，皮瓣应在胸背筋膜以上层面被提起，在棘突上方打开筋膜，筋膜切口延长至所需节段，然后显露竖脊肌，分别向外侧和中间钝性分离竖脊肌，撑开

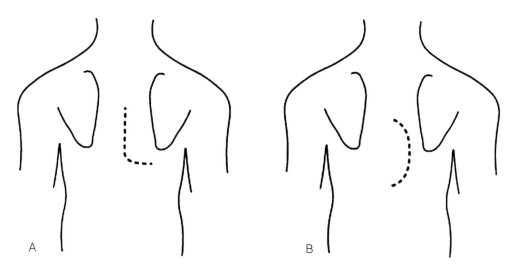

图16.1　皮肤切口的选择。A."曲棍球棍切口"，弧顶位于病变节段。B.曲线切口弧顶距离病变节段侧方约7.5 cm

器撑开。竖脊肌的分离应充分，可获得充足的视野。切口的选择取决于术者的喜好及熟练度。

　　肋骨切除前应先用单极电凝打开肋骨后骨膜，然后用骨膜剥离器向肋骨上缘和下缘骨膜下剥离肋骨。上缘肋骨从中间向侧方剥离较为容易，而下缘肋骨则从侧方向中间剥离较为容易。剥离尾端骨膜时应尽量小心，尽可能保留肋骨下缘的神经血管丛。带弧度的骨膜剥离器如 Doyen 肋骨剥离器应用于游离骨膜周围组织。用肋骨剪在距离肋椎关节 5~10 cm 处剪断肋骨。Leksell 咬骨钳紧贴着椎弓根和椎板去除横突。尖刀离断肋横突韧带和肋椎关节。提起肋骨，用 Kerrison 枪钳离断肋横突关节和肋椎关节。若分离精准，骨膜、胸内筋膜及胸膜后脂肪会被保留，以防出现胸膜撕裂。然后切除肋椎关节以远的 5~10 cm 肋骨。此时，可清楚辨认神经血管丛，同时可见肋间神经从椎间孔发出。若胸椎神经根及脉管系统阻挡手术操作，可结扎后离断。骨刀去除同侧的关节突关节，然后高速磨钻磨出同侧椎弓根。"从里到外"去除椎弓根可防止出口神经根的损伤，残余的椎弓根皮质骨可用 Kerrison 枪钳去除。此时，可充分显露椎间盘、侧方椎管及病变侧椎体，将重点落在腹侧的致压物（图 16.2）。在椎体尾端

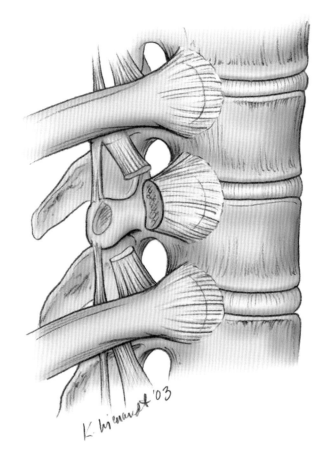

图16.2　去除肋骨后的影像及术野（经Rice等[15]允许）

的凹陷处可见相应的节段动脉。如果未能游离肋间血管，则术中应通过神经监护监测脊髓电位变化，以此来监测脊髓血供的变化。用血管夹临时夹闭血管数分钟，观察感觉诱发电位的变化，如果无明显改变，意味着该血管可被结扎；反之，血管应尽量游离。交感链位于侧方椎体的表面，应尽可能仔细辨认，交通支可被离断。

腹侧减压

如果病变需行椎体次全切除，则上、下位椎间盘亦需切除。用刮匙和垂体咬骨钳清理椎间盘组织，上、下位终板应清理至骨性终板，以备植骨融合用。减压椎体中心时可使用高速磨钻，同样遵循"从里到外"的原则。保留椎体外壳，包括椎体腹侧面、背侧面及对侧面。所有病变组织均去除后，此时可小心用刮匙刮除后纵韧带深部的椎体后壁皮质骨。皮质骨全部被去除后，小心切除后纵韧带，显露硬膜，同时仔细观察脊髓腹侧的病变。在避免损伤脊髓的前提下，全部去除脊髓腹侧病变。如有必要，可切除邻近节段的肋骨，以获得更加充分的显露范围，也可按照上述方法切除一个邻近椎体。

中央型椎间盘突出伴钙化的手术治疗无须行椎体次全切除。实际上，在病变椎间隙周围仍需建立一个工作腔隙。后纵韧带外侧缘应当仔细辨认清楚，以此找到椎管。一旦确认此解剖标记，可用磨钻处理上位椎体的下终板和下位椎体的上终板，最后残余椎体后方薄层皮质。用刮匙在后纵韧带和残余皮质骨之间离断薄层皮质。该操作可在头端和尾端薄层皮质处向工作腔隙内挤压，将残余的钙化物推向前方并取出，该操作可在几乎没有脊髓干扰的前提下达到充分减压的效果。

脊柱重建

一般来说，所有减压的病例均涉及三柱的破坏，常常需要内固定融合以维持生物力学的稳定性。同种异体骨、自体骨或人造金属笼均可用于缺损的重建（图 16.3）。植骨材料的选择取决于病变的性质，前方植骨块需要后方椎弓根螺钉固定支撑。常见的做法是双侧 2 个节段或 2 个节段以上的椎弓根螺钉固定。如果减压时存在不稳和畸形进展等危险因素，在显露后即需植入椎弓根螺钉，并行对侧连接棒固定。如果术前即存在畸形，术中需要矫形，亦用连接棒连接对侧椎弓根螺钉，提供暂时的稳定。接下来行同侧的减压和腹侧的重建，并连接同侧椎弓根钉，暂不锁定，同时松开对侧螺母，按相应顺序重建并预锁定，直至矫正畸形，恢复序列，最后锁定全部螺母以维持序列。

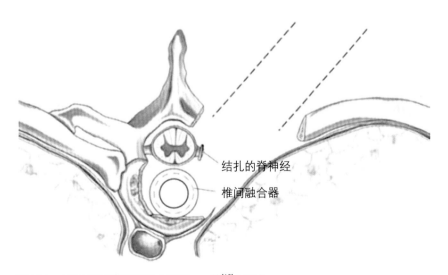

结扎的脊神经

椎间融合器

图16.3　减压后行腹侧重建（经Sheer等[16]允许）

微创侧方胸腔外入路

传统开放 LECA 手术需大量损伤软组织，这迫使了微创入路的产生。微创侧方胸腔外入路（MI-LECA）最早由 Kim 等在 2009 年提出[12]。其步骤与传统术式相类似，然而，在手术显露及脊柱重建方面有很大不同。

显露时行旁正中或正中小切口，然后放置扩张管道至胸背部筋膜（图 16.4）。对我们来说，更偏爱行正中长切口。行经皮内固定术时，之所以不选用多节段小切口，是因为我们发现大切口更有利于疼痛的缓解和恢复。切皮后，在病变节段的侧方小关节处放置第一个扩张套管。然后按顺序放置其他扩张套管。扩张完成后，放置可扩大的管状撑开器，并通过蛇形臂固定在手术台边。此时，用电刀去除管道内软组织，可显露椎板、小关节、横突、肋椎关节、肋横突关节和肋骨头。

去除肋骨头和部分肋骨有利于显露腹侧正中视野。去除肋骨的过程中，钝性分离，用神经剥离子钝性分离腹侧和前方肋骨，避免损伤深部胸膜及神经血管丛。随后用 Leksell 咬骨钳向远处咬除肋骨。与之前提及的步骤一样，此时可行椎弓根切除术，显露椎管，在切除腹侧致压物前认清后纵韧带。剩下的步骤与传统开放手术相类似。脊柱的重建可通

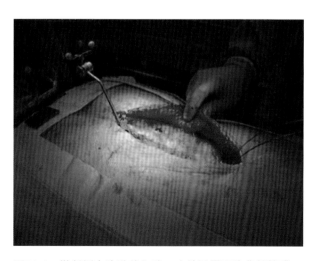

图16.4 微创侧方胸腔外入路，皮肤显露至胸背部筋膜，通过扩张通道显露腹侧致压物并行融合手术，同时通过后路植入内固定，一个切口取代多节段小切口。

过可扩张通道行前方植骨（图 16.5）。

前方减压和重建后，后方需经皮植入椎弓根螺钉。术中在透视下将 Jamshidi 穿刺针放置在上关节突外侧缘和横突中点，然后植入 Kirschner 导丝至 2 cm，去除 Jamshidi 穿刺针，透视下将 Kirschner 导丝加深至椎体内（图 16.6 A），按顺序放置扩张套管（图 16.6 B），在肌肉间隙创建无创通道，植入椎弓根螺钉（图 16.6 C），最后植入连接棒。

经椎弓根或肋横突关节切除入路

无须行或者不能耐受侧方 LECA 手术的患者，可考虑选择行经椎弓根或肋横突关节切除入路（图 16.7）。LECA 与肋横突关节切除入路的主要区别在于侧方切除肋骨的范围。值得术者注意的是，该术式腹侧正中结构的显露比较有限，这导致腹侧减压及椎体切除难度更大。经椎弓根入路，肋椎关节复合体得以完整保留。因此腹侧正中结构的显露有限，有时难以或根本不可行椎体重建，然而，双侧经椎弓根入路往往可以去除脊髓腹侧致压物，尤其有利于分离硬膜和放疗前的转移性肿瘤的边缘。

正中皮肤切口足以行双侧肋横突关节切除入路和经椎弓根入路。椎旁肌应当在骨膜下向两侧剥离，然后用自动拉钩撑开。显露双侧横突即可行经椎弓根入路，然而，倘若计划行肋横突关节切除入路，还要向外侧显露肋脊角和肋横突关节。实施肋横突关节切除入路时，依次切除横突、肋横突关节复合体、关节突关节、同侧椎弓根，该步骤同 LECA。当实施经椎弓根入路时，需用 Leksell 咬骨钳咬除横突，然后行椎板切除，显露椎弓根内侧壁。同侧关节突关节需用骨刀凿除，高速磨钻"从里向外"去除椎弓根，此步骤与上述相同。

侧方肩胛旁胸膜外入路

由于肩胛旁肌肉组织的阻挡以及胸廓的狭

窄，难以显露上胸椎。侧方肩胛旁胸膜外入路可获得类似于传统 LECA 的显露效果，常常用于 T1~T4 的神经减压和椎体重建。接下来将重点阐述该显露技术的要点，特别是与传统开放 LECA 的不同点，但减压和椎体重建的技术几乎与开放 LECA 相同。

从后正中线头端切开，直达深筋膜，切口范围为病变节段的上下各 3 个棘突，向尾端和病变侧做弧形切口，弧形切口贴近肩胛骨内侧缘，然后切口终止在后正中线的棘突上，将斜方肌和菱形肌切开至骨膜。用手指向侧方钝性分离。将肌瓣（包括皮肤、菱形肌、斜方肌）向侧方游离至肩胛骨内侧缘（图 16.8 A）。肌瓣随着肩胛骨而活动，借此特点可扩大脊柱的显露范围。颈夹

肌和竖脊肌从棘突上剥离，向中间牵向对侧（图 16.8 B）

通过切除肋骨来获得良好的显露视野，该技术已在开放 LECA 的章节中提及，不再赘述。肋骨切除的范围为肋脊角、肋横突关节和肋椎关节，切除时应小心保护肋骨下缘行走的神经血管束（图 16.8 C）。交感链位于椎体侧方的表面，注意保留，交通支可横断。

脊柱侧方和腹侧的减压重建步骤与开放 LECA 相同（图 16.8 D）。关闭切口应按照层次进行。颈夹肌、竖脊肌、斜方肌、菱形肌均应当复位。深浅筋膜层次要相对应，且应当严密缝合，避免产生无效腔。

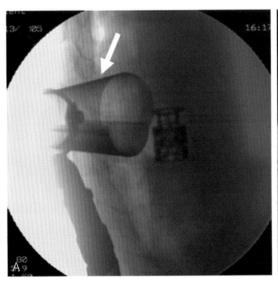
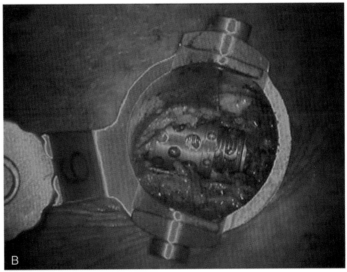

图16.5 微创单个椎体次全切除后植入可扩张钛笼。A.侧位片显示可扩张撑开器的位置（白色箭头）和可扩张钛笼位置。B.术中照片显示术者直视下的可扩张管状撑开器

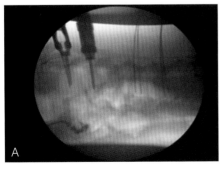
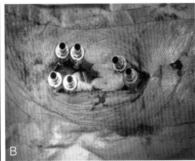
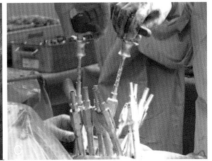

图16.6 后路经皮椎弓根螺钉植入。A.术中侧位片显示克氏针植入胸椎椎体内，头端为病变节段。B.扩张套管。C.通过扩张套管植入椎弓根螺钉

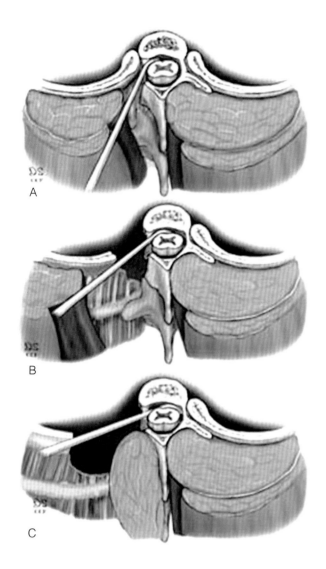

图16.7　图示3种后外侧入路对胸椎的暴露情况。A.经椎弓根入路。B.经肋横突关节切除入路。C.侧方胸腔外入路（引自Steinmetz等[17]）

典型病例

　　LECA最初的适应证为脊髓腹侧的减压，但目前也可应用于脊柱创伤继发畸形疼痛的重建手术。例如，一名29岁的女性患者，主诉胸背部进行性疼痛2年，既往曾因一次交通事故造成T10压缩骨折，然后出现进行性的后凸畸形（图16.9 A）。

　　手术的目的主要是恢复受累椎体的高度。通过MI-LECA行T10椎体次全切除（图16.9 B）。切除椎体后，选取合适大小试模植入（图16.9

C）。然后放置可扩张钛笼，通过恢复椎体高度来矫正畸形（图16.9 D）。最后行后路内固定。术后站立位正、侧位片显示脊柱生理曲度恢复（图16.10），患者术前疼痛症状明显缓解。

技术要点

　　一些重要的手术要点在前文已作论述，然而，胸椎后外侧入路仍有一些特殊的因素值得每一位脊柱外科医生关注。接下来我们按手术过程详细阐述。

显露阶段

- 术中定位时，椎体和椎间隙的相互关系至关重要。责任间隙所对应的肋骨应从下位椎体发出。例如，T6~T7椎间隙所对应肋骨应从T7椎体发出。清晰认识肋骨与椎间隙的关系有利于准确显露。

- 准确认清肋横突关节所对应的肋骨也同样重要。此外，切忌使用电刀分离肋骨下组织，以免出现胸膜撕裂和神经血管束的损伤。

腹侧减压阶段

- 除非行肿瘤切除，腹侧减压时应尽可能保留胸椎椎体前方的皮质骨，以防止胸部大血管的损伤。

- 减压中央型椎间盘突出伴钙化时，可用磨钻磨出椎弓根上缘2~3 mm骨质，以获得良好的手术视野，避免脊髓损伤。

腹侧植入物植入阶段

- 植入植入物前，应确保邻近终板充分显露，并处理充分。

- 处理终板前缘和后缘时应仔细，确保植骨块与终板中心充分接触。

- 相反，过渡处理终板会导致植骨块沉降至椎体松质骨内。

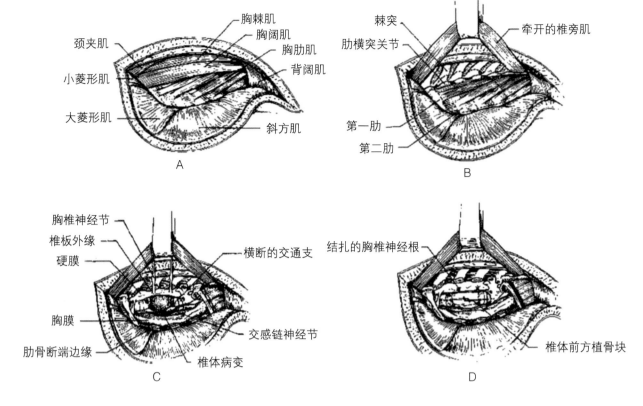

图16.8 侧方肩胛旁胸膜外入路显露上胸椎的手术步骤。A.侧方肌瓣的显露，内含斜方肌和菱形肌。B.椎旁肌的显露。C.肋骨切除后术野。D.椎体重建后术野（图片来自Fessler等[5]）

后方内固定植入阶段

- 熟练掌握胸椎椎弓根形态的移行变化有助于避免置钉失误。上胸椎椎弓根的内倾角度较大，越往尾端，椎弓根越朝向前方。
- 经皮植入椎弓根螺钉时，易发生 Kirschner 导丝穿破椎体前壁，引起一系列并发症，因此，置钉时助手应尽可能固定导丝。
- 置钉时可能出现 Kirschner 导丝断裂。拧入螺钉时应当顺着导丝的方向和角度，当出现不一致时，容易导致导丝断裂。

并发症及其防治策略

LECA 在技术上具有一定的挑战性，随着开展时间的延长，有可能会出现一些并发症。

Resnick 等报道了一组 33 例因胸椎外伤行传统 LECA 的病例，并发症发生率高达 55%。该组病例平均手术时间约为 7.5 h，平均出血量为 3 000 mL。最常见的并发症为胸腔积液、肺炎和伤口感染。并且，因术中大范围的显露，脑脊液漏并从皮肤渗出的概率将增高。一些相应的处理对策将在本章节进行探讨。

肺部并发症

与经胸腔前方入路比较，LECA 理论上具有肺部并发症少的优点，但仍存在一定的发生概率[18]。避免该并发症的最佳方法是应尽量在胸膜外操作。术中细致地将肋骨剥离，轻柔地推开肺脏，可有效避免出现胸膜撕裂。关闭切口之前，应在切口内灌满生理盐水，观察是否出现漏气的情况。一旦发现胸膜撕裂，可用可吸收缝线一期修补。若

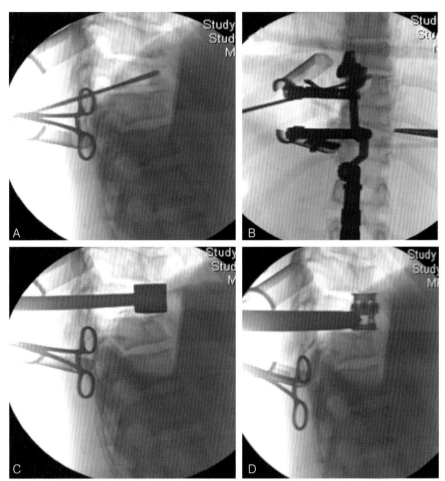

图16.9 术中透视影像。A. 侧位透视显示可扩张通道的位置和T10压缩骨折导致的后凸畸形。B.前后位透视显示可扩张通道位于累及椎体的侧方。C.侧位透视显示T10椎体次全切除后植入试模。D. 侧位透视显示植入的可扩张钛笼

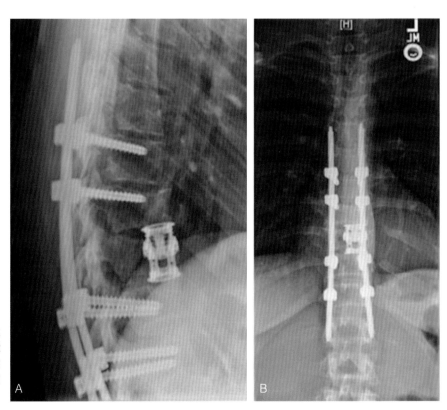

图16.10 术后站立位片。A.侧位片显示通过可扩张钛笼和上、下2个节段的椎弓根螺钉的植入，重建了生理曲度。B.正位片显示相同的重建效果

术中未发现，应在切口头端切一小口，植入 24F 胸腔引流管。术后应观察胸腔引流量，如果术后引流量明显增多，不应反复行胸腔穿刺抽吸术，而应尽早行胸腔闭式引流。

大量出血

LECA 常用于大范围减压手术。因此，存在大量出血的风险。术前患者俯卧位时，其腹部应尽可能不受压，通过减少腹部静脉压力来减少术中出血。

行脊柱硬膜外肿瘤手术时，术前活检结果有助于判断肿瘤的血运情况。此时，可通过术前介入栓塞，减少术中出血量。有时，即便术前进行了栓塞，术中也难免出现出血多的情况。一般来说，出血点往往位于瘤床，此时应尽快且尽可能切除肉眼可见的肿瘤。止血不应使用骨腊，因为骨腊会阻止骨长入，形成假关节[18]。硬膜表面的渗血也需要警惕，可用双极电凝进行止血。减压时，硬膜外血管通过双极电凝处理后可离断。止血时还可使用止血凝胶或明胶海绵等压迫止血，但应当避免压迫脊髓。

伤口感染

行大切口的传统开放手术时，术后伤口感染的概率较高，尤其在行内固定和术后放疗时可加重伤口感染。因此，伤口分层严密缝合尤为重要，并且术野应当反复冲洗。大量证据表明，伤口内使用万古霉素粉剂涂抹可减少感染概率，我们也建议使用[19,20]。此外，微创技术的应用亦可降低感染的风险[21,22]。

脑脊液漏

硬膜周围减压时容易出现脑脊液漏。此外，当肿瘤侵袭硬膜囊，行完整切除时，也容易导致硬膜缺损。一旦发现硬膜撕裂，应尽早用 4-0 不可吸收的丝线进行缝合。然而，也有难以缝合的时候，此时可用人工合成的硬膜补片和生物蛋白胶覆盖。对于撕裂口较小的患者，术后应绝对卧床 24 h，而对于撕裂口较大的患者，可能要行腰大池引流。与伤口感染一样，微创技术的应用也可降低术后脑脊液漏的发生率。

结论

LECA 是一种被广泛认可的，可实现胸髓腹侧减压的技术。该技术可实现脊髓的腹侧减压，同时在无须改变患者体位的前提下行后方固定。其改良技术包括 LEPA、肋横突关节切除入路及经椎弓根入路。然而，这些技术仍具有一定挑战性，操作上应当小心细致，并且应对脊柱解剖结构熟练掌握。对于任何手术入路都会伴随出现相关并发症，本章节已重点介绍减少并发症风险的方法。微创技术的应用可减少软组织创伤，同时也可作为胸椎后外侧入路的一项重要选择。

参考文献

1. Larson SJ, Holst RA, Hemmy DC, Sances A Jr. Lateral extracavitary approach to traumatic lesions of the thoracic and lumbar spine. J Neurosurg. 1976;45(6):628–37.
2. Capener N. The evolution of lateral rhachotomy. J Bone Joint Surg Br. 1954;36-b(2):173–9.
3. Foreman PM, Naftel RP, Moore TA 2nd, Hadley MN. The lateral extracavitary approach to the thoracolumbar spine: a case series and systematic review. J Neurosurg Spine. 2016;24(4):570–9.
4. Lall RR, Smith ZA, Wong AP, Miller D, Fessler RG. Minimally invasive thoracic corpectomy: surgical strategies for malignancy, trauma, and complex spinal pathologies. Minim Invasive Surg. 2012;2012:213791.
5. Fessler RG, Dietze DD Jr, Millan MM, Peace D. Lateral parascapular extrapleural approach to the upper thoracic spine. J Neurosurg. 1991;75(3):349–55.
6. Kaya RA, Turkmenoglu ON, Koc ON, Genc HA,

Cavusoglu H, Ziyal IM, et al. A perspective for the selection of surgical approaches in patients with upper thoracic and cervicothoracic junction instabilities. Surg Neurol. 2006;65(5):454–63. discussion 63

7. Faciszewski T, Winter RB, Lonstein JE, Denis F, Johnson L. The surgical and medical perioperative complications of anterior spinal fusion surgery in the thoracic and lumbar spine in adults. A review of 1223 procedures. Spine (Phila Pa 1976). 1995;20(14):1592–9.

8. Khoo LT, Beisse R, Potulski M. Thoracoscopicassisted treatment of thoracic and lumbar fractures: a series of 371 consecutive cases. Neurosurgery. 2002;51(5 Suppl):S104–17.

9. Moskovich R, Benson D, Zhang ZH, Kabins M. Extracoelomic approach to the spine. J Bone Joint Surg Br. 1993;75(6):886–93.

10. McCormick PC. Retropleural approach to the thoracic and thoracolumbar spine. Neurosurgery. 1995;37(5):908–14.

11. Graham AW 3rd, Mac Millan M, Fessler RG. Lateral extracavitary approach to the thoracic and thoracolumbar spine. Orthopedics. 1997;20(7):605–10.

12. Kim DH, O'Toole JE, Ogden AT, Eichholz KM, Song J, Christie SD, et al. Minimally invasive posterolateral thoracic corpectomy: cadaveric feasibility study and report of four clinical cases. Neurosurgery. 2009;64(4):746–52. discussion 52-3

13. Perez-Cruet MJ, Kim BS, Sandhu F, Samartzis D, Fessler RG. Thoracic microendoscopic discectomy. J Neurosurg Spine. 2004;1(1):58–63.

14. Resnick DK, Benzel EC. Lateral extracavitary approach for thoracic and thoracolumbar spine trauma: operative complications. Neurosurgery. 1998;43(4):796–802. discussion -3

15. Rice RA, Daniel F, Voyadzis JM. Open costotransversectomy. In: Fessler RG, Sekhar LN,

editors. Atlas of neurosurgical techniques: spine and peripheral nerves. Second ed. New York: Thieme; 2016.

16. Scheer JK, Dahdaleh NS, Smith ZA. MIS Costotransversectomy. In: Fessler RG, Sekhar LN, editors. Atlas of neurosurgical techniques: spine and peripheral nerves. Second ed. New York: Thieme; 2016.

17. Steinmetz MP, Mekhail A, Benzel EC. Management of metastatic tumors of the spine: strategies and operative indications. Neurosurg Focus. 2001 Dec 15;11(6):e2.

18. Lubelski D, Abdullah KG, Steinmetz MP, Masters F, Benzel EC, Mroz TE, et al. Lateral extracavitary, costotransversectomy, and transthoracic thoracotomy approaches to the thoracic spine: review of techniques and complications. J Spinal Disord Tech. 2013;26(4):222–32.

19. Khan NR, Thompson CJ, DeCuypere M, Angotti JM, Kalobwe E, Muhlbauer MS, et al. A meta-analysis of spinal surgical site infection and vancomycin powder. J Neurosurg Spine. 2014;21(6):974–83.

20. Dennis HH, Wei DT, Darren KZ, Shantakumar JT, Kumar N, Lau LL, et al. Is intraoperative local Vancomycin powder the answer to surgical site infections in spine surgery? Spine (Phila pa 1976). 2016.

21. Ee WW, Lau WL, Yeo W, Von Bing Y, Yue WM. Does minimally invasive surgery have a lower risk of surgical site infections compared with open spinal surgery? Clin Orthop Relat Res. 2014;472(6):1718–24.

22. O'Toole JE, Eichholz KM, Fessler RG. Surgical site infection rates after minimally invasive spinal surgery. J Neurosurg Spine. 2009;11(4):471–6.

23. Wong AP, Shih P, Smith TR, Slimack NP, Dahdaleh NS, Aoun SG, et al. Comparison of symptomatic cerebral spinal fluid leak between patients undergoing minimally invasive versus open lumbar foraminotomy, discectomy, or laminectomy. World Neurosurg. 2014;81(3–4):634–40.

胸椎后路内固定术 17

作者：Stephen K. Mendenhall and Saad A. Khairi
译者：张子凡　审校：刘洋

引言

脊柱的稳定性定义为在正常生理负荷下保护神经结构免受损伤和预防神经缺陷／畸形的能力[1]。当其机械功能被创伤、肿瘤、感染、退变性疾病、畸形或治疗这些疾病的外科手术破坏时，胸椎后路内固定技术可用于恢复脊柱稳定性。每种疾病治疗手段的具体适应证可能不同，但目标是相同的——增加稳定性、预防畸形、维持承重和促进骨融合。

胸腰椎后路内固定术分为刚性固定和非刚性固定。最早的固定方案为通过线缆将棘突或者脊柱后柱结构与自体骨绑起来。后来这些早期的线缆捆扎技术被线棒技术所替代。Luque 线缆棒技术是最常用的技术，通过椎板下线缆和棒结合，形成节段非刚性的脊柱固定。这些技术被认为是非刚性的，因为它们允许脊椎在头尾方向上移动。

之后简单椎板钩器械取代了线缆棒技术用于脊柱侧凸的矫形。早期的基于椎板钩的固定技术可以通过钩棒重建脊柱前凸，并进行多点固定。这些结构明显更加坚固，显著提高了融合率，并且大幅减少了术后支具或石膏固定所需的时间。

后路胸椎椎弓根螺钉内固定技术替代了后路椎板钩技术和线缆技术，因为它已被证明具有生物力学优势，即椎弓根螺钉在固定更少的节段的基础上，允许在融合水平进行椎板切除术，而且可以减少手术时间，减少内固定的移位[2-6]。另外，椎弓根螺钉结构采用三柱脊柱固定，但是椎板钩技术仅固定脊柱后柱，因此矫形力较差[7]。在拔出强度的比较中，研究发现胸椎椎弓根螺钉强度显著强于椎板钩，因此推荐使用椎弓根螺钉进行僵硬型畸形的矫正[8]。虽然多数时候被椎弓根螺钉固定技术取代，但椎板钩技术仍可用于翻修手术、畸形矫正以及作为治疗骨质疏松症患者的备用手段。

当较大的解剖变异以及构成和环绕胸椎骨性结构、神经、血管和内脏器官之间的位置密切，胸椎椎弓根螺钉的应用具有一定的挑战性[9~14]。

因此，外科医生在对胸椎解剖结构有一个透彻的了解的基础上，必须通过适当的临床和放射学评估掌握个体患者的解剖学和病理学情况，才能达到最佳效果。本章的目的是回顾胸椎后路内固定术的适应证、解剖学、生物力学和手术技巧。

适应证及患者选择

需要进行手术治疗的胸椎疾病主要包括畸形、创伤、肿瘤和感染。有以下情形的患者应当考虑手术治疗。

1. 疼痛，经保守治疗无缓解。
2. 功能受限，经保守治疗无改善。
3. 畸形进展。

4. 神经功能损害。

需要截骨矫形的患者将需要通过胸椎后路椎弓根螺钉和内固定来矫正冠状面失衡，小关节截骨后将导致脊柱不稳。

胸椎后路内固定术最常见的手术指征是创伤。有许多不同类型的脊柱骨折会造成脊柱不稳定，或者造成初始神经损伤，或者在没有脊柱固定的情况下存在神经损伤的隐患。胸腰椎创伤的手术决策是基于胸腰椎损伤分类和严重程度评分（TLICS）。损伤分级基于骨折的形态、后纵韧带的完整性和神经功能[15]。

患有肿瘤或脊柱感染的患者通常需要对脊柱进行大范围减压以治疗潜在的病变。当减压导致脊柱不稳时，通常通过不稳定节段的后路固定来稳定脊柱。

胸椎后路内固定术的手术禁忌证包括严重的骨质疏松症、病态肥胖和多系统创伤。骨质疏松症患者通常不适合做脊柱内固定手术，因为骨密度降低导致较高的内固定失败率。病态肥胖患者所有并发症的发生率都较高，包括心脏、肾脏、肺和伤口并发症[16]。最后，由于凝血功能障碍和其他直接伤害导致死亡的风险，严重多系统创伤的患者即使符合胸椎手术适应证，可能也不适合手术。脊柱外科医生必须权衡胸椎后路内固定术的利弊和每个患者的手术风险，只有当益处大于手术风险时，手术才是合理的。

术前考虑

解剖学

胸椎由 12 个椎体组成。椎体体积从 T1 到 T3 减小，然后体积逐渐增大到 T12[17]。胸椎的棘突向后下方倾斜，并且在大多数人中是可触及的。在中线，脂肪层将皮肤与胸筋膜和棘上韧带分开。胸椎的肌肉在这个脂肪层的侧面和深处。

胸椎有 3 组肌肉：浅层、中间层和深层。浅层包含斜方肌和背阔肌，其深面是大菱形肌和小菱形肌[18]。中间肌肉层包含前锯肌的上、下肌群。深层包含竖脊肌，由半腱肌、多裂肌和旋转肌组成。胸腰筋膜起源于深层肌肉层覆盖筋膜的背侧层，与腹横腱膜相连[19]。

胸椎后路手术的暴露采用中线切口，沿着中线暴露可以最大限度地降低损伤支配胸部肌肉的神经的风险。浅表肌肉由脊副神经、胸背神经和 C5 神经根支配。中间肌肉受到胸神经前支的支配。深部肌肉层受胸神经后支的支配。

脊柱的韧带和关节囊以限制的方式维持脊柱运动。这些结构从浅表到深部包括棘上韧带、棘突间韧带、黄韧带、小关节囊、后纵韧带和前纵韧带。棘上韧带附着于棘突的顶端。棘突间韧带从每个棘突的根部延伸到顶点并连接相邻的棘突。棘突间韧带与棘突基部附近的黄韧带融合，并在尖端或每个棘突处连接棘上韧带。黄韧带插入上方椎板的下表面并附着于下椎板的顶部。后纵韧带是一条厚韧带，它沿着椎体和椎间盘的背侧中线走行。当试图通过韧带整复术进行间接骨折复位时，后纵韧带在后路固定中具有重要的生物力学意义[20]。前纵韧带是类似于后纵韧带的结构，走行于椎体和椎间盘的腹侧面，其主要功能是防止过度伸展和过度撑开[21]。

在胸椎，T4 的椎弓根宽度最小。通常，从 T1 到 T4 椎弓根宽度减小，而从 T4 到 T12 椎弓根宽度增加。大多数患者的椎弓根高度从 T1 到 T12 增加。对于 T1 和 T2，椎弓根的内倾角为 30°~40°；在 T3~T11，该角度减小到 20°~25°；在 T12，角度约为 10°（图 17.1）。在矢状面中，胸椎椎弓根向下倾斜的角度基本恒定，范围为向下 10°~20°（图 17.2）[10,12~14,22]。

神经根及硬膜与椎弓根的关系已经有了很好的描述。硬膜通常贴着椎弓根的内侧壁走行。神经根在同节段的椎弓根下缘出椎管。一般来说，从 T1 到 T12，椎弓根到下位神经根和上位神经根的距离逐渐增加[10]。上胸椎置钉时应特别注意避

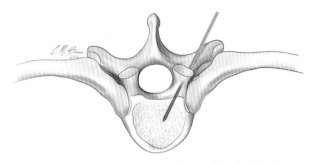

图17.1 轴向视图。椎弓根内倾角度和椎弓根螺钉植入轨迹。T1~T2,30°~40°; T3~T11,20°~25°; T12, 10°

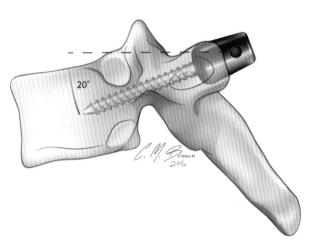

图17.2 椎弓根螺钉植入后的矢状面示意图。整个胸椎的椎弓根均呈向下倾斜10°~20°的角度

免打破椎弓根的上壁和下壁。此外，研究表明，在胸椎中段，从椎弓根内壁到硬膜的距离最短[10]。因此，应避免这些节段的椎弓根内壁破裂。需要强调的是，因为存在着多种多样的椎弓根变异情况，因此，术前必须进行全面的CT检查，对椎弓根的解剖结构进行评估。

胸主动脉位于胸椎椎体的前方和/或侧方。Hell等检查了从主动脉壁到胸椎椎体的距离，发现在正常患者中这个距离约为2.5 mm。此外，从T5 到T12，主动脉的位置相比椎体更加靠外和靠后[23]。在该节段植入胸椎椎弓根螺钉时必须小心，以防止对主动脉的无意的、灾难性损伤。脊髓前部的血供主要来源于脊髓前动脉。在胸段和上腰段，脊髓前动脉主要来源于节段血管。胸腰段区域的主要动脉是 Adamkiewicz 动脉，位于 T8 和 L3

之间，50%的病例位于 T9 或 T10，75%的病例来自左侧[24]。

生物力学

胸椎内固定术需要彻底了解其生物力学特性。相对于颈椎和腰椎，除了颈胸段和胸腰段外，胸椎活动度相对较少。胸椎两端的过渡区域更容易受到外伤而失去稳定性。

在胸椎中，椎体支撑轴向负重力，椎间盘稳定轴向负重力。胸椎小关节的垂直方向限制了矢状面的运动。胸腔和胸骨在屈伸、侧屈和轴向旋转时为胸椎提供了相当大的稳定性[25]。这已经在犬模型中得到证实，即在脊柱模型中进行部分椎间盘切除术后单侧切除肋骨头会导致胸椎稳定性显著降低[26]。

胸椎后路内固定术的目的是保护神经功能、维持曲度、矫正畸形和/或提供支撑直至骨融合。在脊柱外科医生能够准确地解决特定病变之前，他们必须充分理解下面列出的几个要点[27]。

1. 是什么力量作用于脊柱？
2. 脊柱在哪个平面上不稳定？
3. 内固定如何抵消施加在脊柱上的力？
4. 手术过程本身造成的不稳定影响是什么？
5. 内固定对植入物所受应力的影响是什么？
6. 术后肌肉力量的程度是多少？
7. 骨愈合需要多长时间？

一般而言，外科医生将评估在 MRI/CT 扫描中看到的解剖学破坏的程度，或者评估由病理学治疗引起的不稳定，并利用内固定来抵消解剖学破坏。为了有效地做到这一点，外科医生必须了解力作用于脊柱的不同平面以及当受到这些力时内固定结构能承受多大的压力。如果不了解作用于脊柱的力会导致医生在融合过程中选择过大或过小的植入物。外科医生越了解上面列出的关键点，他/她就越能够选择用于治疗特定疾病的最佳方案。

手术技巧

胸椎的后入路手术已经很成熟，是许多脊柱外科医生的主要选择。通过该入路可以进入胸椎后方的骨韧带区域，进行多种疾病的治疗，包括创伤、肿瘤、畸形和感染。

在开始手术前，应详细审查所有术前图像，并准备好，以供手术过程中查看。患者由麻醉师进行评估，麻醉师根据患者的合并疾病和脊柱外科医生的偏好选择是否进行全身麻醉。

在全身麻醉诱导后，患者俯卧于可透视手术床。胸部、大腿和臀部辅以衬垫。这种体位不适用于强直性脊柱炎患者。这些患者使用带有Wilson框架的Jackson手术床，以便在进行内固定手术前恢复胸椎的正常曲度。手臂既可以通过铺巾固定于患者身体两侧，也可以放于头顶的臂板上（图17.3）。确保腹部不处于紧张状态，腹壁张力会传递到下腔静脉，引起腔静脉压力增加，而腔静脉压力的增加会传递到椎静脉丛，使得术中失血量显著增加[28]。此外，高静脉压可导致脊髓灌注减少，使患者面临神经损伤的风险[29]。

患者体位应接近于正常胸椎后凸角度。该步骤对于预防手术后出现胸椎后凸异常或畸形矫正不足非常重要。术中透视定位，结合术前计划确定手术节段，对手术节段的棘突触诊，在中线上直接绘制纵向线。通常，切口在近端和远端各延伸一个节段以获得足够的暴露范围。按标准无菌流程进行消毒、铺巾。

通过术中前后位X线透视计数肋骨进行手术定位。当患者肋骨多于或少于正常数目或细长的横突被误认为肋骨时，会出现定位不准的情况。颈肋的发生率为0.05%~6%[30]，胸肋发育不良的患病率约为6%[30]，腰肋的发生率约为1%[30]，细长横突的发生率为2.2%[31]，肋骨数目异常的

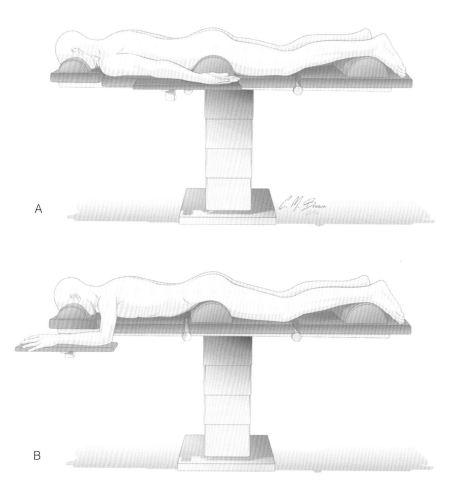

图17.3　患者定位。A.患者手臂放置在身侧。B.患者手臂放置在手臂板上

总体比例估计为 8%[31]。术前影像学检查是鉴别肋骨异常的重要手段，以防出现手术节段错误。

10 号刀片切开皮肤，电刀逐层切开皮下组织。出现任何出血都要小心进行止血，以免皮肤失去血供。切开皮下组织后，可见背部的肌肉。骨膜下剥离，暴露棘突和双侧椎板，尽可能减少肌肉出血。暴露至双侧横突的边缘，准备椎弓根螺钉植入，如图 17.4 所示。使用 Cobb 骨膜剥离器和电刀，可以方便地从外侧横突边缘的椎板上剥离深层肌层。放置单齿拉钩，并进行止血。

这时开始处理病灶，有时涉及椎板切除术。椎板切除术可在椎弓根螺钉植入之前或之后进行。我们的做法是在减压前进行椎弓根螺钉植入，利用椎板保护椎管内容物，防止椎弓根螺钉植入过程中打滑伤及神经。

在我们的实践中，我们通过基于术中 CT 导航的工具植入胸椎椎弓根螺钉。影像引导植入椎弓根螺钉是相对较新的方法，研究证实该方法是非常安全、准确和有效的[32~35]。应该注意的是，在使用术中导航时，应将患者手臂置于身体两侧，以方便进行术中 CT 扫描。作者认为本书章节中没有必要对 CT 导航椎弓根螺钉进行广泛讨论。

相反，我们将对胸椎椎弓根螺钉徒手置钉技术进行讲解。脊柱外科医生应该了解这种技术，以促进对胸椎椎弓根三维结构的理解及其与神经根和硬膜的关系。

本文作者采用的是 Kim 教授提出的椎弓根螺钉徒手置钉技术[36]。置钉从最远端的椎体开始。使用三关节咬骨钳去除小关节上附着的软组织（图 17.5）。在下胸椎（T11~T12），椎弓根螺钉进钉点位于横突平分线和椎板的交界处，椎板峡部侧缘的内侧。

越往上至中段胸椎，置钉点更加偏向内侧和头侧。在中段胸椎（T7~T9），置钉点最靠近内侧，位于横突上侧缘和椎板的交界处，正好位于上关节突的中心偏外侧。在中胸椎往上的椎体，随着节段的上升，置钉点逐渐向尾部和外侧方向移动。

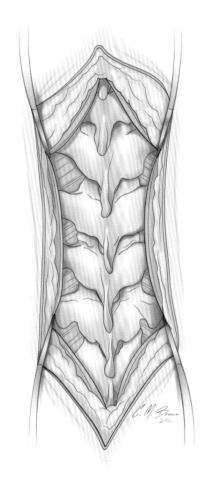

图17.4　T7~T10的胸后暴露。从骨膜下切开肌肉层，使用2个单齿拉钩暴露中部胸椎结构，双侧暴露至横突外侧缘

在上胸椎（T1~T2），置钉点位于横突平分线与椎板峡部的交界处。当医生在逐个植入椎弓根螺钉时，应注意置钉点位置的变化，并根据前一置钉点的位置对每个后续椎弓根螺钉的置钉点进行轻微调整。标出置钉点后，使用高速磨钻去除置钉点处的骨皮质（图 17.5）。

去皮质后，将椎弓根探针置于置钉点以寻找"软"点，这意味着进入椎弓根的松质骨区域。开始时，探针尖端应偏外侧以保证安全并刺入15~20 mm。然后将其方向转向内侧并沿椎弓根的路径刺入至最终深度。在进行此步骤前，应通过术前影像测量目标椎弓根的大致长度。应该注意的是，大多数脊柱外科医生使用术中透视来引导探针的放置。与上述步骤完全相同，使用沿着椎

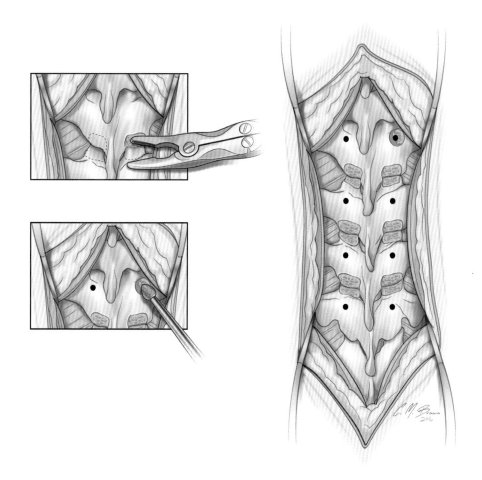

图17.5 T7~T10的胸后暴露。利用三关节咬骨钳移除小关节囊和软组织，使用高速磨钻在横突和椎板的近端边缘交界处钻出椎弓根螺钉入钉点

弓根"向下看"的前后（AP）术中透视来沿着椎弓根的方向引导探子的进入。开口完成之后，将球头探针放入椎弓根中并用于探查椎弓根内侧/外侧壁是否有突破感。这是该手术过程的关键部分。术中未发现的椎弓根破裂可能导致术后由椎弓根螺钉引起的神经损伤。如果发现任何裂口，则使用椎弓根探针重新调整椎弓根螺钉植入的路径。找到适当的置钉路径后，将球头探针放至在通道底部，并用止血钳标记以测量椎弓根螺钉长度。

然后，用较小直径丝攻进行钉道扩大，如果没有发现椎弓根侧壁破裂，将按照与丝攻相同的轨迹植入椎弓根螺钉（图 17.6）。然后通过术中透视确认螺钉位置，并通过记录腹直肌肌肉组织

的肌电图变化，实时监测胸神经根的损伤。EMG评估了从 T6 到 T12 的螺钉。已经表明，如果EMG 阈值小于 6.0 mA，并且其值为 T6~T12 所有其他螺钉"平均值"的 65% 或更低，就表明存在潜在的椎弓根内侧壁缺损[37]。

随着大众人群的寿命延长，越来越多的高龄骨质疏松症患者将接受脊柱手术治疗。在该人群中，手术通常涉及内固定的稳定性和重建。刚性内固定使得植入物—骨交界处产生较高的机械应力，并且随着骨质量降低，植入物—骨交界处的器械老化的风险增加。一些研究表明，螺钉拔出力度与骨矿物质密度直接相关，而由于椎弓根内松质骨的剥离，可能发生螺钉固定失败[38~40]。更长的螺钉已被证明可以实现更好的固定，特别是

双皮质螺钉[38,40]。此外，已经证明用骨水泥加固螺钉通道可以增强骨质疏松骨的螺钉固定强度。

在置钉前将聚甲基丙烯酸甲酯注入螺钉通道已被证明可显著提高螺钉拔出阻力[41,42]。通常建议注射 1~3 mL 骨水泥，因为使用更多体积的水泥并未在拔出强度方面显示出益处[43]。

在完成椎弓根螺钉置钉后，可以进行椎板切除术和 / 或外科病变的畸形矫正。将固定棒剪成适当的长度并进行弯棒以匹配合适的胸椎矢状面曲度。分别将固定棒放入双侧螺钉并锁紧（图 17.6）。根据脊椎不稳定程度和固定的节段，建议放置横连接。横连接已被证明可显著提高旋转和弯曲刚度[44~47]。如果使用 2 个横连接，则一个尽可能放置在内固定的头端，第二个则尽可能在远端。如果内固定长度超过 30 cm，则应考虑使用第三个横连接。然后使用高速磨钻去除横突外侧面的骨皮质，并且沿着内固定的两侧放置植骨材料。

按顺序缝合手术切口。外科医生谨慎地完成止血并仔细检查脑脊液漏情况。通过双极电凝进行止血，脑脊液漏需要使用 4-0 Nurolon 缝合线进行缝合修复，并且用纤维蛋白胶覆盖。伤口用大量含抗生素的冲洗液进行灌洗，将 2 g 万古霉素粉末涂抹在肌肉、筋膜和皮下组织中，以降低术后感染率[48,49]。通常，术后留置引流管以减少硬膜外积液。用 Vicryl 缝线缝合椎旁肌腱膜，用皮钉或 Monocryl 缝合线缝合皮肤。切口以无菌敷料覆盖。患者苏醒后检查术后神经功能情况。

典型病例

一名 66 岁的健康男性在跳伞事故后被救护车送到急诊室。他在打开降落伞后接近地面时，降落伞在 6~9 m 高处发生故障。坠落时双脚着地，随即瘫倒在地，无意识丧失。摔倒后他立刻感到背部疼痛。事故发生后他能够活动双腿，但是感到双腿有些无力。在去医院的路上，他开始感到

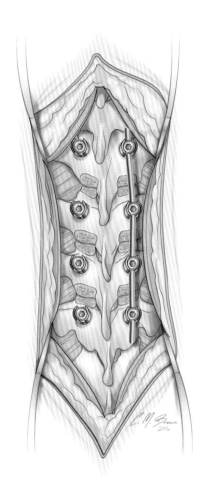

图17.6　T7~T10的胸后暴露。已放置椎弓根螺钉并完成单侧钉棒固定

双腿到脚趾烧灼痛，无大小便失禁。

体格检查

神经系统检查显示他的中、下胸椎有压痛。下肢肌力 4+ 到 5 级。膝反射和跟腱反射 3+ 级，无阵挛，感觉正常。最后，他被发现有尿潴留并需要间歇性导尿。

影像学检查

进行了头部、颈椎、胸椎和腰椎的 CT 检查。胸椎 CT 显示他有 T7 压缩性骨折和 T12 爆裂性骨折伴有骨折片突入椎管（图 17.7）。进行 MRI 检查，以评估脊髓损伤和脊柱韧带损伤。STIR MRI 显示 T7 和 T12 椎体内信号增强，T12 椎体

后方韧带损伤，T12 椎体爆裂性骨折致脊髓受压呈缺血损伤（图 17.7）。临床检查或影像学分析未发现其他损伤。

治疗

胸腰椎创伤的手术决策基于胸腰椎损伤分类及损伤程度评分系统（TLICS）。它根据骨折的形态、后纵韧带的完整性和神经功能状况对损伤进行分级。以下是评分和处理策略：0~3 = 非手术治疗，4 = 基于外科医生选择的处理，大于 4 = 手术治疗[15]。该患者的 TLICS 评分为 7，表明应进行手术治疗。

该患者的手术方案为 T5~L2 胸腰椎后路融合术和 T12 椎板切除术（图 17.8）。

手术矫正基于上文讨论的生物力学因素。该患者遭受轴向负荷损伤，导致 T7 的压缩性骨折和 T12 的爆裂性骨折。这些损伤导致矢状面的轴向负载不稳。胸椎后路内固定术可以通过钉棒系统提供强度和刚度来抵消轴向负荷的不稳定性。在这个病例中，胸椎最不稳定的节段是 T12。椎体后缘的骨折碎片压迫脊髓，在该节段进行椎板切除术来对脊髓进行减压。胸腰椎交界处的活动度比胸椎其他部位更大，因此选择往下 2 个节段固定到 L2。由于患者为男性，骨密度较低，因此内

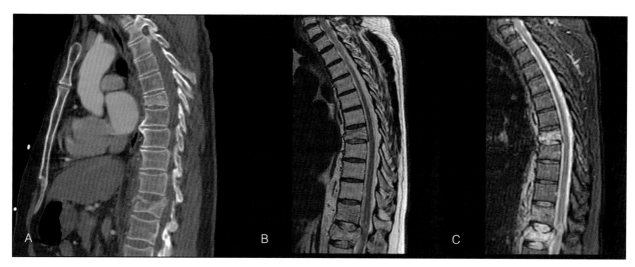

图17.7　术前成像。A.矢状面CT。B.矢状面T2 MRI。C.矢状面STIR MRI

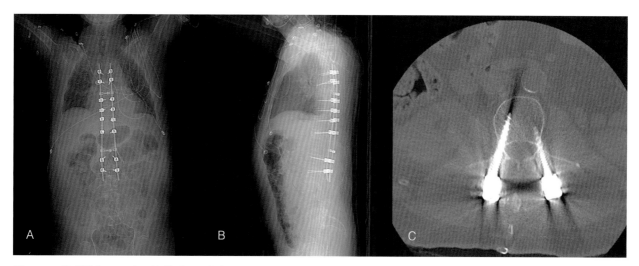

图17.8　术后影像。A.站立位前后位X线片。B.站立位侧位X射线片。C.轴向CT

固定上端应向上越过 T7，固定至 T5 将有助于防止 T7 压缩性骨折随时间进一步加重。

结果

患者接受外科减压固定融合术，无并发症。他术后 1 个月、3 个月、6 个月和 1 年在诊所接受随访。经过 6 个月的随访，他的神经系统检查显示已恢复到基线状态，步行良好。术后 1 年，影像学检查显示 T5~L2 骨性融合。

技术要点

- 摆放患者体位时应避免腹部受压，可最大限度减少术中出血。
- 在减压和植入内固定之前，应常规进行术中透视检查确认脊柱节段。
- 每次脊柱后路融合术前应仔细测量椎弓根的宽度和长度，有助于预防神经根、硬膜和主动脉损伤。
- 在中胸段，从椎弓根内侧壁到硬膜的距离最近。在这些节段应特别小心，以防止椎弓根内壁破裂。
- 在行椎板切除术之前植入椎弓根螺钉，可利用椎板作为防护，以防椎弓根螺钉滑动损伤脊髓和神经根。
- 熟悉掌握脊柱的生物力学将有助于医生选择合理的内固定方案，以重建脊柱的稳定性。
- 在 C7~T1 不稳定的情况下，内固定应跨过颈胸交界区进行融合。
- 胸椎的长段固定应包括胸腰交界区，固定至 L5 或骶骨，以防止相邻节段出现交界性后凸。
- 脊柱手术后的支具治疗尚存在争议，对于那些骨质差或者出现可能影响骨融合因素的患者，术后应慎重使用外部支具治疗。
- 脊柱手术前戒烟可提高脊柱融合率。

- 手术前 30 min 至 1 h 使用抗生素可有效降低手术部位感染的发生率。
- 缝合前使用 1~2 g 万古霉素粉末有助于减少手术部位感染。

并发症及其防治策略

胸椎后路内固定手术的并发症可分为几大类：①患者体位，②胸椎暴露，③内固定，④术后。

手术开始前，手术和麻醉团队负责正确、安全地摆放患者体位，俯卧位时应注意颈椎和四肢的摆放。颈部必须处于中立位置，四肢应适当地垫上衬垫避免损伤周围神经。有个案报道显示颈部旋转过度会引起颈动脉闭塞，从而导致中风[50]。肩部需要垫上衬垫并放置在合适位置以防损伤臂丛神经。肘部、髂嵴和膝关节下方必须垫以衬垫，以防止皮肤破损和压疮的发生。

俯卧位存在发生眼部并发症的风险。根据文献报道，术后视力缺陷的发生率高达 0.1% ~0.2%[51]。其最常见的原因是缺血性视神经病变（ION）。主要危险因素包括术中持续低血压、术后贫血和面部肿胀。避免或立即纠正这些危险因素可以大大降低 ION 的发生率[52]。视觉缺陷也可能由视网膜中央动脉阻塞、孤立性中风或栓塞现象引起。虽然眼部并发症很少见，但对于高危患者（如糖尿病、高血压、既往卒中史或手术时间较长的患者），通过降低中心静脉压力可以预防此类并发症[53,54]。

安全的手术暴露需要医生对解剖区域内的局部解剖学和神经血管结构有全面的了解。在胸椎后路暴露过程中，一旦进入椎管，神经就处于危险中。因此，在暴露时，必须注意避免将器械插入椎管内。尤其是当患者俯卧于 Wilson 支架上、翻修手术和创伤时。此外，必须在暴露前确定正确的手术节段。在一项研究中，50% 的脊柱外科医生承认在其职业生涯中至少发生过一次手术节段错误的情况[55]。仔细的术前计划和术中透视定位，可以避免这样的错误。

植入椎弓根螺钉过程中，有损伤神经根、硬膜、脊髓和主动脉的风险。术前影像学检查应明确任何可能增加神经损伤风险的解剖异常，并制订规避异常解剖的手术计划。在术中，可以通过解剖标志和图像引导确保正确植入螺钉。术前测量椎弓根直径和长度，以确保术中植入合适直径和长度的螺钉。因为主动脉靠近腹侧椎体，脊柱左侧的螺钉过长有可能损伤主动脉。另外，右侧的螺钉在T4~T5节段有可能损伤上肋间血管，在T4~T9节段可能损伤食管，在T5~T11节段可能损伤奇静脉，在T11~T12节段可能损伤下腔静脉，在T4~T12节段可能损伤胸导管。在术中探查椎弓根内壁和侧壁是否破裂的操作是必不可少的。椎弓根内壁和侧壁破裂有可能分别损伤硬膜和神经根。

由于骨组织和椎弓根螺钉之间的界面破坏，会导致许多与内固定相关的并发症发生。与非内固定手术相比，脊柱内固定术后的伤口感染率更高，会导致椎弓根螺钉周围的骨发生侵蚀[56]。患有骨质疏松症的患者经常出现早期固定失败或椎弓根螺钉拔出。导致内固定失败的其他因素包括激素的使用、吸烟、癌症、放射治疗和营养不良。改善患者营养状态可以实现术后更好的手术效果[57]。戒烟可以促进骨融合[58]。

脊柱手术后最常见的并发症是术后伤口感染。文献报道的发病率差异很大，范围为0.5%~15%[59~61]。这可能是由于不同的脊柱感染率研究的病例复杂性不同造成的。预防性使用抗生素可以预防感染[62]。最有效的预防性抗生素是那些对手术部位附近组织中最常见的细菌有效的抗生素。我们最常用的是头孢唑啉。目前建议术前30 min至1 h给予围手术期抗生素，以确保皮肤切开时手术部位达到足够的抗生素浓度[63,64]。除术前使用抗生素外，也可在术中使用灌洗液，常见的冲洗剂包括杆菌肽、碘制剂、氯己定、新霉素和多黏菌素。目前还没有临床证据表明这些冲洗剂能

降低脊柱手术中的感染率，但体外研究显示细菌数量显著减少[65]。最近，万古霉素粉末在减少手术部位感染方面越来越流行，通常在缝合时将1~2 g万古霉素粉末涂抹到伤口中，这是我们医院的常规操作。没有一级证据证明万古霉素粉末的有效性，但有许多回顾性和前瞻性研究证实了它在脊柱内固定手术中的应用[66~72]。

结论

当脊柱的生物力学功能被创伤、肿瘤、感染、退变性疾病、畸形或这些疾病的手术治疗破坏后，胸椎后路内固定术能够重建脊柱的稳定性。要获得安全和最佳的结果，需要对胸椎的解剖学和生物力学特性有全面的了解。由于具有较好的生物力学特性和矫形复位功能，椎弓根螺钉内固定技术取代了先前的技术。熟悉掌握本章讨论的内固定技术将有助于外科医生在治疗各种脊柱病变的同时，最大限度地减少并发症。

参考文献

1. Whitesides TE Jr. Traumatic kyphosis of the thoracolumbar spine. Clin Orthop Relat Res. 1977;128:78–92.

2. An HS, Singh K, Vaccaro AR, Wang G, Yoshida H, Eck J, et al. Biomechanical evaluation of contemporary posterior spinal internal fixation configurations in an unstable burst-fracture calf spine model: special references of hook configurations and pedicle screws. Spine (Phila Pa 1976). 2004;29(3):257–62.

3. Hitchon PW, Brenton MD, Black AG, From A, Harrod JS, Barry C, et al. In vitro biomechanical comparison of pedicle screws, sublaminar hooks, and sublaminar cables. J Neurosurg. 2003;99(1 Suppl):104–9.

4. Karatoprak O, Unay K, Tezer M, Ozturk C, Aydogan M, Mirzanli C. Comparative analysis of pedicle screw versus hybrid instrumentation in adolescent idiopathic

scoliosis surgery. Int Orthop. 2008;32(4):523–8. discussion 9

5. Gurr KR, McAfee PC, Shih CM. Biomechanical analysis of anterior and posterior instrumentation systems after corpectomy. A calf-spine model. J Bone Joint Surg Am. 1988;70(8):1182–91.

6. Gurr KR, McAfee PC, Shih CM. Biomechanical analysis of posterior instrumentation systems after decompressive laminectomy. An unstable calf-spine model. J Bone Joint Surg Am. 1988;70(5):680–91.

7. Lee SM, Suk SI, Chung ER. Direct vertebral rotation: a new technique of three-dimensional deformity correction with segmental pedicle screw fixation in adolescent idiopathic scoliosis. Spine (Phila Pa 1976). 2004;29(3):343–9.

8. Liljenqvist U, Hackenberg L, Link T, Halm H. Pullout strength of pedicle screws versus pedicle and laminar hooks in the thoracic spine. Acta Orthop Belg. 2001;67(2):157–63.

9. Rampersaud YR, Simon DA, Foley KT. Accuracy requirements for image-guided spinal pedicle screw placement. Spine (Phila Pa 1976). 2001;26(4):352–9.

10. Ebraheim NA, Jabaly G, Xu R, Yeasting RA. Anatomic relations of the thoracic pedicle to the adjacent neural structures. Spine (Phila Pa 1976). 1997;22(14):1553– 6. discussion 7 11. Liljenqvist U, Hackenberg L. Morphometric analysis of thoracic and lumbar vertebrae in idiopathic scoliosis. Stud Health Technol Inform. 2002;88:382–6.

12. Vaccaro AR, Rizzolo SJ, Allardyce TJ, Ramsey M, Salvo J, Balderston RA, et al. Placement of pedicle screws in the thoracic spine. Part I: morphometric analysis of the thoracic vertebrae. J Bone Joint Surg Am. 1995;77(8):1193–9.

13. Vaccaro AR, Rizzolo SJ, Balderston RA, Allardyce TJ, Garfin SR, Dolinskas C, et al. Placement of pedicle screws in the thoracic spine. Part II: an anatomical and radiographic assessment. J Bone Joint Surg Am. 1995;77(8):1200–6.

14. Ebraheim NA, Xu R, Ahmad M, Yeasting RA. Projection of the thoracic pedicle and its morphometric analysis. Spine (Phila Pa 1976).
1997;22(3):233–8.

15. Vaccaro AR, Lehman RA Jr, Hurlbert RJ, Anderson PA, Harris M, Hedlund R, et al. A new classification of thoracolumbar injuries: the importance of injury morphology, the integrity of the posterior ligamentous complex, and neurologic status. Spine (Phila Pa 1976). 2005;30(20):2325–33.

16. Kalanithi PA, Arrigo R, Boakye M. Morbid obesity increases cost and complication rates in spinal arthrodesis. Spine (Phila Pa 1976). 2012;37(11):982–8.

17. Magee DJ. Orthopedic physical assessment. Philadelphia: Saunders; 2002.

18. Hoppenfeld SDP, Hutton R. Surgical exposures in Orthopaedics: the anatomic approach. 2nd ed. Philadelphia: JB Lippincott; 1994.

19. Kim DH. Surgical anatomy and techniques to the spine. Philadelphia: WB Saunders; 2006.

20. Whang PG, Vaccaro AR. Thoracolumbar fracture: posterior instrumentation using distraction and ligamentotaxis reduction. J Am Acad Orthop Surg. 2007;15(11):695–701.

21. White AAPM. Clinical biomechanics of the spine. 3rd ed. Philadelphia: JB Lippincott; 1990.

22. Xu R, Ebraheim NA, Shepherd ME, Yeasting RA. Thoracic pedicle screw placement guided by computed tomographic measurements. J Spinal Disord. 1999;12(3):222–6.

23. Sucato DJ, Duchene C. The position of the aorta relative to the spine: a comparison of patients with and without idiopathic scoliosis. J Bone Joint Surg Am. 2003;85-A(8):1461–9.

24. Charles YP, Barbe B, Beaujeux R, Boujan F, Steib JP. Relevance of the anatomical location of the Adamkiewicz artery in spine surgery. Surg Radiol Anat. 2011;33(1):3–9.

25. Watkins R, Watkins R 3rd, Williams L, Ahlbrand S, Garcia R, Karamanian A, et al. Stability provided by the sternum and rib cage in the thoracic spine. Spine (Phila Pa 1976). 2005;30(11):1283–6.

26. Takeuchi T, Abumi K, Shono Y, Oda I, Kaneda K. Biomechanical role of the intervertebral disc

and costovertebral joint in stability of the thoracic spine. A canine model study. Spine (Phila Pa 1976). 1999;24(14):1414–20.

27. Orndorff DGZT. Rothman-Simeone the spine. 6th ed. Philadelphia: Elsevier; 2011.

28. Schonauer C, Bocchetti A, Barbagallo G, Albanese V, Moraci A. Positioning on surgical table. Eur Spine J. 2004;13(Suppl 1):S50–5.

29. Palmon SC, Kirsch JR, Depper JA, Toung TJ. The effect of the prone position on pulmonary mechanics is frame-dependent. Anesth Analg. 1998;87(5):1175–80.

30. Brewin J, Hill M, Ellis H. The prevalence of cervical ribs in a London population. Clin Anat. 2009;22(3):331–6.

31. Merks JH, Smets AM, Van Rijn RR, Kobes J, Caron HN, Maas M, et al. Prevalence of rib anomalies in normal Caucasian children and childhood cancer patients. Eur J Med Genet. 2005;48(2):113–29.

32. Scheufler KM, Franke J, Eckardt A, Dohmen H. Accuracy of image-guided pedicle screw placement using intraoperative computed tomography-based navigation with automated referencing, part I: cervicothoracic spine. Neurosurgery. 2011;69(4):782–95. discussion 95

33. Scheufler KM, Franke J, Eckardt A, Dohmen H. Accuracy of image-guided pedicle screw placement using intraoperative computed tomography-based navigation with automated referencing. Part II: thoracolumbar spine. Neurosurgery. 2011;69(6):1307–16.

34. Dinesh SK, Tiruchelvarayan R, Ng I. A prospective study on the use of intraoperative computed tomography (iCT) for image-guided placement of thoracic pedicle screws. Br J Neurosurg. 2012;26(6):838–44.

35. Lee CY, Wu MH, Li YY, Cheng CC, Hsu CH, Huang TJ, et al. Intraoperative computed tomography navigation for transpedicular screw fixation to treat unstable thoracic and lumbar spine fractures: clinical analysis of a case series (CARE-compliant). Medicine (Baltimore). 2015;94(20):e757.

36. Kim YJ, Lenke LG, Bridwell KH, Cho YS, Riew KD. Free hand pedicle screw placement in the thoracic spine: is it safe? Spine (Phila Pa 1976). 2004;29(3):333–42. discussion 42

37. Raynor BL, Lenke LG, Kim Y, Hanson DS, Wilson-Holden TJ, Bridwell KH, et al. Can triggered electromyograph thresholds predict safe thoracic pedicle screw placement? Spine (Phila Pa 1976). 2002;27(18):2030–5.

38. Hackenberg L, Link T, Liljenqvist U. Axial and tangential fixation strength of pedicle screws versus hooks in the thoracic spine in relation to bone mineral density. Spine (Phila Pa 1976). 2002;27(9):937–42.

39. Halvorson TL, Kelley LA, Thomas KA, Whitecloud TS 3rd, Cook SD. Effects of bone mineral density on pedicle screw fixation. Spine (Phila Pa 1976). 1994;19(21):2415–20.

40. Soshi S, Shiba R, Kondo H, Murota K. An experimental study on transpedicular screw fixation in relation to osteoporosis of the lumbar spine. Spine (Phila Pa 1976). 1991;16(11):1335–41.

41. Zindrick MR, Wiltse LL, Widell EH, Thomas JC, Holland WR, Field BT, et al. A biomechanical study of intrapeduncular screw fixation in the lumbosacral spine. Clin Orthop Relat Res. 1986;203:99–112.

42. Sarzier JS, Evans AJ, Cahill DW. Increased pedicle screw pullout strength with vertebroplasty augmentation in osteoporotic spines. J Neurosurg. 2002;96(3 Suppl):309–12.

43. Frankel BM, D'Agostino S, Wang C. A biomechanical cadaveric analysis of polymethylmethacrylateaugmented pedicle screw fixation. J Neurosurg Spine. 2007;7(1):47–53.

44. Dick JC, Zdeblick TA, Bartel BD, Kunz DN. Mechanical evaluation of cross-link designs in rigid pedicle screw systems. Spine (Phila Pa 1976). 1997;22(4):370–5.

45. Dick JC, Jones MP, Zdeblick TA, Kunz DN, Horton WC. A biomechanical comparison evaluating the use of intermediate screws and cross-linkage in lumbar pedicle fixation. J Spinal Disord. 1994;7(5):402–7.

46. Johnston CE 2nd, Ashman RB, Baird AM, Allard RN. Effect of spinal construct stiffness on early fusion mass incorporation. Experimental study Spine (Phila Pa 1976). 1990;15(9):908–12.

47. Lynn G, Mukherjee DP, Kruse RN, Sadasivan KK, Albright JA. Mechanical stability of thoracolumbar pedicle screw fixation. The effect of crosslinks. Spine (Phila Pa 1976). 1997;22(14):1568–72. discussion 73

48. Schroeder JE, Girardi FP, Sandhu H, Weinstein J, Cammisa FP, Sama A. The use of local vancomycin powder in degenerative spine surgery. Eur Spine J. 2016;25(4):1029–33.

49. Bakhsheshian J, Dahdaleh NS, Lam SK, Savage JW, Smith ZA. The use of vancomycin powder in modern spine surgery: systematic review and metaanalysis of the clinical evidence. World Neurosurg. 2015;83(5):816–23.

50. Wang LC, Liou JT, Liu FC, Hsu JC, Lui PW. Fatal ischemia stroke in a patient with an asymptomatic carotid artery occlusion after lumbar spine surgery-- a case report. Acta Anaesthesiol Taiwanica. 2004;42(3):179–82.

51. Chang SH, Miller NR. The incidence of vision loss due to perioperative ischemic optic neuropathy associated with spine surgery: the Johns Hopkins Hospital experience. Spine (Phila Pa 1976). 2005;30(11):1299–302.

52. Dunker S, Hsu HY, Sebag J, Sadun AA. Perioperative risk factors for posterior ischemic optic neuropathy. J Am Coll Surg. 2002;194(6):705–10.

53. American Society of Anesthesiologists Task Force on Perioperative B. Practice advisory for perioperative visual loss associated with spine surgery: a report by the American Society of Anesthesiologists Task Force on perioperative blindness. Anesthesiology. 2006;104(6):1319–28.

54. American Society of Anesthesiologists Task Force on Perioperative Visual L. Practice advisory for perioperative visual loss associated with spine surgery: an updated report by the American Society of Anesthesiologists Task Force on perioperative visual loss. Anesthesiology. 2012;116(2):274–85.

55. Upadhyaya CD, Wu JC, Chin CT, Balamurali G, Mummaneni PV. Avoidance of wrong-level thoracic spine surgery: intraoperative localization with preoperative percutaneous fiducial screw placement. J Neurosurg Spine. 2012;16(3):280–4.

56. Weinstein MA, McCabe JP, Cammisa FP Jr. Postoperative spinal wound infection: a review of 2,391 consecutive index procedures. J Spinal Disord. 2000;13(5):422–6.

57. Klein JD, Hey LA, Yu CS, Klein BB, Coufal FJ, Young EP, et al. Perioperative nutrition and postoperative complications in patients undergoing spinal surgery. Spine (Phila Pa 1976). 1996;21(22):2676–82.

58. Glassman SD, Anagnost SC, Parker A, Burke D, Johnson JR, Dimar JR. The effect of cigarette smoking and smoking cessation on spinal fusion. Spine (Phila Pa 1976). 2000;25(20):2608–15.

59. El-Gindi S, Aref S, Salama M, Andrew J. Infection of intervertebral discs after operation. J Bone Joint Surg Br. 1976;58(1):114–6.

60. Rechtine GR, Bono PL, Cahill D, Bolesta MJ, Chrin AM. Postoperative wound infection after instrumentation of thoracic and lumbar fractures. J Orthop Trauma. 2001;15(8):566–9.

61. Fernandez-Sousa JM, Gavilanes JG, Municio AM, Paredes JA, Perez-Aranda A, Rodriguez R. Primary structure of cytochrome c from the insect Ceratitis capitata. Biochim Biophys Acta. 1975;393(2):358–67.

62. Savitz MH, Malis LI, Savitz SI. Efficacy of prophylactic antibiotic therapy in spinal surgery: a metaanalysis. Neurosurgery. 2003;53(1):243–4. author reply 4-5

63. Swoboda SM, Merz C, Kostuik J, Trentler B, Lipsett PA. Does intraoperative blood loss affect antibiotic serum and tissue concentrations? Arch Surg. 1996;131(11):1165–71. discussion 71-2

64. Polly DW Jr, Meter JJ, Brueckner R, Asplund L, van Dam BE. The effect of intraoperative blood

loss on serum cefazolin level in patients undergoing instrumented spinal fusion. A prospective, controlled study. Spine (Phila Pa 1976). 1996;21(20):2363–7.

65. Rosenstein BD, Wilson FC, Funderburk CH. The use of bacitracin irrigation to prevent infection in postoperative skeletal wounds. An experimental study. J Bone Joint Surg Am. 1989;71(3):427–30.

66. Caroom C, Tullar JM, Benton EG Jr, Jones JR, Chaput CD. Intrawound vancomycin powder reduces surgical site infections in posterior cervical fusion. Spine (Phila Pa 1976). 2013;38(14):1183–7.

67. Heller A, McIff TE, Lai SM, Burton DC. Intrawound Vancomycin powder decreases staphylococcal surgical site infections after posterior instrumented spinal arthrodesis. J Spinal Disord Tech. 2015;28(10):E584–9.

68. Martin JR, Adogwa O, Brown CR, Bagley CA, Richardson WJ, Lad SP, et al. Experience with intrawound vancomycin powder for spinal deformity surgery. Spine (Phila Pa 1976). 2014;39(2):177–84.

69. O'Neill KR, Smith JG, Abtahi AM, Archer KR, Spengler DM, McGirt MJ, et al. Reduced surgical site infections in patients undergoing posterior spinal stabilization of traumatic injuries using vancomycin powder. Spine J. 2011;11(7):641–6.

70. Strom RG, Pacione D, Kalhorn SP, Frempong-Boadu AK. Lumbar laminectomy and fusion with routine local application of vancomycin powder: decreased infection rate in instrumented and non-instrumented cases. Clin Neurol Neurosurg. 2013;115(9):1766–9.

71. Strom RG, Pacione D, Kalhorn SP, Frempong-Boadu AK. Decreased risk of wound infection after posterior cervical fusion with routine local application of vancomycin powder. Spine (Phila Pa 1976). 2013;38(12):991–4.

72. Evaniew N, Khan M, Drew B, Peterson D, Bhandari M, Ghert M. Intrawound vancomycin to prevent infections after spine surgery: a systematic review and meta-analysis. Eur Spine J. 2015;24(3):533–42.

脊柱前柱强化技术 18

作者：Ian K. White, Eric Potts, Jean-Pierre Mobasser
译者：甘璐　审校：李沫

引言

椎体骨折是美国发病率最高的疾病之一，可导致患者疼痛、无法工作和巨大的医疗开支。其中发病率最高的是骨质疏松性骨折（85%），高能损伤（12%）和病理性骨折（3%）相比要低得多[1]。在美国，骨质疏松性骨折的年发病率为117/10万人，2016年有接近210万人发病。这不足为奇，因为人口老龄化已经使得1000万美国人（800万女性和200万男性）达到了骨质疏松的诊断标准。

椎体压缩性骨折（VCF）是最常见的骨质疏松性骨折，其次是髋部、腕部和踝关节的骨折。虽然人们通常认为骨质疏松性骨折的病程是良性的，但是其发病率很高，死亡率和治疗费用也很高。患者一旦发生此类疾病，其再发骨折的风险将增加5~10倍[2]。

传统的保守治疗方法包括改变生活方式（戒烟、饮食习惯、营养支持）、药物治疗（抑制骨吸收和增加骨合成）、疼痛控制和制动已经成为常规治疗方法。尽管进行了这些系统治疗，很多患者仍会遗留疼痛、功能障碍，甚至自理能力下降。开放手术的患者，也会因其固定位置不佳、邻椎骨折等并发症的发生，从而存在很高的不良事件发生率。

有超过1/3的癌症患者其脊柱会遭到肿瘤的影响，其中10%~15%出现临床症状。乳腺癌、肺癌、前列腺癌占据了脊柱转移瘤的60%~65%。另外，多发性骨髓瘤也容易发生病理性骨折和严重的骨质疏松。骨量丢失的机制是由于破骨细胞的激活和骨结构的吸收，使患者容易发生骨折而导致疼痛、神经功能损伤和进行性脊柱畸形，严重影响其生活质量。

对于VCF患者管理的局限性促进了经皮椎体扩大术的发展，其中包括椎体成形术和后凸成形术。虽然也有其他材料在研究中，但是这2种技术用到最多的还是聚甲基丙烯酸甲酯（PMMA）进行经皮椎体植入。椎体强化技术可以快速减轻疼痛，部分恢复椎体高度，预防畸形进展。另外，骨水泥还被外科医生用于增强椎弓根钉的固定。在本章中，我们将探讨椎体成形术及后凸成形术的适应证，以及PMMA在开放手术中的应用。

历史回顾

Galibert于1984年率先在法国进行了第一次椎体成形术，他利用PMMA治疗疼痛的C2椎体血管瘤[3,4]。1年后，椎体成形术被用于治疗骨质疏松症患者的压缩性骨折，随后，北美第一例全椎体成形术于1993年在美国弗吉尼亚大学进行；而利用球囊辅助撑开囊腔扩大椎体则称为后凸成形术，该术式在1998年率先报道后被广泛应用[5~10]。2003年，Diamond等在一项随机对照试验中证实了椎体成形术在骨质疏松性压缩性骨折[11]中提供快速有效的镇痛。从那时起,PMMA便被广泛使用,本章稍后将对此进行回顾。

适应证及患者选择

患者选择

大多数因外伤或骨质疏松/病理性因素导致骨折的患者,都在保守治疗中获得良好的疗效。即便如此,还是要对患者进行详细的神经系统检查,最常见的检查方法为平片或CT。如果没有齐全的资料,三维CT也可以用来评价椎体后壁的完整性及稳定性。CT也可以根据X线吸收量,以胡氏单位(HU)来计算骨密度。Schreiber的研究表明骨密度大于140 HU的患者骨密度属于正常,100~130 HU属于骨量减少,而小于100 HU属于骨质疏松。有神经功能障碍的患者需要完善MRI以对软组织和神经进行更全面的评估。MRI可用于判断骨折的新鲜程度,特别是在骨转移癌造成病理性骨折时。如果是低能因素导致的骨折,也应该完善双能X线骨密度扫描(DEXA)以评估患者未来再骨折的风险。大多数椎体压缩骨折的患者最初都应尝试非手术治疗。疼痛顽固且无法活动的患者也可以考虑手术干预。有20%~30%的骨质疏松症和骨转移癌患者,疼痛控制效果不佳[13,14]。放射性治疗通常可以帮助缓解因转移癌引起的骨溶解产生的疼痛,但可能需要1个月才能起到镇痛效果,2~6个月才出现骨骼强化。在这一期间,也许会发生很多意外。

椎体强化最适合于那些局限于1个节段且椎体后缘皮质完整的患者,其在骨折后却保持神经完整,并且保守治疗无效。相对禁忌证包括椎板椎体的粉碎性爆裂性骨折、椎管压迫超过20%、硬膜外肿物扩大、脊髓变性及凝血功能障碍等。

肿瘤和转移癌

死于转移瘤的人中有2/3是死于脊柱转移。这些骨病变是非常痛苦的,通常会导致10%~20%的椎体骨折。最常见的是胸椎(60%~80%),其次是腰椎(20%)和颈椎(10%)[15]。

脊柱转移的过程极其痛苦,病变通过侵蚀椎体导致骨折造成顽固的疼痛。这类患者中很多人发生的是多发转移,而放化疗又因为手术切口延迟愈合等问题而被延迟。巨大的痛苦通常会伴随患者的余生。已有研究表明,椎体强化术可以在不耽误治疗原发癌症的情况下为这些患者提供快速的疼痛缓解[16]。它可以为多种肿瘤和骨折提供姑息性止痛。稳定骨折以及PMMA的热化学反应消融痛觉神经被认为是起到止痛作用的机理。

一般认为,椎体成形术适用于单节段压缩性骨折、后壁完整且无神经压迫的肿瘤患者[1]。这种认知在近期遭到了挑战。Liu和他的同事在研究中描述了28例患者的104个节段接受了椎体成形手术的治疗,而且都是单次手术。患者的疼痛水平较之术前明显降低,并在12个月内维持效果的同时保持了椎体高度[15]。Canfoni治疗椎体后壁及硬膜受侵犯的患者,临床收效甚微,虽然疼痛缓解疗效尚可,但围手术期不良事件发生率高[17]。他们建议,这项技术需要对这些高危患者进行仔细的术前评估。在颈椎,如果无法进行开放手术,骨水泥增强技术也是一种选择[18]。这类手术也可用于多发性骨髓瘤相关骨折的治疗。由于癌痛的多样性和手术适应证的日益扩大,椎体强化术设备已成为脊柱外科的重要组成部分。

开放手术术中辅助

近年来,聚甲基丙烯酸甲酯(PMMA)与其他生物制剂如磷酸钙、硫酸钙等一起被用于扩大开放手术中协助加强固定[33,34]。此外,为了提高固定效果还对螺钉进行了改进,开发了包括膨胀螺钉及羟基磷灰石涂层螺钉。在骨质疏松的生物力学模型中,这2种螺钉都表现出更大的抗拔出能力[19,20]。在一项研究中显示其在同节段椎体中的拔出强度是其他螺钉的1.5倍[21],但是实验仅测试了拔出强度，更为复杂的扭力和其他方向上的力仍有待评估。还有研究表明，增加骨水泥的量亦可以增强拔出强度，在后凸畸形手术中进行骨水泥预处理可以很好地增强抗拔出能力[21]。不同类型的增强螺钉如图 18.1 所示。有趣的是，如果需要翻修手术，这些螺钉可以在不严重毁坏椎体和椎弓根的情况下被取出。

有一种实现 PMMA 增强螺钉的方法就是空心带孔螺钉，现在已经有很多版本的这类螺钉问世，但是它们的效果如何尚不明确。这类螺钉可以在椎弓根螺钉植入后，通过推入器将骨水泥注入椎体从而实现椎体成形（图 18.2）。PMMA 是在钉头顶端位置注入的，所以椎弓根螺钉可以是微创植入也可以是开放手术植入，但切记每根螺钉的置钉都必须攻丝。预先给钉孔注入骨水泥可以提供额外的稳定性，这可以增加抗拔出及预防剪切的强度[19,20,21]。这种技术看起来是安全的，因为 Klingler 报道了 157 例此类螺钉植入手术，没有骨水泥或血管相关并发症发生[19,20,21]。

椎体强化术的另一个适应证就是联合开放手术治疗爆裂性骨折。

后路椎弓根钉可以改善脊柱前凸，有时也可

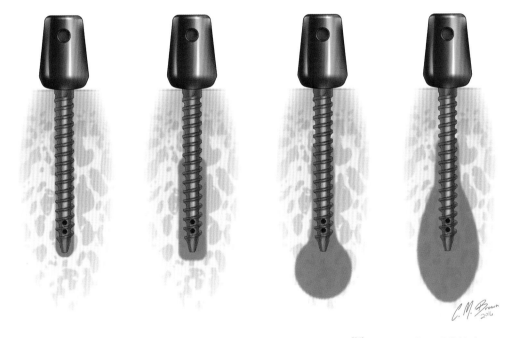

图18.1　Elder及其同事描述了采用不同强度策略对带孔螺钉[21]进行水泥增强时的拔出强度。由左至右分别为无扩大、水泥沿椎弓根轨迹分布、水泥沿螺钉轨迹下行至椎体、水泥沿螺钉轨迹下行至椎体前端的后凸成形术

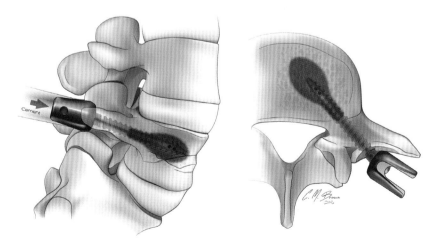

图18.2　带孔椎弓根螺钉内固定技术，顶端开孔如图18.1所示。置钉成功后，随即将套管插入螺钉，推杆将骨水泥经螺钉前端小孔推送进入椎体前端

以间接复位椎体后缘骨折块，但往往无法纠正椎体塌陷和楔形变。球囊辅助终板复位可以恢复椎体高度，并提供良好的前柱支撑。Oner 及其同事报道了连续 20 例患者接受后路球囊辅助椎体复位椎弓根螺钉固定骨水泥增强治疗。结果，脊柱后凸平均从 11° 降到 1.6°，椎体平均高度从 66% 恢复到 81%。这一效果维持了 17 个月。无一例出现临床相关的外渗并发症[23]。

手术时机选择

对于手术时机选择一直存在争议。大多数患者随着时间推移症状可以很快改善，因此在多数患者中不提倡过早手术[32]。部分学者提出应在伤后 6 周到 1 年之间手术[24-26]。但也可以看到一些研究趋向于早期干预，在 7 周以内即行手术，疼痛控制效果要好于更晚干预[27]。因疼痛主诉而住院的患者确实在椎体增强术后得到了很好的疼痛控制。这将缩短住院时间，减少再入院，并降低总医疗成本[28]。

术前考虑

在制订手术计划时，必须考虑到以下几点：椎体的大小，椎弓根的大小，经椎弓根还是后外侧入路的选择，应行后凸成形还是椎体成形，以及选择单侧还是双侧入路。具有严重压缩畸形的椎体较宽，椎弓根较宽，可能需要双侧入路来恢复高度，并确保注入足够的 PMMA 并均匀地到达两侧。在较小的椎体中，骨折高度恢复不太重要，单侧入路可能就足够了。

入路分为后外侧和经椎弓根 2 种。椎弓根的宽度决定了采取哪种入路。在椎弓根宽度 < 4 mm 时，通常采取后外侧入路。此种入路技术中，套管针先穿入椎骨，然后紧贴椎弓根外侧退出再重新进入椎体。这种入路最常用在胸椎，因为有肋骨遮挡保护血管神经。尤其在胸椎中上段，椎弓根窄小，而且角度大，使得这种入路更为安全。经椎弓根和后外侧入路如图 18.3 所示。我们的椎体强化手术几乎都是单侧入路。术前应详细规划进针的长度和角度，采用稍微尾倾内收的针道避开神经根孔。在我们机构脊柱后凸成形术因其手术时间较长通常只实施于单节段压缩畸形的年轻患者，这种情况被认为会发展成节段性后凸畸形，所以这种术式治疗作用肯定。而椎体成形术则多应用在老年多发骨质疏松性骨折，目的是控制疼痛保持脊柱稳定性，不必复位。

手术技术

椎体成形术

椎体成形术可以在全麻或镇静麻醉下进行，

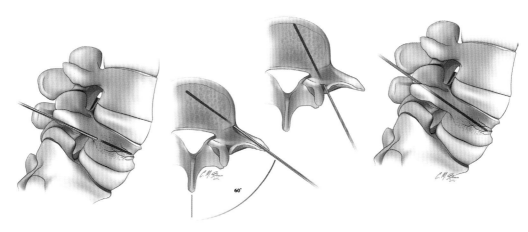

图18.3　后外侧和经椎弓根入路示意图

手术必须在有脊柱专科手术能力的医院科室进行。术中透视十分重要，手术地点既可以在介入室也可以在手术室进行。透视可以使用 C 臂透视在正侧位之间转换，如果拥有双 C 臂透视仪，手术效率会更好，尤其在多节段骨折。

患者俯卧于手术台，面部及膝、肘、腋窝、髋等易受压部位硅胶垫填塞用以防止臂丛神经及尺神经损伤（图 18.4）。虽然不需要全麻，但是至少要有麻醉医生进行镇静麻醉并进行心电监护，

可以不导尿，然后进行术区消毒。

根据术前影像评估，选择好入路。如用椎弓根入路，使用金属标记物在 C 臂透视下进行椎弓根上外侧缘的体表定位标记（图 18.5）。如选择后外侧入路，则应选择中线旁开 7~11 cm 处，这样可以允许更大的内切进针角度。头 / 尾倾角度与椎弓根入路相同。以 1% 利多卡因或 0.5% 丁哌卡因混合 1 ∶ 200 000 肾上腺素从皮肤向内一直麻醉致骨膜。

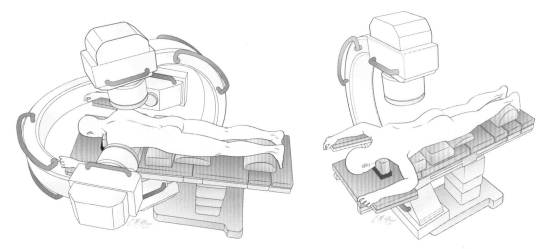

图18.4　图为术中C臂透视和双C臂的双平面透视

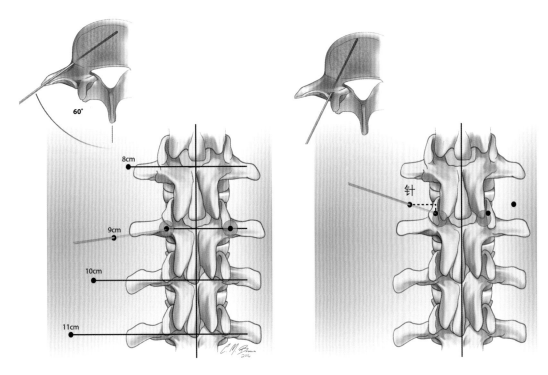

图18.5　在正位X线片上的进针点选择。可以看到如果经后外侧入路，进针点应在椎弓根水平中线旁开7~11 cm处，而经椎弓根进针则在椎弓根上外侧顶点旁开1 cm处

用 11 或 15 号刀片做一 2 mm 切口，在 C 臂透视下以 11 号活检穿刺针穿刺到位并安放工作套管。如果采用椎弓根入路，应从椎弓根上外侧缘向椎弓根穿入。在侧位透视图中，穿刺针道应与椎弓根方向一致，到达椎体前半部分后再推进 1~2 mm。采用椎弓根入路时，通常采用双侧进针，因为 PMMA 很难渗透到对侧。

如果采用后外侧入路，应先穿抵横突，针尖沿横突向内滑至与关节突交界处，活检针从横突内下缘穿越横突到达椎体外侧。正位片透视见针尖处于椎弓根与椎体交界外侧缘，穿入椎体到达椎体前半部分。要注意，理论上此种穿刺方式增加了气胸风险。对于单侧入路椎体成形术，针尖点的位置非常重要，因为注入的水泥量与止痛效果成正比，如果位置不当则严重影响水泥的均匀注入量[27]。

在操作过程中，外科医生应当佩戴铅手套等相应设备避免过度辐射。如果要在多节段实施手术，最好在注射前将全部定位针放置完毕。有人在推注骨水泥前，先行推入少量显影剂来观察弥散情况，但是这种做法还没有被证实有临床价值[29]。开始注入骨水泥前，再次确认针头位置理想，如果感到针头位置不满意，可以更换弯头的内套

管针帮助达到椎体良好的弥散。

目前市场上有几种骨水泥产品，但最常用的还是 PMMA。该产品一般分装为两部分（甲基丙烯酸甲酯聚合物粉末和液体溶剂），二者一旦混合聚合反应随即开始，其中添加了高密度显影剂如钡以帮助透视下可视。混合 3~5 min 时，黏度和护发素相仿的状态下即可装入 10 mL 注射器。椎体成形术比后凸成形术注入时的骨水泥要略稀薄，后者更接近牙膏的黏稠度。PMMA 在硬化过程中会发热，这可能是其止痛作用的原因之一。当达到适当的黏稠度时，可将注入器链接穿刺针。骨水泥注入器有很多种，大多是通过定位针头，并且在针头和注射器底部有连接附件，在稳定的压力下推送骨水泥。在腰椎，通常可以安全推入 5~10 mL，而对于较为严重的骨折类型和胸椎骨折，应适当降低注入量。在注射过程中要格外注意不要让骨水泥溢出椎体边界。术中正侧位透视评估骨水泥的位置，严格避免骨水泥进入椎管。与外渗有关的并发症如图 18.6 所示。

注射完毕后，再次透视图像满意后，可以取出注射装置和套管内针。但是要维持外套管针的位置直到水泥完全硬化，因为 PMMA 聚合过程中体积会膨胀，可以退入套管针。完全硬化后取出

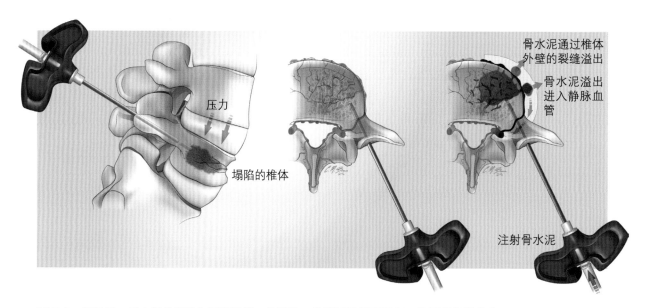

图18.6　置针后，骨水泥外泄渗入下腔静脉、椎间孔、椎管以及椎旁组织，均可引起并发症

外套管针，逐个缝合切口。术后平卧 1~2 h，符合出院标准后出院，出院前进行神经系统查体。

后凸成形术

后凸成形术除了使用充气球囊以外其他操作类似于椎体成形术。相对于椎体成形术，这种方法的优点是影像学层面和理论层面上的。主要的好处就是对急性骨折进行一定程度的高度恢复，降低了骨水泥注射压力和外渗风险，形成了球囊腔体周围的致密骨[30,31]。后凸成形术被证明能够注入的骨水泥量更大，短期止痛效果也更好，短期和长期后凸角也更好，长期临床疗效和 1 年止痛效果二者相仿[30,31]。而后凸成形术的不足是手术时间更长且通常需要全身麻醉。近期，由于球囊设备专利保护期到期，使得这一设备广泛进入市场，医疗成本降低。后凸成形术通常行双侧入路，这样可以最大限度地恢复椎体高度。据我们的经验，终板最可能在骨折急性期得到恢复。

后凸成形术的进针方式和经双侧椎弓根入路椎体成形术类似（图 18.7）。后凸穿刺针尖应该有个轻微的角度，到达椎体前半部后，外套管撤出，手动环钻为球囊钻开通道。钻头应该在接

近椎体前皮质后方 3~6 mm 处停下，且此刻钻头尖应处在接近中线的位置。取出钻头，用推棒夯实。球囊的显影标记位于球囊后方，这个标记至少距离套管顶端 5 mm。推棒的顶端应在椎体前部后方 5 mm 以上，以确定球囊不会在前端皮质骨内膨胀。

当确定球囊位置满意后，就可以在透视监测及压力监测下充气。一定要确保球囊不要撑裂皮质骨，因为这会导致骨水泥外溢。充气压力不能超过 220 psi，这是建议的最大压力。根据我们的经验，交替加压 2 个球囊有助于观察 2 个球囊的充气程度，因为侧位片上，一侧完全充气时，对侧影像会被阻挡，这样操作可以帮助两侧对称复位。充气完毕后，就可以放气并取出球囊。如果放气后骨折复位失败，可以留下 1 个充气球囊维持复位，从另一侧注入水泥。插入预先充填好 PMMA 的套管，这里用到的 PMMA 比椎体成形术黏稠度略高，类似牙膏。手动注射 PMMA，双侧交替小增量注入，透视严密观察有无外渗。当操作者对最终图像满意，水泥硬化，可移除套管，丝线缝合伤口。术后 X 线片复查与否由医生自己决定，一般都在出院当天复查。

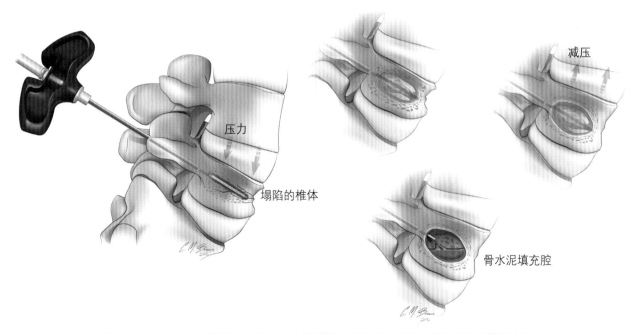

图18.7　球囊辅助后凸成形术显示椎体高度恢复，在松质骨形成空洞，并在较低压力下充填骨水泥

KIVA

KIVA 植入物是一种聚醚酮（PEEK-Optima）线圈撑开系统，通过可拆卸骨导丝控制骨折复位。当植入物在椎体内展开时，它会形成一个理想的支撑于两端终板之间的空圆柱体以容纳骨水泥注入（图 18.8）。

KIVA 是通过单侧经椎弓根入路植入，其与椎体成形术和后凸成形术的操作是相同的，可以在局麻或全麻下进行。穿刺针也同样定位在椎体前半部分，但是不同的是不必像其他单侧手术那样要求针尖抵达中线。移除针芯以后，要求套管针的针头尽可能靠近椎体前部。进而在椎体前部植入线圈，随后 KIVA 沿线圈环绕进入椎体，此过程缓慢地撑起椎体高度。然后将 PMMA 注入这个圆柱体中心，最后取出装置并缝合伤口。

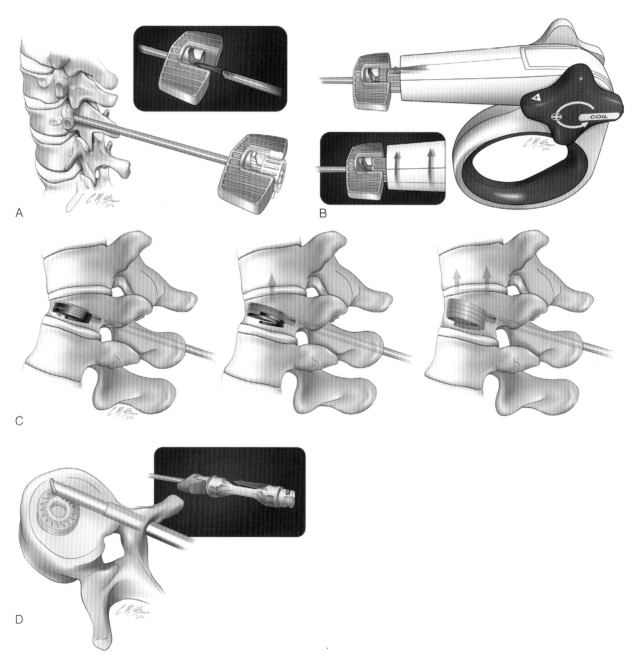

图18.8　A.KIVA设备与穿刺针对接，并准确置于经椎弓根入路上。B.去除套管针连接KIVA植入装置。C.转动尾端旋钮推送线圈，然后旋转另一旋钮将KIVA放置在线圈上。D.PMMA填充该柱形装置的中心，起到类似后凸成形术的作用，既能够充分恢复高度，又能减少骨水泥外溢风险

最近的一项将 KIVA 与后凸成形术对比的 KAST 试验中，发现 KIVA 的骨水泥外溢明显减少，这可以用 KIVA 设备构造优势来解释，但是没有发现临床疗效的显著差异。KIVA 的邻椎骨折发生概率也有所下降，但未达到显著水平。总的来说，KIVA 是一种安全的后凸成形术替代方案。

导航的使用

在少数严重骨质疏松、严重肥胖患者或手术椎体接近膈肌时，透视下影像会比较模糊，这样的患者置针风险很高，建议使用导航。

位置传感器放在患者头端，首先将示踪器固定于棘突。利用 O 臂定位骨折椎体，然后消毒铺单。O 臂也同时铺无菌单，然后扫描注册。O 臂移开至头侧，然后可以在三维导航下采用有导航配件的穿刺针从椎弓根或椎旁穿刺定位。针道定位完成后，可将克氏针插入。如果是多个椎体手术，可留下克氏针备用，直至每个级别都顺利用克氏针完成穿刺定位后，再逐个安放椎体成形术专用套管针，在 O 臂透视下逐个行椎体成形术。完成后再次扫描确认水泥位置良好。

虽然导航技术的手术时间更长，但是它提供了三维解剖结构的可视化，其安全性是二维透视

所远不能及的。

典型病例

病史

患者 82 岁女性，既往经骨扫描（T 值 < 2.5）确诊骨质疏松，一直经补钙和特立帕肽治疗，3 年前曾因 T10 椎体骨质疏松性压缩骨折导致的顽固疼痛行椎体成形手术治疗。手术后恢复良好。

体格检查

患者最初无明显神经系统异常，对答切题，定向力正常。腰椎中段轻触痛。四肢肌力 5 级，感觉正常。肛周及生殖器感觉正常。

影像学检查

术前 X 线如图 18.9 所示，T11、T12 急性压缩性骨折。

早期治疗

初期给予患者腰部支具和止痛对症治疗，患者可自行回家，但 2 周和 6 周的随访中，她因疼

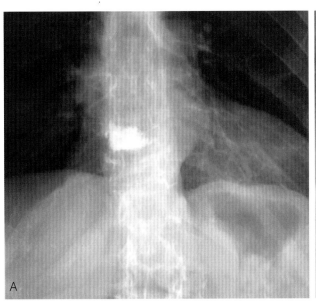
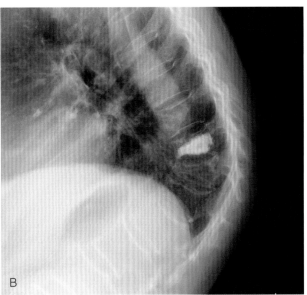

图18.9　A.术前X线正位片显示T11、T12压缩骨折。B.侧位片也可看到骨折和后凸畸形

痛活动能力明显下降。随访时复查的站立位脊柱全长片较前无明显变化，椎体后缘皮质骨完整。患者儿子诉该时期患者一直靠轮椅活动。经告知，决定接受椎体成形术。

治疗过程和结果

在清醒镇静麻醉下行单侧椎旁入路椎体成形术。每层椎体注射 14 mL PMMA，手术顺利无并发症。穿刺针轨迹见图 18.10。术后 X 线显示骨水泥填充良好，无渗漏（图 18.11）。术后 3 个月随访，患者功能恢复好。

技术要点

- 在做手术，特别是多个层面手术时，建议使用双 C 臂的双平面透视。
- 一定要进行正侧位透视准确定位病椎。
- 当进行多个节段椎体手术时，应保证骨水

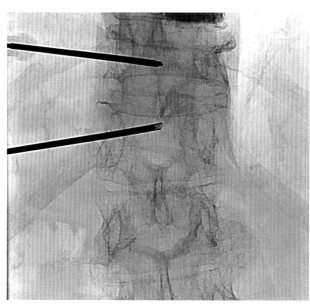
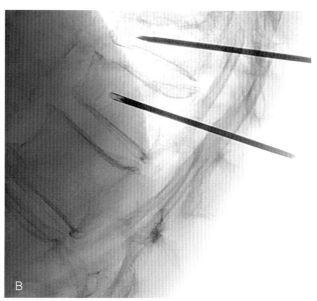

图18.10　A.术中正位透视显示穿刺针到达中线。B.侧位透视显示同样的结果

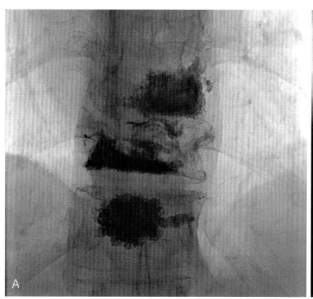
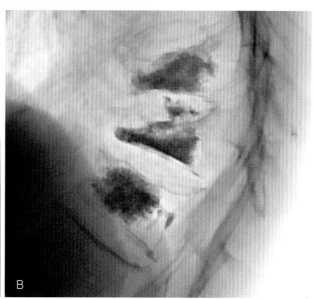

图18.11　A.术后正位片。B.术后侧位片。需要注意的是椎体成形术后终板复位和畸形矫正情况较术前无明显变化

泥在低温时注射。由于 PMMA 的毒性和较高的不良事件风险，一次混合骨水泥的时间处理的椎体通常不超过 3 个。后凸成形术中，应当准备更多的 PMMA，因为复位形成的空腔较大，同时还需要填充周围疏松的松质骨。

- 椎体成形术中，如果椎体是单侧塌陷，可以先从对侧填充部分骨水泥，提供结构支撑，另一侧的气囊便可抽出。
- 如果椎板在球囊退出后再次塌陷。可注射 1 mL PMMA 并再次插入气囊充气，使水泥硬化，形成薄层骨水泥外壳。然后抽出气囊再次注入骨水泥。

并发症及其防治策略

应在术前详细制订手术策略以预防并发症。手术过程中最容易发生危险的是 2 个步骤：穿刺过程损伤神经及骨水泥注入时发生渗漏。术中标准的正侧位透视可以避免上述问题。对于骨质疏松患者，可以将管球拉近患者以增加 C 臂放大率。穿刺时，嘱患者屏住呼吸，直至穿刺针穿入到安全位置。之前的章节讨论过，穿刺可以经椎弓根也可以经椎旁来避免损伤神经，但是绝不可以在椎弓根内侧进针。后外侧入路通常用于中高段胸椎，而经椎弓根入路常用于低位胸椎和腰椎。要详细了解椎体解剖结构特点，做好预防措施，术者便可选择最好的进针点避免损伤神经。

椎体成形术（VP）和后凸成形术（KP）最常见的并发症就是 PMMA 外渗，分别占 VP 的 11.75% 和 KP 的 5%~38%。这些都是放射学上的，很少有症状。有症状的情况在 VP 报道是 1.48%，在 KP 是 0.06%[30]。这些情况的出现，被认为是因为骨水泥注射压力过大，且黏度过低，以及后凸成形术时球囊挤压出的空洞而造成的。溢出大多进入椎旁组织，但如果进入椎管，结果是灾难性的。因此此类手术必须在具备紧急切开减压能力的外科医生时才可以进行。为了避免这种情况发生，建议进行手术开始前一定确认椎体后皮质的完整性，手术过程在实时透视下完成。通过仔细筛选选择皮质骨完整的患者，将外渗风险降低。进针时针尖应到达椎体前 2/3 的位置，以便在注入水泥时，后方有足够的空间供水泥填充。确保 PMMA 有足够的黏稠度再行推注。后凸成形术过程中，确保球囊不会突破任何皮质，以免造成裂口发生渗漏。当推注 PMMA 时，应当少量注入 0.2~0.5 mL 随即透视或持续透视下注入。如果是双侧入路，应当左右交替注入，因为侧位片上，一侧过多注射后，会在影像上遮挡另一侧。如果发现了渗漏迹象，必须立刻停止注入。正在进行椎体成形术时，如果感觉一侧的注入量明显少于对侧，可以重新穿刺定位。虽然大多数渗漏都不会造成严重后果，但是如果出现了渗漏，必须在离开手术室前对患者进行详细的神经系统查体，如果有神经损伤改变，必须做好立刻切开减压的准备。

结论

椎体强化技术是一种微创手术，适用于肿瘤、创伤、代谢障碍等原因导致的椎体骨折。该技术具有很广泛的适应证，可以减轻疼痛，稳定椎体。如果谨慎操作，并发症发生率低。随着外科医生对这项技术越来越熟悉，无论在增强椎弓根钉固定强度还是在增强前柱稳定性等方面，对于该技术的应用越来越广泛。并且,随着设备技术的发展，以后该技术会越来越安全。

参考文献

1.Cooper C, Atkinson EJ, O' Fallon WM, Melton LJ 3rd.Incidence of clinically diagnosed vertebral fractures:a population-based study in Rochester, Minnesota,1985–1989. J Bone Miner Res.

1992;7(2):221-7.

2.Lindsay R, Silverman SL, Cooper C, et al. Risk of new vertebral fracture in the year following a fracture. JAMA. 2001;285(3):320–3.

3.Galibert P, Deramond H. Percutaneous acrylic vertebroplasty as a treatment of vertebral angioma as well as painful and debilitating diseases. Chirurgie. 1990;116(3):326–34. discussion 335

4.Galibert P, Deramond H, Rosat P, Le Gars D.Preliminary note on the treatment of vertebral angioma by percutaneous acrylic vertebroplasty. Neuro-Chirurgie. 1987;33(2):166–8.

5.Allen RT, Kum JB, Weidner N, Hulst JB, Garfin SR. Biopsy of osteoporotic vertebral compression fractures during kyphoplasty: unsuspected histologic findings of chronic osteitis without clinical evidence of osteomyelitis. Spine. 2009;34(14):1486–91.

6. Garfin SR, Buckley RA, Ledlie J. Balloon Kyphoplasty outcomes G. Balloon kyphoplasty for symptomatic vertebral body compression fractures results in rapid, significant, and sustained improvements in back pain, function, and quality of life for elderly patients. Spine. 2006;31(19):2213–20.

7. Garfin SR, Yuan HA, Reiley MA. New technologies in spine: kyphoplasty and vertebroplasty for the treatment of painful osteoporotic compression fractures. Spine. 2001;26(14):1511–5.

8. Ghofrani H, Nunn T, Robertson C, Mahar A, Lee Y, Garfin S. An evaluation of fracture stabilization comparing kyphoplasty and titanium mesh repair techniques for vertebral compression fractures: is bone cement necessary? Spine. 2010;35(16):E768–73.

9. Perry A, Mahar A, Massie J, Arrieta N, Garfin S, Kim C. Biomechanical evaluation of kyphoplasty with calcium sulfate cement in a cadaveric osteoporotic vertebral compression fracture model. Spine J. 2005;5(5):489–93.

10. Theodorou DJ, Theodorou SJ, Duncan TD, Garfin SR, Wong WH. Percutaneous balloon kyphoplasty for the correction of spinal deformity in painful vertebral body compression fractures. Clin Imaging.

2002;26(1):1–5.

11. Diamond TH, Champion B, Clark WA. Management of acute osteoporotic vertebral fractures: a nonrandomized trial comparing percutaneous vertebroplasty with conservative therapy. Am J Med. 2003;114(4):257–65.

12. Schreiber JJ, Anderson PA, Hsu WK. Use of computed tomography for assessing bone mineral density. Neurosurg Focus. 2014;37(1):E4.

13. Weninger P, Schultz A, Hertz H. Conservative management of thoracolumbar and lumbar spine compression and burst fractures: functional and radiographic outcomes in 136 cases treated by closed reduction and casting. Arch Orthop Trauma Surg. 2009;129(2):207–19.

14. Gertzen H, Hallberg O, Laage-Hellman JE, Lundblad L, Odelberg-Johansson O, Widstrom A. Radiotherapy of differentiated thyroid neoplasms. Lakartidningen. 1978;75(34):2857.

15. Liu W, Zhou S, Wang S. Application of percutaneous vertebroplasty in the treatment of multiple thoracic metastases. Oncol Lett. 2015;9(6):2775–80.

16. Berenson J, et al. Balloon kyphoplasty versus nonsurgical fracture management for treatment of painful vertebral body compression fractures in patients with cancer: a multicentre, randomised controlled trial. Lancet Oncol. 2011;12(3):225–35.

17. Cianfoni A, Raz E, Mauri S, et al. Vertebral augmentation for neoplastic lesions with posterior wall erosion and epidural mass. AJNR Am J Neuroradiol. 2015;36(1):210–8.

18. De la Garza-Ramos R, Benvenutti-Regato M, Caro-Osorio E. Vertebroplasty and kyphoplasty for cervical spine metastases: a systematic review and meta- analysis. Int J Spine Surg. 2016;10:7.

19. Costa F, Ortolina A, Galbusera F, et al. Pedicle screw cement augmentation. A mechanical pullout study on different cement augmentation techniques. Med Eng Phys. 2016;38(2):181–6.

20. Tan QC, Wu JW, Peng F, et al. Augmented PMMA distribution: improvement of mechanical property and reduction of leakage rate of a fenestrated

pedicle screw with diameter-tapered perforations. J Neurosurg Spine. 2016;24:971–7.

21. Elder BD, Lo SF, Holmes C, et al. The biomechanics of pedicle screw augmentation with cement. Spine J. 2015;15(6):1432–45.

22. Klingler JH, Scholz C, Kogias E, et al. Minimally invasive technique for PMMA augmentation of fenestrated screws. ScientificWorldJournal. 2015;2015:979186.

23. Oner FC, Verlaan JJ, Verbout AJ, Dhert WJ. Cement augmentation techniques in traumatic thoracolumbar spine fractures. Spine. 2006;31(11 Suppl):S89–95. discussion S104

24. McGraw JK, Cardella J, Barr JD, et al. Society of Interventional Radiology quality improvement guidelines for percutaneous vertebroplasty. J Vasc Interv Radiol. 2003;14(7):827–31.

25. McGraw JK, Cardella J, Barr JD, et al. Society of Interventional Radiology quality improvement guidelines for percutaneous vertebroplasty. J Vasc Interv Radiol. 2003;14(9 Pt 2):S311–5.

26. Stallmeyer MJ, Zoarski GH, Obuchowski AM. Optimizing patient selection in percutaneous vertebroplasty. J Vasc Interv Radiol. 2003;14(6):683–96.

27. Papanastassiou ID, Filis A, Aghayev K, Kokkalis ZT, Gerochristou MA, Vrionis FD. Adverse prognostic factors and optimal intervention time for kyphoplasty/ vertebroplasty in osteoporotic fractures. Biomed Res Int. 2014;2014:925683.

28. Svedbom A, et al. Balloon kyphoplasty compared to vertebroplasty and nonsurgical management in patients hospitalised with acute osteoporotic vertebral compression fracture: a UK cost-effectiveness analysis. Osteoporos Int. 2013;24(1):355–67.

29. Wong W, Mathis J. Is intraosseous venography a significant safety measure in performance of vertebroplasty? J Vasc Interv Radiol. 2002;13(2 Pt 1):137–8.

30. Zaryanov AV, Park DK, Khalil JG, Baker KC, Fischgrund JS. Cement augmentation in vertebral burst fractures. Neurosurg Focus. 2014;37(1):E5.

31. Bae JW, Gwak HS, Kim S, Joo J, et al. Percutaneous vertebroplasty for patients with metastatic compression fractures of the thoracolumbar spine: clinical and radiological factors affecting functional outcomes. Spine J. 2016;16(3):355–64.

32. Tezer M, Erturer RE, Ozturk C, Ozturk I, Kuzgun U. Conservative treatment of fractures of the thoracolumbar spine. Int Orthop. 2005;29(2):78–82.

33. Lu WW, Cheung KM, Li YW, et al. Bioactive bone cement as a principal fixture for spinal burst fracture: an in vitro biomechanical and morphologic study. Spine 2001;26(24):2684–2690; discussion 2690–81.

34. Mermelstein LE, McLain RF, Yerby SA. Reinforcement of thoracolumbar burst fractures with calcium phosphate cement. A biomechanical study. Spine 1998;23(6):664–670; discussion 670–61.

前路腰骶椎融合技术: L3~ 骶骨

19

作者：J. Kenneth Burkus
译者：甘璐 审校：李沫

引言

腰椎退行性椎间盘疾病是一种特殊的疼痛综合征，源于椎间盘的退变和不稳定。该病是根据病史、查体和神经放射学检查综合诊断的。对于患者的确诊和手术选择是一个挑战。选择适当的治疗方式取决于患者的症状、体格检查和诊断性检查。

椎间盘源性疼痛综合征是涉及椎间盘退变的一系列诊断[1]。这一系列症状通常包括椎间盘内紊乱（IDD）和退变性椎间盘疾病（DDD）。这些退变大多是由于人们逐渐衰老的结果。然而，除了随年龄增长而出现的退变性改变外，某些生物学和生物力学因素也会加速这些脊柱运动节段的退变。临床上，椎间盘和椎体终板上有特定的应力模式，而退变往往反映了椎间盘空间内异常的生物力学模式。

前路椎体间融合术（ALIF）治疗有症状性退变性腰椎间盘疾病的首次临床报道发表于1948年[2]。Crock 后来在对腰椎间盘突出症患者进行回顾时，引入了"椎间盘内紊乱"（IDD）一词。近期关于腰椎前路椎体间融合术（ALIF）的大量临床报道显示了不同的融合率和临床疗效[4~7]。Loguidice 等发现 ALIF 的融合率为 80%，临床成功率为 80%。Blumenthal 等[9] 报道了 73% 的融合率和 74% 的临床成功率。Newman 等[10] 发现 86% 的椎间盘内紊乱患者在 ALIF 手术后获得了成功的

临床结果。仅仅成功的融合并不能保证改善临床结果[11~14]。

近年来，椎间融合器的出现提高了融合率，可恢复椎间隙高度、恢复正常矢状曲度[15~17]。这些植入物的设计特点较之传统融合技术具有明显的优势和好处，包括应力分散、提供即刻稳定和更易融合。融合装置所提供的力学稳定可以防止椎间隙塌陷和沉降，促进融合。这种对椎间隙解剖高度的恢复和对节段型前凸的维持可以维持矢状面力学平衡，减少并发症，这对提高临床疗效至关重要[18~20]。

后路脊柱融合失败也可以通过 ALIF 手术挽救。如果椎间盘结构完整并且并非椎间盘源性疼痛的情况下，后外侧或横突间植骨融合可以为椎体旋转、滑脱等提供稳定性。然而，后外侧融合并不能够解决椎间盘不稳、退变性疾病导致的问题。在传统的后路手术中，椎旁肌被广泛剥离，正常肌肉附着点丧失，瘢痕组织的形成及肌肉功能的丧失都会损害后方稳定。不损伤脊柱后方肌肉或有限剥离这些肌肉的腰椎融合手术就具有明显的优点。

适应证及患者选择

腰椎前路椎体间融合术（ALIF）是一种有效的治疗椎间盘退变性疾病的方法，如腰椎小关节病变和 L3 至骶骨的神经根压迫、单或双节段的退

变性椎间盘疾病，可以通过 ALIF 单纯融合，即"Stand-Alone"来治疗；然而，3 个或更多节段腰椎间盘疾病很少能单独通过椎体间融合治疗，更多需要脊柱后柱固定。

腰骶椎的这些退变性疾病表现为持续性腰背痛和难治性的下肢放射痛。患者常表现为腰椎活动范围受限，退变节段的压痛，椎旁肌痉挛。往往都出现活动后症状加重，休息后缓解。坐姿下症状明显，难以找到一个能缓解的姿态。疼痛通常位于臀部和大腿后部，腿部放射痛较少延伸到膝关节以下。疼痛通常伴有相应支配区域的感觉麻木和生理反射减退；然而，严重的肌力下降如足下垂在这些退变性疾病中比较少见。这类患者通常无坐骨神经压迫症状，直腿抬高试验一般是阳性。

退变性椎间盘疾病症状明显的患者，其平片通常有特征性表现，如椎间隙塌陷、椎体外缘骨赘形成和终板硬化，还可以通过在平片上测量椎间隙高度的变化来确定节段不稳。容易导致疼痛的不稳定疾病包括椎体前滑脱、后滑脱、侧方滑脱、旋转移位和脊柱侧凸。这些异常情况可能需要动力位片才能观察到。放射学诊断有一系列测量标准来确定节段性失稳，包括过伸过屈位片上的矢状面椎间隙的成角移位和轴位上的水平面移位。这些正常结构的丧失均可引起肌肉过度疲劳、关节突关节过度负荷和疼痛。

矢状面畸形超过 20% 的半脱位不能通过前路单纯融合得到满意的治疗。同样，严重节段性不稳定的患者，如过伸过屈位片矢状面平移超过 5 mm，不适合单独进行前路椎体间融合。这些患者需要额外的后柱稳定。

影像学研究，如磁共振成像（MRI），有助于明确退变性椎间盘疾病。MRI 证实椎间盘脱水硬化，常累及相邻椎体终板[21]。然而，仅仅 MRI 存在椎间盘脱水、纤维环撕裂和盘内压力增高并不是手术的适应证。椎间盘造影技术可以帮助确定疼痛的节段，但是这项技术不能单独用于确定

疼痛这一目的，因椎间盘造影术对于有问题椎间盘的疼痛刺激并不一致。椎间盘的纤维环退变，盘内压力导致的纤维环疼痛觉神经牵张并不是疼痛的主要来源。椎间盘造影术可以通过评估邻近阶段来帮助诊断。

大血管的分叉节段常常变化较大，最常见的是发生在 L5 椎体水平，术前影像学检查应明确血管分叉位置。术前 MRI 或 CT 扫描评估有助于确定分叉的位置。决定行前路内固定手术时，这些检查评估非常重要。另外这些检查还可以帮助发现大血管隐匿性钙化。

术前考虑

对医生来讲，确定外科手段是否能治愈退变性椎间盘疾病患者是一个挑战。大约 30% 的平片表现为退变的患者并无相应症状。选择合适的治疗方案取决于综合评估患者的症状、体征及辅助检查结果。只有 1/3 的疼痛超过 3 个月的患者会出现致残性症状，这需要进一步的诊断评估。

在考虑手术前，应当给予患者规范化的腰背肌锻炼及保守治疗，包括核心肌群强化训练和柔韧性训练以及游泳和温水疗法，这些均对症状缓解很有帮助。

腰部指法按摩也被证实是治疗短期腰痛很有效的方法。此外，非甾体类消炎止痛药和肌松剂也对缓解短期疼痛有明确疗效。单纯使用止痛药物治疗慢性腰痛效果不明显。脊椎指压疗法已被证明是有效的治疗短期下腰痛的方法。同样，使用非麻醉性消炎药和使用肌肉松弛剂也可以在短期内缓解疼痛。使用麻醉性止痛药控制慢性疼痛效果不明显。无论是支撑疗法还是针灸疗法，在治疗椎间盘源性疼痛综合征方面都没有任何实质性的作用。

曾有椎间隙感染、代谢性骨病和骨质疏松等病史的患者也不能通过单纯前路椎间融合术获得有效治疗。椎间融合器是牢固卡在椎间隙终板间

的，而骨质疏松患者的骨质无法承受椎间融合器的压力，最终会出现融合器下沉，进而再次出现软组织张力丢失和椎间隙不稳。沉降同时也导致节段性脊柱前凸消失和椎间孔高度下降。沉降导致的微动也可导致骨质延迟愈合和融合失败。

医生最关心的还是患者治疗的正确选择。大多数椎间盘源性疼痛患者不需要手术治疗。融合手术或关节融合术还是应该留给那些症状明显、精心选择且没有心理因素影响的患者。

手术技术

体位

患者取仰卧位。注意手术床不要影响术中透视。两臂外展于头端两侧，并以托架固定。对应目标阶段妥善摆放透视机器。在适当的位置增加支撑尽可能恢复腰椎生理前凸，使塌陷椎间盘部分恢复，再次确定在各个投射角度都能进行透视。检查躯干部脊柱是否存在旋转。准备完毕后，应该能够清晰地触到棘突。在皮肤上放置X线标记物后，透视确定手术椎间隙的体表位置并做好标记。常规消毒铺巾。

腹膜后和腰骶部的显露

在腹壁以手术椎间盘为中心做纵向或横向皮肤切口。分离皮下、浅筋膜直达腹直肌鞘。腹直肌鞘的前侧部分显露出来。腹直肌鞘距离中线约2 cm。从腹直肌内侧缘分离腱鞘，腹直肌钝性分离并向外侧牵拉。

显露弓状线和后腹直肌鞘。后腹直肌鞘通常是覆盖在腹膜上的一层非常薄的膜。切开后腹直肌分别向下和上外侧钝性分离。可在腰大肌上观察到脂肪层覆盖。可以很容易地分离腰大肌并于后中线位置看到后腹膜，以及输尿管和髂静脉等标志。要小心确认左侧输尿管并与周围组织一起小心牵开。股神经直接位于腰大肌前缘，应避免牵拉股神经。

大血管分叉最常见于L5椎体水平，应在术前影像学检查明确。L5~S1椎间盘间隙常位于髂静脉分叉的正下方，L4~L5椎间盘间隙常位于髂动脉分叉的外侧。L4~L5椎间盘可在髂动脉分叉与腰大肌交界处触到。骶岬和L5~S1椎间盘可直接在髂静脉分叉下方触诊。

L3~L4和腰L4~L5椎间盘的显露

L4~L5椎间盘可沿着髂动脉分叉附近的腰大肌内侧边界进行轻柔探触。纤维环柔软而容易识别。L3~L4椎间盘间隙可定位于同一平面，大约位于髂动脉分叉头侧约4 cm处。

显露到达椎间盘后，轻轻向两侧牵开软组织显露椎间盘前缘，在椎间盘顶部切开纤维环。这里的大血管包括腹主动脉、下腔静脉和髂总动脉，位于L3、L4椎体中部。在显露L3~L4椎间隙时，必须正确识别周围的血管，做好结扎止血等。

做L4~L5手术时，需要牵开髂总动静脉。一旦确定好椎间隙位置，直接向头侧剥离，分离辨析L4椎体中部的血管，结扎并切断。通过钝性剥离，髂动脉和主动脉可以在中线附近被轻微牵开。动脉正下方是左髂静脉。在静脉牵开之前，必须沿左髂静脉外侧缘下行钝性剥离。应注意对经常损伤的髂腰血管进行识别。左髂静脉的外侧支经常需要安全地结扎和分离，以充分牵开静脉。髂动脉和静脉可以牵开，显露出L4~L5椎间盘间隙。

L5~S1椎间盘的显露

L5~S1椎间盘间隙可在左髂动脉上方触到并钝性剥离显露。动脉的下方是伴随的髂静脉。小心剥离静脉周围的软组织。椎间盘入口应在髂静脉分叉上方进行，将所有软组织从左向右牵开。分离显露。遇到需要结扎的血管一定要结扎切断，不可以用电凝烧灼。左髂静脉应向上外侧拉开。

骶前神经丛和逆行射精

在男性患者中，逆行射精（RE）是腰椎前路椎体间融合的潜在并发症。文献报道腰椎前路椎体间融合术后逆行射精的发生率很高。可能的原因包括神经损伤和炎症。与逆行射精风险增加相关因素包括使用 rhBMP-2、椎间融合器、手术入路、手术技术（使用单极电刀）和医生的经验。

交感神经丛从腹膜后胸腰椎交感干向下延伸，来自上腹下神经丛。它位于主动脉和椎体的前面，覆盖着髂动脉分支。神经丛常有变异，最常见的神经纤维绕过左侧髂动脉穿过 L5~S1 椎间盘间隙。从前方处理 L5~S1 椎间盘时使用电刀可能损伤腹下神经丛。

骶前软组织要钝性分离，向外拉开，此处不要使用电刀，保护好交感神经丛。在彻底暴露好椎间盘之前，不要急于做切口。对于经腹正中入路，必须小心切开后腹膜。到达此处附近依旧应避免使用电灼。钝性解剖应从椎间盘间隙的右侧开始，软组织应从椎间盘间隙的右侧向左侧牵开。

椎间盘的切除

接下来进行椎间盘切除术，整个椎体的前部应该显露清晰，包括纤维环表面、前纵韧带及纤维环外侧边缘。在椎间隙放置标记进行正、侧位透视。然后刮除软骨终板，注意不要伤及终板松质骨。一直切除到椎间盘后外侧缘，撑开椎间隙，切除后方突出的椎间盘。过程中如遇骨赘可在直视下切除。

椎间盘彻底切除后，椎间隙可以出现相对动度。这时用一系列型号递增的扩张器逐渐撑开椎间隙。椎间隙扩张的同时也逐渐恢复周围软组织的张力，同时也通过增加前间隙高度使得节段性前凸恢复，滑脱和侧凸同时复位。建立正常椎间盘间隙高度，可间接减压神经孔，扩大神经孔出口。这种张力可以使纤维环紧张并压紧融合器。

椎间盘间隙的高度恢复应该已在术前经过测量评估，术中恢复评估高度即可。前路椎间盘牵开器力量强大，可以轻易克服软组织张力及其他因素牵开椎间隙。鉴于此，要避免过度牵开，也同时避免这样做所导致的过度前凸。使用试模测试合适的植入物高度，选定合适的植入物型号后，可以按照解剖高度要求放入融合器。植入完成后，反复透视及手触体会椎间盘高度及前凸的恢复是否达到解剖要求。

椎间植入物

自体骨和同种异体骨是最受欢迎的椎间移植材料，因为其具有很好的临床安全性和有效性。也可以选择先进的生物材料，如钛、可吸收聚合物、碳纤维、聚醚酮（聚醚醚酮）等。这些材料具有良好的生物相容性、良好的化学稳定性和良好的生物力学特性。各种植入物的弹性模量不同。聚醚醚酮材料可与骨媲美，在植入后可最大限度地减少应力遮挡，并且是放射学可透射的。合成聚合物越来越多地作为钛的替代品，不仅因为它们的生物力学性能，还因为它们在成形、加工和体内可透射方面的优势。在评估术后融合时，这些植入物没有成像干扰，骨诱导和骨融合情况可以在无伪影的 X 线片上显示。

多孔金属或带有生物涂层的 PEEK 材料椎间植入物现阶段已经广泛进入临床应用。将特殊的化学材料以特殊的工艺涂于钛或 PEEK 材料表面，以增加植入物表面的粗糙度并能促进成骨细胞分化。这样做已被证实可以提高融合率，但是其长期的临床和影像学疗效尚不确定。

椎体的形状对于植入物的选择和放入深度非常重要。应在术前仔细阅读 MRI 和 CT 以评估应当放入的融合器大小，最终融合器应当两端略向外弧形地接触并紧密贴附两端终板。

融合器的选择

前路椎间融合器应当达到匹配并稳固嵌入椎间隙良好位置。术前评估目标间隙的 X 线片以及轴位图像，仔细做好术前设计是非常重要的。术前评估不仅可以帮助事先选择好最适合型号的融合器，也能帮助外科医生设计椎间隙应恢复的高度，达到最佳的软组织平衡。椎间融合器的理想位置是在椎间隙前缘，两端与终板平行。术中要透视确定安放的位置是否理想，避免穿透后外侧壁进入椎管。

根据骨质量的不同，融合器可以单独使用也可以辅以额外的内固定，如L5~S1内固定也常用到前方钢板。融合器本身也可自带螺钉固定功能，可以使用膨胀融合器，但是避免使用超氯酸盐植入物。在适当的牵开后，融合器应该与椎间隙形状完好匹配，而且不存在节段性前凸。

骨移植物／替代物

脊柱融合术中植骨的标准长期以来一直是取自体髂骨的松质骨，自体骨可以提供最好的成骨诱导，并且不会出现免疫排斥，能很好地融合。但取髂骨也有很多并发症，如最近的文献报道供区疼痛发生率为22%~45%。

为了避免这种自体骨移植的并发症，也有其他一些选择，例如由尸体骨制备的同种异体骨材料，也可以作为自体骨的替代材料。它们可以提供骨融合时的生物架构，然而缺乏自体骨所富含的成骨诱导因子等。

脱矿骨基质（DBM）是同种异体骨经酸处理后形成的产物。DBM不具有结构强度，但具有骨传导性和骨诱导生长因子。DBM诱导骨再生的能力取决于骨形态发生蛋白（BMP）的活性。DBM不能作为自体移植的替代物，仅提高自体移植物的诱导率。

陶瓷支架不具有骨诱导或成骨作用，不能增强移植物材料形成新骨的能力。在腰椎融合术中，这类材料不能单独用于脊柱融合。

血小板凝胶含有多种生长因子，但不含任何BMP，所以没有诱导成骨作用。其作用是促进局部细胞增殖，但不能单独诱导骨形成，也不能介

导骨形成过程，同样不能单独用作骨移植替代品。

只有骨形态发生蛋白才能诱导整个骨形成的一系列级联反应。正是这种独特的性质使得这些蛋白与合适的载体结合可以作为自体骨的替代选择。重组人骨形态发生蛋白2（rhBMP-2）是一种骨诱导蛋白，当与适当浓度的载体（可吸收的海绵ACS）以适当的浓度结合时，才能发挥类似自体骨的作用。rhBMP-2/ACS的疗效可靠，可诱导融合，改善单侧退变性腰椎间盘疾病患者的疼痛。rhBMP-2/ACS患者的融合率明显高于自体骨移植患者。最近经放射学研究证实，融合满意患者的疗效远远优于未融合者。另有研究报道，使用rhBMP-2/ACS大大降低了二次手术的概率。

补充内固定

如果椎间融合后仍存在矢状面畸形或存在骨质疏松症、假关节形成、行后路减压的患者以及那些希望术后积极活动的患者，可以考虑行后路固定。

关闭切口

反复检查无血管损伤，无输尿管及后腹膜结构损伤后，可关闭切口。留置一根引流，然后逐层缝合。无须缝合腹直肌后鞘，前鞘可用可吸收线缝合，皮肤采取皮内缝合。

斜入路腰椎固定技术 (OLIF)

这是一种新兴的经腹斜方入路腰椎椎间融合技术（OLIF）[10]。这种微创技术暴露L3到骶骨是可行的，但是如果再向下暴露，可能比开放技术有更高的并发症发生率[22,23]。

典型病例

患者男性，51岁，白人。因腰痛并双侧臀部和大腿后部放射痛丧失生活能力，无小腿及足部疼痛。活动后症状加重，休息后症状有所缓解，

止痛、肌松、理疗等 6 个月保守治疗无效来诊。既往曾行 L5~S1 椎间盘切除术。

腰椎正位片显示 L5 处双侧椎板缺损（图 19.1）。站立位腰椎侧位片显示 L5~S1 处向后滑脱 3 mm（图 19.2），此处椎间孔狭窄继发于滑脱和椎间盘间隙变窄（箭头）。图 19.3 和图 19.4 显示了椎间隙变窄，椎体前缘骨赘形成（箭头），其余运动单元动力位片正常。术后正位（图 19.5）、侧位（图 19.6）X 线片显示椎间融合器位于中心、椎间隙高度恢复、椎间孔孔扩大、椎间融合器稳定。

技术要点

- MRI 或 CT 轴位图像对于术前测量椎体大小、形状以及植入物的选择非常重要。应选择最为匹配的融合器，放入后，两端平面能够最大限度地接触两端终板，并能很好地恢复椎间隙高度。
- 将卷装衬垫置于患者患椎下方，以达到尽可能恢复腰椎生理前凸，撑开椎间隙高度。

- 术前利用 MRI 仔细评估血管结构。充分了解血管走行、发育异常等情况对于避免医源性损伤十分重要。
- 确保整个椎间盘切除过程在直视下进行，这样可以防止椎间盘碎片残留，确保终板植骨融合床有足够的接触面积。并确保椎间有一定的活动度便于恢复解剖结构。
- 充分撑开椎间隙高度达到与相邻节段椎间高度相仿，但是不要过度撑开或撑开不足。

并发症及其防治策略

术中常见的问题包括大血管的损伤。左髂总静脉通常是外科医生最难分离清楚的解剖结构[24]。如遇到静脉意外撕裂应立即用细缝线修补。ALIF 需要由血管外科医生和脊柱外科医生联合完成，可以大大减低并发症的发生率[23]。多学科协作完成手术可以缩短手术时间及住院周期，快速控制术中意外的血管损伤，减少出血量。

有腹部手术史或主动脉及髂血管钙化的患者不宜进行前路手术。这些患者推荐进行后外侧入

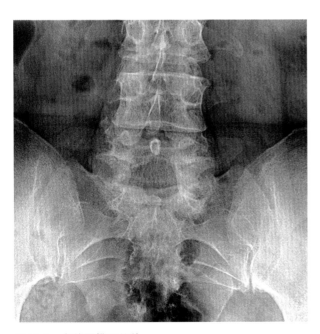

图19.1　**术前腰椎正位片**

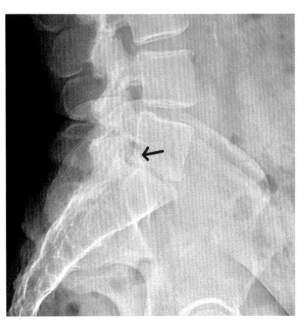

图19.2　**站立位腰椎侧位片显示L5~S1处向后滑脱 3 mm（箭头）**

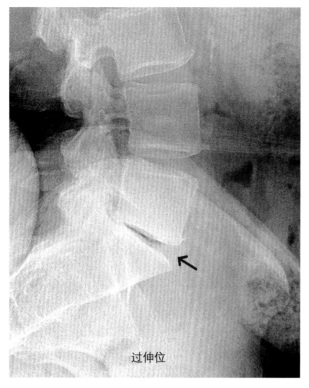

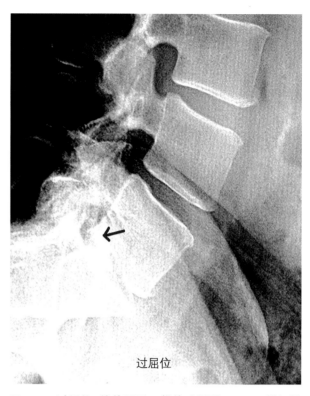

图19.3 过伸位X线片显示椎间隙狭窄，前方骨赘形成（箭头）

图19.4 过屈位X线片显示L5椎体后滑脱，L5~S1椎间隙不稳（箭头）

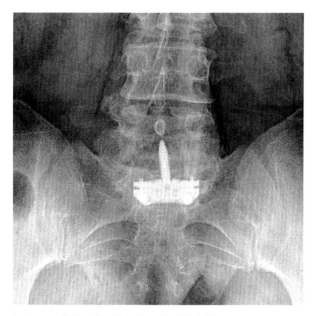

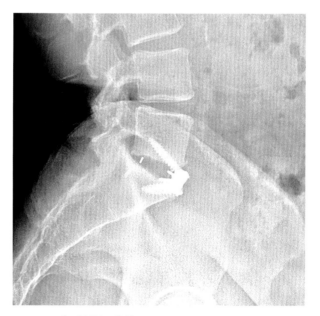

图19.5 术后正位X线片显示椎间融合器

图19.6 术后侧位X线片

路手术。

男性患者术后好发逆行射精[25]。这个问题可以通过仔细的钝性解剖分离、小心牵拉大血管及结扎分支静脉来避免。另外，避免使用电刀电凝也可以避免这类问题发生。

多节段腰椎融合（超过2个椎间隙）与假关节的高发生率有关，也可能与长节段腰椎运动受限造成的骶髂关节应力转移有关。

结论

腰椎前路椎体间融合术比后路融合术具有相应的临床优势。首先，前路椎间融合术可以将植入物在正中线上植入椎间隙。其次，该区域血管丰富，植入物可以获得最大限度的与终板的接触面积，也可以放入到最佳的负重轴上。另外，前路椎间融合术可以让术者直视下在椎间隙进行操作。前路还允许在前方牵拉恢复脊柱节段性前凸和恢复椎间隙高度，实现术后即刻稳定，促进融合，避免损伤后外侧组织，同时也不会牵拉和伤及神经。

参考文献

1. Wilder DG, Pope MH, Frymoyer JW. The biomechanics of lumbar disc herniation and the effect of overloadand instability. J Spinal Disord. 1988;1(1):16–32.

2. Lane JD, Moore ES. Transperitoneal approach to the intervertebral disc in the lumbar area. Ann Surg.1948;127:537–51.

3. Crock HV. Anterior lumbar interbody fusion. Clin Orthop. 1982;165:157–63.

4. Chow SP, Leong JCY, Ma A, Yau ACMC. Anterior spinal fusion for deranged lumbar intervertebral disc. Spine. 1980;5:452–8.

5. Goldner JL, Urbaniak JR, McCollom DE. Anterior excision and interbody spinal fusion for chronic low back pain. Orthop Clin North Am. 1971;2:543–68.

6. Harmon DH. Anterior excision and vertebral body fusion operation for intervertebral disc syndromes of the lower spine: three to five year results in 244 cases. Clin Orthop. 1963;26:107–27.

7. Sacks S. Anterior interbody fusion of the lumbar spine. J Bone Joint Surg Br. 1965;47:211–23.

8. Loguidice VA, Johnson RG, Guyer RD, Stith WJ, Ohnmeiss DD, Hochschuler SH, Rashbaum RF. Anterior lumbar interbody fusion. Spine.1988;13:366–9.

9. Blumenthal SL, Baker J, Dossett A, Selby DK. The role of anterior lumbar fusion for internal disc disruption. Spine. 1988;13:566–9.

10. Newman MH, Grinstead GL. Anterior lumbar interbody fusion for internal disc disruption. Spine.1992;17:831–3.

11. Kumar A, Kozak JA, Doherty BJ, Dickson JH. Interspace distraction and graft subsidence after anterior lumbar fusion with femoral strut allograft. Spine. 1993;18:2393–400.

12. Leong JCY, Chun SY, Grange WJ, Fang D. Longterm results of lumbar intervertebral disc prolapse. Spine.1983;8:793–9.

13. Schroeder GD, Kepler CK, Millhouse PW, Fleischman AN, Maltenfort MG, Bateman DK, Vaccaro AR. L5/S1 fusion rates in degenerative spine surgery: a systematic review comparing ALIF, TLIF, and axial interbody arthrodesis. Clin Spine Surg. 2016;29(4):150–5.

14. Verbruggen D, Tampere T, Uyttendaele D, Sys G,Poffyn B. Long-term follow-up of the anterior lumbar interbody fusion procedure. Acta Orthop Belg.2015;81(3):546–52.

15. Burkus JK, Gornet MF, Dickman C, ZdeblickTA. Anterior lumbar interbody fusion using rhBMP-2 with tapered interbody cages. J Spinal Disord. 2002;15:337–49.

16. Kuslich SD, Ulstrom CL, Griffith SL, Ahern JW, Dowdle JD. The Bagby and Kuslich method of lumbar interbody fusion: history, techniques, and 2-year follow-up results of a United States

prospective, multicenter trial. Spine. 1998;21:1267–79.

17. Li J, Dumonski ML, Liu Q, Lipman A, Hong J, Yang N, Jin Z, Ren Y, Limthongkul W, Bessey JT, Thalgott J, Gebauer G, Albert TJ, Vaccaro AR. A multicenter study to evaluate the safety and efficacy of a stand- alone anterior carbon I/F cage for anterior lumbar interbody fusion: two-year results from a Food and Drug Administration investigational device exemption clinical trial. Spine.2010;35(26):E1564–70.

18. Dennis S, Watkins R, Landaker S, Dillin W, Springer D. Comparison of disc space heights after anterior lumbar interbody fusion. Spine. 1989;14:876–8.

19. Schuler TC, Burkus JK, Gornet MF, Subach BR, Zdeblick TA. The correlation between preoperativedisc space height and clinical outcomes after anterior lumbar interbody fusion. J Spinal Disord Tech. 2005 Oct;18(5):396–401.

20. Burkus JK, Gornet MF, Schuler TC, Kleeman TJ, Zdeblick TA. Six-year outcomes of anterior lumbar interbody arthrodesis with use of interbody fusion cages and recombinant human bone morphogenetic protein-2. J Bone Joint Surg Am. 2009;91:1181–9.

21. Modic MT, Steinberg PM, Ross JS, Masaryk TJ, Carter JR. Degenerative disc disease: assessment of changes in vertebral body marrow with MR imaging. Radiology. 1988;166:193–9.

22. Escobar E, Transfeldt E, Garvey T, Ogilvie J, Graber J, Schultz L. Video-assisted versus open anterior lumbar spine fusion surgery: a comparison of four techniques and complications in 135 patients. Spine. 2003;28(7):729–32.

23. Mobbs RJ, Phan K, Daly D, Rao PJ, Lennox A. Approach-related complications of anterior lumbar interbody fusion: results of a combined spine and vascular surgical team. Global Spine J. 2016;6(2):147–54.

24. Sasso RC, Best NM, Mummaneni PV, Reilly TM, Hussain SM. Analysis of operative complications in a series of 471 anterior lumbar interbody fusion procedures. Spine. 2005;30:670–4.

25. Sasso RC, Burkus JK, LeHuec JC. Retrograde ejaculation after anterior lumbar interbody fusion: transperitoneal versus retroperitoneal exposure. Spine.2003;28:1023–6.

经椎间孔腰椎椎间融合术 20

作者：Robert F. Heary, John C. Quinn
译者：甘璐　审校：李沫

引言

腰椎融合术已经是一种治疗脊柱不稳、椎管狭窄、椎体滑脱、退变性脊柱侧凸的经典术式[1,2]。在椎体不稳和脊柱畸形的情况下，通常在椎板切除椎管减压后实施椎间融合[3]。椎间融合的力学稳定性要好于横突间融合及后外侧融合[4]。其优点是可以通过增加融合面积来提高融合率；通过保持椎间隙高度维持椎间孔大小，维持脊柱正常曲度[4]；通过放置椎间融合器来维持椎间隙高度，进而增加椎间孔面积，从而实现神经根间接减压[5,6]。后路腰椎椎间融合术（PLIF）和经椎间孔腰椎椎间融合术（TLIF）是后路腰椎椎融合术的有效术式，每种技术都有各自的优缺点[3,4,7]。本章的内容主要是讲述我们实施 TLIF 的方法、技术要点及如何避免并发症。

后路腰椎椎间融合术（PLIF）是 1953 年最早由 Cloward 提出的，在进行全椎板切除后，在椎间隙两侧分别放置 2 个融合装置[8]。传统的 PLIF 手术保留关节突关节，直接从后方植入椎间融合装置，该方法由于要牵开脊髓来获得椎间盘减压的空间，所以受到脊髓和神经根可牵拉张力的限制，并且损伤硬膜囊和神经根的风险明显增加[3]。TLIF 是 PLIF 的一种改进，采用了经椎间孔到达椎间盘的入路[9]（图 20.1）。这种入路方式采用了较为广泛的关节突关节切除，与 PLIF 相比，TLIF 有几个有优点，包括减少硬膜囊的牵拉和神经根的刺激，降低硬膜损伤和神经根损伤的风险，可放入更大的椎间融合装置[5,10]。对于经历过后路椎板切除术再次翻修手术的患者，硬膜外的瘢痕组织严重限制神经的活动度。在这类患者中，经椎间孔入路可以避开硬膜外瘢痕组织，所以更有优势。最初的 TLIF 手术是经一侧关节突切除、椎间盘切除和椎间融合装置植入，对侧小关节予以保留或表面新鲜化后外侧植骨融合。TLIF 改进后也可以进行双侧椎弓根截骨以及后柱截骨术（人字形或 Smith-Petersen 截骨）。后柱截骨的优势是可以在双侧实现广泛的神经根减压，并且可以调整椎体在冠状面和矢状面的移位。后柱完全松解后，可以通过椎弓根钉牵开椎间隙，实现更好的椎间盘切除，同时也能在椎体前端放置体积更大的钛笼从而稳定前柱。钛笼放置后，后方椎弓根钉进行抱紧锁死，使得前方钛笼作为支撑点从而达到恢复节段性前凸的作用[5]。有报道指出，比起单侧入路，后柱截骨结合双侧椎间盘切除及双侧椎间融合器植入能够更彻底地切除椎间盘，所以融合效果更好[11]。

适应证及患者选择

有椎间盘退变性疾病的患者，保守治疗效果不佳可能需要手术治疗。以往的研究表明，对于保守治疗无效的腰痛和 / 或神经根病变患者，腰椎融合手术优于非手术治疗。融合手术也用于腰

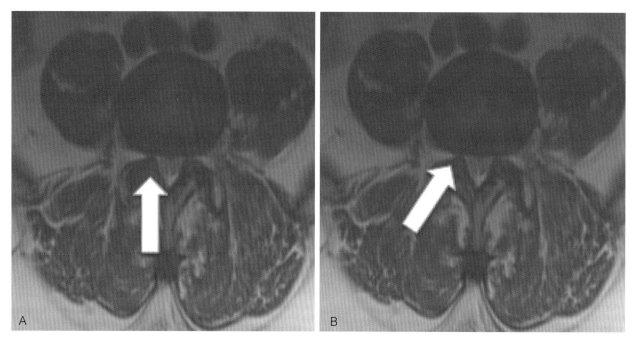

图20.1　L4~L5椎间盘PLIF和TLIF的手术入路的轴位T2加权图像。A.PLIF手术通道相对靠内，这是由于保留了小关节完整，手术过程需要牵拉脊髓或神经根来进入椎间隙。B.TLIF通过切除部分关节突使得手术入路更为由外而内

椎失稳的患者，用于纠正脊柱畸形，包括腰椎滑脱、退变性脊柱侧凸、腰椎不稳性椎管狭窄[1,2,12]。与后路融合及横突间融合相比，椎间隙植骨融合有几个明显优势，包括更大的融合面、恢复椎间隙高度实现间接减压、恢复和／或保留节段性前凸。最近从脊柱畸形文献中获得的证据再次验证脊柱全段和局部排列曲度的重要性。脊柱局部前凸曲度的恢复不足或者丢失会造成整个脊柱的矢状面失稳，最终导致翻修手术。术中前凸恢复不佳，可能导致腰痛、矢状面失稳，并增加邻椎病发生的风险。部分短期研究报道表明TLIF与PLIF相比，恢复节段性前凸的能力更强，并可能拥有更好的长期疗效。必须经过谨慎的诊断性治疗，才能决定进行融合手术，至少我们鼓励先行保守物理治疗或神经根封闭后再行手术。绝大多数患者都能够通过减肥（节食或减腹）运动而使腰痛得到缓解。此外还可以尝试按摩、针灸、生物反馈治疗等。只有在保守治疗无效6个月后，才考虑融合手术。值得注意的是，大部分患者都可以通过保守治疗获得缓解。对那些保守治疗无效者，应行完善的

影像学检查和评估，如果影像学评估和临床体征一致，则可考虑椎间融合手术。

术前考虑

术前影像学检查至少应该包括正、侧、双斜、过伸过屈位X线片，这些检查至关重要。腰椎磁共振成像（MRI）和计算机断层扫描（CT）因为其重要的信息也作为常规化的检查。MRI和CT可以作为X线测量的补充，提供重要的解剖信息。这些研究将有助于更好地规划手术入路，包括入路侧选择、椎弓根大小、入路角度、神经根定位、椎间隙高度等。如果做单侧开窗，除特殊情况以外则应当从症状严重的一侧进入。在椎间盘源性疼痛中，椎间盘造影可以帮助确定疼痛是否来自椎间盘，但是这项试验因为存在争议所以应该谨慎选择。

这项技术的相对禁忌证包括骨质疏松及活动性感染。术中如果遇到解剖学变异，例如高位神经根或者联合根，则可能阻挡经椎间孔入路实施

手术。如果无法有效牵开神经根，则可以考虑对侧入路。

手术技术

体位

采取全麻麻醉，患者俯卧位置于可透射线的 Jackson 手术台上以达到充分伸展髋关节及达到最大腰椎前凸[13]。髋关节的稍许屈曲就可能导致腰椎后凸畸形和平背综合征[14]。小心地将手臂调整至屈曲外展 90° 位置，以防止长时间手术对周围神经造成的牵拉和压迫。特别注意对骨性突起及眼部的衬垫保护，可以采取软泡沫垫或硅胶垫保护眼部及骨性突起。10° 的反向 Trendelenburg 体位可减低术后失明的风险，这是一种罕见的但严重的并发症。摆放后确保手术部位的手术床是可透射线的，以便术中透视。

切口及显露

手术消毒区域至少要包括全部腰椎和髂嵴区域，妥善铺无菌单后方可切皮。术前静脉滴注 2 g 头孢唑林，术中每 2 h 重复使用 1 g 抗生素。对于青霉素、头孢或已知的耐甲氧西林金黄色葡萄球菌过敏的患者，可以考虑使用万古霉素。术前透视定位正确的节段后，选择正中入路切口，切开皮肤、皮下到达深筋膜。紧贴骨膜向下剥离，注意避免破坏关节囊。

手术入路暴露的范围包括手术节段的横突并延伸至骶椎。当需要融合腰骶关节时，骶椎的充分暴露非常重要，因为 L5~S1 椎间隙是很容易发生融合失败的。暴露过程可能会遭遇椎旁肌群阻挡，需要 Gelpi 自动牵开器协助牵开椎旁肌群，清晰地显露椎弓根，达到更好的头倾和尾倾，从而更好地植入椎弓根钉。牵开器每牵开 1 h，应放开 90 s。放开牵开器期间，脉冲冲洗器冲洗伤口，然后再次放置牵开器继续手术。这种间隔释放牵开器及冲洗过程可以防止椎旁肌群过度缺血，同时利用这段时间冲洗碎骨及软组织残渣。

椎管减压

椎管减压是通过棘突切除、椎板切除、关节突部分切除来完成的。对上下关节突的切除有助于防止撑开椎间隙时神经根回缩，这与椎间孔扩大成形术是一样的。所有被切除的骨组织经过刮除软组织以后妥善保存修剪，以备后续植骨使用。这种积极地骨组织减压可以为后续提供充分的骨移植原料。将暴露在外的黄韧带完全切除后，硬膜和神经根的出口根、行走根均清晰可见。

设备

减压后可放置椎弓根螺钉，此刻的椎弓根上、中、下边缘都很容易触及，这使得置钉更加容易。如果觉得置钉位置不佳，可以进行术中透视。螺钉植入技术包括用高速磨钻开口，然后用探针、电钻等来帮助定位好钉道，定位准确后，放入 1 枚定位针，并且透视确认钉道未侵犯椎管及穿透前端皮质。用型号逐级增大的丝攻将钉道攻至适当直径，这样做可以最大限度地增加螺钉的稳定性和抗扭矩能力[15]。

椎间盘切除

为了更好地进行椎间盘切除和放置椎间融合器，需要放置 1 个神经拉钩，以轻微的力量拉开并保护硬膜囊和神经根。确定好椎间隙位置并进行椎间盘切除术。首先在行走根外侧切开椎间盘外层纤维环，如果此刻小关节已经切除，那么显露充分可以不必过分牵拉神经。髓核咬钳和椎板刮匙可以协助充分地刮除椎间盘髓核组织，注意保留椎体前缘以及两侧的纤维环，这样可以用来容纳植骨骨粒和椎间融合器。

放置椎间融合器

在所有病例中，我们均进行自体骨移植，

通常选择自体髂骨结合先前准备好的骨粒进行移植。取自体髂骨可以通过手术同一切口或者另行切口用骨凿凿取。最近我们改进了技术，采用大口径套管针抽吸骨髓，这种方法无须切开。取出20 mL骨髓，内含大量成骨前体细胞，将其与自体骨粒结合可产生大量融合基质骨。此基质骨填充于可透射线的碳纤维增强聚醚醚酮（Carbon-Fiber Reinforced PEEK，CFRP）融合器中，在椎间盘切除后植入椎间隙。

使用植骨漏斗置于椎间隙腹侧，将骨粒植入椎间隙。完成后，将2个填满骨粒的椎间融合器打入椎间隙。这些融合器内含钽珠可以帮助透视下确认融合器位置。椎间融合器前端比后端高至少2 mm，用来帮助恢复腰椎的前凸（图20.2）。融合器包括很多大小型号可供术中选择。由于融合器受到来自前方两侧的压力，所以融合器必须埋入至少在椎体后缘2 mm以内。在腰椎滑脱时，可以选择较短的融合器，如果椎间隙空间足够，融合器周围应进行充分的骨粒填充。如果关节突切除范围足够，硬膜囊和神经根可以充分暴露并加以保护。

融合器放置完成后，再次检查硬膜外间隙，确保没有碎骨粒留在椎管。以3 L温生理盐水反复冲洗伤口，清除碎屑，彻底止血。

后外侧融合

此步进行椎旁植骨。在放置连接棒之前，磨去椎体后外侧横突及骶椎背侧部分皮质，并植入大量骨粒，压实使其充分贴合。

放置连接棒

后外侧植骨完成后，放置连接棒或钢板来连接螺钉。在较短的结构中可考虑优先使用钢板。应当将棒或钢板预弯成生理前凸状态。在两棒之间放置横联杆可以帮助实现旋转稳定。如果骨密度较好，可以在后方加压锁定，这样可以提供更好的前凸角度。术后透视正、侧位片查看安放效果。

关闭切口

此步要小心翼翼地进行止血。特别要注意硬膜外的静脉丛，要仔细检查确定没有任何出血。可以根据习惯安放不同型号的负压引流管。如果是单节段融合，也可以不放引流，但如果是多节段手术时，常规应放置引流管，注意引流管应在切口旁另行穿刺引出。应在24 h引流量少于50 mL时拔除引流管。可以在椎旁或金属植入物上覆盖1~2 g万古霉素，用以降低伤口感染的可能。缝合伤口应当逐层进行。

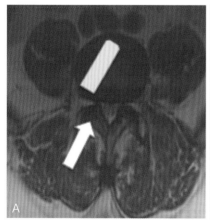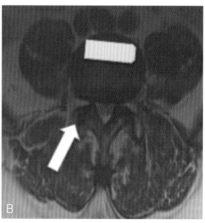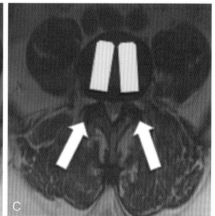

图20.2　TLIF椎间融合器植入技术。图为在L4~L5间进行TLIF手术时几种融合器的不同放置方法。A.直型融合器，可以以对角方式插入椎间隙以达到恢复椎间隙高度的目的。B.将融合器放置在椎间隙前1/3的空间，当椎间隙压缩时可实现恢复椎体间前凸。C.在两侧放置融合器可以在双侧TLIF手术中应用

典型病例

病史

患者 59 岁男性，渐进性腰痛病史，有间歇性跛行等腰椎管狭窄症状。查体提示 L5 神经根病变。给予物理治疗、神经根封闭等保守治疗无效。

体格检查

体格检查显示患者脊柱外观及步态正常，足背伸、跖屈肌力正常，可踮脚及用足跟行走。双下肢肌力对称；屈髋、伸膝、伸踝、跖屈曲肌力 5 级；长伸肌肌力左 / 右：4+/5 级。双侧 L5 分布区感觉明显异常，下肢反射对称性减弱。

影像学检查

平片和磁共振成像显示 L4~L5 及 L5~S1 节段明显变性，包括椎间隙高度丢失、侧隐窝狭窄及 L4 椎体轻度退变性前滑脱（图 20.3）。

治疗

考虑到椎间盘高度丢失导致的严重的椎间孔狭窄以及 L4~L5 退变性滑脱存在，须行两节段 TLIF 来减压神经根，并需行 L4~S1 的融合内固定，实现椎间隙高度及生理曲度的恢复及稳定（图 20.4）。

结果

患者耐受性良好，术后根性症状明显改善。6 个月随访腰背部及下肢疼痛明显改善，可行走超过 1.6 km 无疼痛症状。所有下肢肌力恢复至 5 级。

技术要点

- TLIF 可以作为恢复节段性脊柱前凸的一种有效方法。可以通过实施后柱截骨（人字形截骨或 Smith–Petersen 截骨）来实现后柱减压，同时在前柱放置植入物作为支点，后方进行加压锁定来恢复节段性前凸。
- 使用具有恢复前凸功能的椎间融合器有助于使矢状面对齐。另外，如果要达到矢状面对齐和前凸维持这一目的，较大程度的截骨也是可行的。
- 在两侧同时放置较大体积的融合器有助于在后方收缩压力后，维持前方应力均匀从而保证节段性前凸恢复。另外，足够量的在椎间隙及椎旁自体骨植骨也是保证融合效果的关键。
- 已经有不同材质不同类型的椎间融合装置可供选择，包括钛笼、楔形融合器、螺纹圆柱形融合器、香蕉形融合器和直型融合器等。
- 直型融合器通常倾斜植入，恢复前凸正是依靠其前部高度大于后部高度。使用带有可旋转插入器的香蕉形融合器，可以使其沿着椎间盘边缘弧度滑至椎体前缘水平放置，从而实现支点作用及恢复前凸等目的。
- 细致地刮除终板是融合成功的关键。应当避免过度破坏终板，这可能会造成植入物下沉，从而使间接减压失败。

并发症及其防治策略

TLIF 被证明是一种安全有效的腰椎融合术式，单节段的 TLIF 手术相关并发症发生率很低而且融合率可以大于 90%。据报道，一过性神经功能损伤的发生率为 2%~7%[16~18]。在进行椎间盘切除和椎间融合器植入时，要小心辨识并保护好所有的神经结构，以避免意外损伤。椎间减压融合完成后，务必用钝头神经探子探查神经有无残留压迫。也有报道称，单侧 TLIF 术后对侧出现神经根症状的案例。推测原因是随着脊柱前凸的矫正，未做关节突减压的一侧椎间孔出现了狭窄。因此，

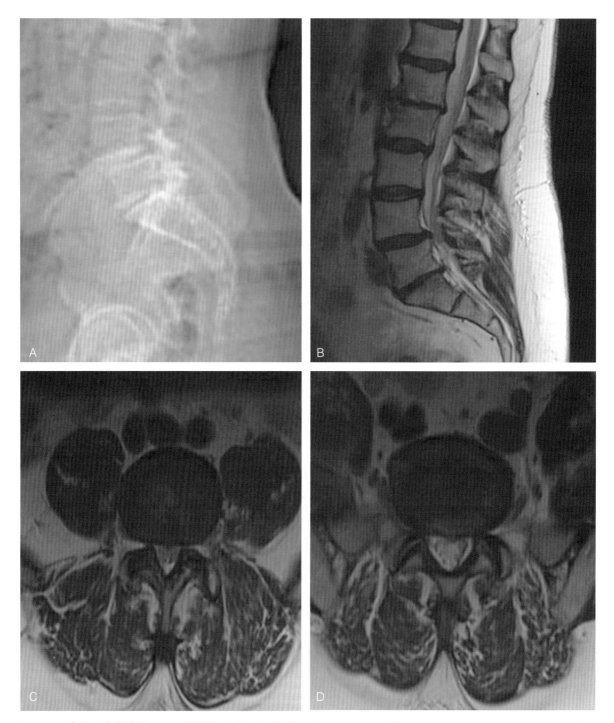

图20.3　术前影像学资料。侧位X线片（A）、矢状面MR（B）、L4~L5轴位MR（C）、L5~S1周围MR（D）、均可见L4~L5退变性滑脱以及L4~L5、L5~S1双侧椎间孔狭窄

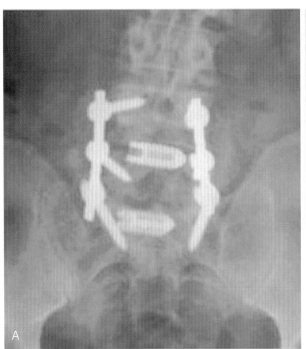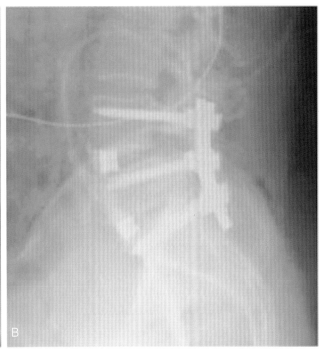

图20.4　术后影像学资料。图为L4~L5、L5~S1 TLIF术后X线正位片（A）及侧位片（B）。两节段均行全椎板切除、髓核摘除并于右侧植入椎间融合器。椎间融合器均放置在椎间隙前1/3部位，然后从后方抱紧锁定，以达到恢复腰椎生理前凸

不论症状在哪一侧，术前都必须仔细阅读 MRI，评估双侧椎间孔情况。

由于椎弓根钉位置不良导致的并发症并不多，大多数报道中发生率不到 5%，而融合器移位的报道发生率是 8%。融合器移位可以通过螺钉后方加压提供的额外压缩力来避免。另外，选择大小适合的融合器、纤维环前环的保护、恰当地安放至椎间隙前 1/3 处，这些都是防止融合器移位的重要环节。融合器沉降可能导致曲度矫正失败、间接减压丢失和内固定失败，其发生通常与植骨不充分、终板过度破坏和骨质疏松有关。融合器的力学载荷分担取决于终板的完整性，终板断裂可能导致沉降。因此，术中透视要关注矢状面图像上终板是否完整以及融合器边缘是否与终板平行。

TLIF 中血管损伤虽然很罕见，但却是一个所有外科医生都必须特别注意的潜在严重并发症。处理椎间隙时如果破坏前纤维环也可能伤及邻近的大血管，这也是灾难性的。术者必须保持处理椎间隙等操作时在完全可视条件下进行，必要时进行透视查看融合器安放位置以确保安全。如果出现血压下降，必须考虑到血管损伤并紧急处置。

结论

经椎间孔腰椎椎间融合术（TLIF）是一种安全、多用途的术式，可用于治疗多种腰椎退变性疾病。与其他直接后入路比较，经椎间孔具有明显优势，因为它提供了直接进入椎间盘和侧隐窝的通道，通过这个入路可以最大限度地避免牵拉神经。TLIF 具有良好的融合率，能够提供间接减压恢复节段性前凸，并发症相对较低。

参考文献

1. Madigan L, Vaccaro AR, Spector LR, Milam RA. Management of symptomatic lumbar degenerative disk disease. J Am Acad Orthop Surg.

2009;17(2):102–11.

2. Eismont FJ, Norton RP, Hirsch BP. Surgical management of lumbar degenerative spondylolisthesis. J Am Acad Orthop Surg. 2014;22(4):203–13.

3. Humphreys SC, Hodges SD, Patwardhan AG, Eck JC, Murphy RB, Covington LA. Comparison of posterior and transforaminal approaches to lumbar interbody fusion. Spine (Phila Pa 1976). 2001;26(5):567–71.

4. Ames CP, Acosta FL Jr, Chi J, Iyengar J, Muiru W, Acaroglu E, et al. Biomechanical comparison of posterior lumbar interbody fusion and transforaminal lumbar interbody fusion performed at 1 and 2 levels. Spine (Phila Pa 1976). 2005;30(19):E562–6.

5. Jagannathan J, Sansur CA, Oskouian RJ Jr, Fu KM, Shaffrey CI. Radiographic restoration of lumbar alignment after transforaminal lumbar interbody fusion. Neurosurgery. 2009;64(5):955–63. discussion 63–4

6. Harris BM, Hilibrand AS, Savas PE, Pellegrino A, Vaccaro AR, Siegler S, et al. Transforaminal lumbar interbody fusion: the effect of various instrumentation techniques on the flexibility of the lumbar spine. Spine (Phila Pa 1976). 2004;29(4):E65–70.

7. Heary RF, Bono CM. Circumferential fusion for spondylolisthesis in the lumbar spine. Neurosurg Focus. 2002;13(1):E3.

8. Cloward RB. The treatment of ruptured lumbar intervertebral discs; criteria for spinal fusion. Am J Surg. 1953;86(2):145–51.

9. Harms J, Rolinger H. A one-stager procedure in operative treatment of spondylolistheses: dorsal tractionreposition and anterior fusion (author's transl). Z Orthop Ihre Grenzgeb. 1982;120(3):343–7.

10. Hackenberg L, Halm H, Bullmann V, Vieth V, Schneider M, Liljenqvist U. Transforaminal lumbar interbody fusion: a safe technique with satisfactory three to five year results. Eur Spine J. 2005;14(6):551–8.

11. Heary RF, Kumar S, Karimi RJ. Dorsal lumbar interbody fusion for chronic axial, mechanical low back pain: a modification of two established techniques. Neurosurgery. 2008;63(1 Suppl 1):ONS102–6. discussion ONS6–7

12. Awad JN, Moskovich R. Lumbar disc herniations: surgical versus nonsurgical treatment. Clin Orthop Relat Res. 2006;443:183–97.

13. Peterson MD, Nelson LM, McManus AC, Jackson RP. The effect of operative position on lumbar lordosis. A radiographic study of patients under anesthesia in the prone and 90–90 positions. Spine (Phila Pa 1976). 1995;20(12):1419–24.

14. Potter BK, Lenke LG, Kuklo TR. Prevention and management of iatrogenic flatback deformity. J Bone Joint Surg Am. 2004;86-A(8):1793–808.

15. Kuklo TR, Lehman RA Jr. Effect of various tapping diameters on insertion of thoracic pedicle screws: a biomechanical analysis. Spine (Phila Pa 1976). 2003;28(18):2066–71.

16. Hee HT, Castro FP Jr, Majd ME, Holt RT, Myers L. Anterior/posterior lumbar fusion versus transforaminal lumbar interbody fusion: analysis of complications and predictive factors. J Spinal Disord. 2001;14(6):533–40.

17. Villavicencio AT, Burneikiene S, Bulsara KR, Thramann JJ. Perioperative complications in transforaminal lumbar interbody fusion versus anterior- posterior reconstructio for lumbar disc degeneration and instability. J Spinal Disord Tech. 2006;19(2):92–7.

18. Potter BK, Freedman BA, Verwiebe EG, Hall JM, Polly DW Jr, Kuklo TR. Transforaminal lumbar interbody fusion: clinical and radiographic results and complications in 100 consecutive patients. J Spinal Disord Tech. 2005;18(4):337–46.

经皮脊柱内固定技术 21

作者：Ken Hsuan-kan Chang, David McCarthy,
Michael Y. Wang
译者：甘璐　审校：李沫

引言

自 20 世纪 80 年代中期以来，椎弓根螺钉内固定技术已经被广泛用于胸腰椎畸形、退变性脊柱疾病和创伤外科的治疗[1]。椎弓根螺钉内固定形成的刚性结构，在不稳定的脊柱疾患中建立稳定的结构，为后期融合创造稳定的力学环境。最初，椎弓根螺钉内固定技术是开放手术，随着科学技术的进步，经皮螺钉内固定方法在过去 20 年得到了长足发展。

总体看来，经皮内固定方法可以获得和开放手术相近的影像学及临床结果[2,3]。在 21 世纪，由于经皮内固定技术创伤小、透视技术进步、辐射损伤低、手术时间短等优势，人们越来越对这类技术兴趣浓厚。很多最初接受开放手术培训的医生，现在也开始学习经皮螺钉内固定技术。随着手术技术和设备不断进步，经皮螺钉内固定也被应用于脊柱畸形和机器人手术，并已被证明可以获得与开放手术相同的手术效果。

本章主要介绍经皮椎弓根螺钉（PPS）、小关节螺钉、髂骨螺钉固定方法。内容包含这些术式的适应证、禁忌证、术前考虑、手术技术、临床疗效、并发症和前沿技术等。

二维影像学（C 臂）注意事项

经皮椎弓根螺钉内固定技术的发展与影像学导航技术的发展密不可分。透视导航是目前经皮内固定手术中最常用到的技术。与开放技术不同，经皮手术无法实现可视化识别术中的相关解剖标识。因此，整个手术过程依赖于一系列透视图像。在脊柱微创（MIS）手术中，满意的术中透视是成功置钉的关键。C 臂操作技师的操作是成功的关键，他们的操作技术应由脊柱科医师负责培训及相互配合熟练地完成手术。因此，外科医生必须有足够的能力指导透视进行并辨识透视图像中的关键信息。

手术中遇到的最大阻力就是无法获得清晰排列的脊柱结构透视影像，这通常是因为骨骼结构畸形造成的。如果遇到这种问题，应当着重对手术目标椎体进行透视。如果出现图像失真，会误导手术操作造成置钉位置不良。为了避免这种情况，需要用 C 臂管球锁定要手术的节段椎体，调整好角度最大限度拍摄角度满意的图像。某些情况下，如畸形、骨质疏松、肥胖、发育异常或翻修手术等，透视理想图像的难度更大。

第一步也是最关键的一步是拍摄一个真正正位（AP）图，在该图像引导下，穿入开路锥及导丝（图 21.1）。第二步拍摄侧位片，在这张图上手术医师可以查看导丝是否在椎弓根内并且是否达到椎体恰当的位置。有几个需要注意的问题可以帮助实现良好的透视。首先，要确保目标椎体在图像中心，避免其他节段影像造成视觉差。在真正正位图像中，确保手术节段椎体上终板与 X

线透射方向绝对平行，这样，图像上的上终板应为一道重叠骨密度线，同时椎弓根呈现为上终板外下侧的两个椭圆形影（图 21.1）。必须确保棘突在图像的正中线上，才是真正意义上的正位片（图 21.2）。侧位图像上，目标椎体的椎板应当呈现单一叠加线，否则则是存在旋转。椎弓根成像也必须是重叠影像。

透视技术是手术成功的关键，必须熟练掌握。

适应证和禁忌证

经皮椎弓根螺钉内固定是用于治疗脊柱退变性病、创伤、感染和肿瘤等导致脊柱失稳疾病的一种微创治疗技术[4]。该技术也可用于椎体成形术 / 后凸成形术及椎体穿刺活检等。PPS 内固定可能比开放手术更适合于肥胖患者，因为针对这个患者群，其软组织解剖和手术入路往往更为困难。理论上，经皮穿刺可以避免广泛切开，从而减少伤口感染率、失血量、手术时间及术后疼痛[5]。

无法获得高质量的透视图是 PPS 内固定的禁忌证。如果不能在透视图上获得清晰的解剖标志，手术是不安全的。如遇肥胖、骨质疏松、脊柱畸形、先天性畸形和经验不足的医生及 C 臂技师，那么利用导航或者机器人置钉也是一种选择。

手术技术

经皮椎弓根螺钉

几乎所有的经皮椎弓根螺钉手术都是俯卧位完成的，尽管也有少数手术采取侧卧位。由于需要术中 C 臂正位透视，所以应当选择 Jackson 手术床或 Allen 手术床，标准的正位透视是安放导丝的关键环节。

一个标准的正位透视是 PPS 内固定开始的第一步，也是重要的一步。体表中线标记可以帮助 X 线技师定位透视图形的中心。穿刺针一般是中空的，用来放置导丝。在皮肤穿刺前可将穿刺针横向放置在椎弓根阴影外侧边缘透视定位选定穿刺点（图 21.3）。皮肤穿刺点约在正位透视下距离椎弓根外侧缘 1 cm 处，也要根据患者具体情况稍做调整，如肥胖、肌肉发达等不同体型。确定进针位置后，在皮肤上切开约 1.5 cm 切口，依次插入 Jamshidi 穿刺针、导丝及椎弓根螺钉。手指伸入切口仔细触摸骨性标志可以帮助调整正确的进针位置。两侧同时穿刺定位，可以减少手术时

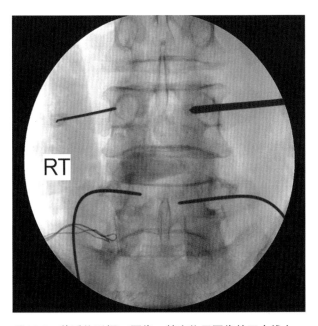

图21.2　前后位透视L4图像，棘突位于图像的正中线上

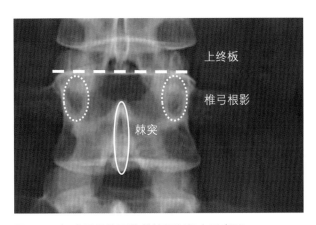

图21.1　标准正位片下的关键解剖标志示意图

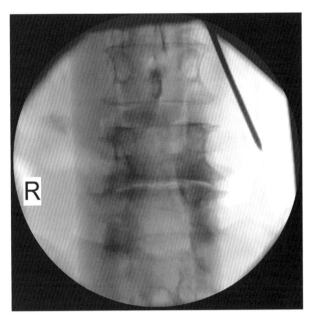

图21.3 将穿刺针横向放置在椎弓根外侧阴影边缘，确定适当的进针点

间及辐射量。

Jamshidi 定位针针尖应该顶触在横突与小关节突外侧交界处，在正位图上，针尖应该大约在椭圆形影像的外侧边缘。然后调整定位针方向，使其方向与上终板保持水平，然后插入椎弓根约2 cm，确保其尖端不要突破椎弓根内壁（图 21.4）[6]。在正位图上，Jamshidi 针的穿入轨迹应该是朝向椎弓根椭圆形阴影的内侧边界。如果是斜面针，则进针轨迹受到斜面力学作用影响，如果是斜面向外，则穿刺针会向内倾斜。相反，如果斜面向内，则针会略向外移动。术者可以根据经验把握好进针角度，每推进 2 cm 即透视，在正位图上确保针尖位置刚好位于椎弓根椭圆形阴影内侧边界略靠外，针轴平行于上椎板（图 21.5）。

然后旋转 C 臂透视侧位图像。前面曾提及，椎体的上下边界重叠影像对于认知骨结构良好的排列至关重要。一旦获得最佳图像，应确保 Jamshidi 穿刺针针尖位于椎弓根底部。然后通过穿刺针将导丝穿入椎弓根的松质骨，我们推荐在透视下将导丝一直穿到椎体前半部分，但是要避免穿透前端皮质（图 21.6）。

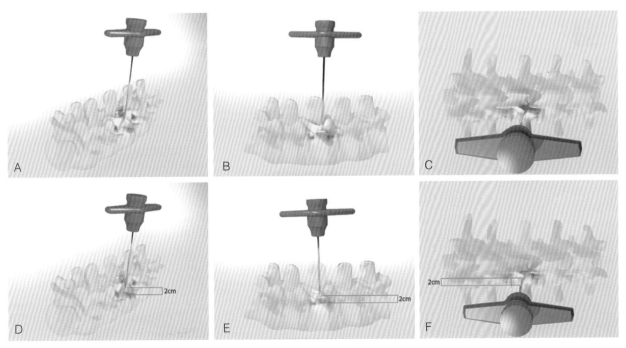

图21.4 标准正位图下操作技术示意图。在关节突关节外侧缘和横突交界处定位（A.斜位图，B.侧位图，C.正位图）。完成后穿刺针穿入2 cm（D.斜位图，E.侧位图，F.正位图）(改编自参考文献[6])

然后取出 Jamshidi 穿刺针，但要确保导丝留在原位。用轻轻敲击导丝的方法确保导丝在椎体骨质内部（图 21.7）。然后按照常规方法将空心螺钉沿导丝拧入（图 21.8）。攻丝和拧入螺钉的过程都必须沿着原有针道进行，如果角度不佳导致导丝折弯，则有可能导致导丝断裂遗留体内这类并发症。

所有螺钉安放完毕后，经皮穿入安装连接棒。

选择适当的长度，并根据需要预弯，以恢复生理性曲度。连接棒要尽可能从深的位置通过，尽可能减少对其下方肌肉的挤压（图 21.9）。有几种不同的方法放入连接棒，一种是通过摆动臂插入器，而另一种则是通过一个经皮切口在肌肉筋膜下送入连接棒。在有些病例中，比如多节段固定或脊柱畸形情况下，连接棒的放入是很有挑战的，在其他章节具体交代。最后，安放尾帽并扭力锁紧，

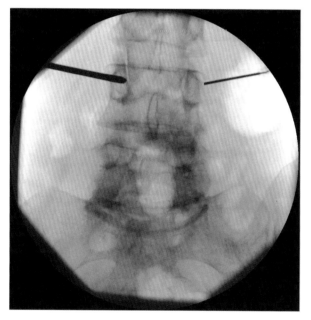

图21.5　导丝穿入的正位图

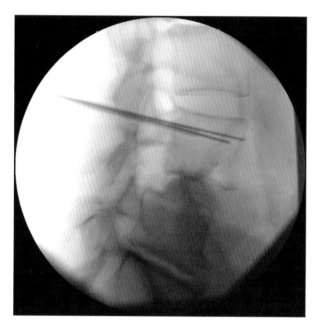

图21.6　穿入导丝时的侧位图

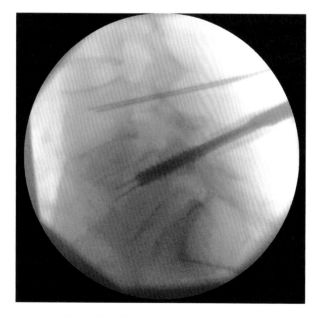

图21.7　使用导丝轻轻敲击确认导丝位于椎体及椎弓根内

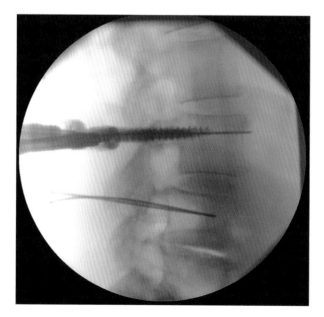

图21.8　沿着导丝的轨迹拧入椎弓根钉

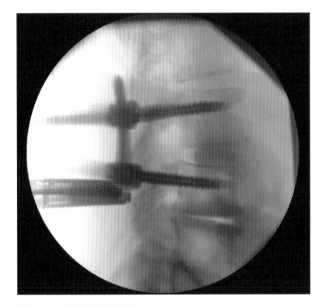

图21.9　安放连接棒过程

如有需要，拧断尾帽。

最后不要忘记再行一次正侧位 X 线透视再次确定所有内固定物都在理想位置。在传统的开放手术中，刺激诱发电位肌电图（EMG）已广泛用于术中监测，这是一种降低椎弓根钉误置率的有效方法。但是，经皮椎弓根螺钉带有绝缘套管，这种监测方法的可靠性大大降低。因此，我们认为术中影像学检查比起肌电图监测更为重要。

相关透视技术

如果无法获得真正意义上的正位图像或质量较差，可以采取"猫头鹰眼"视角取而代之。所谓"猫头鹰眼"视角即直面图，也就是将视图角度调整为对准椎弓根长轴[8]。这种视角是从正位图在矢状面上略加调整，以目标椎体为中心，轴向旋转 C 臂与椎弓根对齐，得到这种图像（图 21.10）。当获取理想的"猫头鹰眼"图形时，上终板成像影应重叠，上关节突与椎弓根内侧缘对齐。皮肤切口可以直接在椎弓根投影图像上。由于穿刺针和导丝与 X 线射束平行，所以通常成像上应当是在猫头鹰眼上出现一个点。术前通过 CAT 扫描和 MRI 测量椎体深度。攻丝后拧入螺钉，过程和前面叙述的过程类似。"猫头鹰眼"透视技术要求每个节段都需要单独透视椎弓根。

微创开放技术包括通过钝性分离椎旁肌肉仅暴露椎弓根螺钉进入部位并以管状通道分开显露视野来实现可视化操作。这种方法最适用于短节段（1~2 个间隙）处理和 PPS 植入[10,11]。在经过一组逐级套筒插入后，安放操作通道向两侧牵开肌

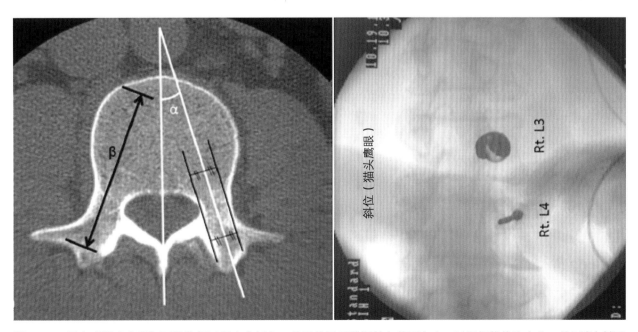

图21.10　图为"猫头鹰眼"图的获得过程（右侧）。从正位图开始调整矢状面角度，以目标椎体为中心，使C臂在轴面转动，最终与椎弓根对齐（α角，左侧）（改编自参与文献[9]）

肉组织，然后用电凝烧灼清晰显露的关节突关节及其外侧骨面，这是椎弓根理想的入口点。后续的穿刺针穿刺和导丝插入过程，与开放手术类似。与传统开放手术相比，这种微创通道技术是微创技术与开放手术良好的结合与改进（图21.11）。

经皮关节突螺钉

经皮关节突螺钉可以作为椎弓根螺钉一个良好的替代选择。虽然经皮关节突螺钉的使用少于椎弓根螺钉固定，其疗效随访数据也少，但这样

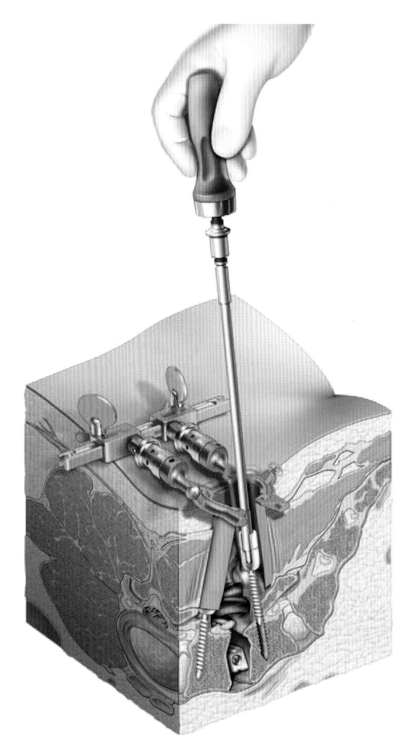

图21.11　微创开放技术示意图

的螺钉固定技术仍更受外科医生的欢迎。与其他穿刺技术一样，这种螺钉植入技术很依赖术中透视。例如图 21.12 所示，在皮肤切口完成后，以 L4~L5 为例，在 L4 小关节内侧椎板上放置穿刺针。在正位图上，穿入点在 L4 下终板与 L5 椎弓根内侧缘交界处。在正位图上，穿刺方向应对准 L5 下终板前端（图 21.12）。一旦通道建立，可以使用穿刺针和导丝建立通道，然后进行标准的经皮穿刺技术。

经皮髂骨螺钉植入

本章节除了介绍经皮腰椎椎弓根螺钉植入技术，也介绍了髂骨螺钉植入术。透视技术也可同时用于经皮髂骨螺钉的植入。关键步骤是获取 C 臂图像上清晰地"泪滴"影。通过调整 C 臂的透视角度可以清晰地看到坐骨影，这样可以使得泪滴结构作为导丝插入的参考结构。当髂骨的内外表面投影重叠时，即可看到我们所说的"泪滴"影（图 21.13）。这个"泪滴"影为经皮髂骨置钉提供了重要的参考。进针点应位于髂后上棘腹侧，以避开骨性突出位置。利用钻头在皮质骨上开出一条通道。然后在透视引导下，将针尖维持在图像泪滴内，进而穿入穿刺针。然后更换导丝进而植入空心钉。通过术前 CT 植入预估长度的椎弓根螺钉。

典型病例

70 岁女性患者，有 20 年脊柱疾病史，主诉腰部及下肢放射痛，加重 5 月余。双下肢均存在间歇性跛行症状，伴有肌力下降，严重影响活动能力。口服非甾体抗炎药（NSAID）及理疗等保守治疗无效。否认泌尿系及消化系统疾病史。

过去史：22 年前曾行 L5~S1 椎板切除术，20 年前曾行 L4~L5 椎板切除术，6 年前曾行 L3~L4 椎管减压椎板切除术。术前影像学显示 L3~L4 滑脱 2 级（图 21.14 A）。我们对其进行了右侧微创通道下 L3~L4 椎板切除、髓核摘除、植骨融合固定术。术后，其下肢疼痛和行走能力明显改善（图 21.14 B，C）。

技术要点

- 经皮椎弓根螺钉植入过程很大程度上依赖

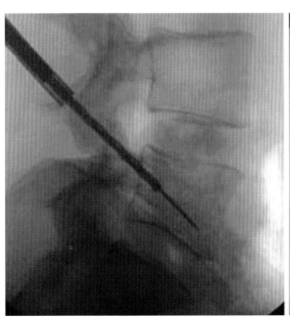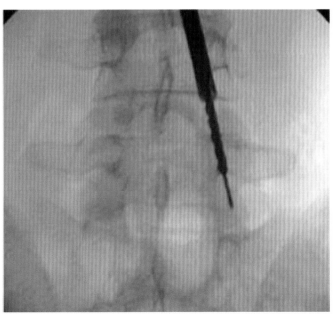

图21.12 经皮关节突螺钉在正侧位透视图上的通道示意图（选自参考文献[12]）

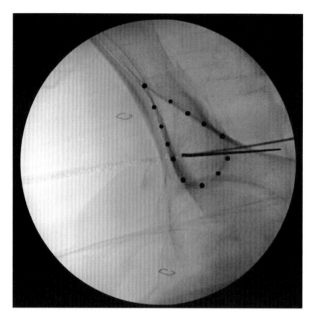

图21.13　图为"泪滴"结构（选自参考文献[13]）

于术中透视效果。在 MIS 手术中，满意而纯粹的正侧位图像是成功置钉的关键。

- 为了获得满意的透视图像，必须将 C 臂摆放到与目标椎体合适的投射角度。
- 术中透视的真正正位图至关重要，这可能是成功穿刺的第一步。
- 在切开皮肤前将穿刺针摆在合适的位置再次透视以确定皮肤进针点是否合适。
- 穿刺针应摆放在关节突关节外侧缘与横突交界处。
- 穿入椎弓根的长度应为 2 cm。
- 攻丝及螺钉拧入过程应严格按照导丝轨迹进行，避免出现导丝折弯和断裂。
- 经皮髂骨螺钉操作的关键是 C 臂图像上的"泪滴"影，整个操作过程使用的穿入器具均应保持在"泪滴"结构内进行。

并发症及其防治策略

随着越来越多的开放手术向 PPS 内固定的转变，其优点越显突出，包括肌肉组织破坏少、术中出血少、手术时间短、感染风险低、术后疼痛轻、

康复周期快、住院时间短[14]。但是 PPS 也有其并发症，包括螺钉错位、神经根损伤、断棒等。

PPS 内固定的主要缺陷是无法可视化，也就无法直视下辨别解剖标志。PPS 最常见的并发症就是置钉位置不良，这可能导致二次手术，以及内固定物不稳定、钉棒断裂、神经根及硬膜损伤。在一些罕见的严重并发症中，曾出现过螺钉移位伤及大血管和内脏，导致截肢甚至死亡[15]。德国一项关于 PPS 内固定精确度的研究显示，408 枚经皮螺钉中有 27 枚（6.6%）错位，其中 19 枚侵犯了内侧皮质，6 枚穿透外侧皮质，向头侧及尾侧移位的各 1 枚。有 2 次移位导致的 L4 或 L5 神经根损伤，需要开放翻修手术。S1 水平误置率最高（12%）[16]。L5 和骶骨水平的误置率较高，这可能与髂骨翼的遮挡有关，造成安放螺钉时尾侧向内偏移。另一个原因可能是 L5 和 S1 椎弓根更为内聚且陡峭，椎体横断面更接近三角形。L5 或 S1 理想的正位图比较难以获得，在这样的情况下，我们建议这 2 个阶段的进针点可以更靠外，外展角度可以更大，这种方法能有效避免螺钉穿透椎体前壁，也能防止破坏内壁侵犯椎管，同时降低螺钉移位率。虽然这样置钉可能增加腰骶干和髂内静脉损伤的危险，仍不失为一个可选方案[16]。胸椎的 PPS 内固定是一个挑战。T1 和 T7 非常窄，角度多变，椎弓根内侧缘至脊髓间隙相对较小[17]。对于胸椎 PPS 内固定，医生通常采用先向外后向内的开路锥制备钉道，这样可以获得一个相对靠外且安全避免破坏内侧壁的钉道置钉[17]。其他研究报道了不同的置钉准确率，104 例中有 6.7% 误置钉而无神经损伤，另 700 例中有 0.29% 发生神经损伤[18]。置钉的准确率很大程度上取决于实施手术的位置（胸椎、腰椎、骶椎）、手术操作技术和学习曲线。之前的研究发现，大多数位置不佳的置钉都是由初次实施手术的医生操作出现，证明该技术学习曲线非常陡峭[4,19]。在有经验的医师指导下多进行尸体操作训练可以有效地提高技术水平。

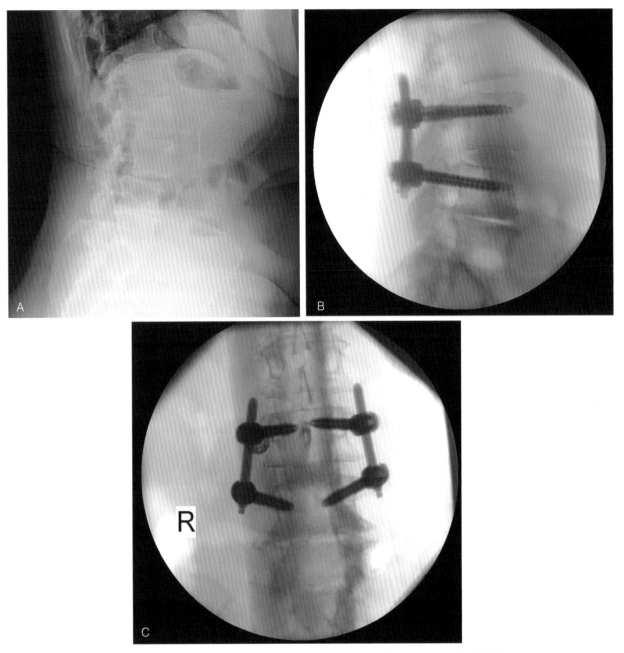

图21.14 A. L3~L4滑脱患者术前X线片。B.L3~L4 MIS TLIF术后侧位透视图像。C.术后正位透视图像

在整个操作过程中，务必确保对导丝的有效把持。导丝一旦脱出，就无法进行之后的攻丝等工作。在导丝上进行套管设备操作时，必须有一名助手稳定把持住导丝。在攻丝、拧钉等过程中严格遵循导丝的轨迹也是非常重要的，否则可能会发生导丝断裂在骨组织内。

PPS 的另一个缺陷就是术中透视及 CT 导航造成的辐射暴露。研究表明，与开放椎弓根螺钉固定相比，PPS 内固定每植入 1 枚椎弓根螺钉平均多接受 54% 的辐射剂量[21]。CT 计算机导航技术软件的最新进展旨在减少医生的辐射，并且只有当团队都在手术室外时拍照。然而，这些新的设备和技术依赖于训练有素的操作技师和一些防护装备。这些要求增加了医院的最初投入成本，但每年能够至少能完成 254 例 CT 导航下 PPS 内固定手术的机构可以通过避免再次手术抵消这些成本[22]。

关节突关节和椎弓根钙化使得穿刺针穿入困难，有时要依赖电钻取代手动穿刺，穿入点与 Jamshidi 穿刺针相同。通过 X 线监测下小心推进，这样可以制备一条硬化骨的通路（图 21.15）。然后可以用 Jamshidi 针取代钻头，余下步骤与之前相同。

其他注意事项

Chapman 等发表了多达 1 609 例的最大规模的对照研究，比较了 PPS 内固定和开放椎弓根螺钉内固定的准确性。显示 PPS 的误置率要略低一些，但是一旦发生，则后果更为严重。报道显示 2 种方法对关节突的破坏情况相似[23]。Kwan 等报道了一篇关于胸椎椎弓根螺钉植入的尸体研究，结论是 PPS 内固定与开放螺钉内固定的准确性相似[24]。本研究认为经皮透视引导下胸椎内固定是安全可行的。现有的研究结论大多支持这类结果，并证实 PPS 技术与开放手术相比是安全可靠的。

也有关于 PPS 侵犯上关节突的报道，对上关节突的损伤可能加速未来邻近节段的退变[25,26]。有些研究表明，在 PPS 内固定过程中，解剖标志的不清晰增加了椎体小关节侵犯的发生率，其中 PPS 12%，开放手术 5%，而 3 级损伤分别是 8.5%

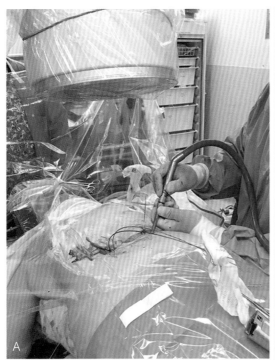
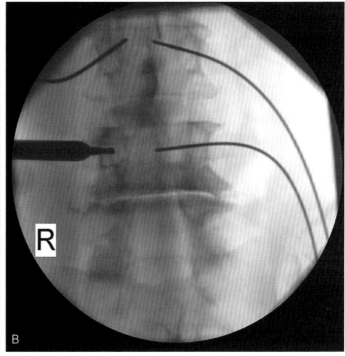

图21.15　A.电钻在X线监测下小心钻入硬化骨。B.透视图可见电钻钻入轨迹和穿刺针轨迹相同

（PPS）和 2%（开放）。然而，也有报道显示发病率无差异（18.18% ：18.72%，p=0.62）[29,30]。一些研究表明高体重指数（BMI）是关节突破坏的高危因素。

随着微创技术的日益普及，PPS 内固定技术已被广泛应用。即使是在开放手术下使用，也仍被认为是脊柱手术中难度最大，风险最高的。Wang 等用 CAT 扫描评估了 5 年中的 400 例经皮椎弓根螺钉植入术，总误置率为 7.1%。2% 的病例有严重的椎弓根破坏（＞4mm，包括内侧或外侧皮质），只有 2 例患者中的 2 枚螺钉需要翻修手术。与其他穿刺技术造成的关节突关节破坏发生率相比，本研究中关节突关节破坏的总体发生率较低（11.2%）。本研究结果显示 PPS 内固定的治疗效果和安全性对畸形患者是有效的。然而，需要更多的研究来增加经皮螺钉治疗畸形可靠性的证据[6]。

3D 图像引导下经皮穿刺椎弓根螺钉内固定是另一种常见的选择。新型的 O 臂为外科医生提供了清晰的图像。在手术过程中，轴向、冠状面、矢状面的图形均可在 O 臂透视下清晰显示。这种监测条件下，外科医生可能会感到更为安全。缺陷是新设备需要更大的空间、更多的费用和训练有素的人员，并且辐射量更大。另外就是，O 臂无法向 C 臂那样提供实时影像。沿着导丝进行攻丝和螺钉拧入过程中，如果不进行实时透视监测，医生无法获得实时的进针情况并调整角度。有证据表明，O 臂可以提高置钉准确性，减少上关节突的破坏[30,31]。一项研究调查了 CT 较之透视的准确性，腰椎的准确率为 96.4% ：93.9%，胸椎的准确率为 95.5% ：79%[32]。Meta 分析也支持这些数据分析[33,34]。

另一项新兴技术是机器人辅助手术技术。手术机器人能够帮助外科医生完成开放和经皮手术。术前将 CT 薄层透视图像上传到机器人软件，用于术前完成手术规划。在手术过程中，机械臂可以根据术前录入数据设计理想的进针轨道。导丝是按照预先设计的轨道穿入，然后按照常规步骤攻丝和置钉。早期研究表明，机器人辅助方法能够实现经皮螺钉的准确植入，减少辐射暴露[35,36]。

结论

随着微创脊柱手术的普及，经皮内固定已经成为脊柱外科的一项基本技能，熟悉这些技术对于脊柱外科医生来说非常重要。在所有的方法中，经皮椎弓根螺钉仍是透视下最常用最可靠的手术方法。与所有的新技术一样，经皮脊柱内固定将继续发展下去，并随着时间的推移变得更加精确和可靠。

参考文献

1. Kabins MB, Weinstein JN. The history of vertebral screw and pedicle screw fixation. Iowa Orthop J. 1991;11:127–36.

2. Foley KT, Gupta SK. Percutaneous pedicle screw fixationof the lumbar spine: preliminary clinical results.J Neurosurg. 2002;97(1 Suppl):7–12.

3. McAnany SJ, Overley SC, Kim JS, Baird EO, QureshiSA, Anderson PA. Open versus minimally invasive fixation techniques for thoracolumbar trauma: a metaanalysis.Global Spine J. 2016;6(2):186–94.

4. Mobbs RJ, Sivabalan P, Li J. Technique, challengesand indications for percutaneous pedicle screw fixation.J Clin Neurosci. 2011;18(6):741–9.

5. Rosen DS, Ferguson SD, Ogden AT, Huo D, FesslerRG. Obesity and self-reported outcome after minimally invasive lumbar spinal fusion surgery. Neurosurgery. 2008;63(5):956–60. discussion 960

6. Ahmad FU, Wang MY. Use of anteroposterior view fluoroscopy for targeting percutaneous pedicle screws in cases of spinal deformity with axial rotation. J Neurosurg Spine. 2014;21(5):826–32.

7. Wang MY, Pineiro G, Mummaneni PV. Stimulusevoked electromyography testing of

percutaneous pedicle screws for the detection of pedicle breaches: a clinical study of 409 screws in 93 patients. J Neurosurg Spine. 2010;13(5):600–5.

8. Wiesner L, Kothe R, Ruther W. Anatomic evaluation of two different techniques for the percutaneous insertion of pedicle screws in the lumbar spine. Spine (Phila Pa 1976). 1999;24(15):1599–603.

9. Yoshida G, Sato K, Kanemura T, Iwase T, Togawa D, Matsuyama Y. Accuracy of percutaneous lumbosacral pedicle screw placement using the oblique fluoroscopic view based on computed tomography evaluations. Asian Spine J. 2016;10(4):630–8.

10. Pakzaban P. Modified mini-open transforaminal lumbar interbody fusion: description of surgical technique and assessment of free-hand pedicle screw insertion. Spine (Phila Pa 1976). 2016;41(18):E1124–30.

11. Dhall SS, Wang MY, Mummaneni PV. Clinical and radiographic comparison of mini-open transforaminal lumbar interbody fusion with open transforaminal lumbar interbody fusion in 42 patients with long-term follow-up. J Neurosurg Spine. 2008;9(6):560–5.

12. Chin KR, Seale J, Cumming V. Mini-open or percutaneous bilateral lumbar transfacet pedicle screw fixation: a technical note. J Spinal Disord Tech. 2015;28(2):61–5.

13. Wang MY, Williams S, Mummaneni PV, Sherman JD. Minimally Invasive Percutaneous Iliac Screws: Initial 24 Case Experiences With CT Confirmation. Clin Spine Surg. 2016;29(5):E222–5.

14. Court C, Vincent C. Percutaneous fixation of thoracolumbar fractures: current concepts. Orthop Traumatol Surg Res: OTSR. 2012;98(8):900–9.

15. Lopera JE, Restrepo CS, Gonzales A, Trimmer CK, Arko F. Aortoiliac vascular injuries after misplacement of fixation screws. J Trauma. 2010;69(4):870–5.

16. Wiesner L, Kothe R, Schulitz KP, Ruther W. Clinical evaluation and computed tomography scan analysis of screw tracts after percutaneous insertion of pedicle screws in the lumbar spine. Spine. 2000;25(5):615–21.

17. Puvanesarajah V, Liauw JA, Lo S-F, Lina IA, Witham TF. Techniques and accuracy of thoracolumbar pedicle screw placement. World J Orthop. 2014;5(2):112–23.

18. Ni WF, Huang YX, Chi YL, et al. Percutaneous pedicle screw fixation for neurologic intact thoracolumbar burst fractures. J Spinal Disord Tech. 2010;23(8):530–7.

19. Sclafani JA, Kim CW. Complications associated with the initial learning curve of minimally invasive spine surgery: a systematic review. Clin Orthop Relat Res. 2014;472(6):1711–7.

20. Voyadzis J-M. The learning curve in minimally invasive spine surgery. Semin Spine Surg. 2011;23(1):9–13.

21. Wild MH, Glees M, Plieschnegger C, Wenda K. Fiveyear follow-up examination after purely minimally invasive posterior stabilization of thoracolumbar fractures: a comparison of minimally invasive percutaneously and conventionally open treated patients. Arch Orthop Trauma Surg. 2007;127(5):335–43.

22. Dea N, Fisher CG, Batke J, et al. Economic evaluation comparing intraoperative cone beam CT-based navigation and conventional fluoroscopy for the placement of spinal pedicle screws: a patient-level data costeffectiveness analysis. Spine J. 2016;16(1):23–31.

23. Chapman TM, Blizzard DJ, Brown CR. CT accuracy of percutaneous versus open pedicle screw techniques: a series of 1609 screws. Eur Spine J. 2016;25(6):1781–6.

24. Kwan MK, Chiu CK, Lee CK, Chan CY. Comparison between percutaneous fluoroscopic-guided and conventional open pedicle screw placement techniques for the thoracic spine: a safety evaluation in human cadavers. Bone Joint J. 2015;97-B(11):1555–61.

25. Babu R, Park JG, Mehta AI, et al. Comparison of superior-level facet joint violations during open and percutaneous pedicle screw placement.

Neurosurgery. 2012;71(5):962–70.

26. Lau D, Terman SW, Patel R, La Marca F, Park P. Incidence of and risk factors for superior facet violation in minimally invasive versus open pedicle screw placement during transforaminal lumbar interbody fusion: a comparative analysis. J Neurosurg Spine. 2013;18(4):356–61.

27. Jones-Quaidoo SM, Djurasovic M, Owens RK, Carreon LY. Superior articulating facet violation: percutaneous versus open techniques. J Neurosurg Spine. 2013;18(6):593–7.

28. Babu R, Park JG, Mehta AI, et al. Comparison of superior level facet joint violations during open and percutaneous pedicle screw placement. Neurosurgery. 2012;71(5):962–70.

29. Wang L, Wang Y, Yu B, Li Z, Li Y. Comparison of cranial facet joint violation rate between percutaneous and open pedicle screw placement: a systematic review and meta-analysis. Medicine. 2015;94(5):e504.

30. Yson SC, Sembrano JN, Sanders PC, Santos ER, Ledonio CG, Polly DW Jr. Comparison of cranial facet joint violation rates between open and percutaneous pedicle screw placement using intraoperative 3-D CT (O-arm) computer navigation. Spine (Phila a 1976). 2013;38(4):E251–8.

31. Ohba T, Ebata S, Fujita K, Sato H, Haro H. Percutaneous pedicle screw placements: accuracy and rates of cranial facet joint violation using conventional fluoroscopy compared with intraoperative three-dimensional computed tomography computer navigation. Eur Spine J. 2016;25(6):1775–80.

32. Waschke A, Walter J, Duenisch P, Reichart R, Kalff R, Ewald C. CT-navigation versus fluoroscopy-guided placement of pedicle screws at the thoracolumbar spine: single center experience of 4,500 screws. Eur Spine J. 2013;22(3):654–60.

33. Tian NF, Huang QS, Zhou P, et al. Pedicle screw insertion accuracy with different assisted methods: a systematic review and meta-analysis of comparative studies. Eur Spine J. 2011;20(6):846–59.

34. Kosmopoulos V, Schizas C. Pedicle screw placement accuracy: a meta-analysis. Spine (Phila Pa 1976). 2007;32(3):E111–20.

35. Kantelhardt SR, Martinez R, Baerwinkel S, Burger R, Giese A, Rohde V. Perioperative course and accuracy of screw positioning in conventional, open roboticguided and percutaneous robotic-guided, pedicle screw placement. Eur Spine J. 2011;20(6):860–8.

36. Schatlo B, Molliqaj G, Cuvinciuc V, Kotowski M, Schaller K, Tessitore E. Safety and accuracy of robotassisted versus fluoroscopy-guided pedicle screw insertion for degenerative diseases of the lumbar spine: a matched cohort comparison. J Neurosurg Spine. 2014;20(6):636–43.

腰椎截骨术 22

作者：Ryan Nazar, Jeffrey Gum, John Dimar, Mladen Djurasovic

译者：甘璐　审校：李沫

引言

成人脊柱畸形在日益老龄化的美国人口中变得越来越普遍[1]。除了退变性病因外，医源性矢状面失衡这类并发症随着腰椎融合手术的增多而更为常见。成人畸形患者手术治疗的关键目标是双重的：恢复解剖结构和保留功能。

矢状面平衡和整体脊柱序列已被证明是改善成人脊柱畸形术后患者预后的最重要因素之一[2]。在过去的 10 年中，研究发现，在畸形和退变患者中，恢复正常或接近正常的脊髓参数与健康的生活质量及降低病痛（HRQOL）密切相关[3]。虽然冠状面平衡不如矢状面平衡那样重要，但脊柱融合技术使躯干在 2 个运动单元内与骨盆保持平衡，确实可以更好地实现脊柱的整体平衡，并被认为是最终解决方法[4]。脊柱融合术后若未能妥善纠正仍然存在的冠状面和矢状面失衡，可以导致包括融合阶段和非融合阶段在内的多个节段退变、融合失败和畸形加剧[5,6]。

在本章中，我们将回顾近些年一些新的脊柱畸形矫正技术，重点是腰椎截骨。截骨技术可用于改善矢状面和冠状面平衡，恢复成年患者的脊柱整体平衡。简要回顾这些技术的历史，以帮助简要了解其发展过程。然后，我们将对比现状、分析适应证和患者选择作为第一步，并讨论决策过程和术前计划。最后，我们详细介绍最常见的截骨技术及如何避免并发症。目前已描述了 3 种常见的不同截骨技术：后柱截骨术（PCO）、椎弓根截骨术（PSO）和椎体切除术（VCR）。

最近，Schwab 分类描述了 6 种解剖学上定义的、被广泛接受和使用的截骨术[7]。

历史

脊柱矫形技术发展迅速（图 22.1）。后柱截骨术（PCO）包括 Smith-Petersen 截骨术（SPO）和 Ponte 截骨术。1945 年，Smith-Petersen 等在研究强直性脊柱炎[8]时，描述了一种前后路联合楔形截骨技术，用于脊柱后凸畸形的矫正。Smith-Petersen 截骨术包括双侧关节突关节或融合骨的切除，使脊柱沿中柱旋转，恢复节段性脊柱前凸，导致前柱长度延长[9]。在现代实践中，SPO 通常跨多个节段进行，以纠正多节段畸形[10]。截骨可以不对称地进行，以允许一定程度的冠状面矫正[11]。由于 SPO 需要延长前柱，且这种截骨术理论上须保留椎间盘动度。因此，它不能在完全强直的节段上获得很好的疗效。

Ponte 等于 1984 年首次在休门病后凸畸形矫形中运用了这种分段式 Ponte 截骨并行后路减压的术式[12]。虽然今天 Smith-Petersen 截骨术和 Ponte 截骨术可以互换使用，但是现今技术更接近于 Alberto Ponte 描述的方法。事实上，这些截骨术也成为矫正冠状面畸形的主要方法，例如青少年特发性脊柱侧凸。

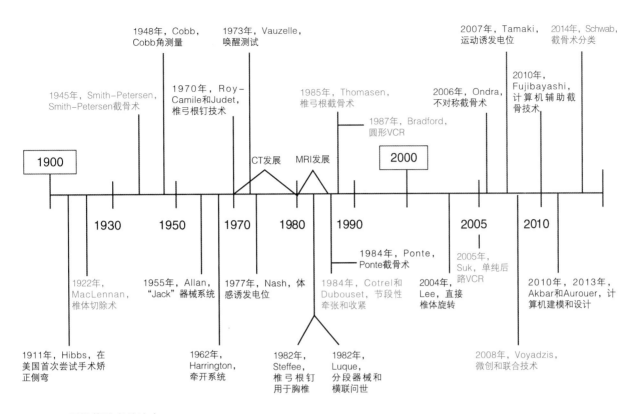

图22.1 **腰椎截骨术的演变**

椎弓根截骨术（PSO）是托马森于 1985 年首次提出的[13]。PSO 又被称为经椎弓根楔形截骨术、椎弓根截骨术和"蛋壳"截骨术。PSO 广泛应用于多种病因导致的固定的、矢状面成角畸形。与椎体切除（VCR）一样，PSO 与围手术期严重并发症较为常见。然而，现代先进的麻醉管理、手术技术和术后危重护理都改善了患者的预后。截骨术中最严重的并发症是神经损伤。从 1973 年 Vauzelle 普及的"唤醒测试"到 Nash 和 Tamaki 联合使用的躯体感觉诱发电位（SEP）和运动诱发电位（MEP）的发展，使得脊髓功能的直接反馈具有较高的准确性，从而更广泛和安全地保证手术顺利进行[16~18]。此外，由于上述技术进展迅速，这些技术的使用在过去 10 年中急剧增加了 4 倍[19]。虽然神经损伤这类并发症发生率仍然很高，但利用现代神经监测技术可以将神经并发症降到最低[20~22]。

1922 年，MacLennan 首次将椎体截骨术（VCR）用于治疗重度脊柱侧弯，方法是通过椎体后路椎体切除术和术后支具矫形[23]。在过去的几十年里，VCR 的方法经历了演变。Bradford 描述了一种实施 VCR 时的旁入路方法，即采用肋凹面截骨、胸段前凸成形术和节段脊柱内固定的旁入路 VCR[24]。由于手术时间较长，常采用分期前后结合入路。Suk 等报道了一种后入路（PVCR），允许实施手术的同时保护神经[26]。VCR 可以通过单纯后入路或前后联合入路完整切除至少 1 个椎体以纠正多节段脊柱畸形[24]。通常伴随着 PVCR，邻近的小关节和韧带也通过后柱截骨得到松解[9]。

目前，包括椎旁肌间隙入路和微创技术等的多种技术推陈出新[27]。尽管这些方法存在差异，但基于解剖学的分类可以为脊柱外科医生提供一种描述截骨类型的通用语言。Schwab 和 Lafage 等描述了一种被广大医生接受的较为全面的分类方法。该分类系统分为6级截骨（1~6级），分别对应截骨的程度和潜在不稳的程度。1级和2级包括后柱截骨（PCO），包括部分（1级）或全部（2级）关节突关节切除。3级和4级代表经椎弓根楔形截骨和扩大截骨，因此涉及切除椎弓根、部分椎体（3级），甚至部分颅骨（4级）。5级和6级代表椎体切除术（VCR），可切除完整的椎体和椎间盘（5级）或多个椎体（6级）和椎间盘。此外，还可以改良手术入路（后路或前后联合入路）。

适应证及患者选择

一般而言，选择何种截骨术应考虑多种因素。不仅包括畸形的严重程度，还要考虑到疾病的病理特征和脊柱的活动度、骨密度、手术目的、医师经验、舒适度和危重护理等。患者的年龄、种族和全局设计、并发症、心理状况、术后活动也影响着手术决策，包括最终选择保守还是手术。此外，根性痛或轴向背痛等症状也会影响减压和融合节段的选择。根性痛患者比单纯腰痛患者更

应考虑手术[28]。此外，已证实棘突序列曲度会随着年龄增长而变化，因此手术也应该考虑到患者年龄，如年轻患者应追求更良好的序列曲度[29]。

外科医生应该有一套计算测量方法来进行术前评估。医疗助理应当协助作出全面的评估和决定：畸形的种类、端椎的位置、顶椎的位置、可活动的椎间盘节段和稳定的椎体。表 22.1 为截骨术的选择提供了快速参考。

后柱截骨术（PCO）

考虑到后柱的适应证可能包括活动性前柱畸形，在这种畸形中，需要具备足够的椎间盘高度和前柱椎间盘的活动度以增加矫正的潜力。畸形可以发生在矢状面也可以发生在冠状面。对于矢状面畸形，典型的后柱对称截骨每切除 1 mm 骨可获得 1° 的矫正，因此需要在多个节段上进行矫正[9]。这种类型的截骨非常适合于退变引起的轻微到中度的畸形。

PCO 在每个阶段可以提供 5°~10° 的角度矫正。3 个节段的 PCO 能够达到与单个 PSO 相当的矫正程度，融合率和文献报道的结果相似[9]。

表 22.1　腰椎截骨术的选择标准

	后柱截骨术	椎弓根截骨术	椎体全切术
类型	广泛的后凸 典型退变性后凸或休门氏病 切除 1 mm 骨矫正 1°	矢状面上进行 30°~40° 矫正 例如创伤后交界后凸、强直性脊柱炎、平背畸形	躯干固定移位，常为先天性或神经肌肉源性、脊柱滑脱、肿瘤或强直性脊柱炎
止点	每节段矫正 10° 的多节段手术	短节段、成角后凸	短节段矫正 最适用于成角后凸
端椎	多节段矫正 前柱延长 调正中柱	无前柱延长 后柱缩短 修正同一节段的通过三柱的畸形 理想节段：L2~L4	凸凹侧不对称的畸形 前柱放置融合器
活动度	椎间盘动度	无须椎间盘动度 固定的椎间隙 前路强直	矫正前柱前凸畸形及不稳者
稳定区	矢状面轻中度失衡 矢状面失衡小于 10 cm	大于 10 cm 的矢状面失衡	矫正冠状面失衡 80° 以上者 合并严重的冠状面和矢状面失衡者

PCO 可以与前路松解术联合使用，也可以作为独立的后路手术入路。对于矢状面和冠状面失衡合并双肩连线向凹侧倾斜的患者，前路松解合并多节段的 PCO 可以得到较好的矫正效果。

前纵韧带骨化和固定畸形是后柱截骨术的相对禁忌证。多节段 PCO 截骨减压可以使平滑的后凸曲线得到平缓的矫正，而不是某一节段大角度的矫正。PCO 截骨的典型适应证是长而平滑的后凸，如休门病后凸畸形。在成人畸形中，PCO 通常是一种好的选择，可以通过对过伸片或 MRI 或 CT 扫描来得以证明（图 22.2）。虽然 SPO 后可能会产生前间隙，但这种技术通常不需要前柱骨移植。Zielke 技术涉及从 T10 到骶骨的多个 PCO[10]。

椎弓根截骨术（PSO）

PSO 可以在矢状面实现 30°~40° 的矫正[30]。截骨呈楔形，通过短缩后柱实现矫正后凸畸形（图22.3）。简单地说，该技术包括切除椎体整个的后柱，包括楔形截骨椎体的椎弓根的后皮质骨和松质骨。改良的做法包括扩大的 PSO 切除术，包括切除上段椎间盘。截骨术的止点位于椎体前。在腰椎，在椎体前端有一层皮质骨，可以作为 PSO 截骨的止点，防止过度截骨。

由于远端固定点有限，PSO 在远端腰椎并不常用。然而，最近的研究表明，PSO 越靠近远端，腰椎前凸的恢复越多，因为大部分腰椎前凸发生在 L4 和 S1 之间。这似乎也与患者的满意度相关[31]。PSO 的最佳患者包括以下情况：矢状面失衡超过 10 cm，锐角后凸畸形，矢状面固定失衡引起的前柱强直或多节段间的骨桥融合[32]。其他适应证包括平背畸形或固定后凸畸形。对于矢状面不正的强直性脊柱炎患者，也是首选的截骨方法。

PSO 最常见的实施节段是 L2、L3 和 L4。最近的研究表明，PSO 水平（L3 和 L4）并不影响矫正的程度，但下腰椎 PSO 与骨盆倾斜角（PT）相关[33]。理想情况下，PSO 应该在脊柱后凸的顶端

或畸形的中心进行。最新的一些骨盆内固定技术，如 S2 髂骨螺钉，使这些截骨手术可以在更远端进行。虽然总体并发症发生率较高，但由于三柱均达到骨接触，融合成功率较高，假关节的报道率较低[34]。扩大的 PSO 是指楔形截骨，包括截骨节段上方的椎间盘。通常，扩大的 PSO 用于矫正胸腰椎连接后凸和局域连接性后凸，包括切除头端椎间盘后间隙的关节融合术。

椎体切除术（VCR）

VCR 适用于其他截骨方法无法纠正的畸形，尤其是合并冠状面和矢状面畸形的患者。它也更常见于胸椎和胸腰椎的固定融合畸形，而 PSO 更适用于腰椎。VCR 可以在一个节段上产生 40°~60° 的矫正。

VCR 的适应证包括固定躯干畸形、严重的脊柱侧凸（通常是先天性或神经肌肉起源）、峡部裂、脊髓肿瘤、凸侧和凹侧严重的长度不一造成的冠状面大于 80° 的融合畸形[24]。

VCR 截骨本质上是一种扩展的三柱 PSO 的切除，步骤包括在椎体和后方附件切除后的前柱缩短及后柱延长，同时放置前方的钛笼或其他支撑植入物（图 22.4）。神经根可以结扎并包埋在胸椎上，以更好地显露椎体。然后完全切除前端皮质的整个椎体。由于整个椎体切除后是非常不稳定的，所以与 PSO 不同，VCR 不能让前皮质作为支撑点。因此，必须在椎体切除缺损处植入某种类型的结构移植物（如钛笼），以形成椎体的支撑点。然后缩短后柱的长度以纠正后凸畸形。手术可采用单纯后路手术或前后路联合手术。此外，最近的数据表明，由于手术的难度大、时间长，也可以采取分期手术[35]。

术前考虑

脊柱侧凸和其他脊柱畸形可能与涉及多个系统的多种疾病，包括心、肺、肌肉骨骼、神经、

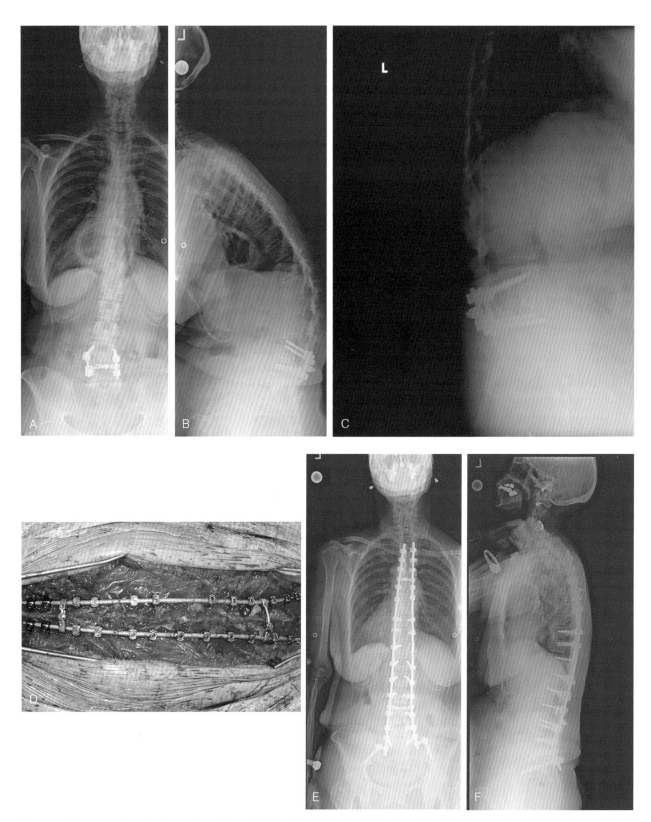

图22.2　Ponte 截骨病例。A.一位既往有L4~L5 TLIF手术史的患者站立位脊柱正位全长X线片。B.站立位脊柱侧位全长X线片可见存在严重的矢状面畸形和后凸畸形。L4~L5椎间隙呈术后改变。C.俯卧过伸位X线片可见曲度的明显恢复和相对不稳的椎间盘。D.术中影像可见多个节段的Ponte截骨术后放置内固定装置。E.术后站立位脊柱全长正位片显示T4至髂骨内固定术后。F.术后站立位脊柱全长侧位X线片显示脊柱曲度恢复正常

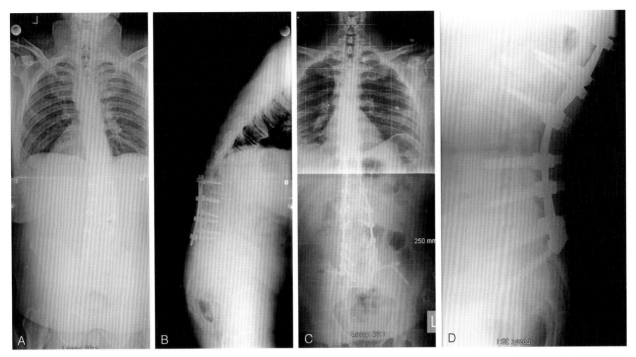

图22.3 椎弓根截骨病例。A.站立位脊柱全长正位片显示既往曾行L2~L5后路融合术，现可见侧凸畸形。B.站立位脊柱全长侧位片显示矢状面不稳，融合阶段上方出现后凸。C.术后站立位脊柱全长正位X线片显示T10至髂骨融合术后，经L3椎弓根截骨。D.术后站立位腰椎侧位片显示PSO截骨后后凸明显纠正

泌尿系统等。此外，患者需要系统的治疗基础病，包括哮喘、糖尿病、心脏病、吸烟、口腔疾病、营养不良和骨质疏松等。对身体基础条件以及并发症的认识很重要，无论是否属于综合征的一部分，都应当咨询专科医生以获得最好的建议。

在决定手术前，外科医生和患者必须了解如何应对并发症。因此，外科医生（以及内科医生）应提出以下具体建议：肺功能强化，心功能强化，血糖控制，骨质健康，营养支持。胸廓曲线会影响肺功能，众所周知，吸烟会严重影响脊柱融合的效果，增加术后感染的概率[36]。此外，吸烟可能使患者处于围手术期呼吸道感染的风险。手术前4~6周必须强调戒烟，恢复呼吸系统功能[37]。血液和尿液的尼古丁监测在脊柱融合术患者术前评估中越来越常见。高血压和肺动脉高压使患者极易发生肺心病。对于已有或怀疑心脏病的患者，术前应完善心脏科会诊，同时在术中进行心脏监测是非常必要的。血糖控制不佳是伤口感染、骨不连、术后出血、急性肾衰竭、深静脉血栓形成

和增加死亡率的危险因素[39]。即便是血糖控制良好，其并发症发生率也高于正常水平，但在围手术期仍应尽力保持严格的血糖控制。术前应进行骨密度检查和相关检查。医生应详细筛查骨质疏松症，如有必要，进行双能X线骨密度仪（DEXA）测试。CT扫描是一个非常有用的检查。必要时可以通过其测量骨骼的胡氏单位来评估是否存在骨质疏松，从而减少了额外检查及花费[40]。在恰当的时候开始骨质疏松治疗或提醒患者进行抗骨质疏松治疗非常重要。越来越多的证据表明，抗骨质疏松、减肥、功能锻炼的好处非常明显[41]。术前饮食应当满足足够的蛋白质摄入，使其血清白蛋白 >3.5 g/L 和总淋巴细胞计数 >1.5×10^9/L，以降低术后感染和伤口不愈合的风险[42]。

在手术前详细了解患者的用药情况也是很重要的。如果可能的话，尽量让患者戒掉麻醉性止痛药和肌肉松弛剂，以减少对止痛药的耐受性。许多处方药可以在手术前和手术当天安全服用，如降压药。然而，手术前最好还是停用所有口服

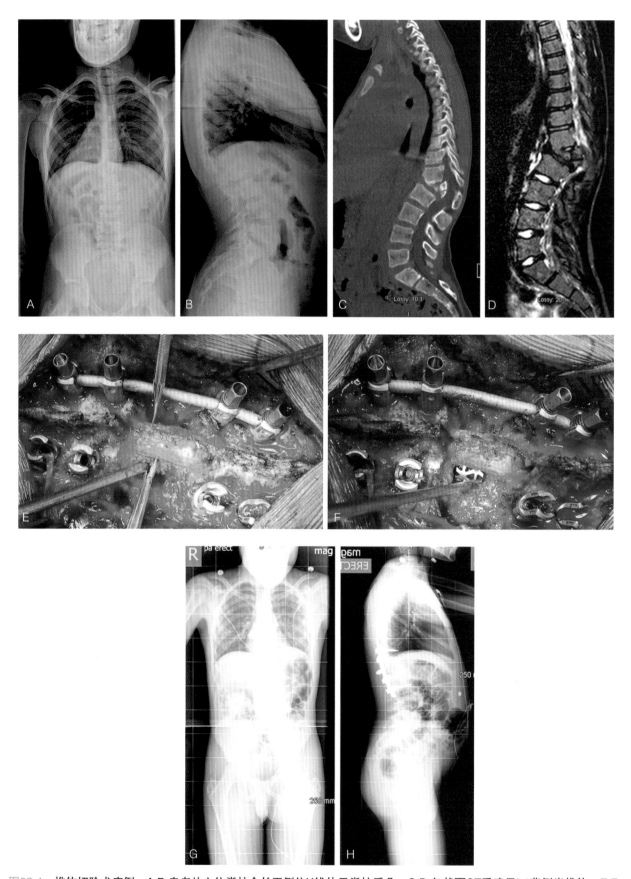

图22.4　**椎体切除术病例。**A,B.患者站立位脊柱全长正侧位X线片示脊柱后凸。C,D.矢状面CT重建示L1背侧半椎体。E,F.行椎体切除术，植入钛笼。G,H.术后站立位脊柱全长正侧位X线

药物，尤其是抗凝药、阿司匹林、抗炎药、草药、类固醇和一些糖尿病药物。

脊柱畸形患者的临床表现可以帮助医生针对患者制订个性化手术方案。外科医生应当在术前制订明确的手术方案和手术目标，包括减压、融合、畸形矫正的步骤等。这些目标应该是个体化的，以获得最大的利益，同时尽量减少并发症。表 22.2 总结了术前应考虑到的一些条目。畸形越严重，就越应该尽可能就手术风险和效果与患者多加沟通。最近的研究强调了患者的预期与预后相关的重要性[31,43]。

多种建模软件可以帮助制订手术计划[44]。已经有很多种数字模型被建议用于确定矢状面畸形的矫形设计[11,45,46]。然而，我们应该留意公式本身往往低估了所需的矫正程度。

站立位检查中骨盆平衡的重要性已经非常明确。术前须确定一系列骨盆参数如骨盆入射角（PI）和腰椎曲度（LL）。骨盆入射角对于某一给定患者是固定的。一般来说，手术的目的是将腰椎前凸恢复到患者骨盆入射角 ±9° 以内。骶骨倾斜角（SS）和骨盆倾斜角（PT）是骨盆平衡的动态评估参数，这2个角度可以为了平衡而代偿性变化。

脊柱畸形的患者通常通过骨盆后仰、髋部伸展和膝关节屈曲来补偿脊柱前凸的丢失，从而导致经典的"下蹲步态"[47]。腰骶椎错配是矢状面失衡的重要驱动因素，随着错配的增加，骨盆逆行乏力，此时代偿转移到下肢，年龄影响不同的下肢代偿[48]。

除了评估需要矫正的角度以外，还要在术前评估并发症的风险。麻醉医生和术中神经监测医生应当着重关注术中血压稳定以保证足够的脊髓灌注预防失明[49]。动脉血液和中心静脉压监测非常有用。同时应当动态监测凝血功能和体温。神经电生理监测（SEP 和 MEP）在 PCO 经常使用，而在 PSO 和 VCR 作为常规使用。MEP 监测包括经颅、脊髓、神经源性和肌肉 MEP，以评估下行运动通路。由于该途径的复杂性，不同机构对MEP[51]的监控方式也存在差异。良好的神经监测和针对变化进行适当的应急处理是非常重要的[52]。患者在术前很难获得神经监测检查，但是在截骨手术时，则必须进行监测。术前务必将手术的难度和风险与患者认真沟通[53]。尽管接受脊柱畸形手术的患者对潜在的风险有充分的了解，但研究表明，患者术后大都不能回忆起医生的告知和讨

表 22.2 腰椎截骨术的术前考虑

患者	症状	失衡	代偿	影像学	纠正
年龄	腰痛	区域排列不齐	伸髋	站立位脊柱全长片	矢状面垂直轴（SVA）<5 cm
并发症	放射痛	全脊柱排列不齐	屈膝	侧位过屈/过伸 X 线片	腰椎曲度/骨盆入射角失配 ±9°
体态	跛行	肩髋不对称	骨盆倾斜角	CT 脊髓造影	骨盆倾斜角达到 <25°
吸烟史	肠/膀胱	脊柱骨盆形态	骶骨倾斜角	MRI	腰椎前凸角 > 胸椎后凸角
生活质量	心理压力	曲度及韧度			
骨密度	自然病史				
手术史					

论,而且随着时间的推移,他们的记忆力会下降[54]。

手术技术

一般原则

在手术时,应当在骨性突起等恰当位置放置硅胶衬垫,并将患者放置在可透视手术台,使腹部漂浮,以减少硬膜外出血,并允许重力帮助将腰椎拉回生理性脊柱前凸。胸部放置额外的衬垫可以帮助实现进一步的脊柱前凸。建议患者头部置于心脏水平或以上[55]。术前,通过仰卧位的术前成像,如 MRI 或 CT,可以估计全麻以后俯卧位或仰卧位下的矫正角度。此外,手术室的布置和恰当的体位摆放可以帮助顺利地完成截骨手术。例如,患者可以被放置在一个四腿手术床,在大腿和臀部增加衬垫以帮助伸展从而增加腰椎前凸。此外,一些手术台允许在初始定位时在手术台中有透视窗,当截骨手术完成时,可以缩小这个窗,以协助完成手术。四腿手术床可以在末端弯曲处进行透视定位,可调整手术台弯曲角度方便患者定位。截骨完成后,手术台改屈为直,以帮助抱紧后方实现前凸。因此,外科医生需要意识到,手术台由弯曲变直过程中,截骨间隙会关闭。因此截骨的角度需要考虑到手术床位置的改变。

一般截骨技术

如前所述,脊柱截骨术有许多不同的类型,但主要存在三大类,后面的篇幅我们再详细介绍。然而,所有的骨切除术都有一些通用步骤,我们将在这里回顾一下这些步骤。术前是否进行 Halo 架等牵引由外科医生决定。首先,要小心细致的暴露,包括需要植骨、减压和内固定的位置。其次,在预定的水平上完成椎弓根螺钉的植入。减压(椎板切除术)可以在指定的节段进行,包括需要截骨的节段以及邻近节段。任何可作为植骨材料的骨取出后都要小心保存,以备后用。注意避免撕扯硬膜。可在一侧插入标记针,透视包括目标椎体上下分别 3 个节段的椎体,以观察曲度如何。接下来,按计划进行截骨手术。重要的是要避免损伤相邻椎体外侧的动脉和静脉。最后,在截骨闭合并放置好内固定物后,对剩余的关节突关节突和横突进行植骨。

后柱截骨术(PCO)

PCO 包括 SPO 和 Ponte 截骨技术。此外,根据脊柱截骨术的综合解剖分级,PCO 包括 1 级或 2 级截骨术。使用棘突剪切除棘突下极,然后用骨刀或咬骨钳咬除棘间韧带。然后用椎板咬骨钳咬除黄韧带(LF);需要强调的是,黄韧带起于头侧椎板腹侧面下半部分,并附着于尾侧椎板的背侧面上边缘。

手术医生要特别注意轻柔操作不要撕裂或伤到硬膜。双侧关节突关节可以用椎板咬骨钳、高速磨钻或结合使用切除。在切除这些椎体附件时,可以选择连带黄韧带形成完整结构切除,这样可以保留一层屏障保护硬脊膜。

可以根据情况进行小关节面部分切除、完整切除和不对称切除术。对于部分小关节切除术,切除包括下关节突和关节囊,而对于完整小关节切除术,则在给定的脊柱水平切除上、下小关节。切除会形成一个宽度 10~15 mm 的 V 形沟槽。

然后通过同一时间从后方的多个节段抱紧椎弓根钉来压缩后方间隙实施矫正。重要的是要确保切除足够的头端和尾端椎板,这样可以避免在进行后方抱紧压缩时卡压硬膜。手术的目的是为了在脊柱各柱更广泛的范围内重新分配应力。在伤口闭合前,应先将连接棒固定好,并进行 X 线透视。

椎弓根截骨术(PSO)

根据需要的矫正量,PSO 可以根据患者畸形情况进行个体化方案设计。术者可以选择切除双侧的全部或部分椎弓根及椎体以及头端的椎间盘,也可以进行不对称的双侧椎弓根及椎体切除。根据 Schwab 分级[7]，这些属于 3 级或 4 级截骨。

PCO 可以在计划的 PSO 椎体的上、下节段进行。广泛的椎板切除术是从头端椎体中部到 PSO 椎体的远端进行的。椎板切除术应超过后方缩短的程度，以尽量减少硬膜卡压。此外，如果由于之前的手术产生硬膜瘢痕，也需予以切除。首先确定瘢痕和硬膜之间的界限，并向头端及尾端分别探查，直到确定是正常的硬膜。如果这一步未能做到位，可能导致硬膜卡压。

要清晰显露两侧椎弓根，这样就可以保证切除到椎体的底部。术者必须小心保护出口神经根，它正好位于椎弓根的内侧和下方。然后切除椎体的松质骨，使其变薄，使其成为术前设计的楔形。需要维持椎体前壁完整，即作为截骨的前柱支撑同时也作为保护屏障避免伤及前端脏器和血管。这个过程以及之前的 PCO 可以提供足够的自体骨以用于植骨。此外，如果进行传统的 PSO，应保护好剩余骨周围的血管。如果不切除头端间隙的椎间盘，我们建议将椎弓根切除。

用 Penfield 和 Kittner 截骨器将 PSO 椎体两侧外侧部骨膜暴露，由外入内进行楔形截骨至深部。骨膜下截骨对于保护和预防椎体外侧动静脉损伤具有重要意义。椎体外侧截骨是由直骨刀根据术前设计的楔形截骨角度进行的，前端骨皮质作为顶点。值得注意的是，可以使用特殊的牵开器叶片进入侧壁保护周围血管。用咬骨钳和骨刀去除松质骨，可使用弧形骨刀向前推压松质骨至前端，使得空洞形成。截骨轮廓线可以使用高速磨钻打磨成形。

最后一步是将椎体后壁从腹侧硬膜表面剥离，然后使用专用推入器将后壁推入椎体，使得硬膜腹侧空间得到释放。如果要进行广泛的前皮质切除或打薄，则需要临时固定棒固定以防止移位。重要的是，在这个过程中，不要过度牵拉硬膜。PSO 的压缩过程应当是在临时固定棒上温和地施加压力。如果觉得施加很大压力仍不足以达到满

意角度，那么可能截骨量不足。然后将临时固定棒更换为永久性固定钉，椎弓根螺钉应该至少超过截骨节段上下 3 个运动单元。

椎体切除术（VCR）

VCR 包括解剖分级 5 级和 6 级截骨[7]。切除的范围可以包括一个完整的椎体与相邻的椎间盘或多个椎体和椎间盘。可采用单纯后路入路或前后联合入路。在这个章节我们将省略之前陈述过的一般截骨步骤，直接从显露及置钉后的步骤开始讨论。

PCO 是在计划的 VCR 水平之上和之下节段进行的，除了对 VCR 椎体的整个椎板进行切除以外，还要对上一节段的部分椎板进行切除，后入路的显露过程与 PSO 相似。通常，要切除的层面的整个椎板和头尾节段直至椎弓根的椎板都被切除。正常情况下，对于一级切除手术，后柱椎板切除术可以显露 5~6 cm 的硬膜和神经根。注意避免对后柱的显露不足，太小的显露会阻碍在脊髓和 / 或马尾旁边完成切除椎体，并且阻碍直视下操作造成硬膜卡压。

在胸椎，要进行截骨的节段相邻的肋骨可以进行 5~6 cm 的切除。切除前进行肋骨骨膜下剥离。在椎体横突肋关节外侧 5~6 cm 处切开，然后尽可能多地将肋骨向前移至头侧，并保持其完整，以便日后放置在椎板切除后的顶部。这一步骤是在椎板切除前进行的，以避免侵犯椎管。

在预定的节段安放椎弓根钉。在取出椎体前端之前，应当放置临时的固定棒，并且在上下至少 2~3 个节段进行椎弓根固定。经典的做法是使用单侧支撑杆。然而，在严重的成角后凸畸形中，建议使用双侧支撑棒来防止脊柱半脱位。在胸椎，术者必要时可以选择切断 1 个或 2 个神经根，以更好的显露。然而，这种做法不适用于腰椎，因为腰椎神经根对下肢运动功能至关重要。胸椎神经根的切除应在背根神经节内侧进行，以减少慢性疼痛的发生。切除 L1 和 L2 神经根会造成下肢

无力，但随着时间的推移，这种情况大都能够恢复。然而，尽可能不要切断这些神经根，因为 L2 以下的神经根损伤会造成严重的残疾。

对外侧椎体应采取骨膜下切除，尽可能保护前缘和外侧缘，保护相邻器官和血管不受损伤。椎体侧壁被切除，以进入椎体进行松质骨切除，同时切除上下终板及邻近的椎间盘。主要步骤中，椎弓根外侧和椎体周围的骨膜剥离是使用 Penfield 剥离子进行。软组织和椎前血管系统用可塑的特殊的椎体牵开器予以保护。在翻修病例中，由于存在瘢痕，需要进行骨膜下剥离，以达到良好的显露。在这 2 种情况下，应当用相应设备保护好外侧软组织和血管，不应损伤，否则则应该给予结扎。

在椎弓根切除过程中，术者要格外小心凹侧神经根和硬膜，因冠状面的失衡极易出现神经根在椎弓根处堆叠。我们建议尽可能减少脊髓和硬膜的牵拉，并且使用高速磨钻来进行打磨。在侧凸和后凸畸形并存的患者，切除上端椎弓根很具有挑战性，因为其富含皮质骨。在单纯脊柱侧凸畸形，整个脊髓/硬膜囊都处在凹侧一端椎弓根的内侧，此刻可以使用高速磨钻沿着这个凹侧区域小心地打磨骨皮质。

然后切除松质骨，使椎体变薄。在脊柱侧凸和脊柱后凸畸形中，在凸侧去除更多的骨质，这样才能纠正畸形。我们主张在椎体切除之前先将凸侧的椎弓根切除，这样就不会有过多的出血进入这个凹入的打磨区域阻碍手术进行。这也使得凹侧的脊髓在完成椎体切除前，可以适当地向中部漂移，适当消除张力。再次强调要尽可能保存切除的骨质以便后续植骨融合使用。此外，适当保存皮质骨可以帮助填塞止血。

到此步，椎体的前后壁依然完整无损。然后用刮匙取出 VCR 的头端和尾端的椎间盘，但不要破坏上下相邻椎板，因为可能需要在此处放置融合器。椎体切除的最后一部分是椎体后壁。从贴近硬膜腹侧的椎体后壁切开并小心进入椎

体。这一步，应恰当使用双极电凝、流体止血剂、明胶海绵和脑棉片来恰当的止血。使用神经牵开器轻柔地牵开硬膜囊小心显露椎体后缘，然后与硬膜外静脉丛及后纵韧带（PLL）分离。此刻，除了前壁整个椎体以备切除，因为我们希望保留前纵韧带（ALL）及前壁的完整性以便进行融合植骨。然而，如果这块椎体主要由皮质骨构成，则必须予以打薄，以便容易短缩局部恢复前凸。重要的是，操作过程中不要过度牵拉硬膜。再次检查腹侧硬膜不能被任何骨性突起压迫和卡压，尤其是在椎间隙两端，这个位置最容易出现唇样增生，如果磨除不彻底很容易卡压硬膜。

至此，便可以借助器械进行畸形矫正。主要矫正器械为预弯好的固定棒，其弧度可以在矫正畸形的同时避免脊髓过度牵拉。在典型的病例中，如果椎体把持力量好，可以使用单侧椎弓根螺钉或者在切除区域的顶端使用多米诺连接。这种装置可以将上下节段的连接杆进行连接从而有效分布应力以实现矫正。矫正过程为了避免半脱位或硬膜卡压，操作过程要轻柔缓慢。矫正后凸畸形时，应当放置一个位于前端的特殊的椎间融合器，用以防止过度短缩矫正，同时也提供支撑作用协助实现矫正。通常情况将脊柱短缩 1~1.5 cm，插入合适高度和长度的椎间融合器，然后将椎间融合器进一步压紧，使其良好匹配，作为最后的矫正操作。麻醉医生应该保持稳定的较高的平均动脉压以确保脊髓灌注并且与负责神经监测的医师密切沟通。

这些步骤完成后，可以放置永久性连接杆，并进行适当的矫正操作。临时固定杆被取下，并放置永久性的固定杆。可以根据需要施加适当的收缩力以达到矫正，之前叙述的一些操作技术可以此处加以应用，同时，应当再次检查避免半脱位和硬膜卡压。完成后，行 X 线检查确定矫正效果。植骨过程使用前面步骤所保留的截骨材料进行充分的植骨。经肋间入路截骨者，椎板切除的缺损部分以先前截掉的肋骨覆盖。这些肋骨可

从中劈裂成两部分，以松质骨表面沿着整个椎板缺损部分由上椎板覆盖至下椎板。这些移植肋骨创造了一个桥形结构，可以在保护硬膜的同时提供后方融合。如果没有固定装置，可以采取缝合线等方式将肋骨固定在预定位置。最终应检查脊髓周围的空间以确保没有卡压。

典型病例（见图 22.4）

病史

12 岁男性患者，胸腰段有明显的背部隆起，伴轻微疼痛。父母陈述患者最近 2 年局部隆起增大。

体格检查

胸腰段交界处可见隆起，僵硬。下肢各肌群肌力正常，感觉正常。膝跳反射亢进，髌阵挛阳性。巴宾斯基征可疑阳性。

影像学检查

站立位脊柱全长正、侧（图 22.4 A，B）位片显示：L1 后半部半椎体畸形造成轻度后凸。矢状面重建（图 22.4 C）和 MRI（图 22.4 D）显示椎管明显占位及狭窄，脊髓受压。

治疗

患者接受了椎体切除术（VCR）和后路半椎体切除（图 22.4 E）。在完成 L1 椎体切除术（图 22.4 F）后，通过器械进行矫正操作之前，放置前端椎间融合器。

结果

术后站立正位（图 22.4 G）和侧位（图 22.4 H）脊柱全长片显示：腰融合器位置良好，后路固定装置使得 T11~L3 融合。胸腰段曲度恢复正常。在 2 年的随访中，患者曲度正常，神经功能正常。

技术要点

一般原则

- 手术台下面放置充气型保温器覆盖患者腹部维持患者正常体温。术前将室温升高到较高水平。
- 将头部置于略高于心脏上方 10° 有助于将眼部并发症风险降到最低。
- 截骨过程中要特别注意 SEP 和 MEP。
- 在缝合时，外科医生应确保血压和红细胞比容处于最佳状态。
- 前柱不稳定患者经常能够通过良好的体位摆放得到复位。

后柱截骨术

- 椎弓根缩紧时的压迫可导致神经孔的狭窄，需要进行椎间孔扩大成形术，以防止神经根撞击。在进行收紧之前，建议探查椎间孔和神经根。
- 前柱融合患者难以通过多个 SPO 获得显著的纠正，因此 PSO 可能是更好的选择。

椎弓根截骨 / 椎体切除术

- 最理想实施节段为腰椎（L3 或 L4）或强直性脊柱炎患者。
- 避免留下较大的椎间盘间隙（考虑到扩大 PSO、PSO 邻近节段的 TLIF/PLIF 和前路融合术）。
- 行椎间孔扩大成形并尽早定位神经根。
- 保持椎体前壁皮质骨完整性，防止移位。
- 在切除后外侧皮质骨之前，应放置临时固定棒。
- 进行椎管扩大减压，硬膜屈曲状态下切除任何瘢痕组织。
- 在 PSO 水平上创建一个椎弓根引导孔，有助于在骨去除过程中保持方向。

- 通过在侧凸凸侧进行广泛截骨，可以同时在矢状面和冠状面获得矫正。

并发症及其防治策略

PSO 和 VCR 在技术上比 PCO 要求更高，手术时间更长，失血更多，神经并发症风险更高[57]。与手术相关的并发症包括假关节形成、邻近节段后凸畸形、内固定松动脱落断裂、邻近椎管狭窄/邻近节段椎间盘疾病和感染。术后并发症包括深静脉血栓形成、肺栓塞、小肠肠梗阻、失明、心肌梗死或脑卒中[58]。表 22.3 回顾了潜在的并发症以及避免和管理策略。

硬膜损伤有时是难以避免的，尤其是在翻修手术中。强调可以使用密封剂直接修复脑脊液漏，同时可以预防假关节形成。

良好的术中神经监测和充足适当的骨切除可减少神经并发症；然而，仍然可以由于椎间孔缩小导致神经根压迫造成神经根病。因此，在截骨术后，必须小心地对椎间孔扩大成形并再次探查椎间孔及神经根。

达到良好的全脊柱矢状面平衡已被证明可预防邻近节段畸形进展[59]。特殊患者术后效果可以

通过薄层 CT 扫描来评估截骨情况和内固定位置。所有患者在出院前及随访时均行站立位脊柱全长正、侧位片。通常每 3~6 个月复查 1 次。患者应站在中立位，避免膝关节及髋关节屈伸。截骨术的矫正应根据术前详细测量的 Cobb 角进行。整体矢状面平衡应使用 C7 铅垂线进行评估，并注意其与骶骨倾斜角的关系。

结论

脊柱畸形的外科截骨矫形具有挑战性。传统观点认为手术通过椎间盘切除术、前路松解术，然后进行后路植骨融合内固定术。然而，后路截骨术的发展使现代脊柱畸形手术得以仅在后方进行。目前，有 6 种解剖学意义上的截骨手术被广泛接受，一般分为三大类：后柱截骨术，椎弓根截骨术，椎体切除术。在考虑截骨矫形时，重要的是要准确评估因畸形所需截骨的量。因此，患者的选择、术前计划和决策是成功的关键。骨盆倾斜角 <25°，矢状面垂直轴 <50 mm，骨盆入射角与腰椎前凸角的协调度与生活质量评分相关。此外，外科医生在进行任何手术前都需要了解并做好工作以预防并发症。

表 22.3　腰椎截骨术潜在并发症及应对策略

一般问题	心肺系统	血栓	脑脊液漏	出血	螺钉错位	神经系统	感染	翻修
医疗优化	早期动员	下腔静脉滤器（高危患者）	仔细解剖	体位（释放腹部）	显露充分	神经监测	术前去除植入物	戒烟
小心填充	肺动能	机械性预防	高指数	仔细止血	术中透视	神经拉力	术前应用抗生素	抗骨质疏松
血压控制		早期动员	早期修复	自体血回输	导航	广泛减压	抗生素粉	生物制剂
体温控制		药物预防	脑脊液引流	术中使用止血剂		瘢痕切除	切除组织	避免 NSAIDs
风险识别				术前储血			分层缝合	
患者教育				体温				

参考文献

1. Cheng JS. The epidemiology of adult spinal deformity and the aging population. In: Wang YM, Lu Y, Anderson GD, Mummaneni VP, editors. Minimally invasive spinal deformity surgery: an evolution of modern techniques. Vienna: Springer Vienna; 2010.

2. Glassman SD, Berven S, Bridwell K, et al. Correlation of radiographic parameters and clinical symptoms in adult scoliosis. Spine (Phila Pa 1976). 2005;30(6):682 8.

3. O Shaughnessy BA, Ondra SL. Measuring, preserving, and restoring sagittal spinal balance. Neurosurg Clin N Am. 2007;18(2):347 56.

4. Schwab F, Lafage V, Boyce R, Skalli W, Farcy JP. Gravity line analysis in adult volunteers: age-related correlation with spinal parameters, pelvic parameters, and foot position. Spine. 2006;31(25):E959 67.

5. Umehara S, Zindrick MR, Patwardhan AG, et al. The biomechanical effect of postoperative Hypolordosis in instrumented lumbar fusion on instrumented and adjacent spinal segments. Spine. 2000;25(13):1617 24.

6. Aebi M. The adult scoliosis. Eur Spine J. 2005; 14(10):925 48.

7. Schwab F, Blondel B, Chay E, et al. The comprehensive anatomical spinal osteotomy classification. Neurosurgery. 2013;74(1):112 20.

8. Smith-Petersen MN, Larson CB, Aufranc OE. Osteotomy of the spine for correction of flexion deformity in rheumatoid arthritis. Clin Orthop Relat Res. 1969;66:6 9.

9. Cho KJ, Lenke LG, Berra A, et al. Comparison of Smith-Petersen versus pedicle subtraction osteotomy for the correction of fixed sagittal imbalance. Spine. 2005;30(18):2030 7.

10. Hehne HJ, Zielke K, Bohm H. Polysegmental lumbar osteotomies and transpedicled fixation for correction of long-curved kyphotic deformities in ankylosing spondylitis. Clin Orthop Relat Res. 1990a;258:49 55.

11. Ondra SL, Marzouk S, Koski T, et al. Mathematical calculation of pedicle subtraction osteotomy size to allow precision correction of fixed sagittal deformity. Spine. 2006;31(25):E973 9.

12. Geck MJ, Macagno A, Ponte A, Shufflebarger HL. The Ponte procedure: posterior only treatment of Scheuermann s kyphosis using segmental posterior shortening and pedicle screw instrumentation. J Spinal Disord Tech. 2007;20(8):586 93.

13. Thomasen E. Vertebral osteotomy for correction of kyphosis in ankylosing spondylitis. Clin Orthop Relat Res. 1985;194:142 52.

14. Wang MY, Berven SH. Lumbar pedicle subtraction osteotomy. Neurosurgery. 2007;60(2 Suppl 1): ONS140 6.

15. Bridwell KH, Lewis SJ, Edwards C, et al. Complications and outcomes of pedicle subtraction osteotomies for fixed sagittal imbalance. Spine. 2003;28(18):2093 101.

16. Vauzelle C, Stagnara P, Jouvinroux P. Functional monitoring of spinal cord activity during spinal surgery. Clin Orthop Relat Res. 1973;93:173 8.

17. Nash CL, Loring RA, Schatzinger LA, et al. Spinal cord monitoring during operative treatment of the spine. Clin Orthop Relat Res. 1977;126:100 5.

18. Tamaki T, Kubota S. History of the development of intraoperative spinal cord monitoring. Eur Spine J. 2007;16(2):S140 6.

19. Gum JL, Buchowski JM, Lenke L, et al. Utilization trends of pedicle subtraction osteotomies compared to posterior spinal fusion for deformity: a national database analysis between 2008 2011. Scoliosis. 2016: In Press.

20. Sponseller PD, Jain A, Lenke LG, et al. Vertebral column resection in children with neuromuscular spine deformity. Spine (Phila Pa 1976). 2012;37(11): E655 61.

21. Kelly MP, Lenke LG, Shaffrey CI, et al. Evaluation of complications and neurological deficits with three column spine reconstructions for complex spinal deformity: a retrospective Scoli-risk 1 study. Neurosurg Focus. 2014;36(5):E17.

22. Lenke LG, Fehlings MG, Shaffrey CI, et al.

Neurologic outcomes of complex adult spinal deformity surgery: results of the prospective, Multicenter Scoli-RISK-1 study. Spine. 2016;41(3):204 12.

23. MacLennan A. Scoliosis. Br Med J. 1922;2:865 6.

24. Bradford DS. Vertebral column resection for the treatment of rigid coronal decompensation. Spine. 1997;22(1):1590 9.

25. Dick J, Boachie-Adjei O, Wilson M. One-stage versus two-stage anterior and posterior spinal reconstruction in adults. Comparison of outcomes including nutritional status, complication rates, hospital costs, and other factors. Spine. 1992;17(Suppl):S310 6.

26. Suk SI, Chung ER, Kim JH, Kim SS, Lee JS, Choi WK. Posterior vertebral column resection for severe rigid scoliosis. Spine. 2005;30:1682 7.

27. Voyadzis JM, Gala VC, O Toole JE, Eichholz KM, Fessler RG. Minimally invasive posterior osteotomies. Neurosurgery. 2008;63(3 Suppl):204 10.

28. Glassman SD, Schwab FJ, Bridwell KH, et al. The selection of operative versus nonoperative treatment in patients with adult scoliosis. Spine. 2007;32:93 7.

29. Lafage R, Schwab F, Challier V, et al. International spine study group. Defining Spino-pelvic alignment thresholds: should operative goals in adult spinal deformity surgery account for age? Spine (Phila Pa 1976). 2016;41(1):62 8.

30. Gill JB, Levin A, Burd T, et al. Corrective osteotomies in spine surgery. J Bone Joint Surg Am. 2008;90:2509 20.

31. Gum JL, Bridwell KH, Lenke LG, Bumpass DB, Sugrue PA, Karikari IO, Carreon LY. SRS22R appearance domain correlates most with patient satisfaction after adult deformity surgery to the sacrum at 5-year follow-up. Spine (Phila Pa 1976). 2015;40(16):1297 302.

32. Bridwell K. Decision-making regarding Smith-Petersen vs. pedicle subtraction osteotomy vs. vertebral column resection for spinal deformity. Spine. 2006;31(19 Suppl):S171 8.

33. Lafage V, Schwab F, Vira S, et al. Does vertebral level of pedicle subtraction osteotomy correlate with degree of spinopelvic parameter correction? J Neurosurg Spine. 2011;14(2):184 91.

34. Kim YH, Bridwell KH, Lenke LG, et al. Results of lumbar pedicle subtraction osteotomies for fixed sagittal imbalance: a minimum 5-year follow-up study. Spine. 2007;32(20):2189 97.

35. Gum, JL, Lenke LG, Bumpass D, et al. Does planned staging for posterior-only vertebral column resections in spinal deformity surgery increase perioperative complications? Spine Deform. 2016; 4(2):131 137.

36. Brown CW, Orme TJ, Richardson HD. The rate of pseudoarthrosis (surgical nonunion) in patients who are smokers and patients who are nonsmokers: a comparison study. Spine. 1986;11:942 3.

37. West J. Respiratory physiology: the essentials. 6th ed. Philadelphia: Lippincott Williams & Williams; 2000.p. 122.

38. Bertorini TE. Perisurgical management of patients with neuromuscular disorders. Neurol Clin. 2004;22: 293 313.

39. Shin JI, Phan K, Kathari P, et al. Impact of glycemic control on morbidity and mortality in adult idiopathic scoliosis patients undergoing spinal fusion. Clin Spine Surg. 2016: Oct 19. [Epub ahead of print].

40. Pickhardt PJ, Pooler BD, Lauder T, et al. Opportunistic screening for osteoporosis using abdominal computed tomography scans obtained for other indications. Ann Intern Med. 2013;158(8):588 95.

41. Snow R, Granata J, Ruhil AV, et al. Associations between preoperative physical therapy and post-acute care utilization patterns and cost in total joint replacement. J Bone Joint Surg Am. 2014;96(12):e165.

42. Jevsevar DS, Karlin LI. The relationship between preoperative nutritional status and complication after an operation for scoliosis in patients who have cerebral palsy. J Bone Joint Surg Am. 1993;75:880

994.

43. Tones MJ, Moss ND. The impact of patient self assessment of deformity on HRQL in adults with scoliosis. Scoliosis. 2007;2(1):1 9.

44. Aurouer N, Obeid I, Gille O, et al. Computerized preoperative planning for correction of sagittal deformity of the spine. Surg Radiol Anat. 2009;31(10):781 92.

45. Rose PS, Bridwell KH, Lenke LG, et al. Role of pelvic incidence, thoracic kyphosis, and patient factors on sagittal plane correction following pedicle subtraction osteotomy. Spine (Phila Pa 1976). 2009;34(8):785 91.

46. Akbar M, et al. Use of Surgimap spine in sagittal plane analysis, osteotomy planning, and correction calculation. Neurosurg Clin N Am. 2013;24(2):163 72.

47. Lafage V, Schwab F, Patel A, et al. Pelvic tilt and truncal inclination: two key radiographic parameters in the setting of adults with spinal deformity. Spine (Phila Pa 1976). 2009;34(17):E599 606.

48. Diebo BG, Ferrero E, Lafage R, et al. Recruitment of compensatory mechanisms in sagittal spinal malalignment is age and regional deformity dependent: a full-standing axis analysis of key radiographical parameters. Spine (Phila Pa 1976). 2015;40(9):642 9.

49. Turner JD, Eastlack RK, Mirzadeh Z, et al. Fluctuations in spinal cord perfusion during adult spinal deformity correction identify neurologic changes: proof of concept. World Neurosurg. 2016;85:365. e361 6.

50. Hart SR, Bordes B, Hart J, et al. Unintended perioperative hypothermia. Ochsner J. 2011;11(3):259 70.

51. Park J-H, Hyun S-J. Intraoperative neurophysiological monitoring in spinal surgery. World J Clin Cases. 2015;3(9):765 73.

52. Vitale MG, Skaggs DL, et al. Best practices in intraoperative Neuromonitoring in spine deformity surgery: development of an intraoperative checklist to optimize response. Spine Deform. 2014;2(5):333 9.

53. Biscevic M, Biscevic S, Ljuca F, Smrke BU, et al. Motor evoked potentials in 43 high risk spine deformities. Med Arch. 2014;68(5):345-9.

54. Saigal R, Clark AJ, Scheer JK, et al. Adult spinal deformity patients recall fewer than 50% of the risks discussed in the informed consent process Preoperatively and the recall rate worsens significantly in the postoperative period. Spine (Phila Pa 1976). 2015;40(14):1079 85.

55. Apfelbaum JL, Roth S, Connis RT, Domino KB, et al. Practice advisory for perioperative visual loss associated with spine surgery. Anesthesiology. 2012;116(2):274 85.

56. Emery SE, Daffner SD, France JC, et al. Effect of head position on intraocular pressure during lumbar spine fusion: a randomized, prospective study. J Bone Joint Surg Am. 2015;97(22):1817 23. 57. Daubs MD, Lenke LG, Cheh G, et al. Adult spinal deformity surgery: complications and outcomes in patients over age 60. Spine. 2007;32(20):2238 44.

58. Good CR, Auerbach JD, O Leary PT, et al. Adult spinal deformity. Curr Rev Musculoskelet Med. 2011;4:159 67.

59. Maruo K, Ha Y, Inoue S, et al. Predictive factors for proximal junctional kyphosis in long fusions to the sacrum in adult spinal deformity. Spine. 2013;38(23):E1469 76.

腰椎峡部裂修补 23

作者：Adam S. Kanter, Michael M. McDowell
译者：甘璐　审校：李沫

引言

椎弓根峡部的断裂，即峡部裂，是腰骶部的一种比较常见的疾患。这种疾病因为难以分析其病因是巧合还是其他原因，从而造成了临床上处理的两难境地。峡部裂可为单侧（20%）或双侧（80%），约95%的病例发生在L5椎体[1~3]。峡部裂在成人的发病率为5%~10%，但因年龄和患者个体差异而存在很大差异[1,2,4~7]。虽然峡部裂在男性中的发病率略高于女性，而女性的峡部裂发展为腰椎滑脱的比例相比男性为2:1[1,4]。

发病机理

峡部是连接椎弓根和椎板的下、上关节突的骨性支柱。在力量加载时，会在此处出现支点现象，应力沿轴向在脊柱分布。生物力学证据表明，椎弓根尾侧的前方在重复延伸应力和旋转运动中承受最大的压力，特别是在双峡部位置[8,9]。CT检查结果支持这一观点：即不完整的峡部骨折通常累及尾侧部，并保留腹侧节段[10]。当力从中轴骨骼转移到骨盆时，L5椎体作为最大应力点，因此与腹侧水平相比，L5峡部裂的发生率极高（图23.1）[11]。与峡部裂以及随后的脊椎滑脱发生的相关危险因素包括峡部畸形、先天性脊柱缺陷和运动外伤史等，尤其是在儿童时期[2,12]。它被认为主要是后天的缺陷造成的，儿童早期的峡部缺陷在行走开始前基本是不存在的，随着年龄的增加发病率逐渐增加[4,5]。在许多病例中，可以证明椎弓根发育不良造成的峡部易断裂性导致的高发病率与家族性有关[13]。相反，在某些运动员中，较高

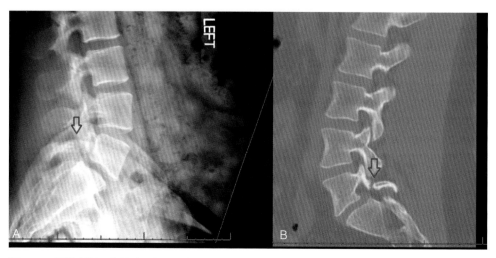

图23.1　腰椎侧位X线片（A）和矢状面CT（B）显示L5峡部缺损（箭头所示）

的患病率表明，重复的压力可能导致微骨折逐渐导致峡部裂。在大多数情况下，可能同时存在先天性发育异常以及应力性损伤[2,14,15]。

峡部裂性腰椎滑脱或与峡部发育异常的椎体滑移，是最常见的滑脱类型。约70%的成人峡部裂患者有一定程度的滑脱，但在大多数情况下，滑脱仍然是稳定和无症状的[1,4,5]。典型情况下，如果一个椎体相对于相邻椎体的滑动率小于30%，则其很少进展，且随着年龄增长，滑脱进展的可能性进一步减小[4,5,16]。腰椎滑脱程度越高，尤其是程度 > 50% 的患者，其进展速度和随后发生神经功能损害的风险也随即高得多[16]。值得注意的是，峡部裂滑脱症患者发展为严重滑脱的比例最大，滑脱可能继发于骨性结构完整性及强度的降低[17]。根据病因学和骨盆参数，已有多个类型的高级别腰椎滑脱分类被提出，但迄今为止，这种分类主要是在影像学特征层面上，还没有发现其与临床决策的一致性[17~21]。

临床症状

峡部裂通常不会直接导致严重后果，可能是由于相邻的韧带和骨性结构提供的支撑。然而，在这类患者中，由于关节之间缺乏骨性的连接，使得过度负荷的相邻结构发生滑移和慢性磨损，导致脊椎病 / 退变性改变，这 2 种情况都可能导致疼痛或神经功能障碍。峡部裂、脊椎病和脊椎滑脱症都可能是无症状的，但如果没有症状的话，则最常见的是与过度后伸及负重情况下的下腰痛有关，休息后可缓解[22]。这些症状通常始于青春期。椎弓峡部裂约占儿童隐性下腰痛的50%，但在成人患者中仅占不到5%[23,24]。神经根痛和进行性脊柱畸形也可能存在，最典型的是伴随严重的进行性滑脱[25,26]。

虽然神经根分布区的麻木和无力是令人担忧的，但相对于峡部裂的发生率而言，这种情况并不常见。当神经根病变出现在 L5 峡部裂患者时，通常累及 L5 神经根[6,27]。在罕见的高级别滑脱时，

也可以出现马尾及脊髓压迫。患者被迫以一种弯腰屈髋的保护性姿势站立，称为 Phalen-Dickson 征，以减轻下腰痛[28]。严重腰椎滑脱的患者可以在棘突触诊时触到脊柱的不连续性。慢性腰椎滑脱，特别是高度滑脱，可逐渐导致脊柱畸形、腘绳肌挛缩、步态异常或兼而有之[29~35]。

适应证及患者选择

峡部裂和峡部滑脱是主要的慢性疾病，因此要对患者进行外科干预时，必须仔细评估和考虑。以下是手术治疗的常见适应证。

保守治疗失败

除非出现急性、进行性或严重的神经功能损伤，保守治疗通常可以改善症状，并使很多峡部裂和腰椎滑脱的患者恢复到先前的生活水平[36,37]。建议的干预措施包括适当的牵引、康复锻炼、避免导致腰椎过度伸展或负荷过重的活动，以及限制过度运动。症状控制，而不是放射学的改善，是保守治疗的首要目标。保守治疗在缓解滑脱小于50%的患者症状方面是成功的；然而，尽管症状得到了改善，腰椎峡部裂却不能实现骨性融合[24,38~42]。如果保守治疗改善了患者持续的症状，这种疗效往往比较持久，也就不需要对患者进行融合手术[38,39,41,43]。骨性愈合最常见于青少年患者，尤其是单侧峡部裂和部分峡部裂者[36,42]。患有运动障碍和轻度腰椎滑脱症的青少年患者通常在没有手术干预的情况下也能成功地恢复到先前的活动水平[36,44,45]。

高等级峡部裂性腰椎滑脱

保守治疗的效果可以由腰椎滑脱的程度加以预测。大部分没有发生腰椎滑脱或低等级腰椎滑脱症（Ⅰ级或Ⅱ级）的患者，其症状均可对保守治疗有良好的反应。然而，有症状的高等级（Ⅲ级或更高级别）腰椎滑脱症的青少年和成人患者

最终都需要外科治疗。在一项对 11 例症状性高级别滑脱患者的研究中，只有 1 例在保守治疗下获得满意的疼痛缓解[46~48]。无症状的高等级滑脱可以予以观察，如果症状持续发展，可考虑外科手术[49]。

进行性腰椎滑脱

腰椎滑脱的进展在尚未达到骨骼成熟的青少年患者中更为常见。而在成人，即使有更高等级的滑脱，也会因为逐渐的自体融合和软组织肥大增生而更经常地保持稳定。如果在相隔一段时间的影像学检查上观察到进展性滑脱，是否在无症状患者中采用手术治疗存在争议[17,46,47]。进展性腰椎滑脱和顽固性背痛和 / 或神经功能缺损的患者经常受益于外科治疗。

脊柱骨盆的稳定性

骨盆参数和整体脊柱稳定性越来越被认为是评估峡部裂的重要临床参数[50,52]。矢状面失稳与脊椎滑脱导致的渐进性脊柱畸形可能需要一个多节段的矫正过程[35]。这需要仔细评估有关的放射学参数，并在下文进一步讨论。

神经学症状

在无椎间孔狭窄的情况下，严重的滑脱可能导致 L5 神经根牵拉损伤。L5 支配区域的肌力下降，虽然不常见，但常需要神经根减压。为了还原神经根功能并且防范远期的牵拉损伤，可以考虑进行融合手术。麻木症状不能像神经根压迫造成的其他症状那样得到持续缓解。

术前考虑

影像学

推荐腰椎平片检查作为评估下腰痛和非急性神经根痛的首选检查，包括过伸过屈位图像来评估椎体的动态稳定性的常规检查，特别是在早已存在腰椎滑脱的患者。一直以来，X 线片检查都是包括正侧位、双斜位来明确诊断，但 CT 检查的高敏感性优于平片[53]。在影像学中，95% 以上的峡部裂患者斜位片上会出现经典的"苏格兰犬"被"断颈"的图像（图 23.2）[54,55]。峡部裂特别是单侧峡部裂的其他 X 线平片表现包括椎弓根硬化

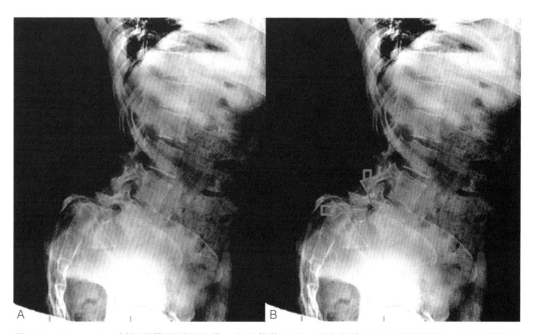

图23.2　Meyerding V级腰椎滑脱侧位片，上位椎体下垂。蓝色轮廓显示L4峡部完整，呈现完整的"苏格兰犬"形状。红色线显示L5峡部被斩断的苏格兰犬的头部

或棘突旋转，上位棘突指向有峡部裂的一侧[56]。

一张普通的腰椎侧位 X 线片足以评估腰椎的滑脱程度。最常用的分级系统是 Meyerding 分级系统[57]。该系统将滑脱程度除以相邻椎体的 25% 增量（Ⅰ级滑脱 < 25%，Ⅱ级滑脱 26%~50%，Ⅲ级滑脱 51%~75%，Ⅳ级滑脱 76%~100%）；大于 100% 的滑脱称为脊椎下垂[57]。这种分类模式与预后和手术必要性密切相关[11]。Meyerding Ⅲ级和更高级的滑脱在动态成像中更容易被发现是不稳定的[11,52]。

脊柱骨盆参数在腰椎滑脱的发生和发展中起着重要的作用。如果可行，应考虑纠正脊椎滑脱对脊柱整体稳定性的影响。骶骨倾斜角，即骶骨后缘与垂直线之间的夹角，在角大于 60° 时，与进行性腰椎滑脱有关[52]。骨盆入射角，从股骨头到骶骨终板中部连线和与 S1 终板垂线的夹角，与腰椎滑脱的严重程度呈近似线性关系[50]。骨盆入射角较大造成 L5~S1 连接处更大的剪应力，并可能随着时间的推移增加滑脱的可能。虽然大部分峡部裂和脊椎滑脱患者都有脊柱前凸，但随着滑脱等级的提高，在 L5~S1 节段往往有腰骶后凸的趋势。一些数据表明，严重的腰骶后凸在滑脱进展中起着一定的致病作用，恢复正常的脊柱前凸可能有助于纠正全脊柱矢状面失衡[35,58,59]。

腰骶角是平行于 L5 上终板的线和与经过 S1 椎体后上缘水平的线（图 23.3）的夹角。该角度与后凸有很强的相关性[30]。Glavas 等对 20 例非腰椎滑脱患者与 20 例高等级腰椎滑脱患者进行了对比研究，其平均角度分别为 119° 和 71°[59]。

脊柱全长 X 线片，对于评估腰椎滑脱整体的矢状面平衡和上述骨盆参数越来越有价值。CT 成像以其高分辨率在监测局部峡部裂或在严重退变导致 X 线难以辨别的峡部裂时更有优势[53]。CT 成像也能检测到脊柱的非动态参数，但仰卧位成像可能不能准确反映脊柱的直立稳定性。单光子发射计算机断层扫描（SPECT）已被用于评估年轻患者的峡部裂，用于筛选更具骨性愈合潜力的患者。当 CT 上显示微小的峡部裂时，SPECT 扫描显示的摄取情况可以筛选出可能通过保守治疗而自我修复的患者[52,53]。对于有神经功能缺损或神经根症状的患者，应进行磁共振成像（MRI）。

年龄

峡部裂滑脱是一种有趣的疾病，它可以从青年到老年均出现症状。其潜在机制被认为更多的是由于年轻患者的急性损伤和关节不稳定（或至少是过度活动），而关节炎变性常被认为是老年患者的根本病因。与较年轻的队列相反，老年患

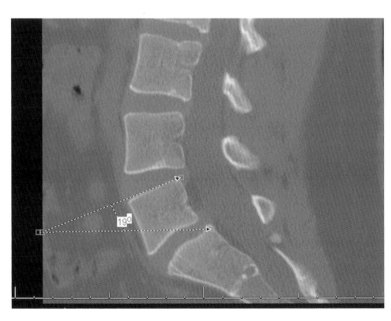

图23.3　矢状面腰椎CT显示腰骶角的测量，从L5上终板到S1椎体后上缘作图

者退变性改变往往需要减压和融合内固定，以解决峡部裂性滑脱。患有基础病的成年患者，特别是有吸烟史的患者，假关节的发生率更高，常常需要进行椎间植骨融合内固定术。对于高度滑脱的患者，可以通过滑脱复位纠正脊柱序列和神经根减压。在体格健壮的青年患者，其关节炎改变较轻，复位较为容易；在成人中，畸形和退变性改变降低了脊柱的可移动性，并术中常能发现复位失败。如前所述，当存在脊椎滑脱时，成人的滑脱加重及症状进展往往较慢。因此，与具有进行性改变的年轻患者相比，一般建议在无症状患者中采用更低的观察阈值，即使已经注意到滑脱有轻度进展。

减少高等级脊椎前移仍然是一个争论的领域，早期作者以神经损伤为共同原因，以避免减少机动，特别是考虑到仅融合[17,60]的高成功率。随着全球脊柱对准的不断增加和仪器与技术的进步，我们对减少技术感兴趣，以最大限度地发挥积极、持久的成果[61~64]。由于在矫正蚓状后凸和促进适当的直立姿势方面已被证实有生物力学优势，因此减少了滑动。在重度腰椎后凸的设置中未能减少可能增加假关节、非融合和最终滑动进展风险的额外剪切力[65~67]。在高等级脊椎前移和脊椎前移中，椎体的角度在脊柱不平衡中的作用比滑脱本身更重要，因此需要显著减少，以便使矫正和脊椎重新对准最大化[50,51,58]。

复位

对于高级别的脊椎滑脱患者的复位是一个存在争议的话题，早期学者因避免神经损伤而主张避免复位操作，特别是考虑到单纯融合就已疗效很好[17,60]。随着对全脊柱平衡价值认知的不断提高，以及手术技术和设备的不断进步，人们对复位重新提高了兴趣，以最大限度地得到积极持久的疗效[61,64]。滑脱复位已被证实可以在纠正腰骶后凸及维持良好的直立姿势方面具有生物力学优势。如果在腰骶后凸严重的情况下滑脱复位失败，

则可能使得局部剪应力增加，进而使假关节形成，融合失败，最终演变成更为严重的滑脱[65,67]。在高度滑脱和椎体下垂中，椎体角度的变化对脊柱不平衡的影响甚至比滑脱本身更大，因此需要大幅度复位，以便最大限度地矫正脊柱平衡[50,51,58]。

在复位术后新发的神经功能障碍仍然是医生最担心的问题；然而，最近的数据表明经严格挑选的患者新发神经损伤的风险比早期报道低。Kaswliwal等的一项关于脊柱侧凸发病率和死亡率的回顾性研究显示，在大部分机构报道的数据上滑脱复位术后的神经损伤发生率为5%~10%，这一数字与只进行原位减压融合手术者相比较，统计学上并无差异[68]。部分复位也可以降低滑移角，降低再手术风险，恢复脊柱平衡，并可以降低高危患者群出现神经损伤的可能性[69]。

手术技术

手术的一般适应证包括前面所述的保守治疗失败，持续性或恶化的背痛，峡部裂不愈合或腰椎滑脱，复查拍片时进展性滑脱，以及新发或渐进性神经功能障碍[70]。

在手术治疗峡部裂滑脱时存在巨大的个体差异性，部分原因在于许多种手术方法均取得了良好的手术疗效。在手术决策过程中，年龄、退变程度仍然是重要的考虑因素。

直接修复

保守治疗失败仍有症状的患者可考虑在保留韧带和肌肉附件的情况下（如年轻患者）直接进行峡部修复。另外，没有弥漫性关节炎、椎体滑脱和脊柱畸形的情况也可以考虑直接修复。在这部分患者中，75%以上的患者可以获得良好的治疗效果[71]。

Buck修复术或其改良术式直接进行峡部修复已被广泛报道，已成为融合手术的一种有效的替代术式[72,73]。简单地说，这个手术就是通过一个

标准的后入路显露椎板及峡部。峡部附近增生的纤维组织被去除，并对骨断面进行性打磨新鲜化。显露过程要注意保护关节突关节，以防止未来的关节功能障碍。在直视下将 1 枚螺钉从下椎板以略向上、向外的轨迹拧入峡部约 1 cm 深。单侧或双侧峡部裂可以植入自体骨、同种异体骨抑或是其他融合移植材料。这种手术方法最好是在病变节段不存在退变的患者进行。Drazin 等建议该术式实施的节段椎间盘（如 L5~S1）至少是相邻椎间盘高度的 2/3，并建议在滑脱小于 1 cm 的患者实施[74]。这种手术也有微创通道下进行的其他改良方法[75]。

这项术式的衍生方法有很多，包括椎弓根螺钉与椎板钩装置（图 23.4）和钢丝固定[76-78]。钢丝固定是通过解剖 L5 棘突、椎板和横突来完成的，小心避免损伤小关节。可以在每个横突围绕钢丝并固定。移植骨可以被压入钢丝，以促进随后的融合[79]。对于椎板钩技术，可以按照 Buck 术式程序显露后，以传统的方式打入椎弓根钉。钉子尾端断棒上连接钩板，钩板下端插入 L5 椎板下端后拉紧。这个过程也可以在微创通道下完成[80]。正在开发的新技术包括在棘突和椎板交界处使用椎板内螺钉，其中 1 枚螺钉的位置略高一些，以便双侧放置。然后通过钛棒将这些螺钉连接到相邻的椎弓根螺钉上，而不需要横向穿过断裂的部分[81]。

后外侧融合

治疗腰椎滑脱缺损最常见的术式是后外侧融合和固定[70,82]。这种多用途的手术，虽然有一定的创伤，但是治疗老年退变性患者和严重的椎体滑脱非常有效。直接修复依赖于保留完整的邻近结构，而充分减压是通过椎板切除实现的。如果出现神经根支配区的疼痛和肌力下降，通常需要进行骨性减压，即便是年轻的患者，融合往往也优于直接修复。标准的后外侧融合术在本书其他章节已有叙述。单纯峡部裂或者低级别的滑脱可以考虑不行内固定，但对于等级较高的滑脱症患者，应采用复位融合内固定手术治疗。

在治疗 L5 高度滑脱后外侧融合术时一个常见的问题就是如何适当安置 L5 椎弓根螺钉。另一种选择是放置足够长的经 S1 椎弓根螺钉，穿过骶岬进入 L5 椎体，在透视引导下通过 3 层皮质实现支撑。如果 L5 椎体滑至骶椎前方，可以在骶骨钻

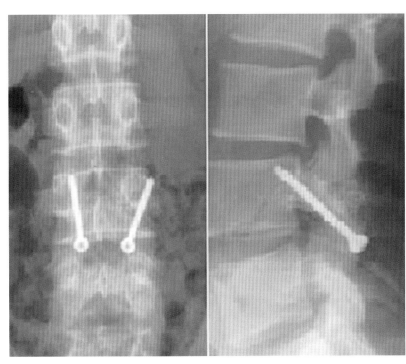

图23.4 **峡部修复术后腰椎正、侧位X线片**

孔将修剪过的腓骨柱插入 L5，以增加其稳定性[83]。在没有截骨的情况下，当 L5 和 S1 椎体之间没有骨性接触时，这种方法尤其适用。如果存在严重的椎体下垂，必要时可行椎体切除术[84]。由于缺乏骨性接触和 L5 椎体滑向 S1 上终板以下位置，因而从后路完成这一操作极具挑战性。经前路腹膜后入路可以用于 L5 椎体切除，随后将 L4 椎体固定到 S1，并在适当的位置安放内固定装置[85,86]。骶骨穿隆部分切除可能提供足够的空间进入 L5 进行内固定和部分复位，而且不需要椎体切除术[87]。

椎间融合术

对于单纯的峡部裂或轻度滑脱，后外侧融合通常足以保持稳定和缓解症状。然而，对于高度滑脱的患者，椎间融合才能提供足够的稳定强度来对抗旋转剪应力以矫正畸形[17,67,83]。此外，伴有椎间隙不稳或根性痛症状的椎间盘突出等退变性改变的峡部裂患者也需行椎间融合，这样可以解决上述的 2 个问题[88]。根据滑脱本身的解剖结构，可以通过后入路或前入路进行椎间融合完成前柱支撑。椎间融合器的植入技术在本书其他章节论述。

典型病例

病史及体格检查

36 岁男性患者，患有双侧峡部裂，1 年来出现逐渐加重的活动后腰背痛，口服抗炎、类固醇药物，理疗和局部封闭等治疗无效。诉左腿外侧至脚趾疼痛、麻木。弯腰及搬运重物时疼痛加重。神经查体显示神经功能完好，运动感觉正常，生理反射对称存在。但腰椎屈伸位时有严重的腰背部中线区疼痛，并导致膝关节弯曲。

影像学检查

磁共振成像显示双侧 L5 峡部裂（图 23.5），Ⅰ级滑脱，仰卧位时椎间盘广泛膨出，轻度左侧椎间孔狭窄（图 23.6）。动态 X 线影像显示滑脱相对稳定，CT 证实峡部裂性滑脱。

治疗

该患者在接受了各种手术方案的咨询和告知以后最终接受了椎间融合术，以解决他的神经根问题和椎体失稳。考虑到他比较年轻，腰椎曲度较好，所以选择了一种微创骶前入路，以尽可能减少肌肉韧带损伤。患者采取俯卧位，铺单完

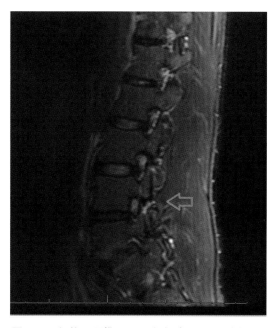

图23.5　矢状面腰椎MRI T1加权像显示L5 峡部裂（红色箭头）

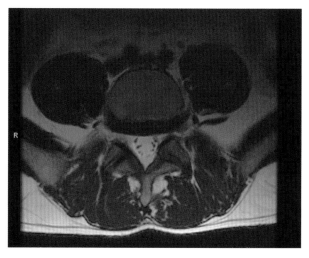

图23.6　轴位腰椎MRI T2加权像显示，L5~S1处存在一个较大的椎间盘突出，导致中度左侧椎间孔狭窄

成后于尾骨左侧做切口，显露至骶前间隙。用导针穿入骶骨，用分级扩张器逐步进入椎间盘间隙（图23.7）。行椎间盘切除术，切除 L5 和 S1 终板。然后将导针穿过椎间隙插入 L5，并插入 1 个 15 mm 的椎间融合器（图23.8）。经皮椎弓根螺钉放置于 L5 和 S1 处（图23.9）。

结果

术后随访 2 年。患者自诉神经根性疼痛完全缓解，腰背部疼痛缓解约 80%。最后 X 线检查显示融合良好。

技术要点

- 年轻的椎弓根峡部裂直接修复术患者应尽可能减少韧带和关节囊损伤，以降低再次手术的风险。
- 高度滑脱意味着更大的不稳定性，L4~S1 高等级腰椎滑脱意味着更大的不稳定性。L4~S1 常推荐用于后外侧融合术。
- 在有明显滑移角的情况下，局部适当复位减少滑脱等级，可以降低内固定物承受的

剪应力，减轻 L5 神经根张力，减低医源性损伤的风险。

- 如果 L5 椎弓根螺钉接触面不足，可以选用经 S1 椎弓根螺钉延伸至 L5 椎体的三皮质植入技术，也可由腹侧延伸至 L4 提供更大的稳定性。
- 为了纠正矢状面失衡和脊柱畸形，可能需要扩大减压及融合。

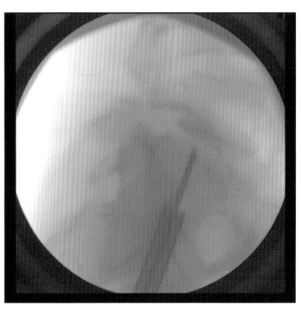

图23.7 术中侧位透视示骶前导针进入L5~S1椎间盘间隙，扩张器向前推进至一半深度

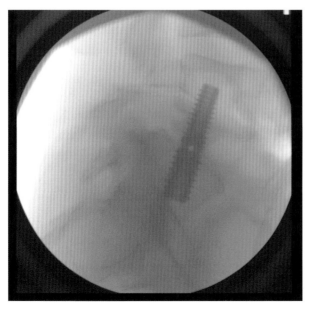

图23.8 术中侧位透视显示L5~S1椎间融合装置经微创骶前入路成功植入

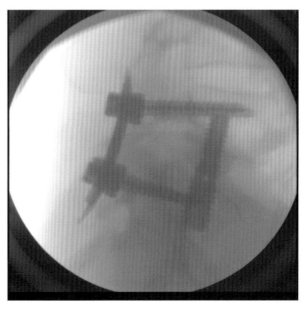

图23.9 术中侧位透视显示通过微创入路置钉完成L5~S1椎间融合术

并发症及其防治策略

并发症的发生及程度与手术的方式选择有关 [68,89]。对于破坏性最小的手术，如巴克（Buck）直接修复峡部裂的手术，主要关注的是软组织附着和小关节囊的损伤，因为这增加了邻椎病和再次手术的风险。内固定融合有发生假关节和内固定失效等固有风险，如棒断裂或椎弓根螺钉错位。推荐术中透视以确保内固定的恰当植入。在进行减压过程时，充分的暴露和仔细的解剖操作可以将硬膜损伤及神经根损伤降至最低。与其他手术一样，这类手术也存在切口感染、深静脉血栓形成、肺栓塞、肺炎等风险。术后早期活动，严格的伤口护理，适当的雾化吸入都应积极展开。由于多达 10% 的患者存在永久性的神经功能障碍，因此应谨慎地进行复位。在复位之前应行双侧椎间孔扩大成形术。当无法达到完全复位时，可以考虑部分复位。所有的手术都应行术中神经监测。

结论

峡部裂可以导致严重的腰背痛，并可以导致一系列继发性脊柱疾病，如腰椎滑脱和不稳。修复有直接修复和间接修复。直接修复是针对年轻有症状的患者仅患有峡部裂的理想方法；而间接方法，包括后外侧融合和椎间融合术，则可处理峡部裂引发的一系列继发性疾病。应确定症状是否由脊椎峡部裂所引发，特别是在没有神经系统症状或进展性放射痛或脊柱不稳情况下，需要进行严格评估。

参考文献

1. Belfi LM, Ortiz AO, Katz DS. Computed tomography evaluation of spondylolysis and spondylolisthesis in asymptomatic patients. Spine. 2006;31(24):E907–10.
2. Harvey CJ, Richenberg JL, Saifuddin A, Wolman RL. The radiological investigation of lumbar spondylolysis. Clin Radiol. 1998;53(10):723–8.
3. Gurd DP. Back pain in the young athlete. Sports Med Arthrosc. 2011;19(1):7–16.
4. Fredrickson BE, Baker D, McHolick WJ, Yuan HA, Lubicky JP. The natural history of spondylolysis and spondylolisthesis. J Bone Joint Surg Am. 1984;66(5):699–707.
5. Beutler WJ, Fredrickson BE, Murtland A, Sweeney CA, Grant WD, Baker D. The natural history of spondylolysis and spondylolisthesis: 45-year follow-up evaluation. Spine. 2003;28(10):1027–35. discussion 35
6. Cassidy RC, Shaffer WO, Johnson DL. Spondylolysis and spondylolisthesis in the athlete. Orthopedics. 2005;28(11):1331–3.
7. Toueg CW, Mac-Thiong JM, Grimard G, Parent S, Poitras B, Labelle H. Prevalence of spondylolisthesis in a population of gymnasts. Stud Health Technol Inform. 2010;158:132–7.
8. Terai T, Sairyo K, Goel VK, Ebraheim N, Biyani A, Faizan A, et al. Spondylolysis originates in the ventral aspect of the pars interarticularis: a clinical and biomechanical study. J Bone Joint Surg Br. 2010;92(8):1123–7.
9. Wiltse LL. The etiology of spondylolisthesis. J Bone Joint Surg Am. 1962;44-A:539–60.
10. Dunn AJ, Campbell RS, Mayor PE, Rees D. Radiological findings and healing patterns of incomplete stress fractures of the pars interarticularis. Skelet Radiol. 2008;37(5):443–50.
11. Foreman P, Griessenauer CJ, Watanabe K, Conklin M, Shoja MM, Rozzelle CJ, et al. L5 spondylolysis/spondylolisthesis: a comprehensive review with an anatomic focus. Childs Nerv Syst. 2013;29(2):209–16.
12. Lonstein JE. Spondylolisthesis in children. Cause, natural history, and management. Spine. 1999;24(24):2640–8.
13. Niethard FU, Pfeil J, Weber M. Etiology and pathogenesis of spondylolytic spondylolisthesis. Orthopade. 1997;26(9):750–4.

14. Albanese M, Pizzutillo PD. Family study of spondylolysis and spondylolisthesis. J Pediatr Orthop. 1982;2(5):496–9.

15. Wynne-Davies R, Scott JH. Inheritance and spondylolisthesis: a radiographic family survey. J Bone Joint Surg Br. 1979;61-B(3):301–5.

16. Seitsalo S, Osterman K, Hyvarinen H, Tallroth K, Schlenzka D, Poussa M. Progression of spondylolisthesis in children and adolescents. A long term follow up of 272 patients. Spine. 1991;16(4):417–21.

17. Kasliwal MK, Smith JS, Kanter A, Chen CJ, Mummaneni PV, Hart RA, et al. Management of high-grade spondylolisthesis. Neurosurg Clin N Am. 2013;24(2):275–91.

18. Hammerberg KW. New concepts on the pathogenesis and classification of spondylolisthesis. Spine. 2005;30(6 Suppl):S4–11.

19. Hresko MT, Labelle H, Roussouly P, Berthonnaud E. Classification of high-grade spondylolistheses based on pelvic version and spine balance: possible rationale for reduction. Spine. 2007;32(20):2208–13.

20. Mac-Thiong JM, Duong L, Parent S, Hresko MT, Dimar JR, Weidenbaum M, et al. Reliability of the spinal deformity study group classification of lumbosacral spondylolisthesis. Spine. 2012;37(2):E95–102.

21. Mac-Thiong JM, Labelle H, Parent S, Hresko MT, Deviren V, Weidenbaum M, et al. Reliability and development of a new classification of lumbosacral spondylolisthesis. Scoliosis. 2008;3:19.

22. Kim HJ, Green DW. Adolescent back pain. Curr Opin Pediatr. 2008;20(1):37–45.

23. Micheli LJ, Wood R. Back pain in young athletes. Significant differences from adults in causes and patterns. Arch Pediatr Adolesc Med. 1995;149(1):15–8.

24. Standaert CJ, Herring SA. Expert opinion and controversies in sports and musculoskeletal medicine: the diagnosis and treatment of spondylolysis in adolescent athletes. Arch Phys Med Rehabil. 2007;88(4):537–40.

25. Tsirikos AI, Garrido EG. Spondylolysis and spondylolisthesis in children and adolescents. J Bone Joint Surg Br. 2010;92(6):751–9.

26. Smith JA, Hu SS. Management of spondylolysis and spondylolisthesis in the pediatric and adolescent population. Orthop Clin North Am. 1999;30(3):487–99. ix

27. Herman MJ, Pizzutillo PD, Cavalier R. Spondylolysis and spondylolisthesis in the child and adolescent athlete. Orthop Clin North Am. 2003;34(3):461–7. vii

28. Rapala K, Jagielak MJ. A case of Phalen-Dickson syndrome. Wiad Lek. 1992;45(23–24):931–3.

29. Barash HL, Galante JO, Lambert CN, Ray RD. Spondylolisthesis and tight hamstrings. J Bone Joint Surg Am. 1970;52(7):1319–28.

30. Arlet V, Rigault P, Padovani JP, Touzet P, Finidori G, Guyonvarch G. Scoliosis, spondylolysis and lumbosacral spondylolisthesis. A study of their association apropos of 82 cases in children and adolescents. Rev Chir Orthop Reparatrice Appar Mot. 1990;76(2):118–27.

31. Bozdech Z. Scoliosis and spondylolisthesis. Acta Chir Orthop Traumatol Cechoslov. 1962;29:224–8.

32. Chang KW, McAfee PC. Degenerative spondylolisthesis and degenerative scoliosis treated with a combination segmental rod-plate and transpedicular screw instrumentation system: a preliminary report. J Spinal Disord. 1988;1(4):247–56.

33. Fisk JR, Moe JH, Winter RB. Scoliosis, spondylolysis, and spondylolisthesis. Their relationship as reviewed in 539 patients. Spine. 1978;3(3):234–45.

34. Mau H. Scoliosis and spondylolysis-spondylolisthesis. Arch Orthop Trauma Surg. 1981;99(1):29–34.

35. Lenke LG, Bridwell KH. Evaluation and surgical treatment of high-grade isthmic dysplastic spondylolisthesis. Instr Course Lect. 2003;52:525–32.

36. Miller SF, Congeni J, Swanson K. Long-term functional and anatomical follow-up of early detected spondylolysis in young athletes. Am J Sports Med. 2004;32(4):928–33.

37. Alvarez-Diaz P, Alentorn-Geli E, Steinbacher G, Rius M, Pellise F, Cugat R. Conservative treatment of lumbar spondylolysis in young soccer players. Knee Surg Sports Traumatol Arthrosc. 2011;19(12):2111–4.

38. Iwamoto J, Sato Y, Takeda T, Matsumoto H. Return to sports activity by athletes after treatment of spondylolysis. World J Orthod. 2010;1(1):26–30.

39. Iwamoto J, Takeda T, Wakano K. Returning athletes with severe low back pain and spondylolysis to original sporting activities with conservative treatment. Scand J Med Sci Sports. 2004;14(6):346–51.

40. Debnath UK, Freeman BJ, Grevitt MP, Sithole J, Scammell BE, Webb JK. Clinical outcome of symptomatic unilateral stress injuries of the lumbar pars interarticularis. Spine. 2007;32(9):995–1000.

41. El Rassi G, Takemitsu M, Woratanarat P, Shah SA. Lumbar spondylolysis in pediatric and adolescent soccer players. Am J Sports Med. 2005;33(11):1688–93.

42. Sys J, Michielsen J, Bracke P, Martens M, Verstreken J. Nonoperative treatment of active spondylolysis in elite athletes with normal X-ray findings: literature review and results of conservative treatment. Eur Spine J. 2001;10(6):498–504.

43. El Rassi G, Takemitsu M, Glutting J, Shah SA. Effect of sports modification on clinical outcome in children and adolescent athletes with symptomatic lumbar spondylolysis. Am J Phys Med Rehabil. 2013;92(12):1070–4.

44. Sutton JH, Guin PD, Theiss SM. Acute lumbar spondylolysis in intercollegiate athletes. J Spinal Disord Tech. 2012;25(8):422–5.

45. Menga EN, Kebaish KM, Jain A, Carrino JA, Sponseller PD. Clinical results and functional outcomes after direct intralaminar screw repair of spondylolysis. Spine. 2014;39(1):104–10.

46. Pizzutillo PD, Hummer CD 3rd. Nonoperative treatment for painful adolescent spondylolysis or spondylolisthesis. J Pediatr Orthop. 1989;9(5):538–40.

47. Pizzutillo PD, Mirenda W, MacEwen GD. Posterolateral fusion for spondylolisthesis in adolescence. J Pediatr Orthop. 1986;6(3):311–6.

48. Cavalier R, Herman MJ, Cheung EV, Pizzutillo PD. Spondylolysis and spondylolisthesis in children and adolescents: I. Diagnosis, natural history, and nonsurgical management. J Am Acad Orthop Surg. 2006;14(7):417–24.

49. Harris IE, Weinstein SL. Long-term follow-up of patients with grade-III and IV spondylolisthesis. Treatment with and without posterior fusion. J Bone Joint Surg Am. 1987;69(7):960–9.

50. Labelle H, Roussouly P, Berthonnaud E, Transfeldt E, O'Brien M, Chopin D, et al. Spondylolisthesis, pelvic incidence, and spinopelvic balance: a correlation study. Spine. 2004;29(18):2049–54.

51. Labelle H, Roussouly P, Berthonnaud E, Dimnet J, O'Brien M. The importance of spino-pelvic balance in L5-s1 developmental spondylolisthesis: a review of pertinent radiologic measurements. Spine. 2005;30(6 Suppl):S27–34.

52. Hu SS, Tribus CB, Diab M, Ghanayem AJ. Spondylolisthesis and spondylolysis. Instr Course Lect. 2008;57:431–45.

53. Leone A, Cianfoni A, Cerase A, Magarelli N, Bonomo L. Lumbar spondylolysis: a review. Skelet Radiol. 2011;40(6):683–700.

54. Amato M, Totty WG, Gilula LA. Imaging rounds #96. Spondylolysis—laminal fragmentation on the AP view. Orthop Rev. 1988;17(9):925–31.

55. Amato M, Totty WG, Gilula LA. Spondylolysis of the lumbar spine: demonstration of defects and laminal fragmentation. Radiology. 1984;153(3):627–9.

56. Maldague BE, Malghem JJ. Unilateral arch hypertrophy with spinous process tilt: a sign of arch deficiency. Radiology. 1976;121(3 Pt. 1):567–74.

57. Meyerding HW. Spondylolisthesis; surgical fusion

of lumbosacral portion of spinal column and interarticular facets; use of autogenous bone grafts for relief of disabling backache. J Int Coll Surg. 1956;26(5 Part 1):566–91.

58. Tanguay F, Labelle H, Wang Z, Joncas J, de Guise JA, Mac-Thiong JM. Clinical significance of lumbosacral kyphosis in adolescent spondylolisthesis. Spine. 2012;37(4):304–8.

59. Glavas P, Mac-Thiong JM, Parent S, de Guise JA, Labelle H. Assessment of lumbosacral kyphosis in spondylolisthesis: a computer-assisted reliability study of six measurement techniques. Eur Spin J. 2009;18(2):212–7.

60. Nachemson A, Wiltse LL. Editorial: spondylolisthesis. Clin Orthop Relat Res. 1976;117:2–3.

61. Goyal N, Wimberley DW, Hyatt A, Zeiller S, Vaccaro AR, Hilibrand AS, et al. Radiographic and clinical outcomes after instrumented reduction and transforaminal lumbar interbody fusion of mid and highgrade isthmic spondylolisthesis. J Spinal Disord Tech. 2009;22(5):321–7.

62. Poussa M, Remes V, Lamberg T, Tervahartiala P, Schlenzka D, Yrjonen T, et al. Treatment of severe spondylolisthesis in adolescence with reduction or fusion in situ: long-term clinical, radiologic, and functional outcome. Spine. 2006;31(5):583–90. discussion 91-2

63. Poussa M, Schlenzka D, Seitsalo S, Ylikoski M, Hurri H, Osterman K. Surgical treatment of severe isthmic spondylolisthesis in adolescents. Reduction or fusion in situ. Spine. 1993;18(7):894–901.

64. Ruf M, Koch H, Melcher RP, Harms J. Anatomic reduction and monosegmental fusion in highgrade developmental spondylolisthesis. Spine. 2006;31(3):269–74.

65. Martiniani M, Lamartina C, Specchia N. "In situ" fusion or reduction in high-grade high dysplastic developmental spondylolisthesis (HDSS). Eur Spine J. 2012;21(Suppl 1):S134–40.

66. Pawar A, Labelle H, Mac-Thiong JM. The evaluation of lumbosacral dysplasia in young patients with lumbosacral spondylolisthesis: comparison with controls and relationship with the severity of slip. Eur Spine J. 2012;21(11):2122–7.

67. Boxall D, Bradford DS, Winter RB, Moe JH. Management of severe spondylolisthesis in children and adolescents. J Bone Joint Surg Am. 1979;61(4):479–95.

68. Kasliwal MK, Smith JS, Shaffrey CI, Saulle D, Lenke LG, Polly DW Jr, et al. Short-term complications associated with surgery for high-grade spondylolisthesis in adults and pediatric patients: a report from the scoliosis research society morbidity and mortality database. Neurosurgery. 2012;71(1):109–16.

69. Petraco DM, Spivak JM, Cappadona JG, Kummer FJ, Neuwirth MG. An anatomic evaluation of L5 nerve stretch in spondylolisthesis reduction. Spine. 1996;21(10):1133–8. discussion 9

70. Radcliff KE, Kalantar SB, Reitman CA. Surgical management of spondylolysis and spondylolisthesis in athletes: indications and return to play. Curr Sports Med Rep. 2009;8(1):35–40.

71. Logroscino G, Mazza O, Aulisa G, Pitta L, Pola E, Aulisa L. Spondylolysis and spondylolisthesis in the pediatric and adolescent population. Childs Nerv Syst. 2001;17(11):644–55.

72. Buck JE. Direct repair of the defect in spondylolisthesis. Preliminary report. J Bone Joint Surg Br. 1970;52(3):432–7.

73. Tonino A, van der Werf G. Direct repair of lumbar spondylolysis. 10-year follow-up of 12 previously reported cases. Acta Orthop Scand. 1994;65(1):91–3.

74. Drazin D, Shirzadi A, Jeswani S, Ching H, Rosner J, Rasouli A, et al. Direct surgical repair of spondylolysis in athletes: indications, techniques, and outcomes. Neurosurg Focus. 2011;31(5):E9.

75. Widi GA, Williams SK, Levi AD. Minimally invasive direct repair of bilateral lumbar spine pars defects in athletes. Case Rep Med. 2013;2013:659078.

76. Songer M. Repair of the pars interarticularis defect

with a cable-screw construct. Spine. 1998;23(2):284.

77. Morscher E, Gerber B, Fasel J. Surgical treatment of spondylolisthesis by bone grafting and direct stabilization of spondylolysis by means of a hook screw. Arch Orthop Trauma Surg. 1984;103(3):175–8.

78. Tokuhashi Y, Matsuzaki H. Repair of defects in spondylolysis by segmental pedicular screw hook fixation. A preliminary report. Spine. 1996;21(17):2041–5.

79. Hioki A, Miyamoto K, Sadamasu A, Nozawa S, Ogawa H, Fushimi K, et al. Repair of pars defects by segmental transverse wiring for athletes with symptomatic spondylolysis: relationship between bony union and postoperative symptoms. Spine. 2012;37(9):802–7.

80. Noggle JC, Sciubba DM, Samdani AF, Anderson DG, Betz RR, Asghar J. Minimally invasive direct repair of lumbar spondylolysis with a pedicle screw and hook construct. Neurosurg Focus. 2008;25(2):E15.

81. Patel RD, Rosas HG, Steinmetz MP, Anderson PA. Repair of pars interarticularis defect utilizing a pedicle and laminar screw construct: a new technique based on anatomical and biomechanical analysis. J Neurosurg Spine. 2012;17(1):61–8.

82. Li Y, Hresko MT. Lumbar spine surgery in athletes:outcomes and r eturn-to-play criteria. Clin Sports Med. 2012;31(3):487–98.

83. Bohlman HH, Cook SS. One-stage decompression and posterolateral and interbody fusion for lumbosacral spondyloptosis through a posterior approach. Report of two cases. J Bone Joint Surg Am. 1982;64(3):415–8.

84. Gaines RW. L5 vertebrectomy for the surgical treatment of spondyloptosis: thirty cases in 25 years. Spine. 2005;30(6 Suppl):S66–70.

85. Gaines RW, Nichols WK. Treatment of spondyloptosis by two stage L5 vertebrectomy and reduction of L4 onto S1. Spine. 1985;10(7):680–6.

86. Papanastassiou ID, Jain S, Baaj AA, Eleraky M, Papagelopoulos PJ, Vrionis FD. Vertebrectomy and expandable cage placement via a one-stage, oneposition anterolateral retroperitoneal approach in L5 tumors. J Surg Oncol. 2011;104(5):552–8.

87. Gandhoke GS, Kasliwal MK, Smith JS, Nieto JARN, Ibrahimi D, Park P, Lamarca F, Shaffrey C, Okonkwo DO, Kanter AS. A multicenter evaluation of clinical and radiographic outcomes following highgrade spondylolisthesis reduction and fusion. Clin Spine Surg. 2017;30(4):E363–9.

88. Tobler WD, Gerszten PC, Bradley WD, Raley TJ, Nasca RJ, Block JE. Minimally invasive axial presacral L5-S1 interbody fusion: two-year clinical and radiographic outcomes. Spine. 2011;36(20):E1296–301.

89. Ogilvie JW. Complications in spondylolisthesis surgery. Spine. 2005;30(6 Suppl):S97–101.

腰椎滑脱症的外科治疗 24

作者：Jad G. Khalil, Jeffrey S. Fischgrund, Richard V. Roberts
译者：甘璐　审校：李沫

引言

脊椎滑脱（Spondylolisthesis），源于希腊语 spondylos 的词根，意思是脊椎，olisthesis 的意思是滑脱，是指椎体相对于下位椎体的前后平移位移[1,2]。就成人腰椎而言，这种移位是由骨结构缺损、创伤或退行性改变引起的[36]。1782 年，比利时产科医生 Herbiniaux 首次将脊椎滑脱描述为骶骨前的骨性突起[7]。1853 年晚些时候，一位德国医生 Robert 报道了峡部的特殊疾病，1854 年 Killian 首次将其命名为峡部裂[2,8]。1881 年，Neugebauer 提出关节的松弛、退化和成角可导致脊椎滑脱[9]。1888 年之后，Neugebauer 将椎体完全移位的现象称为椎体下垂（ptosis 下垂的希腊语词根，意为脱落或下降）[1,9]。1893 年，Lane 提出假设认为 L5 椎体滑脱是因为来自上面 L4 椎体的下关节突和骶骨上关节面共同的压力[1]。

分类

目前应用最广泛的分类系统是 Wiltse 所描述（图 24.1），他将腰椎滑脱分为 5 个主要类型[10~13]。Ⅰ 型（先天性脊椎滑脱）是由于骶上关节突、下关节突或二者皆有遗传性缺陷，椎体逐渐向前平移，最常见于 L5~S1。Ⅱ 型（峡部裂滑脱）指峡部裂导致的。该类型进一步细分为 3 类：Ⅱ A 型为峡部应力性骨折，称为峡部裂；Ⅱ B 型指的是由重复应力引起的骨重塑所形成的峡部拉长；

Ⅱ C 型是峡部滑脱，最罕见的类型，是由于急性创伤性峡部骨折导致的前凸。Ⅲ 型（退变性脊椎滑脱）是一种脊柱老化性疾病，由于小关节炎和瘢痕化，可导致前滑脱、退变或旋转畸形和不稳。Ⅳ 型（创伤后脊椎滑脱）是急性创伤后后柱附件失能的结局。与峡部损伤不同，外伤性滑脱与直接的峡部损伤无关。Ⅴ 型（病理性脊椎滑脱）是由病理过程中后部附件破坏造成的。病因是一段时间的慢性疾病如感染、恶性肿瘤或医源性疾病。

1982 年，Marchetti 和 Bartolozzi 将腰椎滑脱分为发育型和后天型[14]。后天型包括医源性（现在被认为是术后）、病理性、创伤和退变性疾病，而发育型则包括峡部的延长和溶解性病变。1994 年，一个修订的分类系统进一步根据发育不良的等级（高发育不良或低发育不良[1]）来对发育不良进行分级。退变性滑脱，最初由 MacNab 报道，后来由 Newman 和 Stone 报道，是后来由 Marchetti 和 Bartolozzi 描述的后天形成的一种亚型[14,15]。在这种分类中，退变性滑脱可能是原发性或继发性的。原发性椎管狭窄多见于中年女性，症状表现为椎管狭窄。继发性椎管狭窄与某些有诱发因素有关，如相邻节段退变导致的融合前的滑脱[1,14,15]。

由于施加于峡部的应力，再结合某些发育易感因素，造成某些人峡部裂风险增加[1]。生物力学分析表明，过度伸展和持续腰椎前凸增加了椎弓处的剪应力[16~19]。这种腰椎过度伸展时的压力可以在体操、举重、跳水、橄榄球、足球、板球、

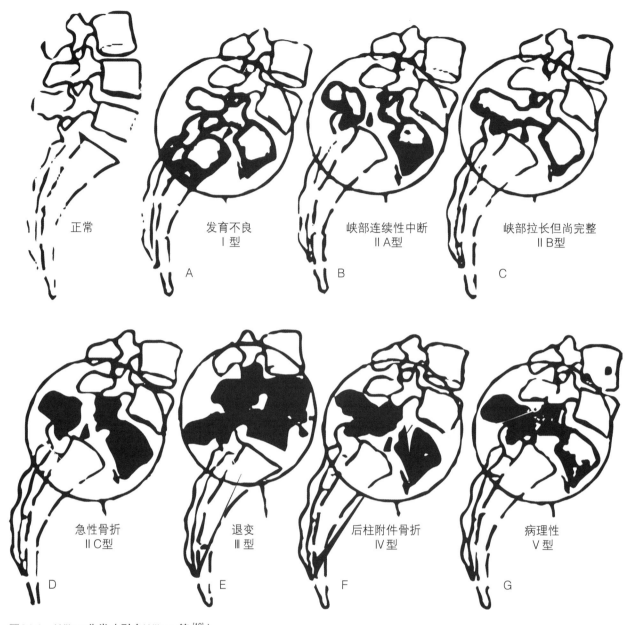

图24.1　Wiltse分类（引自Wiltse 等[10]）

排球等运动中看到[19,29]，也可以在休门病后凸症中看到，这是由于腰椎前凸过度所致[30]。滑脱更容易在青春期进展，以及女性比男性畸形发病高几倍，这样的观察结果证明激素在脊椎滑脱发生发展中也发挥着重要的作用[31]。由于身体重心位于腰骶关节[1]前方，当腰椎绕骶圆顶旋转时，就会发生滑脱。当这些情况发生时，患者的年龄和脊柱的矢状面平衡对畸形进展的程度有影响。骨盆入射角似乎在脊椎滑脱的进展中起着重要作用，随着骨盆入射角度的增加，滑脱发生的概率会出

现统计学意义上的增高[32,33]。

　　成人腰椎滑脱主要有2种类型：峡部型，由于峡部发育异常引起；退变型是腰椎病的结果，来自于椎间盘退变和腰椎失稳，导致小关节矢状面的松弛所致[34-36]。

发病率

　　峡部裂在一般人群中的发生率为4%~6%，可发展为峡部裂性滑脱，在男性中更为常见[37]，据报道发病率分别为2.6% 和4.4%，最常见的是

L5~S1 水平[38~40]。约 50% 的患者出现峡部裂时不会出现滑脱[1]。女性患者峡部裂发生率低，但其发展成为滑脱的概率高[1]。峡部裂滑脱的发生也与不同人种有关，根据美国调查显示：白人男性发病率 6.4%，黑人男性为 2.8%，白人女性为 2.3%，黑人女性为 1.1%[1]。因纽特人发病率最高，达到 50%[1,3]。此外，研究显示有 11.8% 的隐性脊柱裂发生与峡部裂有关[41~43]。尽管有报道称脊柱后柱疾病的发生与峡部裂滑脱有关，但尚无病因学调查证实[10,44,45]。在腰骶部隐裂患者中出现滑脱概率更大，这是由于多裂肌缺乏导致缺少棘突的肌肉附着而导致的稳定作用降低[45,46]。因此，脊柱裂导致的后部附件发育不全实际上增加了峡部负荷，导致峡部滑脱的发展，从而构成了导致高度（>50%）滑脱进展的危险因素[41,47,49]。

退变性脊椎滑脱在女性的发病率大约是男性的 4~5 倍（女性 8.4%，男性 2.7%），在黑人女性比白人女性更为常见[3,34]。这种女性更高的发病率特点被认为与韧带松弛和激素影响有关[50,52]。退变性滑脱很少发生在 40 岁以下的人群中，最常发生在 L4~L5 水平。与峡部裂性滑脱不同，退变性滑脱在 L5~S1 水平的发生概率要低很多[1]。在腰骶部易发前滑脱的因素包括超出骨盆高度的高位 L5 椎体，L5 椎体横突细小，骶骨倾斜度增加。这些因素都在女性中更为常见[53]。与女性患病风险高的相关因素还有较高的体重指数（BMI）、年龄增长和脊柱前凸角增加，而男性只有年龄增加与退变性脊椎滑脱发病有关[54]。关节突关节面的方向也被认为是退变性滑脱发生的一个潜在因素，L4~L5 关节突关节面的矢状化也是导致退变性腰椎滑脱的一个原因[55~57]。即使在没有症状的峡部裂患者，滑脱也可能因对神经根的卡压导致显著的神经根压迫症状和渐进性神经功能障碍[1]。

影像学表现

初步检查可以通过患者的 X 线片来判定，包括正位、侧位和双斜位片。在正位片上，Ferguson 视角的 15° 倾斜视图优化了 L5~S1 节段横突大小和椎间盘高度的评估[58]。站立位脊柱侧位片可以很好地判断脊椎滑脱的软硬程度。此外，过伸过屈侧位片有助于评估不稳定性的存在[1]。双斜位片的优点是提高了峡部裂的检出率[59]，在 84% 的病例中，斜位图可以检出峡部裂，而标准侧位视图仅能够检出 19% 的峡部裂[60,61]。斜位 X 线片的辐射暴露比较高，应在专家指导下谨慎使用，尤其在青少年群体。此外，除非得到患者站立位脊柱侧位片，否则就无法确定一个患者术后存在的前滑脱是手术造成的不稳还是术前即存在的现象[1]。仅依靠仰卧位 MRI 对退变性脊椎滑脱的诊断已被证明有近 1/3 的漏诊率[62]。表 24.1[1,63,67] 综述了不同影像学技术的选择及其在脊椎滑脱患者的诊断中的相关优势。

多项生物力学研究已经表明腰骶小关节疾病和退变性椎间盘疾病可导致退变性滑脱[68,72]。腰椎过伸过屈位侧位片是腰椎不稳定的主要影像学检查手段，而腰骶侧位 MRI 是评估各种腰椎疾病的常规检查手段。虽然退变性脊椎滑脱并不总是发生在仰卧位，但轴向 T2 加权 MRI 可以检测到腰椎小关节内积液[73,76]。广泛关节突积液（>1.5 mm）对于预测 L4~L5 退变性滑脱有重要的预测价值，特别是在仰卧位 MRI 上不存在前滑脱的患者[74]。

1932 年，Meyerding 提出了脊椎滑脱的影像学分级系统[77]（图 24.2），该系统目前使用最普遍，滑脱程度以椎体向前平移距离的百分比来衡量。Meyerding 将滑脱分为从 I 级到 IV 级，当 L5 滑脱超过滑平面 100% 经过骶岬时，其滑脱程度为 V 级；峡部裂而不存在前滑脱的为 0 级[1]。其他的脊椎滑脱和矢状面旋转的重要量化标准还包括骨盆倾斜角和滑移角，与 Meyerding 分类方法一样，这些都是重要的测量指标，且最好使用站立侧位片分析。滑移角的计算是通过测量 2 条直线相交形成的角度来实现的：第一条直线垂直于骶骨后皮质，第二条直线平行于 L5 的下终板[1]。在正常脊柱中，滑移角值应接近于 0°，而大于 55° 的滑

表 24.1　成像模式

显像模式	优势	注意
放射性核素（锝骨显像）[1]	识别无明显骨缺损的关节间应力性骨折	近期有外伤史/剧烈活动，摄入会增加慢性腰痛，硬化的无血管的位置表现正常
SPECT（单光子发射计算机断层扫描）[63-65]	比普通 X 线或锝扫描更敏感	热扫描提示活动增强（固定可能有益）冷扫描提示慢性损伤
CT（计算机断层扫描）[66,67]	测量滑脱程度评估已缺损处愈合潜力	优于平片，尤其在辨识发育不良、峡部裂、小关节等
MRI（磁共振成像）[1]	软组织神经结构	无放射损伤

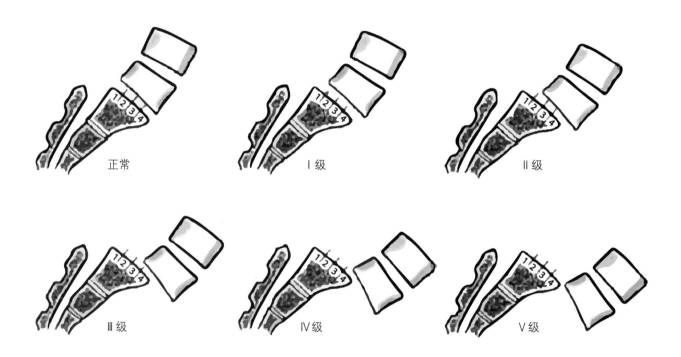

图24.2　Meyerding评分体系的5个等级[77]。Ⅰ级可见25%的前移，Ⅱ级26%~50%前移，Ⅲ级51%~75%前移，Ⅳ级76%~100%前移，Ⅴ级为椎体下垂

移角与腰椎滑脱的快速进展相关[78]。骨盆倾斜角，也称骶骨倾斜角，表示骶骨的垂直位置。它也是2条线的夹角形成的：垂直于地面的线与平行于骶骨后皮质的线[1]。正常值通常大于30°，随着滑脱的增加，腰骶后凸也随之增加。因此骶骨被迫

向一个更垂直的方向，来抵消骨盆倾斜角[1]。作为评估畸形发展重要的信息，建议应对 Meyerding 分级、滑移角和骨盆倾斜角进行测量和记录[79]（图24.3，24.4）。

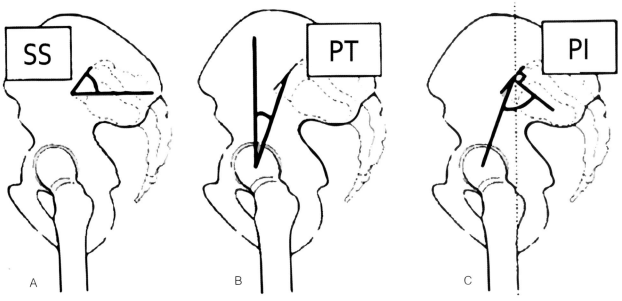

图24.3　骨盆参数。SS，骶骨倾斜角；PT，骨盆倾斜角；PI，骨盆入射角（经Oh等[79]允许）

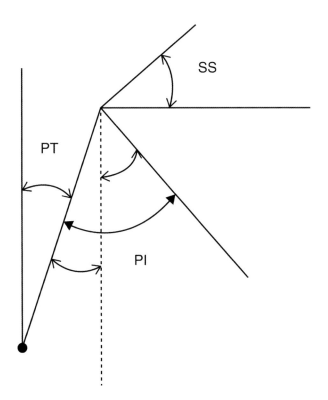

图24.4　骨盆参数间的关系，PI=PT+SS（经Oh等[79]允许）

适应证及患者选择

最初的治疗应该包括止痛治疗，核心肌群功能锻炼，恢复腰椎的活动范围。通常是通过非甾体抗炎药（NSAID）、止痛治疗和理疗来实现。在急性期进行小关节或硬膜外类固醇注射的疗效是肯定的，但不建议长期使用，因为长期使用可能会导致某些并发症[1]。麻醉药品的使用也是如此，因为长期使用麻醉药品会对康复产生不利影响，导致持续残疾，并增加成瘾的风险[1]。脊柱峡部裂的保守治疗包括避免剧烈活动，加强腹部和椎旁肌肉的康复训练，尽量减少盆腔倾斜以及抗前凸支具[80]。影响治疗效果的潜在因素很多。保守的治疗方案也取决于几个因素，如疾病的累及部位（峡部裂和腰椎滑脱），疾病的节段和累及方向（单侧或双侧），疾病发作时间（急性和慢性），以及患者的年龄[81]。练习的重点应该是加强腹部和椎旁肌群，因为控制腰椎的局部肌肉主要由多裂肌、腹内斜肌、腹横肌组成[82]。除了针对脊柱中立位的核心肌群进行训练以外，还应经常做些伸展运动来提高屈髋肌和腘绳肌的肌力及灵活性[83,85]。必要时增加有氧运动并控制体重。

不同患者的训练方案可能不同，但总体来说，恢复正常的活动能力是主要目标。患者症状的严重程度往往左右了峡部裂和腰椎滑脱的治疗，因为大多数这类疾病不会实现骨愈合，取而代之的是纤维瘢痕愈合，但这样的愈合依旧较为稳定而无症状[1]。与峡部滑脱患者相比，发育不良性滑脱患者从保守治疗中获益的可能性较小；然而，保守治疗仍然被推荐作为最初的治疗方式[37]。

手术治疗

脊椎滑脱手术治疗的主要目的是稳定受累节段的椎体和神经根的减压。如果患者经过了一系列保守治疗手段无效，并且保留持续严重的下腰痛、神经根性疼痛，影像学上又表现出了失稳、进展的滑脱，再加上支配区肌力下降及马尾症状，则应考虑手术治疗[1]。手术治疗大体分为两类，

直接峡部修复和用以防止滑脱进展的受累节段内固定术，无论是否进行神经减压。

直接峡部修复术

直接固定峡部的手术技术（图24.5）包括Buck技术[86]，Scott布线法[87]，椎弓根螺钉和椎板钩修复[88,89]和U形棒技术[90,91]。Buck法是一种开放式，其中在峡部裂周围的软组织被显露，彻底剥离，并用4.5 mm不锈钢皮质螺钉加压固定[86]。在Scott布线技术中，将1根不锈钢丝与髂嵴局部植骨结合起来，从横突绕至所涉及的水平棘突并收紧[87]。在U形棒技术中，双侧椎弓根螺钉通过棘突周围的U形棒连接，从而施加压力，促进裂开处骨移植物的加压愈合[90,91]。

后路椎弓根固定融合术

经椎弓根内固定已被证明可以提高融合

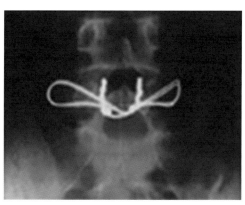

Scott 布线技术

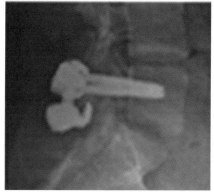

椎弓根螺钉和椎板钩

图24.5 **峡部裂的直接固定的方法**(引自Warner和Leahy[92])

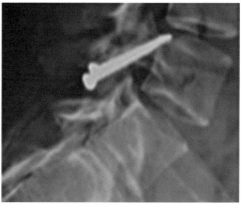

Buck钉

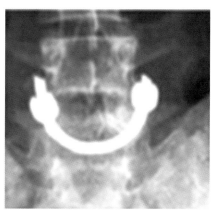

U形棒

率，并且有报道表明融合成功与临床疗效呈正相关[93,99]。随着内固定强度的增加，临床疗效与日俱进[94]。椎弓根螺钉固定系统在力学上优于其他固定装置，同时可以针对受累节段而不骚扰邻近组织[100]。

高等级腰椎滑脱

在治疗高等级滑脱时应当综合考虑多种因素[1]。与较轻的低级别滑脱相比，较重的高级别脊椎滑脱患者更难通过非手术治疗获得满意的疗效[101]。在这类患者中，减少滑移角而不是纠正前滑脱的程度似乎更应被重视[1]。虽然有研究证明超过50%的滑脱患者手术疗效较差，但脊柱外科医生通常都会选择融合手术治疗[102]。在确定手术方案时，必须综合考虑患者的症状、神经功能、影像学表现、畸形分类、患者年龄以及术者本身的经验。治疗效果受脊柱发育程度、滑脱等级、症状轻重、患者活动能力和疾病进展速度等多因素影响[1]。融合手术可以增加稳定性，减轻神经根的压迫，从而改善甚至彻底解决神经症状[103]。虽然无症状的成年人一般不采用手术治疗，但对于年轻人无症状也可能需要手术，因为如果发展为严重的滑脱畸形可能导致神经压迫及功能障碍[1]。融合手术对于年轻人应慎重使用，因为容易造成邻椎病[104,105]。对于滑脱大于50%的和滑脱大于75%的青少年，即便没有症状也要考虑手术干预[106~108]。另外当出现马尾神经症状，出现严重的大小便功能障碍时，也要考虑手术减压[109~111]。

脊椎滑脱的复位一直是个有争议的话题。有研究表明，全麻并使用肌松剂的情况下的体位摆放就可以使局部滑脱复位[112]。也可以在安放好内固定物后再进行主动复位。目前还没有一种公认的有效方法可以积极地减少退变性脊椎滑脱。在峡部裂性滑脱中，旨在纠正滑移角的部分复位疗效更佳[113]。脊椎滑脱的复位也有局限性和缺陷，例如术后常见L5神经根麻痹。有研究表明充分的减压和椎板切除可以降低这类并发症[113~115]。

对受累节段的融合手术已经被广为提倡作为峡部裂治疗的最终手段[106,116]。在一项对607例退变性脊椎滑脱的患者所进行的2年[117]和4年[118,119]预后的前瞻性评估疗效研究实验（SPORT）中，被观察者被分为两组，观察组和随机对照组各占50%。术前的保守治疗方法未采集，观察期间是否需要手术治疗或其他治疗由医师自行决定。研究显示两组患者存在显著的交叉性和非依从性。对比分析显示手术治疗的患者在2年和4年的随访中疼痛改善和功能恢复都很明显。由于该研究未进行手术类型的对比，所以无法回答哪种手术治疗效果更好的问题。

严重的滑脱治疗包括峡部裂直接修复[120~123]，单纯神经减压术[109、110、124、125]，减压后的后外侧原位融合术[96,122,126,127]，减压后的后外侧融合椎弓根钉内固定术[96,128,129]，以及减压后的滑脱复位椎间融合椎弓根钉内固定术[130~132]。虽然所有的患者都应常规进行保守治疗，但很多大型研究机构的数据表明，手术治疗往往会带来更有利的结果[117]。虽然内固定可以使融合更为稳定、牢固，但是内固定物其实对临床疗效并无明显的增益。也许影像学上的不稳表现为使用内固定物提供了合理的证据，但是使用内固定会增加手术时间、治疗费用和潜在的并发症[1]。另一方面，还有一些情况不适宜安放内固定，诸如椎间盘塌陷、滑脱无活动度和骨质疏松。这项SPORT研究成功的验证了与非手术治疗相比，手术在退变性脊椎滑脱椎管狭窄治疗中的优势。手术治疗的患者与对照组比较显示了手术组在3个月和12个月之后预后有所改善，在24个月时改善幅度略有降低[117]。从这项SPORT试验中得到的数据进一步分析使我们有了更深入的了解。手术治疗退变性腰椎滑脱患者的疗效优于无症状性腰椎滑脱狭窄的患者[133]。此外，下肢症状为主的患者手术效果要优于单纯腰背痛的患者[134]。

在Herkowitz等的一项前瞻性随机对照研究中，比较了单纯减压术与减压后非固定腰椎后外侧融合术再治疗 L3~L4 和 L4~L5 退变性脊椎滑脱以及椎管狭窄的临床疗效[135]。他们发现融合组的满意程度（96%）较之未融合组的满意程度（44%）高了近 2 倍。作者认为原位融合术的效果要好于单纯减压。

腰椎融合治疗腰椎滑脱也会有一些意外出现。如在老年患者中，无论是相邻椎体压缩骨折还是骨质疏松造成的应力性骨折，均有可能发生[1]。内固定也可能造成关节囊破裂或关节突关节损伤而直接损伤上关节突。因此，使用拥有弹性的较为软的内固定材料或不用内固定或许更让学者感兴趣，因为理论上如果融合能够具有弹性或者形成假关节，相邻的椎体应力会降低[1]。对于某些年龄的患者来说，不进行任何的融合和多层减压无疑是明智的，尽管文献可能会支持融合。多节段的非内固定融合随即增加了多节段假关节发生的概率，也增加了平背畸形的可能性。因此，在某些情况下，对狭窄节段进行减压，但只在存在滑脱的阶段进行内固定可能是适当的[1]。

前柱支撑在脊椎滑脱手术治疗中的作用一直存在争议。前柱支撑可以通过后路腰椎椎间融合术（PLIF）、经椎间孔腰椎椎间融合术（TLIF）或前路腰椎椎间融合术（ALIF）来提供。前斜入路等新技术也在使用中。椎间融合器的可选材料有金属笼、碳纤维笼、聚醚醚酮（PEEK）笼或骨组织[1]。前柱支撑可用于峡部裂滑脱及退变性滑脱的治疗[136~140]。与后路内固定非椎间融合相比，采用 PLIF 或 TLIF 椎间融合的优点包括增加融合率、更好的间接椎间孔减压、更好的脊椎滑脱复位和更好的脊柱前凸复位[137,138,140]。Oda 等报道称，当前柱支撑不足时，单独使用椎弓根螺钉后固定提供的稳定性不足，导致移植物压力性变形。在这种情况下，添加椎间融合器显著增加了结构强度，降低了内固定物变形的可能，但也同时增加了相邻节段的负荷[141]。

在这项脊柱临床疗效预后研究实验（SPORT）的 2 年随访中，对保守治疗腰椎滑脱进行了成本效益分析[142]。研究发现，与非手术治疗相比，外科手术能显著提高患者的生活质量。2 年的随访手术被认为是不符合成本效益的；然而，在较长的随访时间内，该手术很可能符合现行的成本效益标准[142]。

手术技术

体位

患者俯卧位于 Jackson 手术台，髋部完全伸展以改善腰椎前凸。这个位置也可以最大限度地减少因腹部压迫所引起的硬膜外静脉扩张。此外，它可以帮助减少脊椎滑脱的程度。有时候单纯靠体位摆放，就能够看到滑脱已经得到相当程度的复位。骨性突起部位应当妥善加衬垫。一旦体位摆放满意，应立刻检查神经监测信号并进行校准。术中常用的神经生理监测（IONM）技术包括上下肢的 SEP（躯体感觉诱发电位）以及连续和触发的肌电活动[143]。

椎弓根螺钉放置

我们更喜欢在进行减压前放置椎弓根螺钉。解剖应充分暴露横突，仔细清除融合节段区域周围的软组织。一旦确定了椎弓根进针点的解剖标志，就可以通过透视的帮助，钻孔并正确的植入椎弓根钉。椎弓根螺钉植入的方法有 2 种：Roy-Camille 法和 Magerl 法。Roy-Camille 的螺钉入口点位于典型骨嵴上 2 条线的交叉处，横突中部的横线和关节突关节下 1 mm 纵线的交点[144]。Magerl 法椎弓根螺钉的钉尾外倾 10°~20°[145]，进针点在椎弓根的中轴线上，也是 2 条线的交点，纵线是上关节突外缘切线，横线是横突基底部中线。夹持棘突轻提可以观察到关节突关节面，然后用咬骨钳将上关节突咬平，同时清除软组织，这样可以完成进针点的确认。对于 S1 椎弓根的确认，可以利用 S1 上关节突下外侧部分。有 2 种常见的骶骨螺钉植入方式：向外侧植入髂骨翼或向内植入骶骨岬部。每个椎弓根螺钉均以磨钻钻孔开始。钻孔完毕后，要以弯曲的探针进入探查，将针道的前壁、内外壁、上下壁均仔细依靠手感探查，确保均为骨性。探查同时也确定钉孔深度，然后放入定位针。椎弓根螺钉的大小既可以通过术前 CT 确定，也可以在术中测量。置钉方向一定与丝攻方向一致，否则可能破坏各壁进入错误的位置，突破内壁伤及神经是最为严重的问题。螺钉的最佳长度是进入椎体 75% 左右的深度，不要突破椎体前部，以免伤及腹膜后的重要内脏血管。所有螺钉放置完毕后，可以再次透视确认位置。

减压

单纯的椎板切除减压术在没有滑脱的患者中作为首先推荐，但是在低级别相对稳定的滑脱也可作为推荐选择[146]。为了获得成功的减压，手术通常分三步完成。首先切除中央椎板，然后延伸至两侧椎弓根，进而进行骨性侧隐窝减压，确保关节突关节复合体内侧骨完全切除，然后将肥大的黄韧带分离切除。椎间孔的切除是为了确保神经根得到完整的减压，同时要保留大部分的关节突关节和至少 8 mm 的峡部[147]。过度减压可能导致破坏小关节，这会导致加速退变和失稳[148]。对于高龄的合并有长期基础病的患者，我们建议仅对严重狭窄的节段实施手术。对于单侧症状，尤其是典型根性症状的患者，行半椎板切除也是良好的选择[149]。

腰椎滑脱复位

腰椎滑脱手术的技术取决于术者对生物力学、内植物和手术目的的理解。注意不要过度治疗或治疗不足，要做到适当的构思和计划，需要对治疗的方法及其效果有一个深度了解。图 24.9 显示了 L5~S1 峡部滑脱症患者的术前、术中和术后图像，该患者滑脱等级为 Ⅲ 级。治疗采用了 L5~S1 椎板切除 L4~S1 椎弓根螺钉内固定，后外侧植骨融合术。术中采用后方固定棒提拉复位恢复了滑脱，以实现生理性前凸的恢复并预防将来的平背畸形。

高度滑脱的矫正面临着若干挑战。为了尽量减少并发症，要对解剖结构的纠正及改变带来的效果有足够的理解[150]。我们建议在进行复位之前进行完整的椎板切除减压，并将椎间孔进行充分减压。在这个 L5~S1 峡部裂滑脱病例中，我们的重点目标是获得 L5 神经根的完全减压。这个神经根术中从穿出椎间孔直至到达孔外都是可见的。对于高度的 L5~S1 峡部裂滑脱，我们建议在骶骨放置双皮质螺钉，也可以放置髂骨螺钉。如果 L5 椎弓根畸形，不能保证良好的置钉和把持，建议在 L4 也植入椎弓根螺钉。

后外侧融合术

后外侧融合术被认为是后外侧固定的一种标准方法。当椎弓根螺钉安放良好，术中透视显示位置良好，并完成椎间融合器的放置以后，就可以打磨后外侧皮质开始后外侧融合。打磨后外侧皮质可以新鲜化接触面，提供融合所需的松质骨及其血供，另外还可以得到骨髓中渗出的多能干细胞[151]。打磨过程应将横突和关节突关节外侧充分打磨，而峡部打磨成效较差[151]。打磨后，应将移植骨直接放置在这些打磨区域上，以期将来在此处形成融合骨块。推荐使用的植入物为去除软组织和骨皮质的自体松质骨或者脱矿骨基质（DBM）。DBM 应准确填放在打磨好的松质骨位置，加压植入。

TLIF

经椎间孔腰椎椎间融合术（TLIF）是具有一定学习曲线的，需要通过不断实践来获得熟练的经验。根据外科医生的习惯、训练过程和对 TLIF 的专业知识，可以有 2 个主要的选择，包括开放式 TLIF 和 MIS-TLIF。开放的做法优势在于可以进行多节段减压，而微创技术在可视化、空间以及处理高度滑脱方面不占优势。如前所述，椎间融合器包括金属、碳纤维、PEEK 和骨组织等多种。

开放 TLIF 技术

我们通常在螺钉放置好并且完成减压后再进行 TLIF。用超声骨刀或磨钻等去除上位椎体的下关节突，然后去除下位椎体的上关节突。一定确保不能伤害出口根和走行根。操作过程中应使用神经剥离子妥善保护好出口根，用神经拉钩轻轻牵开保护脊髓和行走根。椎间盘髓核取出完成后，用刮匙刮除软骨终板，确保尽可能彻底地去除软骨。要尽可能保护好皮质骨不破裂，这样可以减少终板骨折和融合器下沉的发生。应当在椎间融合器放入足够量的自体骨，建议至少填充 15 mL 以上，这与获得良好的融合关系密切。植入完成后透视确定其位置是否合适。

微创技术

近些年来，微创技术在脊椎滑脱的治疗中得到了广泛的应用。微创技术的优势在于并发症发生率低、出血少、康复更快。微创经椎间孔腰椎椎间融合术（MIS-TLIF）作为一种开放的后路融合技术的替代方法已经得到了广泛的应用。这种方法在治疗退变性峡部裂性滑脱的病例中非常有用。

MIS 技术 [153~156]

MIS-TLIF 使用的螺钉是空心的。患者常规俯卧位于 Jackson 手术床，髋部伸展，膝关节弯曲至 20°~30°。透视下定位责任节段以及相应的关节突关节。我们倾向于在减压和 TLIF 之前放置导丝。在正确放置导丝后，将 22 mm 管状拉钩置于同侧小关节上。此处也可以使用头灯和目镜，但我们更喜欢使用显微镜进行。用高速磨钻进行关节突关节切除。直视下确定好神经根和硬膜囊位置。然后按顺序处理椎间盘和植入融合器。如果需要做双侧椎板切除减压，我们更多是在植入融合器

后进行。手术台可以略微倾斜，术中一系列的磨钻头、咬骨钳等都可以帮助完成双侧减压，最后植入椎弓根螺钉和连接棒。

大部分成功的融合是发生在椎间隙内的（对侧小关节也可以去皮质植骨）。因此，至关重要的还是椎间隙的处理，尤其是充分地刮除软骨组织准备终板。移植物也是 MIS-TLIF 成功的基础。我们更喜欢在椎间盘放置尽可能充足的骨组织，同时在融合器内放入 20~30 mL 的骨组织。

虽然学习曲线陡峭，但是当熟练掌握技术以后可以缩短手术时间、减少失血并降低感染率。大量病例证实该术式可以缩短住院时间，功能恢复更快 [153,154,157,160]。在脊椎滑脱病例中，微创技术可用于退变性滑脱（图 24.6、24.7、24.8）和峡部裂性滑脱（图 24.9）的治疗 [161,162]。复位通常不作为常规推荐。

典型病例

病史及体格检查

患者 45 岁男性，有慢性双侧 L5 神经根病变病史。站立和行走时疼痛加剧，卧床症状减轻。他接受了 6 个月的物理治疗和多次硬膜外类固醇注射（包括椎间盘注射和椎间孔内注射）。在一次身体检查中，可观察到患者肥胖，体重指数（BMI）达到 39。患者感觉检查正常，各主要肌群运动正常，生理反射正常，神经血管整体无异常。

影像学检查

术前站立位腰椎正侧位、过伸过屈位片显示 L5 骶化，L5~S1 Ⅱ / Ⅲ 级峡部裂性滑脱（图 24.10）。

治疗

患者行 L5~S1 MIS-TLIF 手术。

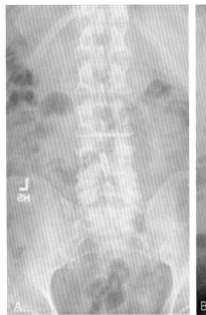
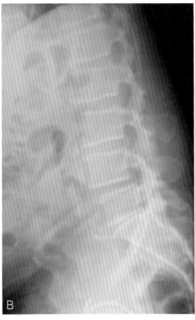

图24.6 退变性腰椎滑脱的站立位正、侧位
片

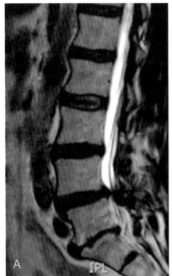
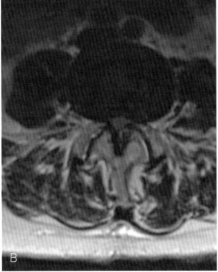

图24.7 退变性腰椎滑脱的矢状面和轴位
MRI

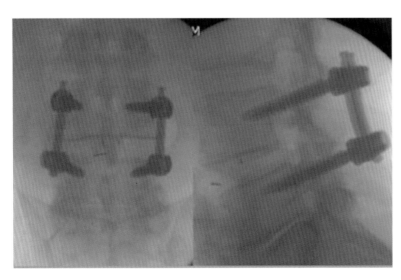

图24.8 MIS-TLIF治疗退变性腰椎滑脱的
术中透视

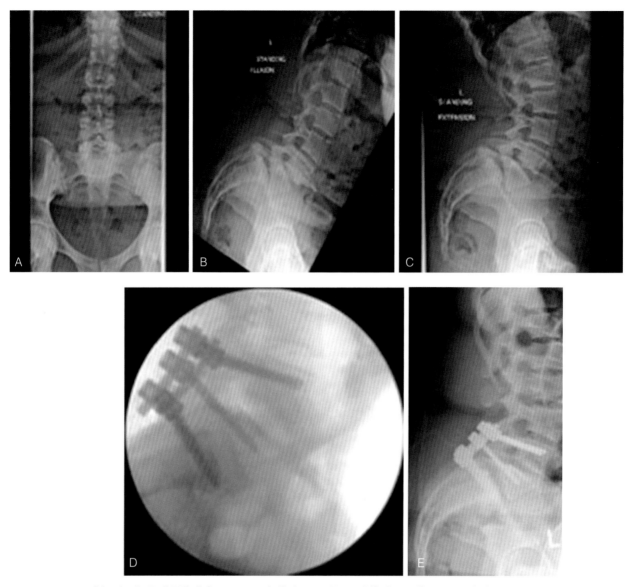

图24.9 L5~S1峡部裂Ⅲ级滑脱影像学表现。A~C.术前站立正侧位、过伸过屈位片。D，E.术中侧位透视和术后侧位片

结果

术后6个月患者随访，情况良好，无活动后疼痛主诉。随访影像资料显示椎间融合器位置好，无下沉和移位，无松动（图24.10）。患者对疗效满意，术后可正常活动，无疼痛。

技术要点

- 采取俯卧体位，置患者于Jackson手术床，垫高大腿和臀部以最大限度地令腰椎前凸，可以使腰椎滑脱部分复位。

- 成人峡部裂性滑脱经良好的体位摆放达到的部分复位可以帮助融合以获得良好的临床疗效。

- 如果需要主动复位，建议行广泛的椎板切除对神经根进行减压。

- 主动复位可以通过连接棒对远端的锁定螺钉提拉复位来实现。

- MIS-TLIF可以获得和开放手术相当的临床疗效；然而，这项技术需要估计30~40例[163~165]的学习曲线。

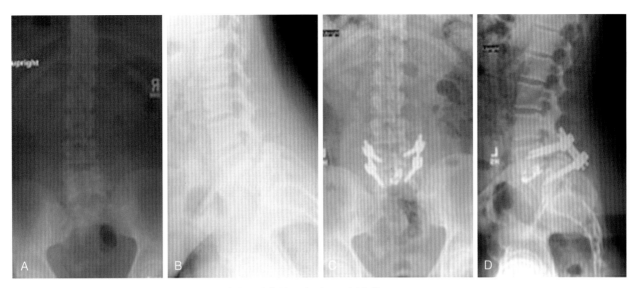

图24.10　采用MIS-TLIF治疗L5~S1峡部裂性滑脱术前和术后正、侧位片

• 我们建议在 MIS-TLIF 中使用 22 mm 刚性棒和显微镜。

• 微创融合术中融合的成功很大程度上取决于椎间融合的成功率。因此，我们建议椎间隙处理要彻底，另外需要至少 15 mL 的移植骨。我们通常使用脱矿骨基质来填充椎间盘间隙，局部植骨（从小关节和椎板切除过程中获取）来填充椎间隙。

并发症及其防治策略

最常见的并发症是假关节形成，其发生率从 0~39% 不等[166~170]。ⅡA 型（溶解型）腰椎滑脱的融合术后假关节发生率最高[171]。假关节的影像学证据包括骨桥接不足，椎弓根螺钉周围透亮区，内固定松动，滑移角变大或椎体位移增加[1]。有报道称，即便采用了非内固定的融合手术，术后滑脱仍然会恶化[10,39,106,169,172,173]。这些报道大多使用 X 线片而不是 CT 来评估融合情况；因此，假关节可能是这些病例中的许多原因。由于非内固定融合术中滑脱的增加，给内固定的使用提供了一个合理的依据。

神经根性痛和支配区麻痹是常见的并发症。

脊柱侧弯研究协会报道，脊柱滑脱术后发生神经并发症的比例是 3.1%[174]。神经根病是最常见的。术中操作可以直接造成硬膜损伤，损伤腰、骶等多个神经根，导致术后神经功能缺损[1]。最常见的受累神经根是 L5 神经根，其恢复的速度报道显示不一。神经根损伤的高风险似乎与高度滑脱积极复位有关[175~177]。我们建议在广泛椎板切除减压下再尝试复位滑脱。如前所述，在这些情况下，重要的是要确保充分的减压，不仅对出口根也包括走行根。

硬膜撕裂是一种常见的外科并发症[157,178]。虽然小的裂口可以通过放置纤维蛋白密封胶来解决，但是较大的撕裂口需要现场缝合。根据我们的经验，持续脑脊液漏的发生相对较少。

结论

腰椎滑脱的最佳治疗依赖于对症状、影像学和外科医生的经验综合考虑。手术的目的是减轻神经根的卡压症状，稳定存在异常动度的腰椎节段。

减压通常依靠椎板切除，切除所有导致狭窄的骨性和韧带结构；减压也可以通过椎间融合器带来的椎间隙高度的恢复来间接实现。

稳定是通过不稳节段的内固定物支撑和最终的融合来实现的。融合手术可以通过前路也可以通过后路实现。稳定是通过不稳定运动节段的关节固定来实现的。关节融合术可以通过前路或后路进行。在过去的 20 年里，许多报道显示出由于内固定的使用已经成为一种标准，所以临床疗效越来越好。增加椎间融合器和椎间隙植骨的做法越来越受青睐。有报道显示，增加椎间植骨后融合率增加。虽然它能获得更高的融合成功率和椎间孔高度恢复及减压，但临床疗效并未因此而明显更好。

我们建议外科医生熟悉多种治疗方法。仔细检查每个病例的具体情况来选择最佳的治疗方法。

参考文献

1. Herkowitz HN, Garfin SR, Eismont FJ, Bell GR, Balderston RA. Rothman-Simeone The Spine. 6th ed. Philadelphia PA: Saunders; 2011.

2. Killian HF. Schilderungen neuer beckenformen and ihres verhaltens im leben. Mannheim: Verlag von Bassermann &Mathy; 1854.

3. Wiltse LL. Spondylolisthesis: classification and etiology. Symposium on the Spine, American Academy of Orthopaedic Surgeons. St. Louis: CV Mosby; 1969. p. 143–68.

4. Fredrickson BE, Baker D, McHolick WJ, et al. The natural history of spondylolysis and spondylolisthesis. J Bone Joint Surg. 1984;66A:699–707.

5. Gaines R, Nichols W. Treatment of spondyloptosis by two-stage L5 vertebrectomy and reduction of L4 onto S1. Spine. 1985;10:680–6.

6. Schlenzka D, Remes V, Helenius I, et al. Direct repair for treatment of symptomatic spondylolis- thesis in young patients: no benefit in comparison to segmental fusion after a mean follow-up of 14.8 years. Eur Spine J. 2006;15:1437–47.

7. Herbiniaux G. Traite sur divers accouchemens lab-prieux, et sur polypes de la matrice. DeBoubers: Bruxelles; 1782.

8. Robert C. Eine cigenthumliche Angeborene lodose, Wahrscheinlich Bedingt durch eine Verschiebung des Korpers des letzen Lendenwirbels auf die Vordere fiache des ersten Kreuzbeinwirbels (spondylolisthesis killian) nebst Bemerkungen uber die Mechanic diser Bekenformation. Monatsschr Beburtskund Frauenkrankheiten, 2nd ed. 1853, pp 429–432.

9. Neugebauer FL. Aetiologie der sogenannten Spondylolisthesis. Arch Gynakol. 1882;20:133.

10. Wiltse L, Newman PH, Macnab I. Classification of spondylolysis and spondylolisthesis. Clin Orthop Relat Res. 1976;117:23–9.

11. Wiltse L, Rothman S. Spondylolithesis: classification, diagnosis, and natural history. Semin Spine Surg. 1989;1:78–94.

12. Wiltse L, Rothman S. Spondylolisthesis: classification, diagnosis, and natural history. Semin Spine Surg. 1993;5:264–80.

13. Wiltse L, Winter RB. Terminology and measurement of spondylolisthesis. J Bone Joint Surg Am. 1983;65:768–72.

14. Marchetti PG, Bartolozzi P. Classification of spondylolisthesis as a guidance for treatment. In: DeWald RL, Bridwell KH, editors. The textbook of spinal surgery, vol. 2. Philadelphia: Lippincott Wilkins & Williams; 1997. p. 1211–54.

15. Hammerberg KW. New concepts on the pathogenesis and classification of spondylolisthesis. Spine. 2005;30(Suppl):S4–11.

16. Dietrich M, Kurowski P. The importance of mechanical factors in the etiology of spondylolysis: a model analysis of loads and stresses in human lumbar spine. Spine (Phila Pa 1976). 1985;10:532–42.

17. Krenz J, Troup JD. The structure of the pars interarticularis of the lower lumbar vertebrae and its relation to the etiology of spondylolysis, with a report of a healing fracture in the neural arch of a fourth lumbar vertebra. J Bone Joint Surg Br. 1973;55:735–41.

18. Letts M, Smallman T, Afanasiev R, et al. Fracture of the pars interarticularis in adolescent athletes: a clinical-biomechanical analysis. J Pediatr Orthop.

1986;6:40–6.

19. Schulitz KP, Niethard FU. Strain on the interarticular stress distribution: measurements regarding the development of spondylolysis. Arch Orthop Trauma Surg. 1980;96:197–202.

20. Jackson DW, Wiltse LL, Cirincoine RJ. Spondylolysis in the female gymnast. Clin Orthop Relat Res. 1976;117:68–73.

21. Ciullo JV, Jackson DW. Pars interarticularis stress reaction, spondylolysis, and spondylolisthesis in gymnasts. Clin Sports Med. 1985;4:95–110.

22. Semon RL, Spengler D. Significance of lumbar spondylolysis in college football players. Spine (Phila Pa 1976). 1981;6:172–4.

23. Soler T, Calderon C. The prevalence of spondylolysis in the Spanish elite athlete. Am J Sports Med. 2000;28:57–62.

24. Wimberly RL, Lauerman WC. Spondylolisthesis in the athlete. Clin Sports Med. 2002;21:133–45.

25. Stinson JT. Spondylolysis and spondylolisthesis in the athlete. Clin Sports Med. 1993;12:517–28.

26. Standaert CJ. Spondylolysis in the adolescent athlete. Clin J Sport Med. 2002;12:119–22.

27. Lundin DA, Wiseman DB, Shaffrey CI. Spondylolysis and spondylolisthesis in the ath-lete. Clin Neurosurg. 2002;49:528–47.

28. Herman MJ, Pizzutillo PD, Cavalier R. Spondylolysis and spondylolisthesis in the child and adolescent athlete. Orthop Clin North Am. 2003;34:461–7.

29. MacDonald J, D'Hemecourt P. Back pain in the ado-lescent athlete. Pediatr Ann. 2007;36:703–12.

30. Ogilvie JW, Sherman J. Spondylolysis in Scheuermann's disease. Spine (Phila Pa 1976). 1987;12:251–3.

31. Newman PH. Degenerative spondylolisthesis. Orthop Clin North Am. 1975;6:197–9.

32. Labelle H, Roussouly P, Berthonnaud E, et al. Spondylolisthesis, pelvic incidence, and spinopelvic balance: a correlation study. Spine. 2004;15(29):2049–54.

33. Hanson DS, Bridwell KH, Rhee JM, et al. Correlation of pelvic incidence with low-and

high-grade isthmic spondylolisthesis. Spine. 2002;27:2026–9.

34. Rosenberg NJ. Degenerative spondylolisthesis: surgical treatment. Clin Orthop. 1976;117:112–20.

35. Rowe GG, Roche MB. The etiology of separate neural arch. J Bone Joint Surg. 1953;35A:102–9.

36. Iguchi T, Wakami T, Kurihara A, et al. Lumbar multilevel degenerative spondylolisthesis: radiological evaluation and factors related to anterolisthesis and retrolisthesis. J Spinal Disord Tech. 2002;15:93–9.

37. Ganju A. Isthmic spondylolisthesis. Neurosurg Focus. 2002;13:E1.

38. Meyerding H. Spondylolisthesis: surgical treatments and results. Surg Gynecol Obstet. 1932;54:371–7.

39. Boxall D, Bradford DS, Winter RB, et al. Management of severe spondylolisthesis in children and adoles-cents. J Bone Joint Surg. 1979;61A:479–95.

40. Taillard W. Etiology of spondylolisthesis. Clin Orthop. 1976;115:30–9.

41. Burkus JK. Unilateral spondylolysis associated with spina bifida occulta and nerve root compression. Spine. 1990;15:555–9.

42. Lonstein JE. Spondylolisthesis in children. Spine. 1999;24:2640–8.

43. Seitsalo S. Progression of spondylolisthesis in children and adolescents. Spine. 1991;16:417–21.

44. Wynne-Davies R, Scott JHS. Inheritance and spondylolisthesis. J Bone Joint Surg Br. 1979;61:301–5.

45. Hennrikus WL. Incidence of spondylolisthesis in ambulatory cerebral palsy patients. J Pediatr Orthop. 1993;13:317–40.

46. Blackburne JS, Velikas EP. Spondylolisthesis in children and adolescents. J Bone Joint Surg Br. 1977;59:490–4.

47. Maurer SG. Iatrogenic spondylolysis leading to con-tralateral pedicular stress fracture and unstable spon-dylolisthesis. Spine. 2000;25:895–8.

48. Wiltse LL. Fatigue fracture: the basic lesion in isthmic spondylolisthesis. J Bone Joint Surg Am. 1975;57:17–22.

49. Kumar R. Spina bifida occulta in isthmic

spondylolis- thesis: a surgical trap. Eur Spine J. 2002;11:159–61.

50. Bird HA, Eastmond CJ, Hudson A, Wright V. Is generalized joint laxity a factor in spondylolisthesis? Scand J Rheumatol. 1980;9:203–5.

51. Kee-Yong H, Cheong-Ho C, Ki-Won K, et al. Expression of estrogen receptor of the facet joints in degenerative spondylolisthesis. Spine. 2005;30:562–6.

52. Sanderson PL, Fraser RD. The influence of pregnancy on the development of degenerative spondylolisthesis. J Bone Joint Surg Br. 1996;78:951–4.

53. Hosoe H, Ohmori K. Degenerative lumbosacral spondylolisthesis: possible factors which predispose the fifth lumbar vertebra to slip. J Bone Joint Surg Br. 2008;90:356–9.

54. Jacobsen S, Sonne-Holm S, Rovsing H, et al. Degenerative lumbar spondylolisthesis: an epidemiological perspective: the Copenhagen osteoarthritis study. Spine. 2007;32:120–5.

55. Boden SD, Riew KD, Yamaguchi K, et al. Orientation of the lumbar facet joints: association with degenerative disc disease. J Bone Joint Surg Am. 1996;78:403–11.

56. Grobler LJ, Robertson PA, Novotny JE, Pope MH. Etiology of spondylolisthesis: assessment of the role played by lumbar facet joint morphology. Spine. 1993;18:80–91.

57. Love TW, Fagan AB, Fraser RD. Degenerative spondylolisthesis: developmental or acquired? J Bone Joint Surg Br. 1999;81:670–4.

58. Lowe RW, Hayes TD, Kaye J, et al. Standing roentgenograms in spondylolisthesis. Clin Orthop Relat Res. 1976;117:80–4.

59. Standaert CJ, Herring SA. Spondylolysis: a critical review. Br J Sports Med. 2000;34:415–22.

60. Amato M, Totty WG, Gilula LA. Spondylolysis of the lumbar spine: demonstration of defects and lami- nal fragmentation. Radiology. 1984;153:627–9.

61. Libson E, Bloom RA, Dinari G. Symptomatic and asymptomatic spondylolysis and spondylolisthesis in young adults. Int Orthop. 1982;6:259–61.

62. Segebarth PB, Kurd MF, Haug PH, Davis R. Routine upright imaging for evaluating degenerative lumbar stenosis: incidence of degenerative spondylolisthesis missed on supine MRI. J Spinal Disord Tech. 2015; 28(10): 394–97.

63. Bodner RJ, Heyman S, Drummond DS, et al. The use of single photon emission computed tomography (SPECT) in the diagnosis of low-back pain in young patients. Spine (Phila Pa 1976). 1988;13:1155–60.

64. Bellah RD, Summerville DA, Treves ST, et al. Low-back pain in adolescent athletes: detection of stress injury to the pars interarticularis with SPECT. Radiology. 1991;180:509–12.

65. Luhmann S, O'Brien MF, Lenke L. Spondylolysis and spondylolisthesis. In: Morrissy RT, Weinstein SL, editors. Lovell and Winter's pediatric orthopaedics, vol. Vol 2. 6th ed. Philadelphia: Lippincott Williams & Wilkins; 2006. p. 839–70.

66. Congeni J, McCulloch J, Swanson K. Lumbar spondylolysis: a study of natural progression in athletes. Am J Sports Med. 1997;25:248–53.

67. Teplick JG, Laffey PA, Berman A, et al. Diagnosis and evaluation of spondylolisthesis and/or spondylolysis on axial CT. AJNR Am J Neuroradiol. 1986;7:479–91.

68. Fujiwara A, Lim T, An HS, et al. The effect of disc degeneration and facet joint osteoarthritis on segmental flexibility of the lumbar spine. Spine. 2000;23:3036–44.

69. Schellinger D, Wener L, Ragsdale BD, et al. Facet joint disorders and their role in the production of back pain and sciatica. Radiographics. 1987;7:923–44.

70. Adams MA, Hutton WC. The mechanical function of the lumbar apophyseal joints. Spine. 1983;8:327–30.

71. Tencer AF, Mayer TG. Soft tissue strain and facet face interaction in the lumbar intervertebral joint. Part II: calculated results and comparison with experimental data. J Biomech Eng. 1983;105:210–5.

72. Yang KH, King AI. Mechanism of facet load transmission as a hypothesis for low back pain. Spine. 1984;9:557–65.

73. Rihn JA, Lee JY, Khan M, et al. Does lumbar facet fluid detected on magnetic resonance imag-

ing correlate with radiographic instability in patients with degenerative lumbar disease? Spine. 2007;14:1555–60.

74. Chaput C, Padon D, Rush J, et al. The significance of increased fluid signal on magnetic resonance imaging in lumbar facets in relationship to degenerative spondylolisthesis. Spine. 2007;17:1883–7.

75. Schinnerer KA, Katz LD, Grauer JN. MR findings of exaggerated fluid in facet joints predicts instability. J Spinal Disord Tech. 2008;21:468–72.

76. Cho BY, Murovic JA, Park J. Imaging correlation of the degree of degenerative L4–5 spondylolisthesis with the corresponding amount of facet fluid. J Neurosurg Spine. 2009;11:614–9.

77. Lasanianos N, Triantafyllopoulos GK, Pneumaticos SG. Spondylolisthesis grades. Trauma and Orthopaedic Classifications, Part IV. London: Springer; 2015. p. 239–42.

78. Boxall D, Bradford DS, Winter RB, et al. Management of severe spondylolisthesis in children. J Bone Joint Surg Am. 1979;61:479–95.

79. Oh SK, Chung SS, Lee CS. Correlation of pelvic parameters with isthmic spondylolisthesis. Asian Spine J. 2009;3(1):21–6.

80. O'Sullivan PB, Phyty GD, Twomey LT, et al. Evaluation of specific stabilizing exercise in the treatment of chronic low back pain with radiologic diagnosis of spondylolysis or spondylolisthesis. Spine (Phila Pa 1976). 1997;22:2959–67.

81. Fujii K, Katoh S, Sairyo K, et al. Union of defects in the pars interarticularis of the lumbar spine in children and adolescents: the radiological outcome after conservative treatment. J Bone Joint Surg Br. 2004;86:225–31.

82. Panjabi MM. The stabilizing system of the spine. Part I. Function, dysfunction, adaptation, and enhancement. J Spinal Disord. 1992;5:383–9.

83. Steiner ME, Micheli LJ. Treatment of symptomatic spondylolysis and spondylolisthesis with the modified Boston brace. Spine (Phila Pa 1976). 1985;10:937–43.

84. Blanda J, Bethem D, Moats W, et al. Defects of pars interarticularis in athletes: a protocol for nonoperative treatment. J Spinal Disord. 1993;6:406–11.

85. Kurd MF, Patel D, Norton R, et al. Nonoperative treatment of symptomatic spondylolysis. J Spinal Disord Tech. 2007;20:560–4.

86. Buck JE. Direct repair of the defect in spondylolisthesis: preliminary report. J Bone Joint Surg Br. 1970;52:432–7.

87. Nicol RO, Scott JH. Lytic spondylolysis: repair by wiring. Spine (Phila Pa 1976). 1986;11:1027–300

88. Ivanic GM, Pink TP, Achatz W, et al. Direct stabili/ zation of lumbar spondylolysis with a hook screw: mean 11-year follow-up period for 113 patients. Spine (Phila Pa 1976). 2003;28:255–9.

89. Lundin DA, Wiseman D, Ellenbogen RG, et al. Direct repair of the pars interarticularis for spondylolysis and spondylolisthesis. Pediatr Neurosurg. 2003;39:195–200.

90. Gillet P, Petit M. Direct repair of spondylolisthesis using a rod-screw construct and new bone grafting of the pars defect. Spine. 1999;24:1252–6.

91. Ulibarri JA, Anderson PA, Escarcega T, Mann D, Noonan KJ. Biomechanical and clinical evaluation for surgical repair of spondylolysis in adolescents. Spine. 2006;31:2067–72.

92. Warner WC, Leahy, M. Treating spondylolysis in the adolescent athlete. Academic News AAOS http://www.aaos.org.

93. Yuan HA, Garfin SR, Dickman CA, et al. A historical cohort study of pedicle screw fixation in thoracic, lumbar, and sacral spinal fusions. Spine (Phila Pa 1976). 1994;19(20 Suppl):2279S–96S.

94. Zdeblick TA. A prospective, randomized study of lumbar fusion: preliminary results. Spine (Phila Pa 1976). 1993;18:983–91.

95. Bjarke Christensen F, Stender Hansen E, Laursen M, et al. Long-term functional outcome of pedicle screw instrumentation as a support for posterolateral spi- nal fusion: randomized clinical study with a 5-year follow-up. Spine (Phila Pa 1976). 2002;27:1269–77.

96. Deguchi M, Rapoff AJ, Zdeblick TA. Posterolateral

fusion for isthmic spondylolisthesis in adults: analy- sis of fusion rate and clinical results. J Spinal Disord. 1998;11:459–64.

97. Bono CM, Lee CK. Critical analysis of trends in fusion for degenerative disc disease over the past 20 years: influence of technique on fusion rate and clinical outcome. Spine (Phila Pa 1976). 2004;29:455–463.; discussion Z5.

98. Chang P, Seow KH, Tan SK. Comparison of the results of spinal fusion for spondylolisthesis in patients who are instrumented with patients who are not. Singap Med J. 1993;34:511–4.

99. Ricciardi JE, Pflueger PC, Isaza JE, et al. Transpedicular fixation for the treatment of isthmic spondylolisthesis in adults. Spine (Phila Pa 1976). 1995;20:1917–22.

100. Shirado O, Zdeblick TA, McAfee PC, et al. Biomechanical evaluation of methods of posterior stabilization of the spine and posterior lumbar inter- body arthrodesis for lumbosacral isthmic spondylo- listhesis: a calf-spine model. J Bone Joint Surg Am. 1991;73:518–26.

101. Frennered AK, et al. Midterm follow-up of young patients fused in situ for spondylolisthesis. Spine (Phila Pa 1976). 1991;16:409–16.

102. Beutler WJ, Fredrickson BE, Murtland A, et al. The natural history of spondylolysis and spondylolisthe- sis: 45-year follow-up evaluation. Spine (Phila Pa 1976). 2003;28:1027–1035.; discussion 1035.

103. Wiltse LL. Spondylolisthesis and its treatment. In: Finneson BE, editor. Low back pain. 2nd ed. Philadelphia: JB Lippincott; 1980. p. 451–93.

104. Lehmann TR, Spratt KF, Tozzi JE, et al. Long-term follow-up of lower lumbar fusion patients. Spine (Phila Pa 1976). 1987;12:97–104.

105. Lee CK. Accelerated degeneration of the segment adjacent to a lumbar fusion. Spine (Phila Pa 1976). 1988;13:375–7.

106. Hensinger RN. Spondylolysis and spondylolisthesis in children and adolescents. J Bone Joint Surg Am. 1989;71:1098–107.

107. Harris IE, Weinstein SL. Long-term follow-up of patients with grade-III and IV spondylolisthesis: treatment with and without posterior fusion. J Bone Joint Surg Am. 1987;69:960–9.

108. Bell DL, Ehrlich MG, Zaleske DJ. Brace treatment for symptomatic spondylolisthesis. Clin Orthop Relat Res. 1988;236:192–8.

109. Gill GG, Manning JG, White HL. Surgical treat- ment of spondylolisthesis without spine fusion: excision of the loose lamina with decompres- sion of the nerve roots. J Bone Joint Surg Am. 1955;37:493–520.

110. Gill GG. Long-term follow-up evaluation of a few patients with spondylolisthesis treated by excision of the loose lamina with decompression of the nerve roots without spinal fusion. Clin Orthop Relat Res. 1984;182:215–9.

111. Schoenecker P, Cole HO, Herring J, et al. Cauda equina syndrome after in situ arthrodesis for severe spondylolisthesis at the lumbosacral junction. J Bone Joint Surg Am. 1990;72:369–77.

112. Mikheal M, Shapiro G, Wang J. High-grade adult isthmic L5-S1 spondylolisthesis: a report of intraop- erative slip progression treated with surgical reduc- tion and posterior instrumented fusion. Global Spine J. 2012;2(2):119–24.

113. Passias P, Poorman C, Yang S, Boniello A, Jalai C, Worley N, Lafage V. Surgical treatment strategies for high-grade Spondylolisthesis: a systematic review. Int J Spine Surg. 2015;9:50.

114. Shufflebarger HL, Geck MJ. High-grade isthmic dysplastic spondylolisthesis: monosegmental surgi- cal treatment. Spine. 2005;30:S42–S8.

115. Sasso RC, Shively KD, Reilly TM. Transvertebral transsacral strut grafting for high-grade isthmic spondylolisthesis L5-S1 with fibular allograft. J Spinal Disord Tech. 2008;21:328–33.

116. Nachemson A. Repair of the spondylolisthetic defect and intertransverse fusion for young patients. Clin Orthop Relat Res. 1976;117:101–5.

117. Weinstein JN, Lurie JD, Tosteson TD, et al. Surgical versus nonsurgical treatment for lum-

bar degenerative spondylolisthesis. N Engl J Med. 2007;356:2257–70.

118. Watters WC, Bono CM, Gilbert TJ, et al. An evidence- based clinical guideline for the diagnosis and treatment of degenerative lumbar spondylolisthesis. Spine J. 2009;9:609–14.

119. Weinstein JN, Lurie JD, Tosteson TD, et al. Surgical compared with nonoperative treatment for lumbar degenerative spondylolisthesis. J Bone Joint Surg. 2009;91-A:1295–304.

120. Schlenzka D, Seitsalo S, Poussa M, et al. Operative treatment of symptomatic spondylolysis and mild spondylolisthesis in young patients: direct repair of the defect or segmental spinal fusion. Eur Spine J. 1993;2:104–12.

121. Hambly M, Lee CK, Gutteling E, et al. Tension band wiring-bone grafting for spondylolysis and spon- dylolisthesis: a clinical and biomechanical study. Spine. 1989;14:455–60.

122. Buck J. Direct repair of the defect in spondylolisthesis: preliminary report. J Bone Joint Surg. 1970;52B:432–7.

123. Buck J. Further thoughts on direct repair of the defect in spondylolysis. J Bone Joint Surg. 1979;61B:123.

124. Osterman K, Lindholm TS, Laurent LE. Late results of removal of the loose posterior element (Gill's operation) in the treatment of lytic lumbar spondy- lolisthesis. Clin Orthop. 1976;117:121–8.

125. Van Rens JG, Van Horn JR. Long-term results in lumbosacral interbody fusion for spondylolisthesis. Acta Orthop Scand. 1982;53:383–92.

126. Ekman P, Moller H, Hedlund R. The long-term effect of posterolateral fusion in adult isthmic spon- dylolisthesis: a randomized controlled study. Spine J. 2005;5:36–44.

127. Watkins MB. Posterolateral bone-grafting for fusion of the lumbar and lumbosacral spine. J Bone Joint Surg. 1989;41A:388–96.

128. Carragee E. Single-level posterolateral arthrodesis, with or without posterior decompression, for the treatment of isthmic spondylolisthesis in adults. A

prospective, randomized study. J Bone Joint Surg Am. 1997;79:1175–80.

129. McGuire RA, Amundson GM. The use of primary internal fixation in spondylolisthesis. Spine (Phila Pa 1976). 1993;15:1662–72.

130. Kim NH, Lee JW. Anterior interbody fusion versus posterolateral fusion with transpedicular fixation for isthmic spondylolisthesis in adults. A comparison of clinical results. Spine. 1999;24:812–7.

131. McPhee IB, O'Brien JP. Reduction of severe spon- dylolisthesis. Spine. 1979;4:430–4.

132. Csecsei GI, Klekner AP, Dobai J, et al. Posterior interbody fusion using laminectomy bone and trans- pedicular screw fixation in the treatment of lumbar spondylolisthesis. Surg Neurol. 2000;53:2–6.; dis- cussion 6–7.

133. Pearson A, Blood E, Lurie J, et al. Degenerative spondylolisthesis versus spinal stenosis: does a slip matter? Comparison of baseline characteristics and outcomes (SPORT). Spine. 2010;35:298–305.

134. Pearson A, Blood E, Lurie J, et al. Predominant leg pain is associated with better surgical outcomes in degenerative spondylolisthesis and spinal stenosis: results from the Spine Patient Outcomes Research Trial (SPORT). Spine. 2011;36:219–29.

135. Herkowitz H, Kurz L. Degenerative lumbar spondy- lolisthesis with spinal stenosis: a prospective study comparing decompression with decompression and intertransverse process arthrodesis. J Bone Joint Surg Am. 1991;73:802–8.

136. Malmivaara A, Slätis P, Heliövaara M, et al. Surgical or nonoperative treatment for lumbar spinal stenosis? A randomized controlled trial. Spine. 2007;32:1–8.

137. Jagannathan J, Sansur C, Oskouian R Jr, et al. Radiographic restoration of lumbar alignment after transforaminal lumbar interbody fusion. Neurosurgery. 2009;64:955–963.; discussion 963–4.

138. Park P, Foley KT. Minimally invasive transfo- raminal lumbar interbody fusion with reduction of spondylolisthesis: technique and outcomes after

a minimum of 2 years' follow-up. Neurosurg Focus. 2008;25:E16.

139. Xu H, Tang H, Li Z. Surgical treatment of adult degenerative spondylolisthesis by instrumented transforaminal lumbar interbody fusion in the Han nationality. J Neurosurg Spine. 2009;10:496–9.

140. McAfee PC, DeVine JG, Chaput CD, et al. The indi- cations for interbody fusion cages in the treatment of spondylolisthesis: analysis of 120 cases. Spine. 2005;30(Suppl):S60–5.

141. Oda I, Abumi K, Yu BS, et al. Types of spinal insta- bility that require interbody support in posterior lumbar reconstruction: an in vitro biomechanical investigation. Spine. 2003;28:1573–80.

142. Tosteson AN, Lurie JD, Tosteson TD, et al. Surgical treatment of spinal stenosis with and without degen- erative spondylolisthesis: cost-effectiveness after 2 years. Ann Intern Med. 2008;149:845–53.

143. Stecker M. A review of intraoperative monitoring for spinal surgery. Surg Neurol Int. 2012;3(Suppl 3):S174–87.

144. Roy-Camille R, Saillant G, Mazel C. Internal fixa- tion of the lumbar spine with pedicle screw plating. Clin Orthop. 1986;203:7–17.

145. Magerl FP. Stabilization of the lower thoracic and lumbar spine with external skeletal fixation. Clin Orthop. 1989;1984:125–41.

146. Epstein N, Epstein J. Decompression in the surgi- cal management of degenerative spondylolisthesis: advantages of a conservative approach in 290 patients. J Spinal Disord. 1998;11:116–22.

147. Sengupta DK, Herkowitz HN. Lumbar spinal steno- sis. Treatment strategies and indications for surgery. Orthop Clin North Am. 2003;34(2):281–95.

148. Smorgick Y, Park DK, Baker KC, Lurie JD, Tosteson TD, Zhao W, Herkowitz HN, Fischgrund JS, Weinstein JN. Single- versus multilevel fusion for single-level degenerative spondylolisthesis and multilevel lumbar stenosis. Four-year results of the Spine Patient Outcomes Research Trial. Spine. 2013;38(10):797–805.

149. Park JH, et al. A comparison of unilateral lami-

nectomy with bilateral decompression and fusion surgery in the treatment of grade I lumbar degenerative spondylolisthesis. Acta Neurochir. 2012;154(7):1205–12.

150. Rengachary S, Balabhandra R. Reduction of spon- dylolisthesis. Neurosurg Focus. 2002;13(1):1–3.

151. Slappey G, Toribatake Y, Ganey TM, Ogden JA, Hutton WC. Guidelines to decortication in pos- terolateral spine fusion. J Spinal Disord. 1998 Apr;11(2):102–9.

152. Park Y, Lee SB, Seok SO, et al. Perioperative surgi- cal complications and learning curve associated with minimally invasive transforaminal lumbar interbody fusion: a single-institute experience. Clin Orthop Surg. 2015;7:91–6.

153. Ahn J, Tabaraee E, Singh K. Minimally invasive transforaminal lumbar Interbody fusion. J Spinal Disord Tech. 2015;28:222–5.

154. Rhee JM, Boden SD, Flynn JM, editors. Operative techniques in spine surgery. Philadelphia: Lippincott Williams & Wilkins; 2013. 155. Singh K, Vaccaro AR, editors. Minimally invasive spine surgery: advanced surgical technique. Philadelphia: Jaypee Brothers Medical Publishers ℗ Ltd.; 2016.

156. Elboghdady IM, Naqvi A, Jorgenson AY, et al. Minimally invasive transforaminal lumbar interbody fusion for lumbar spondylolisthesis. Ann Transl Med. 2014;2:99.

157. Wang J, Zhou Y, Zhang ZF, et al. Comparison of one-level minimally invasive and open transforami- nal lumbar interbody fusion in degenerative and isthmic spondylolisthesis grades 1 and 2. Eur Spine J. 2010;19:1780–4.

158. Khan NR, Clark AJ, Lee SL, et al. Surgical outcomes for minimally invasive vs open transforaminal lumbar interbody fusion: an updated systematic review and meta-analysis. Neurosurgery 2015 Dec; 77(6):847–74.

159. Phan K, Rao PJ, Kam AC, et al. Minimally inva- sive versus open transforaminal lumbar interbody fusion for treatment of degenerative lumbar disease: systematic review and meta-analysis. Eur

Spine J. 2015;24:1017–30.

160. Adogwa O, Parker SL, Bydon A, et al. Comparative effectiveness of minimally invasive versus open transforaminal lumbar interbody fusion: 2-year assessment of narcotic use, return to work, disability, and quality of life. J Spinal Disord Tech. 2011;24:479–84.

161. Scheer JK, Auffinger B, Wong RH, et al. Minimally invasive Transforaminal lumbar Interbody fusion (TLIF) for Spondylolisthesis in 282 patients: in situ arthrodesis versus reduction. World Neurosurg. 2015;84:108–13.

162. Kim JY, Park JY, Kim KH, et al. Minimally invasive transforaminal lumbar interbody fusion for spondy- lolisthesis: comparison between isthmic and degen- erative spondylolisthesis. World Neurosurg 2015 Nov; 84(5):1284–93.

163. Silva PS, Pereira P, Monteiro P, et al. Learning curve and complications of minimally invasive transfo- raminal lumbar interbody fusion. Neurosurg Focus. 2013;35:E7.

164. Lee JC, Jang HD, Shin BJ. Learning curve and clini- cal outcomes of minimally invasive transforaminal lumbar interbody fusion: our experience in 86 con- secutive cases. Spine. 2012;37:1548–57.

165. Lee KH, Yeo W, Soeharno H, et al. Learning curve of a complex surgical technique: minimally invasive transforaminal lumbar interbody fusion (MIS TLIF). J Spinal Disord Tech. 2014;27:E234–40.

166. Seitsalo S, Osterman K, Poussa M. Scoliosis asso- ciated with lumbar spondylolisthesis: a clinical sur- vey of 190 young patients. Spine (Phila Pa 1976). 1988;13:899–904.

167. Hensinger RN, Lang JR, MacEwen GD. Surgical management of spondylolisthesis in children and adolescents. Spine (Phila Pa 1976). 1976;1:207–16.

168. Burkus JK, Lonstein JE, Winter RB, et al. Long-term evaluation of adolescents treated operatively for spondylolisthesis: a comparison of in situ arthrod- esis only with in situ arthrodesis and reduction fol- lowed by immobilization in a cast. J Bone Joint Surg Am. 1992;74:693–704.

169. Newton PO, Johnston CE 2nd. Analysis and treat- ment of poor outcomes following in situ arthrodesis in adolescent spondylolisthesis. J Pediatr Orthop. 1997;17:754–61.

170. Lamberg T, Remes V, Helenius I, et al. Uninstrumented in situ fusion for high-grade childhood and adolescent isthmic spondylolisthesis: long-term outcome. J Bone Joint Surg Am. 2007;89:512–8.

171. Lee C, Dorcil J, Radomisli TE. Nonunion of the spine: a review. Clin Orthop Relat Res. 2004;419:71–5.

172. Grzegorzewski A, Kumar SJ. In situ posterolateral spine arthrodesis for grades III, IV, and V spondy- lolisthesis in children and adolescents. J Pediatr Orthop. 2000;20:506–11.

173. Pizzutillo PD, Mirenda W, MacEwen GD. Posterolateral fusion for spondylolisthesis in adolescence. J Pediatr Orthop. 1986;6:311–6.

174. Montgomery D, SRS morbidity and mortality committee: report of changing surgical treatment trends for spondylolisthesis. Presented at Scoliosis Research Society Pre-Meeting Course, Quebec City, Quebec, 2003.

175. Albrecht S, Kleihues H, Gill C, et al. Repositioning injuries of nerve root L5 after surgical treatment of high degree spondylolistheses and spondylop- tosis—in vitro studies. Z Orthop Ihre Grenzgeb. 1998;136:182–91.

176. Ogilvie JW. Complications in spondylolisthe- sis surgery. Spine (Phila Pa 1976). 2005;30(6 Suppl):S97–S101.

177. Petraco DM, Spivak JM, Cappadona JG, et al. An anatomic evaluation of L5 nerve stretch in spon- dylolisthesis reduction. Spine (Phila Pa 1976). 1996;21:1133–1138.; discussion 1139.

178. Seng C, Siddiqui MA, Wong KP, et al. Five-year outcomes of minimally invasive versus open trans- foraminal lumbar interbody fusion: a matched-pair comparison study. Spine. 2013;38:2049–55.

腰椎棘突间固定：融合和非融合 25

作者：Dean G. Karahalios, Michael J. Musacchio Jr.
译者：贾治伟　审校：赵永飞

引言

数十年前，诸如钢丝和钢板的棘突间固定已经应用于临床[1~5]。此项手术技术是为了实现脊柱融合。然而，由于手术效果欠佳，该技术未能得到广泛推广。所以，椎弓根螺钉这种更为坚强的固定方式得以发展和应用。但是，与传统的后路中央结构固定相比，椎弓根螺钉的学习曲线更长，需要术者对局部的解剖结构有更为深入的认知。另外，椎弓根螺钉有损伤血管和内脏的风险[6~9]。尽管有这些不足，椎弓根螺钉还是很快成为胸腰椎内固定的金标准[10~13]。

椎弓根螺钉的植入位置和内倾角度，有利于旁中央经肌间隙入路的小切口（minimal invasive surgical，MIS）减压固定融合手术[14~17]。所以，椎弓根螺钉最先应用于 MIS 手术操作。后来，随着关节突螺钉[8,19]、椎板关节突螺钉[20,21]、皮质骨螺钉[22~24]以及棘突固定（spinous process fixation，SPF）[25~28]等内固定的研发和应用，传统开放和后正中入路 MIS 减压固定融合术，再次得到空前的发展。除了坚强固定，很多棘突间固定装置可保留节段性运动功能，这将在本章节的第二部分予以讨论。

无论是为脊柱融合提供坚强固定、还是保留节段性运动功能的弹性固定，与椎弓根螺钉系统这样需要偏外侧植入的内固定技术相比，后路中线稳定技术（midline stabilization technologies，MST）有很多优点，比如外科医生更熟悉后路中线解剖结构、术中对关键解剖结构的观察更为清晰、多种固定选择、更容易掌握、对透视的依赖性更小、更容易向邻近节段增加内固定等。

但是，理论上讲，棘突间固定装置也有其缺陷[29]。保留棘突可能会导致减压范围不足。另外，沿正中切口剥离肌肉会导致患者术后疼痛严重，恢复期和止痛药使用时间延长[30,31]。与椎弓根螺钉相比，后路刚性棘突间固定对局部活动的限制性较差、促进融合的能力较弱[29]。而且，此类固定可能会增加局部前屈，导致矢状面失平衡。棘突间弹性固定是为了保留运动单元，减少邻近节段退变，但是目前研究结果却不如人意[32,29,33~37]。然而，随着新产品的研发和使用，临床效果较前明显进步，甚至超过椎弓根螺钉系统[27,28,38]。

棘突间刚性固定脊柱融合术

最初，棘突间稳定技术是为了限制运动、提高融合率，最常采用的技术是相邻棘突钢丝固定。但是，由于钢丝断裂、棘突骨折以及稳定性不足导致假关节形成等原因，该技术未能取得良好结果。之后，内固定改进为 Daab[1] 和 Wilson[2] 钢板，但是由于钢板体积过大，最终也宣告失败。后来，随着椎弓根螺钉技术的发展，棘突间内固定逐渐淡出大家视野。

最近，一批新的促进融合的棘突间刚性内固

定系统得以研发并应用于临床（表 25.1）。最先使用的是美敦力公司的 Spire 钢板，它是由一对带钉刺的钢板组成，便于固定于棘突提供即刻刚性稳定[25]。但是，由于其设计更像美敦力公司之前的一款保留运动功能的产品 X-Stop，失败率较高[32,29,33~37]，所以 Spire 钢板并未得到广泛应用。

Zimmer 公司的 Aspen 内固定系统在 Spire 钢板的基础上进行了改进，在棘突间设计了一个可以填充植骨材料的圆柱体。对 Aspen 系统和椎弓根螺钉系统配合经椎间孔腰椎椎间融合（transforaminal lumbar interbody fusion，TLIF）或前路腰椎椎间融合（anterior lumbar interbody fusion，ALIF）的生物力学分析显示：在 TLIF 组，Aspen 系统对屈伸活动的限制和椎弓根螺钉组相当，但是在轴向旋转和侧方屈伸方面，椎弓根螺钉系统优于 Aspen 系统；在 ALIF 组，结果和 TLIF 组相当，但是在整体运动限制

方面，Aspen 系统和椎弓根螺钉系统无统计学差异。Aspen 系统之所以有这么良好的稳定性，与支撑于棘突间的圆柱体有关，特别是在屈伸活动方面，能够有效阻止局部后伸。而且，研究显示，如果手术节段稍有屈曲，邻近节段会代偿性后伸，所以对矢状面整体平衡的干扰很小[27,39]。同时，Aspen 系统可以有效扩大椎间孔，减少根性压迫。

Aspen 系统的一个弊端是不能提供椎间加压的作用，而且会产生椎间应力遮挡，导致不融合、假关节形成。但是，临床结果显示，其融合率和椎弓根螺钉系统相当[40]。为了克服这一弊端，Zimmer 公司又研发了 Aspen 系统的改进版——Alpine 棘突间固定。该可调节固定可以实现撑开和加压，同时，可膨胀性调节使该内固定与上下棘突的固定更为贴服。Alphatec Spine 公司也研发了与此相似的名为 BridgePoint 的内固定系统。

表 25.1　部分棘突间刚性内固定产品列表

产品名称	生产厂商	特点
Affix	NuVasive, San Diego, CA	小尺寸，零步骤锁定
Aileron, Aileron Expandable, Aileron-TRX	LifeSpine, Huntley, IL	可定制，多种尺寸，大移植物容纳，弹头样尖端，便于前路放置
Aspen	Zimmer Biomet, Broomfield, CO	集成的棘突间移植腔，最佳腹面轮廓匹配，多种尺寸
Alpine	Zimmer Biomet, Broomfield, CO	提供跨椎间隙的牵引或加压
BacFuse	Pioneer Surgical, Marquette, MI	多种尺寸
Bridgepoint	Alphatec, Carlsbad, CA	提供跨椎间隙的牵引或加压，大植骨窗，大骨接触区
Interbridge	LDR Spine (now Zimmer Biomet), Broomfield, CO	便于保留棘上韧带，简单的插入器械
SP-Fix	Globus Medical, Audubon, PA	棘突间 PEEK，零步骤锁定
Spire, Spire Z	Medtronic, Memphis, TN	首次进入现代市场，可修正的 Z 形尖端可更好地适应解剖
UniVise	Stryker, Kalamazoo, MI	一片式植入，流线型器械和锁定装置

虽然棘突间内固定系统有良好的生物力学结果[27,28,26]，但是其临床使用一直是个争议话题[29]。影像学显示，棘突间固定可以实现良好的脊柱融合[40,38]。在我们看来，不能只看椎间隙和后外侧的坚强融合，还需要观察棘突间融合情况（图25.1）。另外，影像学的成功不能完全代表临床效果良好。目前研究显示，棘突间固定的临床效果和椎弓根螺钉系统相当[1,2,41,25,40]。

与椎弓根螺钉相比，棘突间固定有其优势。如前文所述，相关解剖结构更为外科医生所熟悉，

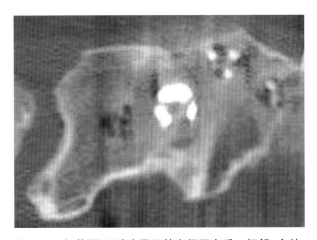

图25.1　矢状面CT重建显示棘突间固定后，相邻2个棘突融合良好（Alpine, Zimmer–Biomet, Broomfield）

该技术易于掌握。而且，有研究证明，棘突间固定的手术时间短、出血量少、术后疼痛轻、恢复快[40]。棘突间固定也更为安全，不会损伤内部脏器和大血管。另外，棘突间固定对透视的依赖很小，可以减少辐射量。相对于椎弓根螺钉系统，棘突间内固定位于头端关节突关节的内下方（图25.2），对邻近节段活动的干扰性更少，可减少邻近节段快速退变[40]。

适应证

棘突间固定系统可用于多种脊柱疾病，以提供局部稳定性、增加融合率，可应用于后路椎板间融合、后外侧融合、ALIF、TLIF、TLIF合并单侧椎弓根螺钉固定、DLIF以及邻近节段退变的翻修手术等。

术前考虑

由于医生对局部解剖熟悉，而且器械操作简便，所以棘突间固定的操作相对简单。但是，根据所选用的内植物不同，要做好相应计划，了解操作的差别及细微的变化。禁忌证包括峡部裂和

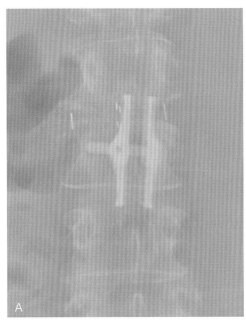
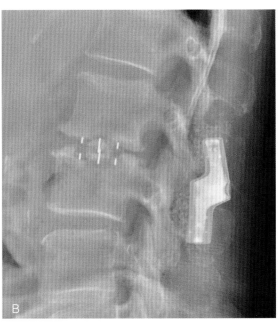

图25.2　正位（A）和侧位（B）X线片显示，后路棘突间固定（Medtronic Spire Z, Memphis, TN）联合侧方入路椎间融合（direct lateral interbody fusion, DLIF, Medtronic Clydesdale system, Memphis, TN）实现腰椎固定融合，棘突间内固定的中心位于相应的椎间盘水平

骨质疏松，但是对于老年骨质疏松患者，其脊柱后方附件的密度和强度要明显优于前方椎体，这有利于行后方内固定（表25.2）。

表25.2　行棘突间刚性固定植骨融合的主要禁忌证

脊柱后方结构阙如

峡部裂

肥胖

骨量减少或骨质疏松

神经肌肉病变

吸烟

感染

有其他内固定阻挡

钛金属过敏

手术技术

跨越欲行手术的2个棘突，沿正中线做4~5 cm长切口。要牢记，头侧固定的棘突在轴位上与将要融合的椎间隙在同一层面（见图25.2）。将椎旁肌向两侧剥离显露棘突和椎板，有时为了减压和融合的需要，显露关节突关节和横突。向上位椎板的下方和下位椎板的上方行部分椎板切除，用Kerrison钳咬除黄韧带，然后行关节突内侧部分切除和椎间孔成形术。如果要行TLIF手术，可行单侧关节突切除。减压时，不能削弱棘突或出现棘突骨折，这样无法植入棘突间固定装置。

根据术者选择，可以切除或保留棘上韧带。如果要植入保留运动功能的内固定，如X-Stop等，需要完整保留棘上韧带，这有利于植入物稳定于棘突间；如果内固定植入是为了提供坚强固定以实现局部融合，则需切除棘上韧带。另外，如果植入那些能提供加压和撑开作用的可调节型棘突间内固定，也需要用Leksell咬骨钳去除棘上韧带。接下来，用尺子和试模测量棘突间距，明确内固定型号，以保证其最大限度地填充于棘突之间。使用可调节型棘突间内固定时，不需要这么做，因为该装置通过膨胀可以很好地锚定于上下棘突（图25.3 A）。通常，用来准备棘突间隙的器械和可调节型棘突间内固定，都有撑开作用。在进行相关操作时，术者要仔细观察，认真感受手上的力量反馈，以此做出正确判断，避免棘突骨折。然后植入棘突间内固定，将上下钢板向内加压，使其内面的尖刺扎入棘突的皮质骨中（图25.3 B）。不能加压过度，防止出现局部骨折和棘突强度减弱。完成上述操作后，有的植入物就完成自锁，有的则需要术者进一步操作以将植入物锁定于棘突。

使用可调节型棘突间内固定时，可以将其撑开贴于上下棘突（图25.3 A），然后头尾两侧分别加压，将植入物固定于上下棘突，最后予以锁定（图25.3 C）。部分植入物撑开上下棘突的部分是一个可以装入植骨材料的容器，根据实际情况，可以在内固定植入之前或之后填充植骨材料。可以将其他植骨材料铺在椎板、关节突和横突去皮质后的骨面上（图25.3 D）。操作完成后，行正侧位透视以确定内固定位置良好。

典型病例（坚强固定以实现脊柱融合）

病史

男性，58岁，既往行L3~L4椎间盘切除术，术后效果良好。术后1年，出现和之前L4神经根疼痛不太相同的症状，经过理疗、硬膜外注射和关节突阻滞等保守治疗效果不佳。

体格检查

双侧L3神经根疼痛。

影像学检查

MRI显示L3~L4椎间隙塌陷，Modic改变，椎间孔狭窄（图25.4 A）。

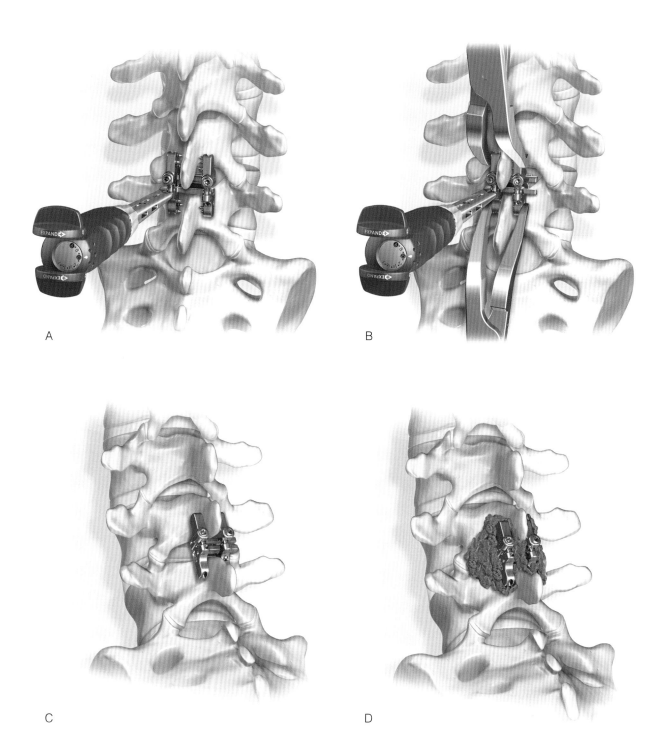

图25.3　XC内固定植入示意图。A. 将内固定放置在棘突间，旋转旋钮、撑开植入物，使其贴附于上下棘突。B. 加压，将钢板内侧的尖刺植入棘突皮质骨内。C. 内固定最终植入的状态。D. 将植骨材料放置在内固定周围以及棘突间去皮质的骨面上

治疗

TLIF 合并棘突间固定术（图 25.4 B，C）。

结果

术后，患者的腰背痛和下肢根性疼痛得到解决，术后 2 年无相关症状出现。

技术要点

* 术前要行 CT 检查，以明确骨性结构是否坚强，是否有峡部裂，S1 棘突是否足够大以锚定植入物。
* 术前骨密度检查可能有一定的误导性，因为和前方椎体相比，后方附件往往有硬化。
* 尽可能将植入物向腹侧放置，使其紧贴上下椎板，有时需要磨掉部分内侧关节突关节，以提供足够的内固定植入空间。
* 将上下钢板加压锚定于棘突时，只需要将钉刺嵌入皮质骨内，要避免过度加压导致棘突骨折或强度减弱。
* 在植入可调节型棘突间固定物撑开和加压时也应特别注意，避免损伤棘突。

并发症及其防治策略

最常见的并发症是棘突骨折，这会导致疼痛、内固定移位、假关节形成，需要进一步行翻修手术。术中将上下钢板加压锚定于棘突或行棘突间撑开加压时，如果操作不当，会出现棘突骨折。根据术前评估的骨质情况，术中仔细操作、认真观察，感知手中操作器械的力量反馈，可以避免此情况发生。另外，由于患者棘突根部与椎板交界处往往比较宽大，强度也高于背侧棘突，所以将内固定向腹侧敲击植入时，也会导致棘突骨折。这需要术前仔细阅片，评估患者骨质情况，看其是否适合行棘突间内固定，必要时换用其他内固定方式。

如果患者术后活动过量、出现外伤等，也可导致棘突骨折。患者需遵从医嘱，选择合适的运动方式，避免过度活动。另外，可以行支具保护，防止运动过度。

由于内固定位于中线、更接近皮肤，所以此类手术伤口裂开的发生率要略高于其他内固定方式。如果术中行多层次分层细致缝合，用肌肉覆盖植入物并严密缝合深筋膜，可减少此类并发症。

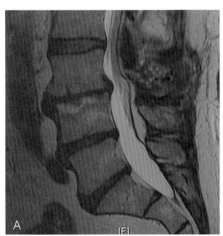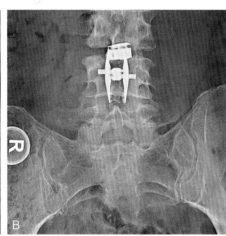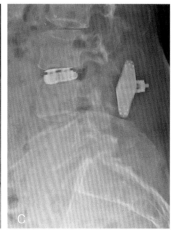

图25.4　矢状面MRI(A)显示L3~L4术后改变，退变进行性加重，椎间高度丢失，Modic改变；术后正侧位X线片（B，C）显示史赛克公司的UniVise棘突间固定（Stryker, Kalamazoo, MI）联合AccuLIF可膨胀椎间融合器（Stryker, Kalamazoo, MI）的经椎间孔腰椎融合术，内固定位置良好

保留节段性运动功能的椎板间或棘突间固定

最初提出"棘突间运动载荷分担技术"（motion sparing interspinous technology）是为了利用小切口解决脊柱退变性疾病，同时保留节段性运动功能。尽管很多类型的内固定被研发使用，但是仅有少数应用于美国市场。最常用的棘突间动态内固定有 2 种，用于椎间盘突出复发的 Wallis 棘突间内固定和用于轻到中度椎管狭窄的 X-Stop 棘突间撑开器，这 2 种内固定系统现在已经不再应用于美国临床。另外一种用于腰椎管狭窄间接减压的 Diam 内固定系统，也未能得到美国 FDA 批准。尽管早期结果并不乐观，但是保留运动功能的棘突间稳定装置还是有其明显优点的。

保留运动功能的棘突间和椎板间内固定是腰椎后路中线稳定技术（MST）的革命性进展。传统的维持节段性稳定的方法是脊柱融合术，有的单纯行脊柱融合，有的行内固定植入辅助脊柱融合，前文所述的棘突间融合装置便是如此。脊柱稳定融合后，可以缓解患者的腰背痛、减缓退变、减少椎间盘内压力、保持椎间孔高度，但是有增加邻近节段退变和进一步手术的风险[42~44]。与椎间盘置换类似，保留运动功能的棘突间固定不需要坚强的骨性融合，但是能提供局部的稳定，而且可以减少对邻近节段的干扰。

目前，美国只有 2 种 FDA 通过的保留运动功能的椎板间和棘突间稳定装置——Coflex 椎板间固定和 Superion 棘突间固定。2 套系统的操作有所不同，但是基本原理一致，就是治疗腰椎管狭窄的同时予以局部稳定、保留运动功能、减少对邻近节段的干扰。Coflex 的设计理念是完全保留局部运动单元，通过减少关节突载荷缓解腰背痛、减缓局部退变。而 Superion 则是通过阻挡过度后伸而减少神经源性跛行，局部的屈曲活动正常。

腰椎管狭窄症这一疾病是脊柱一系列严重退变的结果，除了压迫神经，局部退变还表现为关节突增生、椎间盘塌陷、椎间孔狭窄以及伴或不伴局部不稳的机械性腰背痛。

虽然行椎板切除术后，很多腰椎管狭窄患者的症状得到改善，但是患者往往会出现机械性腰背痛或再次出现椎管狭窄症状[45~47]。对此类患者，应在局部予以稳定。使用 Coflex 内固定时，可先行局部减压。目前临床结果显示，与单纯减压和减压固定融合相比，Coflex 组患者有更好的临床效果、局部的活动度、腰腿痛症状的缓解以及椎间孔高度的保持[48~53]。Superion 内固定系统的最初设计目的是治疗中度腰椎管狭窄，该系统不是坚强固定，因此可以保留局部的部分运动功能。与 Coflex 这样的椎板间稳定系统不同，Superion 最初的设计理念不包括保留局部活动。

适应证及患者选择

保留运动功能的后路中线稳定系统主要用于腰椎管狭窄患者，如果患者有中到重度腰椎管狭窄，且无局部严重不稳（超过 I 度的滑脱或屈伸位上椎体位移大于 4 mm），经保守治疗无效，可考虑该治疗策略。使用 Coflex 内固定系统，行直接减压和局部稳定，除了解决腰椎管狭窄症状，还可以缓解腰背痛。而 Superion 系统则是通过间接减压解决间歇性神经源性跛行。

与 Superion 内固定系统的间接减压不同，使用 Coflex 内固定时，要先行椎板切除，予以直接减压。2 种手术方法都是解决椎管狭窄，但是 Coflex 内固定系统可用于更为严重的腰椎管狭窄。换言之，Superion 内固定系统只能用于通过身体前倾和坐位时能够缓解的腰椎管狭窄。另外，Coflex 系统可用来缓解由于局部退变导致的机械性腰背痛，特别是关节突来源的疼痛，直接减压后，该内固定通过分担局部载荷有效缓解疼痛。Superion 棘突间内固定是缓解由于腰椎管狭窄带来的神经源性跛行。

如果患者出现腰臀部和下肢的疼痛，术前影像学检查发现从 L1~L5 的 1 个或 2 个节段的中度以上椎管狭窄，可以行后路动态内固定。表 25.3 列出了比较明确的禁忌证。如果患者有大于 I 度的滑脱，在屈伸位 X 线片上能看到明确不稳，中到重度脊柱畸形，或者需要行超过 2 个节段的减压，则不能行后路动态固定。相对禁忌证包括同节段翻修手术、骨量减少或骨质疏松，或者患者有其他严重疾病影响手术。

表 25.3　棘突间弹性固定的禁忌证

相应节段之前行融合或减压手术

由于骨折或肿瘤出现椎体骨折

关节突严重增生，需要广泛去除骨质，出现局部不稳

II 度以上滑脱

峡部裂滑脱

大于 25° 的退变性侧凸

骨质疏松

原因不明的腰背部和下肢疼痛

仅有轴性腰背痛

急性或慢性感染

对钛金属或 MRI 造影剂过敏

术前考虑

选择行椎板间或是棘突间弹性固定时，首先考虑间接减压能否有效，是否需要直接减压。考虑行棘突间固定时，手术成功的关键是内固定植入后能够提供足够的间接减压以缓解患者症状。判断是否需要行直接减压的标准是，让患者处于坐位或躯干前屈，观察其症状是否有效缓解。如果症状不缓解，则不能行间接减压。同时，术者需要考虑患者的棘突能否支撑植入物，因为骨质疏松和局部变异都会导致内固定植入失败。

使用椎板间动态固定时，需要行椎板部分切除减压。所以，术前需要考虑的是通过后路椎板切除和椎板间动态固定植入后，患者的机械性腰背痛能否缓解，能否再次出现椎管狭窄和椎间孔

塌陷。如果患者存在局部明显不稳或者中重度脊柱畸形，则需行融合手术。另外，如果减压会导致出现局部不稳，或者需要减压范围过大而切除过多椎板，则不能行椎板间动态固定手术。

手术技术：椎板间稳定

Coflex 系统是唯一通过美国 FDA 认证的椎板间稳定装置。行该内固定植入时，需要先行部分椎板切除和双侧小关节突内侧切除减压，在相邻的 2 个棘突和椎板间做出一平行的空间，植入 Coflex 内固定。需要切除黄韧带，以便 Coflex 内固定系统的 U 形设计能比较贴服地放置于椎板间隙。行椎板切除减压时，将患者摆于俯卧中立位。这样，既能保证彻底减压，又不至于减压过度导致内固定植入困难。

减压完成后，向椎板间隙逐级插入试模，以判断所需植入物型号，然后将内固定轻轻敲击植入椎板间，使内固定的腹侧进入椎管 1~2 mm。直视和透视下确定内固定位置良好后，将植入物上下钢板向棘突加压，予以固定（图 25.5）。选择内固定的标准是既能够很好地贴服于椎板间隙，又不能过度撑开关节突关节超过 1~2 mm。因为内固定植入之前已经予以减压，所以内固定植入的目的只是维持局部稳定，不需要产生后凸实现间接减压。最终，Coflex 内固定分担关节突和椎间盘后方的载荷，起到节段性稳定作用，同时又不会对局部活动产生过多影响。

手术技术：棘突间撑开

Superion 棘突间撑开器是美国市场上唯一的保留运动功能的棘突间稳定装置，通过撑开棘突间隙实现对椎管的间接减压。患者取俯卧位，沿手术节段的 2 个棘突间行正中切口，切开皮肤、皮下组织、深筋膜和棘上韧带，然后向棘突间放入扩张器，沿扩张器放置通道，通过通道放置棘突间测量器，测量和选择合适型号的植入物，将内固定植入，上下叶片分别环抱固定于相应棘突。

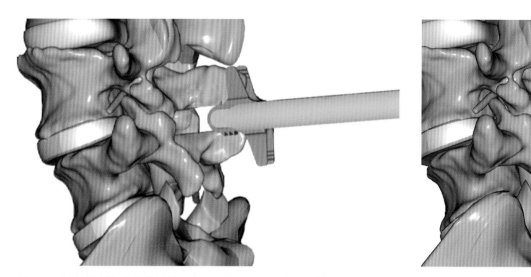

图25.5　植入椎板间稳定装置的示意图。如左图所示与上下棘突平行建立通道，再如右图所示植入内固定

典型病例

病史

男性，63 岁，进行性下腰痛和神经源性间歇性跛行，腰痛和下肢疼痛的 VAS 评分均为 8 分，站立和行走时疼痛明显加重，坐位时部分缓解。

体格检查

双下肢肌力和感觉正常，膝腱反射和跟腱反射减弱（2+/5）。

影像学检查

腰椎过伸过屈位 X 线片显示 I 度滑脱，局部位移小于 4 mm。MRI 显示 L4~L5 中央管狭窄（图 25.6 A，B）。

治疗

保守治疗无效后，予以椎板部分切除、双侧小关节内侧切除、L4~L5 椎板间稳定装置植入术（图 25.6 C）。

结果

术后 2 年，偶尔出现腰痛评分 2 分，无双下肢疼痛。

技术要点

- 此类手术是保留节段性运动功能，不是产生局部运动，术前应行过伸过屈位 X 线片检查，以明确没有明显的脊柱不稳。
- 如果术中减压导致局部不稳，不能使用该技术。
- 术中减压时，应特别注意对棘突、椎板和关节突的保留，从而保证内固定的植入和其后期功能的实现。
- 如果行间接减压，一定要明确患者坐位或躯干前倾时症状可以缓解。
- 如果患者坐位或躯干前倾时症状不能有效缓解，则需行直接减压。

并发症及其防治策略

Coflex

该手术技术的并发症包括伤口问题、椎板切除和减压范围不足以及患者选择不当（由于存在局部不稳应该行固定融合手术）。术后 5 年的翻修率为 7%：2.8% 是由于内固定失败，另外 4.2% 是由于长期随访后患者再次出现相关症状而行翻修手术[53]。相比之下，美国 FDA 调查研究的融合手术的翻修率为 12.1%。使用本手术技术时，避

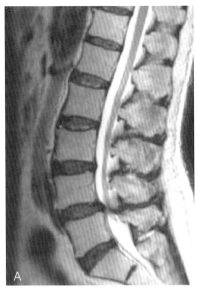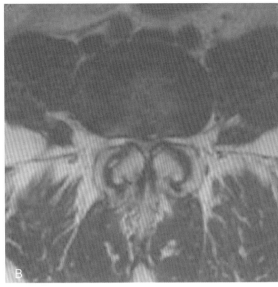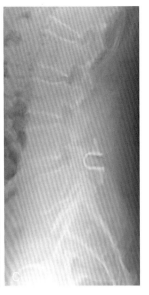

图25.6 矢状面（A）和轴位（B）MRI显示L4~L5椎管重度狭窄，Ⅰ度滑脱；术后侧位X线片（C）显示行椎板减压后，椎板间动态稳定装置位置良好

免并发症的方法包括术前仔细评估、严格筛选患者，术中仔细操作，采用标准的减压方式，避免内固定失败。

Superion

该手术技术的并发症主要是减压不足和棘突骨折。美国 FDA 的随访研究发现，该手术方式的 2 年翻修率为 23.2%。另外，有 12.1% 的棘突骨折发生率和 13.2% 的同节段硬膜外激素注射或神经根封闭的操作比例 [54,55]。避免手术失败的主要方法是选择合适患者，患者局部的骨质要足够坚强以保持后方的棘突间撑开。

结论

腰椎后方中线的解剖结构更为广大医生熟悉，而且可以提供有利于融合的刚性固定，以及有利于局部稳定和活动保留的弹性固定。和其他技术相比，后路中线稳定技术（MST）有其独特优势，其操作更为微创，很少出现手术相关的严重并发症。另外，该技术为翻修手术提供了更多的选择，而且对邻近节段的干扰更小。该技术有

两大类内固定系统——减压后提供坚强固定促进局部融合的刚性固定和减压后提供局部稳定并保留节段性运动功能的弹性固定。

参考文献

1. BoÅNstman O, Myllynen P, Riska EB. Posterior spinal fusion using internal fixation with the Daab plate. Acta Orthop Scand. 1984 Jun;55(3):310–4.

2. Cobey MC. The value of the Wilson plate in spinal fusion. Clin Orthop Relat Res. 1971 May;76:138–40.

3. Drummond D, Guadagni J, Keene JS, Breed A, Narechania R. Interspinous process segmental spinal instrumentation. J Pediatr Orthop. 1984 Aug;4(4): 397–404.

4. Heller KD, Prescher A, Schneider T, Block FR. Stability of different wiring techniques in segmental spinal instrumentation. Archives of orthopaedic [Internet]. 1998. Available from: http://link.springer.com/article/10.1007/BF00703452.

5. Tencer AF, Self J, Allen BL, Drummond D. Design and evaluation of a posterior laminar clamp spinal fixation system. Spine. 1991;16(8):910–8.

6. Esses SI, Sachs BL, Dreyzin V. Complications

associated with the technique of pedicle screw fixation. A selected survey of ABS members. Spine. 1993;18(15):2231–8. discussion 2238–9

7. Jutte PC, Castelein RM. Complications of pedicle screws in lumbar and lumbosacral fusions in 105 consecutive primary operations. Eur Spine J. 2002;11(6):594–8.

8. Lonstein JE, Denis F, Perra JH, Pinto MR, Smith MD, Winter RB. Complications associated with pedicle screws. J Bone Joint Surg Am. 1999;81(11):1519–28.

9. Rivet DJ, Jeck D, Brennan J, Epstein A, Lauryssen C. Clinical outcomes and complications associated with pedicle screw fixation-augmented lumbar interbody fusion. J Neurosurg Spine. 2004;1(3):261–6.

10. Dickman CA, Fessler RG, MacMillan M, Haid RW. Transpedicular screw-rod fixation of the lumbar spine: operative technique and outcome in 104 cases. J Neurosurg. 1992;77(6):860–70.

11. Karahalios DG, Apostolides PJ, Sonntag VK. Degenerative lumbar spinal instability: technical aspects of operative treatment. Clin Neurosurg. 1997;44:109–35.

12. Masferrer R, Gomez CH, Karahalios DG, Sonntag VK. Efficacy of pedicle screw fixation in the treatment of spinal instability and failed back surgery: a 5-year review. J Neurosurg. 1998;89(3):371–7.

13. Zdeblick TA. A Prospective, randomized study of lumbar fusion: preliminary results. Spine. 1993;18(8): 983.

14. Ozgur BM, Hughes SA, Baird LC, Taylor WR. Minimally disruptive decompression and transforaminal lumbar interbody fusion. Spine J. 2006 Jan;6(1):27–33.

15. Holly LT, Schwender JD, Rouben DP, Foley KT. Minimally invasive transforaminal lumbar interbody fusion: indications, technique, and complications. Neurosurg Focus. 2006;20(3):E6.

16. Slucky AV, Brodke DS, Bachus KN, Droge JA, Braun JT. Less invasive posterior fixation method following transforaminal lumbar interbody fusion: a biomechanical analysis. Spine J. 2006;6(1):78–85.

17. Tuttle J, Shakir A, Choudhri HF. Paramedian approach for transforaminal lumbar interbody fusion with unilateral pedicle screw fixation. Technical note and preliminary report on 47 cases. Neurosurg Focus. 2006;20(3):E5.

18. Kandziora F, Schleicher P, Scholz M, Pflugmacher R, Eindorf T, Haas NP, et al. Biomechanical testing of the lumbar facet interference screw. Spine. 2005;30(2):E34–9.

19. Mahar A, Kim C, Oka R, Odell T, Perry A, Mirkovic S, et al. Biomechanical comparison of a novel percutaneous transfacet device and a traditional posterior system for single level fusion. J Spinal Disord Tech. 2006;19(8):591–4.

20. Best NM, Sasso RC. Efficacy of translaminar facet screw fixation in circumferential interbody fusions as compared to pedicle screw fixation. J Spinal Disord Tech. 2006;19(2):98–103.

21. Boucher HH. A method of spinal fusion. J Bone Joint Surg Br. 1959;41-B(2):248–59.

22. Mitchell SM, Hsu WK. Lumbar pedicle cortical bone trajectory screw: indications and surgical technique. Contemporary Spine Surgery. 2016;17(1):1–5.

23. Neal MT, Rodriguez A, Branch CL Jr. Cortical bone trajectory pedicle screw fixation mast technique. In: Landriel F, Vecchi E, editors. Frontiers in Neurosurgery. Sharjah: Bentham Science Publishers; 2016. p. 327–34.

24. Dabbous B, Brown D, Tsitlakidis A, Arzoglou V. Clinical outcomes during the learning curve of MIDline lumbar fusion (MIDLF(R)) using the cortical bone trajectory. Acta Neurochir. 2016;158(7):1413–20.

25. Wang JC, Haid RW Jr, Miller JS, Robinson JC. Comparison of CD HORIZON SPIRE spinous process plate stabilization and pedicle screw fixation after anterior lumbar interbody fusion. J Neurosurg Spine. 2006;4(2):132–6.

26. Wang JC, Spenciner D, Robinson JC. SPIRE spinous process stabilization plate: biomechanical evaluation of a novel technology: invited submission from the joint section meeting on disorders of the spine ···. J

Neurosurg Spine [Internet]. 2006. Available from: http://thejns.org/doi/abs/10.3171/spi.2006.4.2.160.

27. Karahalios DG, Kaibara T, Porter RW, Kakarla UK, Reyes PM, Baaj AA, et al. Biomechanics of a lumbar interspinous anchor with anterior lumbar interbody fusion. J Neurosurg Spine. 2010;12(4):372–80.

28. Kaibara T, Karahalios DG, Porter RW, Kakarla UK, Reyes PM, Choi SK, et al. Biomechanics of a lumbar interspinous anchor with transforaminal lumbar interbody fixation. World Neurosurg. 2010;73(5):572–7.

29. Lopez AJ, Scheer JK, Dahdaleh NS, Patel AA, Smith ZA. Lumbar spinous process fixation and fusion: a systematic review and critical analysis of an emerging spinal technology. Clin Spine Surg [Internet]. 2016. doi:10.1097/BSD.0000000000000411.

30. Street J, DiPaola CP, Dvorak MF, Fisher CG, Dea N. Comparison of Wiltse muscle splitting approach to midline for fusion of the lumbar spine. Spine J. 2012;12(9):S156.

31. Anand N, Bray R Jr. P145. Comparison of traditional midline approach versus muscle splitting Paraspinal approach for posterior non-fusion stabilization of the lumbar spine – an analysis of functional outcome. Spine J. 2006;6(5):153S.

32. Kim DH, Tantorski M, Shaw J, Martha J, Li L, Shanti N, et al. Occult spinous process fractures associated with interspinous process spacers. Spine. 2011;36(16):E1080–5.

33. Tuschel A, Chavanne A, Eder C, Meissl M, Becker P, Ogon M. Implant survival analysis and failure modes of the X-stop interspinous distraction device. Spine. 2013;38(21):1826–31.

34. Barbagallo G, Olindo G, Corbino L. Analysis of complications in patients treated with the x-stop interspinous process decompression system: proposal for a novel ⋯. Neurosurgery [Internet]. 2009. Available from: http://journals.lww.com/neurosurgery/Abstract/2009/07000/Analysis_of_Complications_in_Patients_Treated_With.23.aspx.

35. Verhoof OJ, Bron JL, Wapstra FH, van Royen BJ. High failure rate of the interspinous distraction device (X-stop) for the treatment of lumbar spinal stenosis caused by degenerative spondylolisthesis. Eur Spine J. 2008;17(2):188–92.

36. Bowers C, Amini A, Dailey AT, Schmidt MH. Dynamic interspinous process stabilization: review of complications associated with the X-stop device. Neurosurg Focus. 2010;28(6):E8.

37. Epstein NE. A review of interspinous fusion devices: high complication, reoperation rates, and costs with poor outcomes. Surg Neurol Int. 2012;3:7.

38. Vokshoor A, Khurana S, Wilson D, Filsinger P. Clinical and radiographic outcomes after spinous process fixation and posterior fusion in an elderly cohort. Surg Technol Int. 2014;25:271–6.

39. Schulte LM, O'Brien JR, Matteini LE, Yu WD. Change in sagittal balance with placement of an interspinous spacer. Spine. 2011;36(20):E1302–5.

40. Kim HJ, Bak KH, Chun HJ, Oh SJ. Posterior interspinous fusion device for one-level fusion in degenerative lumbar spine disease: comparison with pedicle screw fixation-preliminary report of at ⋯. Journal of Korean [Internet]. 2012. Available from: http://synapse.koreamed.org/search.php?where=aview&id=10.3340/jkns.2012.52.4.359&code=0032JKNS&vmode=FULL.

41. Fidler MW. Spinal fusion: a combined anterior and supplementary interspinous technique. Eur Spine J. 1997;6(3):214–8.

42. Deyo RA, Ciol MA, Cherkin DC, Loeser JD, Bigos SJ. Lumbar spinal fusion. A cohort study of complications, reoperations, and resource use in the Medicare population. Spine. 1993;18(11):1463–70.

43. Deyo RA, Mirza SK, Martin BI, Kreuter W, Goodman DC, Jarvik JG. Trends, major medical complications, and charges associated with surgery for lumbar spinal stenosis in older adults. JAMA. 2010;303(13):1259–65.

44. Martin BI, Mirza SK, Comstock BA, Gray DT, Kreuter W, Deyo RA. Are lumbar spine reoperation rates falling with greater use of fusion surgery and

new surgical technology? Spine. 2007;32(19):2119–26.

45. Modhia U, Takemoto S, Braid-Forbes MJ, Weber M, Berven SH. Readmission rates after decompression surgery in patients with lumbar spinal stenosis among Medicare beneficiaries. Spine. 2013;38(7):591–6.

46. Weinstein JN, Tosteson TD, Lurie JD, Tosteson A, Blood E, Herkowitz H, et al. Surgical versus nonoperative treatment for lumbar spinal stenosis four-year results of the spine patient outcomes research trial. Spine. 2010;35(14):1329–38.

47. Kleinstück FS, Grob D, Lattig F, Bartanusz V, Porchet F, Jeszenszky D, et al. The influence of preoperative back pain on the outcome of lumbar decompression surgery. Spine. 2009;34(11):1198–203.

48. Kumar N, Shah SM, Ng YH, Pannierselvam VK, Dasde S, Shen L. Role of coflex as an adjunct to decompression for symptomatic lumbar spinal stenosis. Asian Spine J. 2014;8(2):161–9.

49. Davis R, Auerbach JD, Bae H, Errico TJ. Can lowgrade spondylolisthesis be effectively treated by either coflex interlaminar stabilization or laminectomy and posterior spinal fusion? Two-year clinical and ···. J Neurosurg Spine [Internet]. 2013. Available from: http://thejns.org/doi/abs/10.3171/2013.4.spine12636.

50. Davis RJ, Errico TJ, Bae H, Auerbach JD. Decompression and Coflex interlaminar stabilization compared with decompression and instrumented spinal fusion for spinal stenosis and low-grade degenerative ···. Spine [Internet]. 2013. Available from: http://journals.lww.com/spinejournal/

Abstract/2013/08150/Decompression_and_Coflex_Interlaminar.2.aspx.

51. Bae HW, Davis RJ, Lauryssen C, Leary S, Maislin G, Musacchio MJ Jr. Three-year follow-up of the Prospective, randomized, controlled trial of Coflex Interlaminar stabilization vs instrumented fusion in patients with lumbar stenosis. Neurosurgery. 2016;79(2):169–81.

52. Bae HW, Lauryssen C, Maislin G, Leary S, Musacchio MJ Jr. Therapeutic sustainability and durability of coflex interlaminar stabilization after decompression for lumbar spinal stenosis: a four year assessment. Int J Spine Surg. 2015;9:15.

53. Musacchio MJ, Lauryssen C, Davis RJ, Bae HW, Peloza JH, Guyer RD, et al. Evaluation of decompression and Interlaminar stabilization compared with decompression and fusion for the treatment of lumbar spinal stenosis: 5-year follow-up of a Prospective, randomized. Controlled Trial Int J Spine Surg. 2016;10:6.

54. Patel VV, Whang PG, Haley TR, Bradley WD. Superion interspinous process spacer for intermittent neurogenic claudication secondary to moderate lumbar spinal stenosis: two-year results from a randomized ···. Spine [Internet]. 2015. Available from: http://journals. lww.com/spinejournal/Abstract/2015/03010/ Superion_Interspinous_Process_Spacer_for.2.aspx.

55. Patel VV, Whang PG, Haley TR, Bradley WD, Nunley PD, Miller LE, et al. Two-year clinical outcomes of a multicenter randomized controlled trial comparing two interspinous spacers for treatment of moderate lumbar spinal stenosis. BMC Musculoskelet Disord. 2014;15:221.

小切口腹膜后经腰大肌入路 26

作者：Jacob Januszewski, Juan S. Uribe
译者：贾治伟　审校：赵永飞

引言

2001 年，Luiz Pimenta 首次介绍小切口腹膜后经腰大肌侧方椎间融合术（minimal invasive lateral interbody fusion，MIS-LIF）。与 ALIF（anterior lumbar interbody fusion）、PLIF（posterior lumbar interbody fusion）和 TLIF（transforaminal lumbar interbody fusion）等腰椎前路和后路融合手术相比，该手术方式安全有效[1,2]。该式的优势包括创伤小、出血少、手术时间短、切口问题少、植入椎间融合器更大、患者活动早等[3-6]。另外，也不需要切除保持脊柱稳定的韧带结构。

Bergey 等将 MIS-LIF 改进为内镜下经腰大肌腰椎椎间融合术[7]。他们指出，内镜下侧方经腰大肌腰椎椎间融合术安全有效，可以在不干扰大血管和交感神经的情况下显露腰椎。伴随该技术的推进，很多厂家研发相关产品，可以在直视下完成小切口侧方腹膜后经腰大肌椎间融合术。

脊柱创伤、成人退变性脊柱侧凸、椎间盘退变性疾病、腰椎不稳、腰椎管狭窄、腰椎滑脱、肿瘤、邻近节段退变等疾病，都可采用该手术方式。近年来，很多学者对 MIS-LIF 这一术式展开研究，其临床效果良好。但是，必须特别注意术中体位摆放、轻柔的腹膜后分离、在 EMG 检测下小心劈开腰大肌，而且通道撑开时间不能太长，只有这样，才能获得该术式的成功。

局部解剖

虽然越来越多的术者接受侧方入路这一术式，但是接受传统开放手术培训的医生对该入路的局部解剖相对陌生，故侧方入路局部解剖的学习是至关重要的。按照由浅入深解剖，为腹外斜肌、腹内斜肌和腹横肌，然后进入腹膜后间隙，可以看到腰方肌和腰大肌。为了避免腰丛损伤出现术后神经功能障碍，要予以局部钝性分离，不能使用电刀，具体细节将在后面探讨。

腰大肌

行 MIS-LIF 手术时，腰大肌是需要钝性分离的关键肌肉。腰大肌起源于椎体的前外侧、横突和相应的椎间盘[8-11]，分为深浅两层，中间有腰丛穿过。在腹股沟韧带的深面，腰大肌向前下方延伸，与髂肌会合，止于股骨小转子，共同命名为髂腰肌。腰大肌最近端起源于 L1 水平，向下随着肌纤维的加入和增多，其直径逐渐增粗。股神经的分支支配腰大肌，所以腰大肌的神经支配主要来源于 L2~L4。腰大肌的主要功能是屈曲髋关节。另外，50% 人群，腰大肌腹侧中央的表面上有一比较小的肌肉，为腰小肌。其起源于 T12 和 L1 及其椎间盘的前外侧，以较长的扁平肌腱止于耻骨上支。腰小肌受 L1 或 L2 神经支配，其作用是髋关节上旋。

腰丛

腰丛位于腰大肌内，是腰骶丛的一部分，是由 L1~L4 的前支和肋下神经（T12）的一部分组成，发出运动和感觉神经。主要的运动支为股神经（L2~L4）和闭孔神经（L2~L4），主要为感觉的皮神经包括髂腹下神经（L1）、髂腹股沟神经（L1）、生殖股神经（L1~L2）、股外侧皮神经（L2~L3）和股前皮神经（L2~L4）。大部分神经是感觉和运动混合的，腰大肌固有神经为纯运动神经，股外侧皮神经为纯感觉神经。

运动神经

股神经是感觉和运动混合的神经，起源于腰大肌外侧，有前后两支。前支再分为前皮支和肌支，支配耻骨肌和缝匠肌。后支再分出隐神经（感觉支）和运动支，支配股四头肌的运动。

闭孔神经起源于腰大肌内缘，支配下肢的内收肌群，包括闭孔外肌、长收肌、短收肌、大收肌、耻骨肌。闭孔神经不支配闭孔内肌，其感觉支分布至大腿近端内侧皮肤。

感觉神经

髂腹股沟神经支配骨盆基底、男性阴囊上部/女性阴阜和大阴唇的感觉。

髂腹下神经分为两支，支配下腹部皮肤。侧皮支支配臀区皮肤，如果行髂前上棘取骨，可能会损伤该支。前支配下腹部的皮肤感觉。

生殖股神经也分为两支，生殖支和股支。生殖支支配男性提睾肌和阴囊的皮肤感觉，女性阴阜和大阴唇的感觉。股支支配股三角的皮肤感觉。与其他感觉神经向两侧延伸至相应支配区域不同，生殖股神经起始于腰大肌前侧，沿其腹侧向下至相应区域。

股外侧皮神经支配大腿外侧的皮肤感觉，分为前后两支。前支支配大腿前侧和外侧的皮肤感觉，直至膝部。后支支配大腿外侧和后侧的皮肤感觉，从大转子开始至大腿中部。

股前皮神经支配大腿前侧和内侧的皮肤感觉。

肋下神经

肋下神经是参与腰丛组成的最头侧的神经，起源于 T12 神经，与肋下血管一起，沿第十二肋下缘走行。肋下神经从外侧弓状韧带和肾脏后方穿行，向前方至腰方肌的上部，然后穿过腹横肌腱膜边缘，向内下方走行于腹横机和腹内斜肌之间。其外侧支穿过腹内斜肌和腹外斜肌，至肋骨角。肋下神经继续在腹壁内向内侧走行至腹直肌外缘，然后穿出，形成前侧皮支。肋下神经支配前侧腹壁肌肉，特别是腹外斜肌和腹内斜肌。如果行上腰椎的经腰大肌侧方入路椎间融合术，有可能会损伤或刺激该神经，出现腹壁麻木和假性疝[12]。有时，肋下神经和髂腹下神经有交通，向下支配锥状肌。

叉状神经

叉状神经（furcal nerve）是一单独的神经，有其自己的腹侧根和背侧根。通常起源于 L4，其次是 L3，该神经可起源于 L1 以外的其他所有腰椎节段。通常，该神经与 L4 神经根平行穿出椎间孔，在椎间孔外位于 L4 神经根的前上方。然后，该神经分叉，发出分支会合于闭孔神经、股神经，以及腰骶干，该神经是腰丛和骶丛的交通（图 26.1）。如果该神经受压，会表现出不典型的坐骨神经痛和根性疼痛。或者虽然单一神经根受压，但表现出 2 个神经根分布区域的症状[13]，临床表现与 CT 造影或 MRI 的影像学证据不符，感觉分布区域没有完全按照相应节段神经根受压的皮节表现。由于该神经位置特殊，所以行侧方经腰大肌入路时，容易受损。

安全区域

Moro 等对腹膜后入路的解剖进行了研究，提

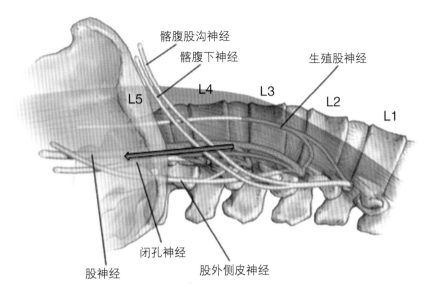

图26.1 腰丛和叉状神经的走行，黑色尖头指出叉状神经作为腰丛和骶丛的交通，注意叉状神经和股神经、L4~L5椎间盘缘的位置关系

出了安全区域这一概念，可以避免手术时损伤神经[14]。他们发现，在L4~L5和以上区域穿过腰大肌是安全的，只是在L3~L4层面要注意，有损伤生殖股神经的风险。

后来，进一步研究发现，腰丛位于腰大肌内，在横突和椎体的交界处，沿腰大肌内侧向远端走行[15]。从头端向尾端，腰丛逐渐由背侧向腹侧迁移，在L1~L2层面，位于终板后方，逐渐向腹侧迁移至L4~L5节段。腰丛与椎体后壁的距离和椎间隙总长度的比值，在L1~L2、L2~L3、L3~L4、L4~L5分别为0、0.11、0.18、0.28。所以，如果过于偏向后方放置扩张器和撑开器，会导致神经损伤，特别是在L4~L5层面，腰丛几乎位于椎体中后1/3处。

Uribe等进行尸体解剖研究，建立了4个区域，并为MIS-LIF手术提出了安全工作区域（图26.2）[10]。将椎体四等分为4个区域，按照从前向后的顺序命名为一区至四区。腰丛和神经根位于腰大肌内侧，偏于背侧，在四区内。生殖股神经是唯一的位于三区腹侧的神经，起于L2~L3水平向尾端至L3~L4、L4~L5。

根据以上解剖研究，L1~L2至L3~L4的安全区域在三区的中点（椎间盘中后1/3），L4~L5

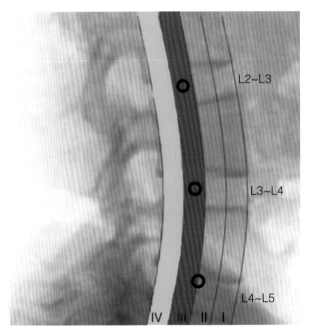

图26.2 MIS-LIF手术安全解剖区域。从前到后，分为一区至四区，图中的圆圈表示相应手术节段通道放置的安全区域。从L1~L2至L3~L4，中后1/3为安全区域；在L4~L5，位于二区和三区之间的中点是安全区域

的安全区域是二区和三区的交界处（椎间盘中央）。在L2~L3，生殖股神经容易在二区受损；在L3~L4和L4~L5，容易在一区受损。在腹膜后间隙，髂腹股沟神经、髂腹下神经、股外侧皮神经在腰大肌外侧，向前下斜行至髂嵴和腹壁，有被损伤的风险。

股神经起源于 L2、L3 和 L4 神经根，位于腰大肌深层，从后向前、向下走行。所以，行 L4~L5 手术时，如果撑开器过于靠近三区和四区，容易损伤股神经。如果股神经受损，会出现屈髋和伸膝无力、髌腱反射消失和 L3 分布区域皮节感觉减退 [16]。但是，要注意分辨，术后患者的下肢无力是神经损伤所致，还是术中分离腰大肌导致腰大肌水肿、疼痛性肌无力。疼痛所致的屈髋无力仅限于髋关节活动障碍，通常术后 72 h 内缓解。

早期常规切口行腹膜后入路手术时，也有损伤腰丛的风险。当时，最常损伤的神经是肋下神经、髂腹下神经、髂腹股沟神经和股外侧皮神经。

除了神经损伤，还要注意避免内脏和血管损伤。Regev 等已经证明了详细的术前准备和周密的术前计划的重要性。他们通过形态学研究观察 MIS-LIF 手术和血管损伤的关系，发现从 L1~L2 到 L4~L5，安全的操作通道和植入的椎间融合器应逐渐变窄 [17]。如果存在脊柱侧凸，通道需要更窄。另外，我们需时刻保持警惕，肾脏也位于腹膜后间隙。

侧方入路的适应证

患者选择

当决定给患者行手术治疗时，选择最佳的手术入路是非常重要的，没有某一种方式是适合所有脊柱畸形患者的。如果患者年龄大或身体条件差，不能接受长时间手术，而且没有局部不稳，可以行单纯侧方入路椎间固定融合术；如果患者疼痛不能缓解，退变性侧凸进行性加重而且麻醉风险高，应尽量选择创伤小的手术方式。另外，如果行单纯侧方入路椎间固定融合，术前一定要查脊柱全长正侧位片，保证患者冠状面和矢状面平衡。而且，还要评估患者的骨质疏松情况。因为终板的强度和患者的骨密度情况关系密切 [18]。

骨质疏松患者不应行单纯侧方入路椎间固定融合术，可考虑非手术治疗或局限性减压手术。但是，这可能会导致畸形进展和症状加重。

MIS-LIF 手术可用于创伤、退变性椎间盘疾病、脊柱不稳、腰椎管狭窄、腰椎滑脱和邻近节段病变。早期研究发现，MIS-LIF 手术时间短、出血少、并发症少、住院时间短、恢复快 [19,20]。该术式长期随访结果良好，包括患者症状和功能的持续改善、影像学参数和融合率。

脊柱退变性疾病和畸形

小切口手术（minimally invasive surgery，MIS）是为了减少传统开放手术的并发症。随着小切口手术技术的进步和相关器械的研发，该技术已经越来越多地应用于脊柱退变性疾病和畸形。MIS-LIF 手术之所以越来越多地被广大医生接受，是因为与传统矫形手术相比，该术式可以减少并发症 [21,22]。该技术可以有效改善患者冠状面的 Cobb 角 [19,23-25]。由于矢状面正向失平衡会导致患者生活质量下降，目前学者们也在探索 MIS-LIF 对矢状面 Cobb 角、腰椎前凸和骨盆倾斜角的影响 [26]。矢状面失平衡会导致患者需要更多的力量维持站立或行走，容易疲劳，严重者即使通过其他关节代偿也无法正常站立行走。

目前临床结果显示，MIS-LIF 矫正脊柱畸形效果良好，影像学和临床效果都能得到很好的改善，与传统手术相比，并发症更低 [27]。目前，对 MIS-LIF 矫正脊柱畸形的主要争议在于，与传统手术相比，MIS-LIF 不能有效改善矢状面失平衡。传统方法是通过后柱短缩截骨术（如 S-P 截骨、经椎弓根截骨、扩大经椎弓根截骨和全脊椎切除术等）矫正矢状面失平衡，其邻近节段退变的发生率高达 40% 以上 [28,29]。

MIS-LIF 手术经腰大肌入路松解前纵韧带，植入过度前凸的椎间融合器，同样可以实现传统手术的影像学改善和临床疗效，而且可以减少并发症的发生率，如减少出血和脑脊液漏等 [30]。

松解前纵韧带这一操作技术的学习曲线是很陡峭的，行相关操作之前，需要仔细分析安全区域，并在尸体上进行练习。如果操作不够仔细，会损伤大血管导致患者死亡。将椎间盘切除、终板处理完毕后，沿前纵韧带边缘放置一稍弯曲的拉钩，将拉钩放置于大血管／交感神经链和椎间盘腹侧之间。然后，在大血管的背侧切除前纵韧带。同时，要仔细观察，避免误将交感神经链当作前纵韧带侧缘。将拉钩逐渐拉向椎间盘对侧，用长柄的手术刀逐渐切除前纵韧带。将前纵韧带彻底松解后，可看到该节段活动度明显增大。然后选择一大小合适的过度前凸的椎间融合器，填塞同种异体骨，将其植入椎间隙，用 1~2 枚螺钉予以固定，防止椎间融合器前移。然后，予以后路椎弓根螺钉固定。

如果单纯行前路松解，保持脊柱后方结构完整，单一节段可增加 14° 前凸。如果再行后路关节突切除，前凸增加值可以进一步加大至 21°~27°。为匹配椎间融合器的前凸角度，可以后路行棘突部分切除和关节突切除，可以使用 30° 前凸的椎间融合器，从而使单节段前凸达到 30°。后方结构截骨去除等操作联合使用 30° 角椎间融合器，可以获得 20°~24° 左右的椎间隙成角 [31]，这与经椎弓根截骨的效果相似。

MIS-LIF 矫正脊柱畸形的效果还在进一步探索中，我们需时刻牢记手术的目的是重建脊柱骨盆平衡，使局部的参数相互匹配，从而维持脊柱骨盆整体的良好序列。通过 HRQL 的研究显示，患者术后的生活质量与脊柱骨盆的平衡直接相关 [26,32]。要实现脊柱骨盆平衡，需要达到以下四点：① SVA 小于 50mm 或 T1-SI 小于 0°；②骨盆倾斜角小于 20°；③冠状面 Cobb 角小于 10°；④腰椎前凸与 PI 相差小于 9°[26,30]。注意以上四点，可实现对每位患者的个性化治疗，实现冠状面和矢状面的良好序列。即使部分改善相关参数，也可以很好地改善患者的临床症状。根据患者畸形的严重程度，必要时行前纵韧带松解，实现更好的畸形矫正。

如果患者行腰椎融合术，术后可能会出现邻椎病。后路手术处理该疾病会导致更多的肌肉切除，而且之前的手术瘢痕会导致感染和脑脊液漏的风险增加。MIS-LIF 是治疗邻椎病的一个很好的选择，可以避开之前手术瘢痕，放置工作通道直接到达相应椎间隙进行相关操作。而且，可以局部使用钢板进一步固定。目前还没有关于侧方腹膜后经腰大肌入路治疗邻椎病的研究报道，但是之前有关于人工椎间盘治疗邻椎病避免手术瘢痕入路相关并发症的报道 [33~35]。

创伤

创伤后胸腰段骨折也可行侧方入路手术。脊柱爆裂性骨折多发生于胸椎、腰椎和胸腰段。关于是对患者行支具和卧床休息的保守治疗，还是予以手术治疗，不在本文讨论范围。但是，如果出现局部不稳，且有神经损伤，欲对患者行手术治疗，可以考虑小切口腹膜后经腰大肌入路。

Smith 等经过 2 年的随访研究发现，行侧方椎体切除内固定植骨融合术，手术时间短、出血少、住院时间短 [36]。所有患者均未再次接受手术治疗，没有出现神经功能下降的情况。

术前考虑

做好术前计划、选择合适的患者是非常重要的。术前 MRI 可观察腹腔的大血管是否阻挡手术入路。同时在 MRI 上观察腰大肌的情况，以判断从哪一侧进入最佳。从 L4~L5 层面开始，腰大肌逐渐向腹侧迁移。通常，在 L5~S1 位置，称其为移行腰大肌（transitional psoas）。移行腰大肌的肌腹和腰丛偏于腹侧，所以牵拉时更容易损伤股神经。如果术前发现移行腰大肌，则不建议行 MIS-LIF 手术。另外，术前需要拍摄正位 X 线片，以判断从哪一侧进行行操作更好。特别是在 L4~L5 节段，有可能受髂嵴阻挡（图 26.3）。

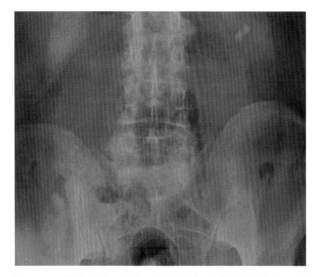

图26.3　腰椎正位X线片，术前明确双侧髂嵴的高度，以选择合适的手术入路

手术技术

随着时间的推移和手术量的增加，我们团队腹膜后经腰大肌入路 MIS-LIF 的手术技术也不断进步。2010 年，是有质的变化的一年，从那时开始，我们形成了标准的操作模式，并沿用至今。该手术技术的关键是用特殊的牵开器完成经腰大肌入路的相关操作。总的原则是提供侧方入路系统，与其他系统不同的是，要使用激发的体感诱发电位（t–EMG）。

将患者摆于 90° 侧卧位，将手术一侧向上摆放。如果患者有脊柱侧凸，则凹侧向上，这样更有利于到达 L4~L5 椎间隙。而且，如果行多节段手术，可以用更少和更小的切口完成相关操作。

我们使用的是 Cmax 手术床（Steris，Mentor，OH），但是任何可透视的、可以屈伸的、可以摆放 Trendelenburg 或者反 Trendelenburg 体位、能侧方倾斜的手术床，都可以满足该手术的体位摆放。将患者的髂嵴摆放在手术床的折床处（table break），这样可以进行屈曲操作。尽量屈曲膝关节和髋关节，以最大限度地松弛腰大肌。在腋下放置软垫，以防止臂丛神经损伤；髂嵴处放置软垫，以利于显露 L4~L5 间隙。

通过术中透视，配合患者的体位摆放。透视要获得标准的前后位影像，双侧的椎弓根和棘突的距离要一致。尽量获得准确、对称的透视影像，这样可以避免手术切除椎间盘时过于靠前或靠后。如果患者之前行椎板切除术，已经将棘突切除，术中透视时更需要特别仔细。

摆放好体位后，将患者的髂嵴和胸部用胶带固定于手术床。将摆放在下方的腿和髋关节向下拉，然后将其固定于手术床，防止术中移位。然后将患者安全固定于手术所需体位（图 26.4）。

然后，再次予以正位透视，保证获得良好的透视影像，必要时可以将手术床向侧方倾斜。为

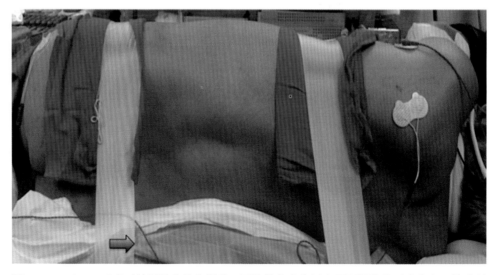

图26.4　MIS–LIF手术时的侧卧位体位摆放。用胶带将患者固定于可调节的手术床上，箭头所指区域有侧屈，这是为了更好的显露

了保证椎间融合器植入位置良好，正位透视影像必须显示出手术节段的终板完全平行，棘突处于中线，与两侧椎弓根距离相同（图26.5）。然后观察髂嵴和脊柱的关系，判断能够到达的最下端椎间隙的位置。椎间隙和髂嵴的角度，必须允许能够直接到达相应的椎间隙。此时，可以通过在髂嵴的位置折床，实现对相应椎间盘的处理和操作。如果不需要折床就能到达相应椎间隙，则直接予以相关操作，不调节手术床的位置。过分折床会导致腰丛张力增大，增加神经受损的风险，所以应该尽可能减小折床角度，能到达手术节段即可。

然后予以侧位透视，将患者调整至 Trendelenburg 或者反 Trendelenburg 体位，以便能清楚看到患者的终板、椎体后缘皮质和椎弓根，同时能够评估手术节段和髂骨的关系。可以用克氏针定位手术节段的体表投影（图26.6），触摸体表投影区域，判断髂骨是否阻挡相关操作。

最后，再行正位透视，明确体位摆放过程中

没有过多移位，透视影像是否满足手术需求。再次行侧位透视，横向标记椎间隙位置，纵向标记椎间隙中后 1/3 位置。在 L4~L5 间隙稍有例外，根据解剖安全区域原则[10]，需要纵向标记椎间隙中点位置。如果行单节段手术，做一 5 cm 的横切口即可。如果行多节段手术，可以采用纵行切口，也可以行多个横行切口。这根据手术节段和美容学予以考虑。

手术过程

常规消毒铺单，用 10 号刀片切开皮肤。用电刀沿切口切开皮下脂肪至深筋膜，沿椎间隙方向横行切开深筋膜。如果行多节段手术，则需分别横行切开深筋膜，以利于固定牵开器。

切开深筋膜后，看到肌肉，用 2 把扁桃体止血钳在椎间盘层面分离肌肉，分离得越小越好。进行相关操作时，一定要特别注意，脑海中有立体的概念，分开肌肉的通道和皮肤切口形成的投

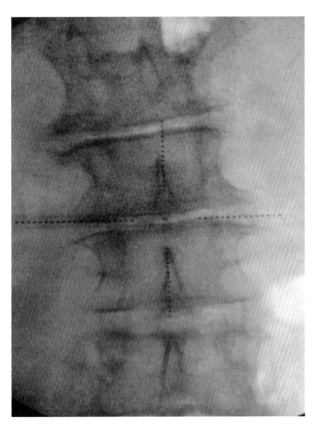

图26.5　L3~L4正位透视，手术节段位于透视的中心，清楚显示平行、重合的上下终板，棘突位于正中

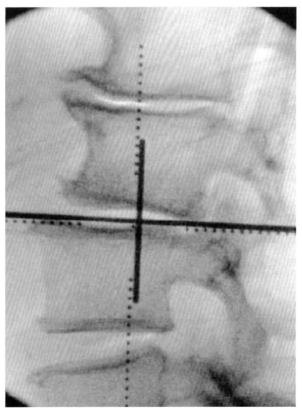

图26.6　侧位透视显示的交叉点即是撑开器和拉钩放置的位置，清晰显示上下终板，髂嵴不遮挡手术相关操作

影，能到达椎间盘中后 1/3（在 L4~L5 为椎间盘中点），不能过于靠前（损伤肠管）和靠后（损伤神经）。分离腹外斜肌、腹内斜肌、腹横机，直到腹横筋膜和腹膜后隙。

到达腹膜后隙后，可以在后外侧触摸到腰方肌。沿腰方肌向内，可以触摸到横突。再向内，可以触摸到腰大肌。

此时，可放置第一个扩张器，术者的手指要放在扩张器的前方，避免损伤腹膜。将扩张器放在腰大肌表面，但不要将腰大肌分离。然后行侧位透视，明确扩张器位置合适（L4~L5 位于椎间隙中点，其他间隙位于椎间隙中后 1/3 处），必要时予以调整。刺激扩张器，观察是否有 t-EMG，将扩张器旋转 360°，观察有无活动性电位。一般来讲，大于等于 11 mA 的刺激说明离周围的神经组织有比较安全的距离（表 26.1）。然后，将扩张器穿过腰大肌，直至椎体。然后再次刺激并旋转扩张器，观察 t-EMG。再次行侧位透视，明确扩张器位置恰当。如果电刺激显示周围无神经组织，则插入导丝，逐级放置扩张器、扩开腰大肌，并进行电刺激。当放入最终的扩张器后，再次行 t-EMG 检测，并进行数据分析。

此时，经常会发现阈值骤然下降。实际上，这种阈值下降是正常的。通过 t-EMG 阈值骤然下降的部位，可以判断股神经的位置。理想状态下，刺激扩张器后壁时，阈值下降；刺激扩张器前壁时，阈值上升。由此可推断，股神经位于扩张器的后方。通常，这种情况下，放置并打开撑开器不会导致神经损伤。如果刺激扩张器前壁时，阈值下降，则需移除导丝和扩张器，按照前文所述方法，稍靠前，于股神经的前方重新放置。

当行 t-EMG 检测，发现扩张器后方阈值下降、前方阈值上升时，沿扩张器放置拉钩，拉钩的叶片向上、向下、向后牵开。在这个操作过程中，要保持下压的力量，直至将叶片插入，将腰大肌的纤维挡在拉钩外侧，避免在之后的手术操作过程中进入术野。撑开拉钩至适当位置后，将其锁定。将扩张器移走，保持导丝在之前位置。在下方叶片放置光源，术者要能够辨认视野中的"红"与"白"，分别是"逃逸"到术野的腰大肌纤维和纤维环。如果只看到红色，说明拉钩放置过程中有太多的腰大肌漏出；如果只看到白色，则可能是还没有穿破腰大肌纤维，拉钩是在腰大肌的表面滑移。同时，要观察术野中有无神经。如果怀疑有神经存在，则需行 t-EMG 检测。感觉神经无法用 t-EMG 检测，所以如果没有任何 EMG 反应，需高度怀疑是感觉神经纤维。

如果明确到达椎间盘，而且术野中没有神经，行侧位透视观察拉钩和椎间隙的关系。叶片是嵌入在向后的拉钩上，但是没有插入椎间盘深部。

放松自由臂，保持对拉钩向下的压力，根据导丝的方向，调整拉钩至合适位置。当侧位透视显示拉钩位置良好时，再予以正位透视，观察上下拉钩和椎间隙的关系。在正位透视下，将叶片插入并牢固地固定于椎间隙。然后将自由臂拧紧，将拉钩锁定在相应位置。再次行侧位透视，明确拉钩位置良好。在全术野和后方拉钩的后侧行 t-EMG 检测。在后方拉钩的后侧，应该检测到阈值下降，这说明工作通道在股神经的前方，后方拉钩将股神经挡在了后侧。检测完毕并确认术野安全后，撤除导丝。

一旦将通道放置到合适的位置，后面的操作尽可能快速、准确，以减少拉钩对腰丛的刺激时间。建议在 20 min 内完成椎间融合器的植入，30 min 内完成对前纵韧带的松解和前柱结构的重建。尽量减少拉钩对周围组织的牵拉，只要能完成椎间

表 26.1　触发 EMG 的数据结果解释

读数 (mA)	颜色	意义
≥ 11	绿色	可接受
5~10	黄色	小心
<5	红色	警报

盘切除和椎间融合器植入等相关操作即可。

通过椎体前缘的斜坡，判断前纵韧带的位置。进行椎间盘的相关操作时，应该尽量靠后，以免损伤前纵韧带。将纤维环切开一宽的方形切口，髓核钳去除椎间盘组织。将前端稍弯曲的 Cobb 剥离子置入椎间隙，保持手柄与地面垂直，在正位透视下，用锤子敲击，直至 Cobb 剥离子将对侧纤维环破开。然后翻转 Cobb 剥离子，重复上述操作。然后将铰刀放入椎间隙，正位透视，垂直将其放入，操作过程中要特别注意，不能损伤终板。将铰刀移除后，再次予以正位透视，确认叶片在椎间隙内位置不变，保证拉钩的稳定性。再次用髓核钳去除椎间盘组织。

根据术前影像学情况，选择直的或前凸的装有生物制剂的椎间融合器。通常，我们在椎间融合器里填充 5mL 混合间充质干细胞的异体松质骨（Osteocel Plus，NuVasive，San Diego，CA）。然后，将椎间融合器植入椎间隙，直至椎间融合器中央的标志线和棘突重叠。观察术野中是否有从椎间融合器中脱出的碎骨，看有无出血，必要时予以双极电凝止血。松弛自由臂和拉钩，缓慢将拉钩撤出，观察出血情况。

将拉钩移除后，行正侧位透视，观察内固定的位置。将手术床调平，予以缝合。逐层缝合深筋膜、皮下组织和皮肤。

生物力学

PEEK 椎间融合器

MIS-LIF 的重点是在椎间植入一个大的椎间融合器。传统方法是在椎间植入自体骨或异体骨，但是骨折、移位和假关节等并发症发生率太高，所以研发了椎间融合器。椎间融合器的材料多种多样，有钛合金、碳纤维和 PEEK 材料[37]。PEEK 材料的弹性模量和椎体的骨质更为相近，所以更为广大医生接受[38~40]。而且，PEEK 材料不可吸收，很少引起局部反应，射线透过性好，有利于术后随访观察骨质融合状况[41,42]。MIS-LIF 手术通过侧方入路植入的大直径椎间融合器，可以减少下沉[43~45]。

侧方钢板固定

MIS-LIF 术式可以配合使用侧方钢板固定（图26.7）。钛板的头端和尾端各有 1 个钉孔，有不同的长度型号（也有四孔钢板，但是太大，我们一般不使用）。通过 2 枚与终板平行植入、横穿椎体、双皮质固定的螺钉，将钢板固定于椎体侧方。

既往研究对比分析了单纯椎间融合器植入、椎间融合器合并侧方钢板固定、椎间融合器合并单侧椎弓根螺钉固定、椎间融合器合并双侧椎弓根螺钉固定的生物力学强度，与单纯椎间融合器植入相比，侧方钢板固定可以明显增加局部的稳定性，有利于融合[46,47]。侧方钢板固定的最大优势是限制侧屈，仅双侧椎弓根螺钉固定比其稍强。但是，侧方钢板固定的总体生物力学强度不如单

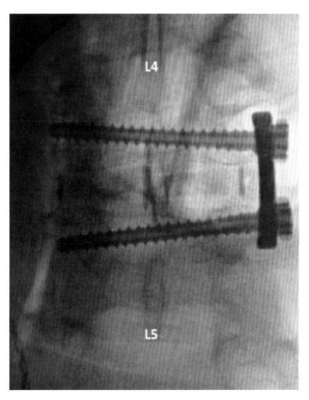

图26.7 侧方钢板固定，正位透视显示椎间融合器跨越整个椎体，螺钉靠近软骨下骨植入

侧和双侧椎弓根螺钉固定。

如果局部有明显不稳，不建议使用侧方钢板固定，双侧椎弓根螺钉固定是最佳选择。另外，如果是多节段手术，也应该行椎弓根螺钉固定。

典型病例

病史

退休男性，67岁。腰背痛多年，间断性右下肢放射痛。行走或站立时症状加重，白天症状进行性加重，坐位时症状稍有缓解。既往接受物理治疗、硬膜外激素注射、痛点注射等保守治疗1年多，效果差。无肌力下降和大小便失禁。

体格检查

腹部以下感觉、运动、反射等神经系统查体未见异常。

影像学检查

术前予以脊柱全长正侧位片和胸腰椎CT、MRI检查，冠状面脊柱右凸54°，CSVL 2 cm，SVA 12 cm，PT 40°，PI 71°，LL 35°（图26.8）。骨密度正常。MRI未见移行腰大肌和异常的节段血管。通过CT评估退变的椎间隙情况和椎弓根的大小。

治疗

一期行T12~L5侧方椎间融合、L5~S1 ALIF、L2~L3和L3~L4前纵韧带松解术，二期行T10至骶骨经皮椎弓根螺钉固定术（图26.9）。

结果

术后影像学检查显示冠状面Cobb角29°，CSVL 6 cm，SVA 5 cm，PT 26°，PI 71°，LL 74°。PI–LL不匹配情况由术前的36°改善至术后4°。患

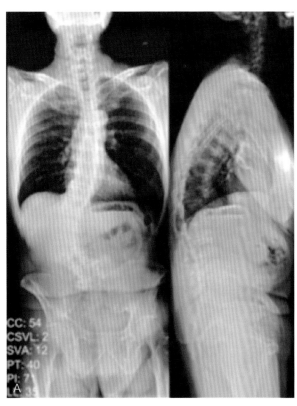
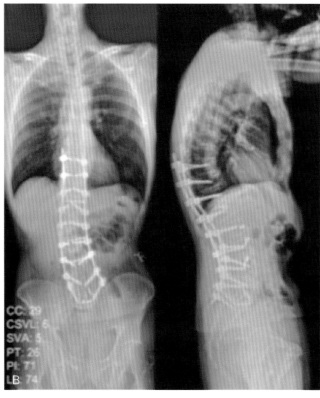

图26.8　一例脊柱畸形患者（红色组）的正侧位脊柱全长X线片。术前（A）畸形明显，术后X线片（B）显示患者椎间盘高度和脊柱骨盆参数恢复良好

者术后恢复良好，12 个月随访时，VAS 评分由 76 降至 53，ODI 评分由 50 降至 30。没有椎间融合器下沉和近端交界性后凸（PJK）发生。

技术要点

- MIS-LIF 腹膜后经腰大肌入路腰椎椎间融合术已得到广泛的使用。
- 该手术入路可直接到达椎间融合操作区域，但需进行详细的术前评估和计划，保证手术入路的可行性。
- 除了对局部解剖的学习和掌握，要严格筛选患者并进行系统评估，仔细询问病史并进行体格检查。
- 有的病变不适合采用该手术方式，如 L5~S1 病变。另外，严重的椎管狭窄也不能通过间接减压达到良好的效果，之前行腹部手术的患者也是该术式的禁忌。
- 术前需行脊柱全长正侧位 X 线片、侧屈位 X 线片、CT、MRI 等影像学检查，老年人和吸烟患者需行骨密度检查。
- 通过术前 X 线片，评估患者肋骨、髂嵴和手术节段的位置关系：如果一侧高髂嵴，

则应选择对侧入路手术；如果患者有侧凸畸形，建议从凹侧入路，这样更有利于通过相对小的切口完成多节段手术；如果行 L1~L2 或 L2~L3 手术，可能需要拉开肋骨予以显露，必要时切除肋骨。

- MRI 可以清楚地显示局部血管、腰大肌、腰丛、结肠等解剖结构，如果患者的腰大肌向腹侧移位（移行腰大肌或米奇老鼠耳朵样腰大肌），则伴随腰丛移位，采用该手术方式容易损伤股神经，是禁忌。
- 如果预行间接减压，需要通过 MRI 和 CT 进行评估，椎间盘高度严重下降、CT 上有椎间盘真空征、MRI 轴位 T2 像显示关节突高信号和术后脊柱序列的重建相关。
- 按照之前描述，一步步细致地进行相关操作，但是仍有一些技术要点需要强调：摆体位时，将患者之前未手术的一侧或者局部腰大肌或腰丛解剖更有利于该手术入路的一侧向上摆放；如果患者有侧凸，凹侧向上摆放体位。
- 需要将患者摆至真正的 90° 侧卧位，髂嵴位于手术床折床处（table break）的下方，

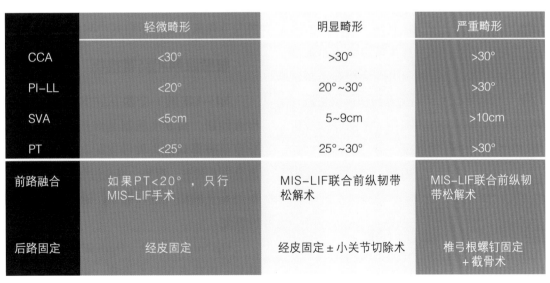

	轻微畸形	明显畸形	严重畸形
CCA	<30°	>30°	>30°
PI–LL	<20°	20°~30°	>30°
SVA	<5cm	5~9cm	>10cm
PT	<25°	25°~30°	>30°
前路融合	如果PT<20°，只行 MIS-LIF手术	MIS-LIF联合前纵韧带松解术	MIS-LIF联合前纵韧带松解术
后路固定	经皮固定	经皮固定±小关节切除术	椎弓根螺钉固定＋截骨术

图26.9 不同的影像学分组和相应的手术计划。绿色组是指患者仅有轻微的畸形，脊柱骨盆能够自行代偿；黄色组患者畸形明显，存在矢状面失衡，SVA为5~9 cm；红色组严重畸形，矢状面失衡，尽管骨盆最大旋转，SVA仍然大于10 cm

腿屈曲 45°。

- 患者不能有旋转，手术的每个节段都要行标准的正侧位透视，正位透视可看到双侧椎弓根和棘突的距离相等，正侧位透视可清晰看到相应的终板。

- 切开皮肤和皮下组织后，用 2 把扁桃体止血钳分离肌肉，切开腹横筋膜。

- 手指分离腹膜后脂肪和腹腔与腰大肌的粘连，触及腰大肌和横突。

- 第一个扩张器一定要放在腰大肌最膨隆的位置，保证前后都不会有过多肌肉，侧位透视明确扩张器放在椎间盘中央时，将扩张器向深部插入至椎间盘侧缘。

- 在手术区域上、下、前、后 4 个位置进行 t-EMG 检测，阈值最低的位置是离股神经最近的地方，通常股神经位于通道后壁，若果 t-EMG 未见明确的方向性或者有疑问，将初级扩张器向前移位放置。

- 一般手术，拉钩的撑开时间不能超过 20 min，前纵韧带松解者，拉钩撑开时间不能超过 30 min。

并发症及其防治策略

术前、术中、术后仔细认真操作可以有效降低并发症的发生率[48]。并发症可能会由于术前准备不充分所致，比如血管神经可能会挡在术野正中，移行腰大肌会使股神经离手术操作部位更近，拉钩会导致股神经不可逆性损伤。术前仔细分析 MRI 可以避免相关问题的出现。另外，体位摆放不当会导致 L4~L5 手术入路困难，增加神经受损的风险。

麻木、感觉异常和肌力下降

MIS-LIF 的手术入路不是脊柱外科医生熟悉的常规入路，有一定技术难度和学习曲线。该手术技术的掌握程度取决于术者对局部解剖的熟悉程度和对手术入路的把握。手术入路的一些轻微的偏差会导致腰丛损伤，出现相关并发症，实时的 EMG 检测会减少运动神经损伤的概率[5]。但是，感觉神经无法予以检测，如果对局部解剖结构不熟悉，会导致医源性损伤。

目前有文章报道该术式出现大腿麻木、感觉下降、感觉异常、肌力下降等症状。任何节段的手术都可能出现该并发症，L4~L5 手术的发生率最高。股神经损伤后肌力下降的发生率从 3.4% 到 23.7% 不等[48~50]，感觉异常的发生率为 0.7%~30%[7,48,49,51]，麻木的发生率为 8.3%~42.4%[19,49,50]。具体损伤的神经可能有所差异，但是最容易损伤的是生殖股神经、股外侧皮神经和股前皮神经。术后，应该仔细观察患者症状区域的皮节分布，不能只单纯地报道出现大腿疼痛或麻木。

大多数患者术后的感觉和运动异常是可以恢复的，50% 于术后 90 天内恢复，90% 于术后 1 年恢复[49]。这可能是神经和肌肉从术中操作干扰、激惹以及炎性反应中逐渐恢复的过程。所以，术前应告知患者相关风险和预后。

如之前所述，要明确患者肌力下降是由于神经损伤所致，还是劈开腰大肌后腰大肌水肿导致的疼痛引起。通常，疼痛相关的肌力下降仅限于髋关节屈曲，会在术后数小时至 72 h 缓解。

腹壁麻痹和肠管损伤

MIS-LIF 的一个潜在并发症是腹壁麻痹，又称假性疝。其发生机制是切开腹壁时损伤神经，导致前腹部局部失神经支配、麻木和膨隆，也可能会出现肿胀、疼痛、感觉过敏等其他感觉异常。要与真正的疝气进行鉴别。通常，该情况会自发性恢复。

Ogilvie 综合征（Ogilvie's Syndrome，OS）是另一可能出现的并发症，是假性肠梗阻导致结肠穿孔等[52]。该并发症的病因不明，需要与操作失误导致的急性肠管穿孔进行鉴别。OS 的诊断要点是胃肠蠕动减弱，数日不能缓解。腹部 CT 检查可以发现盲肠扩张超过 9 cm，没有机械性梗阻的证据。如果不能早期诊断，会导致肠管破裂，死亡率高达 50%~71%[53~55]。最初的处理方法包括禁食、胃肠休息、胃管或肠管置入间接减压或者结肠镜直接减压。药物方面可使用新斯的明，一种胆碱酯酶抑制剂[54,56]。但是新斯的明有心动过缓、低血压等不良反应，需要对患者进行严密监测。

内固定相关并发症

目前很少有关于内固定相关的并发症报道。Dua 等[57] 对 13 例患者进行回顾性分析，内植物相关的并发症发生率为 15%。有 2 例 L4~L5 手术的患者在术后 6 周内出现非创伤性冠状面骨折。

我们连续手术的 101 例患者，出现 5.9% 的内固定相关并发症，包括 3 例内固定失败和 3 例椎体骨折[58]。6 例患者均未受过创伤，5 例再次出现腰背痛。所有内固定失败均出现侧方钢板和螺钉移位。其发病机制不明，考虑与椎间融合器下沉和螺钉固定角度有关，导致螺钉在冠状面上切割椎体。另外，应力集中区域应力增大、处理终板或螺钉植入时损伤骨性终板、螺钉植入或锁定操作不规范也可能是内固定失败的原因[57~59]。

下沉

行腰椎椎间融合术时，存在椎间融合器向一侧终板或两侧终板下沉的问题。这会导致进行性畸形加重和神经根受压，从而出现间接减压失败、融合率下降、翻修等一系列问题[43,60]。

一项对 140 例患者 238 个融合节段平均 9.6 个月的随访显示，14.3% 的患者和 8.8% 的手术节段出现下沉[61]。但是仅有 2.1% 的患者出现症状。下沉与椎间融合器长度有关。

该研究最大的发现是，小于 18 mm 的椎间融合器的下沉率为 14.1%，大于 22 mm 的椎间融合器的下沉率仅为 1.9%。这意味着，我们应该选择尽可能大的椎间融合器。

横纹肌溶解

横纹肌溶解很少见，但是存在于脊柱手术并发症。极重度的患者会出现急性肾衰竭。第一例横纹肌溶解和急性肾衰竭的并发症于最近报道于 MIS-LIF 术后[62]。该并发症的发生可能与患者极度肥胖和手术时间过长有关。

对侧腰大肌血肿

对侧腰大肌血肿很少出现，考虑为破坏对侧纤维环时损伤节段血管所致[63]。术前需仔细阅读 MRI，观察对侧纤维环和节段血管的关系。如果对侧腰大肌血肿严重，压迫股神经，会出现对侧下肢肌力下降，需要尽快行血肿清除，避免对腰丛的永久性损伤。

侧方切口疝

最近，切口疝这一问题才得到临床医生的重视。这主要是由于筋膜缝合不够严密，腹膜从局部疝出。偶尔，小肠也会和腹膜一起疝出，但是从未有过嵌顿和绞锁的报道。建议术中严密缝合筋膜层，将手术床复位、保持局部松弛有利于缝合。

结论

与传统术式相比，腹膜后经腰大肌入路安全有效。可用于多种临床疾病，如创伤、成人退变性脊柱侧凸、椎间盘退变性疾病、腰椎不稳、腰椎管狭窄、腰椎滑脱以及邻椎病。与大多数小切口手术一样，MIS-LIF 手术的学习曲线陡峭。需要克服相关问题，避免医源性损伤。要始终对局部解剖有清醒的认识，保持在"安全区域"内进行操作——L1~L2、L2~L3 和 L3~L4 位于椎间盘中后 1/3 交界处，L4~L5 位于椎间盘中点处。需将患者摆放至真正的 90° 侧卧位，髂嵴位于手术床折床处（table break）的下方。始终注意，患者不能旋转。通过 t-EMG 明确通道的放置和通道周围神经的位置关系。即使如此，患者术后也可能会出现一过性感觉下降，偶尔会出现肌力下降。这一点，必须在术前与患者进行明确交代。

参考文献

1. Ozgur BM, Aryan HE, Pimenta L, Taylor WR. Extreme Lateral Interbody Fusion (XLIF): a novel surgical technique for anterior lumbar interbody fusion. Spine J Off J North Am Spine Soc. 2006;6:435–43.

2. Pimenta L. Lateral endoscopic transpsoas retroperitoneal approach for lumbar spine surgery. In: VIII Brazilian Spine Society meeting. Belo Horizo te, Minas Gerais; 2001.

3. Benglis DM, Elhammady MS, Levi AD, Vanni S. Minimally invasive anterolateral approaches for the treatment of back pain and adult degenerative deformity. Neurosurgery. 2008;63:191–6.

4. Eck JC, Hodges S, Humphreys SC. Minimally invasive lumbar spinal fusion. J Am Acad Orthop Surg. 2007;15:321–9.

5. Uribe JS, Vale FL, Dakwar E. Electromyographic monitoring and its anatomical implications in minimally invasive spine surgery. Spine. 2010;35:S368–74.

6. Wang MY, Anderson DG, Poelstra KA, Ludwig SC. Minimally invasive posterior fixation. Neurosurgery. 2008;63:197–203.

7. Bergey DL, Villavicencio AT, Goldstein T, Regan JJ. Endoscopic lateral transpsoas approach to the lumbar spine. Spine. 2004;29:1681–8.

8. Dakwar E, Vale FL, Uribe JS. Trajectory of the main sensory and motor branches of the lumbar plexus outside the psoas muscle related to the lateral retroperitoneal transpsoas approach. J Neurosurg Spine. 2011;14:290–5.

9. Netter FH. Atlas of human anatomy. Philadelphia: Saunders Elsevier; 2006.

10. Uribe JS, Arredondo N, Dakwar E, Vale FL. Defining the safe working zones using the minimally invasive lateral retroperitoneal transpsoas approach: an anatomical study. J Neurosurg Spine. 2010;13:260–6.

11. Gray H, Williams PL, Bannister LH. Gray's anatomy: the anatomical basis of medicine and surgery. New York: Churchill Livingstone; 1995.

12. Dakwar E, Le TV, Baaj AA, Le AX, Smith WD, Akbarnia BA, Uribe JS. Abdominal wall paresis as a complication of minimally invasive lateral transpsoas interbody fusion. Neurosurg Focus. 2011;31:E18.

13. Harshavardhana NS, Dabke HV. The furcal nerve revisited. Orthop Rev. 2014;6:5428.

14. Moro T, Kikuchi S, Konno S, Yaginuma H. An anatomic study of the lumbar plexus with respect to retroperitoneal endoscopic surgery. Spine. 2003;28:423–8. discussion 427–428

15. Benglis DM, Vanni S, Levi AD. An anatomical study of the lumbosacral plexus as related to the minimally invasive transpsoas approach to the lumbar spine. J Neurosurg Spine. 2009;10:139–44.

16. Ahmadian A, Deukmedjian AR, Abel N, Dakwar E, Uribe JS. Analysis of lumbar plexopathies and nerve injury after lateral retroperitoneal transpsoas approach: diagnostic standardization. J Neurosurg Spine. 2013;18:289–97.

17. Regev GJ, Chen L, Dhawan M, Lee YP, Garfin SR, Kim CW. Morphometric analysis of the ventral nerve roots and retroperitoneal vessels with respect to the minimally invasive lateral approach in normal and deformed spines. Spine. 2009;34:1330–5.

18. Oxland TR, Lund T. Biomechanics of stand-alone cages and cages in combination with posterior fixation: a literature review. Eur. Spine J Off Publ Eur Spine Soc Eur Spinal Deform Soc Eur Sect Cerv Spine Res Soc. 2000;9(Suppl 1):S95–101.

19. Dakwar E, Cardona RF, Smith DA, Uribe JS. Early outcomes and safety of the minimally invasive, lateral retroperitoneal transpsoas approach for adult degenerative scoliosis. Neurosurg Focus.

2010;28:E8.

20. Youssef JA, McAfee PC, Patty CA, Raley E, DeBauche S, Shucosky E, Chotikul L. Minimally invasive surgery: lateral approach interbody fusion: results and review. Spine. 2010;35:S302–11.

21. Carreon LY, Puno RM, Dimar JR 2nd, Glassman SD, Johnson JR. Perioperative complications of posterior lumbar decompression and arthrodesis in older adults. J Bone Joint Surg Am. 2003;85-A:2089–92.

22. Okuda S, Miyauchi A, Oda T, Haku T, Yamamoto T, Iwasaki M. Surgical complications of posterior lumbar interbody fusion with total facetectomy in 251 patients. J Neurosurg Spine. 2006;4:304–9.

23. Anand N, Rosemann R, Khalsa B, Baron EM. Midterm to long-term clinical and functional outcomes of minimally invasive correction and fusion for adults with scoliosis. Neurosurg Focus. 2010;28:E6.

24. Tormenti MJ, Maserati MB, Bonfield CM, Okonkwo DO, Kanter AS. Complications and radiographic correction in adult scoliosis following combined transpsoas extreme lateral interbody fusion and posterior pedicle screw instrumentation. Neurosurg Focus. 2010;28:E7.

25. Wang MY, Mummaneni PV. Minimally invasive surgery for thoracolumbar spinal deformity: initial clinical experience with clinical and radiographic outcomes. Neurosurg Focus. 2010;28:E9.

26. Schwab F, Patel A, Ungar B, Farcy JP, Lafage V. Adult spinal deformity-postoperative standing imbalance: how much can you tolerate? An overview of key parameters in assessing alignment and planning corrective surgery. Spine. 2010;35:2224–31.

27. Mundis GM, Akbarnia BA, Phillips FM. Adult deformity correction through minimally invasive lateral approach techniques. Spine. 2010;35:S312–21.

28. Glassman SD, Hamill CL, Bridwell KH, Schwab FJ, Dimar JR, Lowe TG. The impact of perioperative complications on clinical outcome in adult deformity surgery. Spine. 2007;32:2764–70.

29. Yadla S, Maltenfort MG, Ratliff JK, Harrop JS. Adult scoliosis surgery outcomes: a systematic review. Neurosurg Focus. 2010;28:E3.

30. Deukmedjian AR, Dakwar E, Ahmadian A, Smith DA, Uribe JS. Early outcomes of minimally invasive anterior longitudinal ligament release for correction of sagittal imbalance in patients with adult spinal deformity . TheScientificWorldJournal. 2012;2012:789698.

31. Uribe JS, Harris JE, Beckman JM, Turner AW, Mundis GM, Akbarnia BA. Finite element analsis of lordosis restoration with anterior longitudinal ligament release and lateral hyperlordotic cage placement. Eur. Spine J Off Publ Eur Spine Soc Eur Spinal Deform Soc Eur Sect Cerv Spine Res Soc. 2015;24(Suppl 3):420–6.

32. Lafage V, Schwab F, Vira S, Patel A, Ungar B, Farc JP. Spino-pelvic parameters after surgery can be pre-dicted: a preliminary formula and validation of stand-ing alignment. Spine. 2011;36:1037–45.

33. Leary SP, Regan JJ, Lanman TH, Wagner WH. Revision and explantation strategies involving the CHARITE lumbar artificial disc replacement. Spine. 2007;32:1001–11.

34. Patel AA, Brodke DS, Pimenta L, Bono CM, Hilibrand AS, Harrop JS, Riew KD, Youssef JA, Vaccaro AR. Revision strategies in lumbar total disc arthroplasty . Spine. 2008;33:1276–83.

35. Wagner WH, Regan JJ, Leary SP, Lanman TH, Johnson JP, Rao RK, Cossman DV. Access strategies for revision or explantation of the Charite lumbar artificial disc replacement. J Vasc Surg. 2006;44:1266–72.

36. Smith WD, Dakwar E, Le TV, Christian G, Serrano S, Uribe JS. Minimally invasive surgery for traumatic spinal pathologies: a mini-open, lateral approach in the thoracic and lumbar spine. Spine. 2010;35:S338–46.

37. Yang JJ, Yu CH, Chang BS, Yeom JS, Lee JH, Lee CK. Subsidence and nonunion after anterior cervical interbody fusion using a stand-alone

polyetheretherk-etone (PEEK) cage. Clin Orthop Surg. 2011;3:16–23.

38. Brantigan JW, Steffee AD. A carbon fiber implant to aid interbody lumbar fusion. Two-year clinical results in the first 26 patients. Spine. 1993;18:2106–7.

39. Cho DY, Lee WY, Sheu PC. Treatment of multilevel cervical fusion with cages. Surg Neurol. 2004;62:378– 85. discussion 385–376

40. Matge G. Cervical cage fusion with 5 different implants: 250 cases. Acta Neurochir. 2002;144:539–49. discussion 550

41. Boak ye M, Mummaneni PV, Garrett M, Rodts G, Haid R. Anterior cervical discectomy and fusion involving a polyetheretherketone spacer and bone morphoge-netic protein. J Neurosurg Spine. 2005;2:521–5.

42. Vaidya R, Sethi A, Bartol S, Jacobson M, Coe C, Craig JG. Complications in the use of rhBMP-2 in PEEK cages for interbody spinal fusions. J Spinal Disord Tech. 2008;21:557–62.

43. Closkey RF, Parsons JR, Lee CK, Blacksin MF, Zimmerman MC. Mechanics of interbody spinal fusion. Analysis of critical bone graft area. Spine. 1993;18:1011–5.

44. Lowe TG, Hashim S, Wilson LA, O'Brien MF, Smith DA, Diekmann MJ, Trommeter J. A biomechanical study of regional endplate strength and cage morphol-ogy as it relates to structural interbody support. Spine. 2004;29:2389–94.

45. Pearcy MJ, Evans JH, O'Brien JP. The load bearing capacity of vertebral cancellous bone in interbody fusion of the lumbar spine. Eng Med. 1983;12:183–4.

46. Bess RS, Cornwall G, Vance R, Bachus KN, Brodke DS. Biomechanics of lateral arthrodesis. St. Louis: Quality Medical Publishing; 2008. p. 31–40.

47. Cappuccino A, Cornwall GB, Turner AW, Fogel GR, Duong HT, Kim KD, Brodke DS. Biomechanical analysis and review of lateral lumbar fusion con-structs. Spine. 2010;35:S361–7.

48. Knight RQ, Schwaegler P, Hanscom D, Roh J. Direct lateral lumbar interbody fusion for degenerative con-ditions: early complication profile. J Spinal Disord Tech. 2009;22:34–7.

49. Cummock MD, Vanni S, Levi AD, Yu Y, Wang MY. An analysis of postoperative thigh symptoms after minimally invasive transpsoas lumbar interbody fusion. J Neurosurg Spine. 2011;15:11–8.

50. Pimenta L, Oliveira L, Schaffa T, Coutinho E, Marchi L. Lumbar total disc replacement from an extreme lateral approach: clinical experience with a minimum of 2 years' follow-up. J Neurosurg Spine. 2011;14:38–45.

51. Rodgers WB, Gerber EJ, Patterson J. Intraoperative and early postoperative complications in extreme lat-eral interbody fusion: an analysis of 600 cases. Spine. 2011;36:26–32.

52. Januszewski J, Keem SK, Smith W, Beckman JM, Kanter AS, Oskuian RJ, Taylor W, Uribe JS. The potentially fatal Ogilvie's syndrome in lateral trans-psoas access surgery: a multi-institutional experience with 2930 patients. World Neurosurg 2016.

53. Maloney N, Vargas HD. Acute intestinal pseudo-obstruction (Ogilvie's syndrome). Clin Colon Rectal Surg. 2005;18:96–101.

54. Ponec RJ, Saunders MD, Kimmey MB. Neostigmine for the treatment of acute colonic pseudo-obstruction. N Engl J Med. 1999;341:137–41.

55. Vanek VW, Al-Salti M. Acute pseudo-obstruction of the colon (Ogilvie's syndrome). An analysis of 400 cases. Dis Colon Rectum. 1986;29:203–10.

56. Hooten KG, Oliveria SF, Larson SD, Pincus DW. Ogilvie's syndrome after pediatric spinal defor-mity surgery: successful treatment with neostigmine. J Neurosurg Pediatr. 2014;14:255–8.

57. Duc K, Kepler CK, Huang RC, Marchenko A. Vertebral body fracture after anterolateral instru-mentation and interbody fusion in two osteopo-rotic patients. Spine J Off J North Am Spine Soc. 2010;10:e11–5.

58. Le TV, Smith DA, Greenberg MS, Dakwar E, Baaj AA, Uribe JS. Complications of lateral plating in

the minimally invasive lateral transpsoas approach. J Neurosurg Spine. 2012;16:302–7.

59. Disch AC, Knop C, Schaser KD, Blauth M, Schmoelz W. Angular stable anterior plating following thoraco-lumbar corpectomy reveals superior segmental stabil-ity compared to conventional polyaxial plate fixation. Spine. 2008;33:1429–37.

60. Kozak JA, Heilman AE, O'Brien JP. Anterior lumbar fusion options. Technique and graft materials. Clin Orthop Relat Res. 1994:45–51.

61. Le TV, Baaj AA, Dakwar E, Burkett CJ, Murray G, Smith DA, Uribe JS. Subsidence

of polyetheretherketone intervertebral cages in minimally invasive lateral retroperitoneal transpsoas lumbar interbody fusion. Spine. 2012;37:1268–73.

62. Dakwar E, Rifkin SI, Volcan IJ, Goodrich JA, Uribe JS. Rhabdomyolysis and acute renal failure following minimally invasive spine surgery: report of 5 cases. J Neurosurg Spine. 2011;14:785–8.

63. Beckman JM, Vincent B, Park MS, Billys JB, Isaacs RE, Pimenta L, Uribe JS. Contralateral psoas hematoma after minimally invasive, lateral retroperitoneal transpsoas lumbar interbody fusion: a multicenter review of 3950 lumbar levels. J Neurosurg Spine. 2016:1–5.

腰椎间盘置换术 27

作者：Tyler Atkins, Domagoj Coric, James J. Yue, Benjamin J. Geddes, Jason Toy
译者：于洋 审校：赵永飞

引言

腰椎间盘置换术（lumbar total disc replacement，L-TDR）是一种针对退变性椎间盘疾病（degenerative disc disease，DDD）和保守治疗无效的机械性下腰痛（low back pain，LBP）的手术方法。腰椎间盘置换术是基于对机械性腰痛病理机制的理解，对退变性椎间盘疾病手术方法的最新改进。本文将对腰椎间盘置换术进行概述，尤其侧重于人工椎间盘植入的手术技术，同时也会介绍其优缺点，这对经验丰富和新入门的脊柱外科医生都是很有教育意义的。目前，越来越多的人接受并开展腰椎间盘置换术，脊柱外科医生应该对该手术过程有基本了解，以便为患者提供最佳治疗。

从流行病学、临床医学和经济学角度来看，腰痛是现代医疗保健系统面临的重大挑战。大约 80% 的人群在其生命里至少会有一次严重的腰痛[1]。2004 年，Carragee 等在一项研究中发现，美国医疗保健系统每年因患者腰痛损失 500 亿美元，而且，腰痛是 45 岁以前患者残疾的首要原因[2]。随着人口老龄化，这些数字将进一步增长。幸运的是，大多数患者的疼痛是轻微而短暂的，不需要接受临床治疗。通常，在短时间内，通过休息、适当的运动和非处方镇痛药等治疗可以缓解。大多数下腰痛可以通过非手术疗法治愈，包括物理疗法、口服药物或介入治疗，如类固醇激素注射等[3]。

随着脊柱影像学的发展和在 LBP 诊断中的应用，发现越来越多的 LBP 的潜在病因。如果患者没有明显腰痛的病因，通过 X 线片、CT 和 MRI 发现椎间盘退变，便定义为“椎间盘源性腰痛”。研究显示，大约 30% 的无症状人群有椎间盘退变的异常腰椎 MRI 影像，所以影像学诊断退变性椎间盘疾病需要特别谨慎[4]。即使诊断为椎间盘源性腰痛，大多数患者也不需要手术干预。通过保守治疗，即可缓解疼痛、避免残疾、维持良好的生活质量。

椎间盘源性腰痛起源于椎间盘，定义为横向腰痛（transverse low back pain），一些患者会放射至骶髂关节，可能与下肢跛行或神经根性症状相关，也可能不相关。经过至少 6 个月保守治疗无效的患者，可以考虑手术。单纯椎间盘切除术适用于解决椎间盘突出压迫神经或导致椎管狭窄而引起的相应症状，对原发性椎间盘源性腰痛无效。20 世纪中叶，开始行全椎间盘切除术和内植物植入治疗退变性椎间盘疾病[5,6]。现代治疗策略主要采用脊柱融合术来处理保守治疗无效的椎间盘源性腰痛。这种治疗策略不仅关注疼痛病因的去除（髓核和纤维环的退变），也关注运动节段的稳定（包括椎间盘和关节突关节），防止进一步退变导致疼痛再次出现。对于诊断为椎间盘源性腰痛的患者，把握手术指征，腰椎融合术可以减少疼痛并且提高患者生活质量[7,8]。

然而，腰椎融合术也有一定的限制。随着内固定技术和椎体间融合技术的进展，腰椎融合术后假关节发生率已经降低，但是假关节这一并发症仍然是导致再次手术的重要原因。由于腰椎融合术后会出现伴或不伴假关节的持续性腰痛，以及相邻和原手术节段再次手术，广大学者对 DDD 的手术治疗开始争议，并对腰椎融合术能否有效治疗 LBP 展开讨论[9,10]。根据不同作者对"邻近节段退变"的理解不同，文献报道邻近节段病变的发生率有所不同。"邻近节段退变"是指影像学改变，而"邻近节段疾病"是指相关的影像学改变引起需要治疗的临床症状。Harrop 等系统回顾分析了 1 216 名患者，邻近节段疾病的发生率为 14%[9]。为了解决该并发症，椎间盘置换术得以问世。

作为治疗椎间盘源性腰痛的腰椎融合术的替代方案，腰椎椎间盘置换术始于 20 世纪 80 年代的 Charite 人工椎间盘，随后是 ProDisc-L（图 27.1，27.2 A）[11,12]。随着设计和材料的发展，多种人工椎间盘得以研发和使用，最新的 Activ-L 于 2015 年获得美国 FDA 批准，M6-L 在欧洲得到广泛使用（图 27.2 B）。与融合手术相比，腰椎椎间盘置换术的主要优势是保持腰椎生理运动，减少轴性腰痛以及邻近节段疾病，降低二次手术率。另外，康复周期缩短以及术后局部疼痛减少（与前路或侧路椎间融合比，不存在该优势[10,13,14]）。美国 Charite 和 ProDisc-L 人工腰椎间盘置换术和腰椎融合术的多中心随机对照研究表明，二者的安全性和术后 2 年内腰痛缓解的初步疗效几乎相当[15~17]。另外，文献还支持腰椎间盘置换术保留

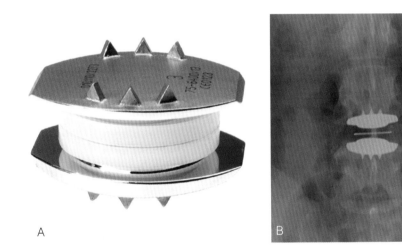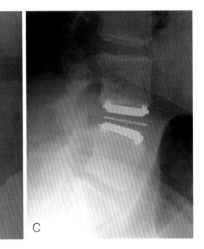

图27.1　A.Charite人工椎间盘。B.L4~L5 Charitie椎间盘正位X线片。C.L4~L5 Charitie椎间盘侧位X线片

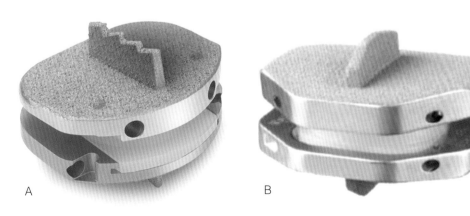

图27.2　A.ProDisc-L人工椎间盘。B.Active-L人工椎间盘

腰椎运动功能和预防邻近节段退变的优势。对患者平均随访 10 年的系统性回顾分析表明，腰椎融合术后 ASD 的发生率为 14%，而腰椎间盘置换术后 ASD 的发生率仅为 1%（4 项研究的 595 例患者，7 例出现 ASD）[9]。

目前，FDA 仅批准 2 种腰椎人工间盘（ProDisc-L，DePuy Synthes；Activ-L，Aesculap）在美国上市销售。腰椎间盘置换术主要用于治疗椎间盘源性腰痛（轴性，机械性）[8]。鉴于对 DDD 手术治疗的争议，许多保险公司不提供融合或者腰椎间盘置换术治疗 LBP 的保险，这影响了人工腰椎间盘的使用[7,18]。

适应证及患者选择

腰椎间盘置换术治疗 DDD 的最佳适应证为患有机械性 LBP（活动后疼痛加重，休息后有一定程度缓解）相对年轻的患者（18~60 岁），MRI 显示孤立的退变性病变的椎间盘，没有或仅有一点点小关节退变，经过至少 6 个月保守治疗无效。术前对患者的临床评估与其他腰椎手术相似。外科医生需详细询问和了解患者疼痛的特点，如疼痛位置、是否对称、持续时间、是否有下肢放射痛以及加重和缓解的因素等。除了系统全面的神经学检查，应该特别注意患者的运动幅度、姿势、步态[3,7,8,19]。腰椎间盘置换术在多节段疾病中的应用也一直备受关注，相关作者的经验表明，多节段腰椎间盘置换术效果良好。Hannibal 等对比分析了单节段和双节段 ProDisc 腰椎间盘置换术患者，发现两组患者的残疾、功能和满意度评分没有统计学差别[20]。

禁忌证包括：①不能通过内植物改善的疼痛，如中央型椎管狭窄、脊椎小关节病变、椎间孔狭窄、髓核突出导致的神经根性症状；②脊柱不稳定，如脊柱侧弯、滑脱、峡部裂、后方结构的破坏、骨质疏松症 T 评分 <-1.0[19]。虽然小关节疾病是 TDR 的相对禁忌证，但有学者认为椎间孔狭窄

不是禁忌证，因为假体植入后椎间隙高度增加，对椎间孔产生间接减压[19]。对于之前提到的禁忌证，融合手术仍然是金标准。

术前考虑

与任何肌肉骨骼疾病一样，应该从病史和体格检查开始，对患者进行系统而全面的评估。疼痛发作时问诊，明确症状加重和缓解的因素是非常重要的——弯腰还是背伸时疼痛加重？疼痛局限在腰部还是放射至腿部？有没有接受其他治疗？许多患者已经尝试过运动疗法或正规的物理治疗。

临床工作中，首先要了解患者的疼痛类型和持续时间，80%~90% 的腰痛经过 12 周非侵入性治疗会缓解[21]。起初，普遍认为，急性腰痛患者应当休息，并且限制其运动。Hagen 等回顾性对比分析了休息和早期积极活动治疗腰痛患者的效果[22]，发现早期活动组患者疼痛程度会降低，而且运动功能会提高。因此，推荐在腰痛急性期就开始柔韧性和力量训练。

物理治疗的重点是增强核心肌群力量，可改善椎间盘源性疼痛[23]。除了物理治疗，非甾体消炎止痛药也可以缓解症状。一些患者也尝试皮质醇注射，这需要明确疼痛的来源和应该注射的位置。许多非脊柱疾病也会引起类似疼痛，包括克罗恩病、腹主动脉瘤、肾结石、胰腺疾病、卵巢疾病和肿瘤，必须予以鉴别诊断。有时，也需要请风湿科医生进行评估，排除炎性骨关节病，如类风湿性关节炎、银屑病关节炎和莱姆病关节炎。如果用脊柱疾病不能很好地解释疼痛来源，需要对患者进行更全面的检查，以排除其他疾病。

问清楚病史后，要对患者进行体格检查。予以背部视诊，观察有无明显的畸形或皮肤异常。标准的神经系统查体应该评估所有肢体的肌力和感觉。小关节病变的患者在伸展背部时感觉疼痛，

而椎间盘源性腰痛患者则在弯腰时感觉疼痛。另外，椎间盘源性腰痛患者直腿抬高试验多为阴性，大部分存在腰部压痛，经常会出现背部活动受限以及异常步态等症状。脊柱外科医生应该要求患者在站立时指出他们疼痛的位置，这一点极为重要。同时，需要排除 Waddell 征和其他精神类问题所表现出的腰背部疼痛。

影像学评估包括腰椎 X 线片，强烈推荐站立位脊柱全长正侧位片和腰椎 CT。这些检查不但能够帮助确定退变节段，而且可以排除其他易混淆疾病，比如腰椎滑脱、小关节疾病、强直性脊柱炎、Baastrup 综合征、矢状面失衡和脊柱侧凸。这些影像学检查还有助于识别患者是否有骨质疏松，必要时行 DEXA 扫描进一步检查明确。腰椎 MRI 是关键的影像学检查，以明确患者是否适合行腰椎间盘置换术。与健康椎间盘相比，通过相关椎间盘高度的丢失、T2 像信号降低（髓核脱水）、纤维环缺损以及终板 Modic 改变（T1/T2 像终板改变和 STIR 信号），明确退变的椎间盘（最常见的是 L4~L5 和 L5~S1）。MRI 也可以排除不适合椎间盘置换的疾病，包括难以通过前路方式治疗的椎间盘突出症、脊椎小关节病变、显著的中央和外侧椎管狭窄或者不常见的其他疾病如肿瘤、感染或者硬膜内病变 [7,9]。

尽管先进的影像学检查有诸多优势，但有时还是很难判断影像学改变是否真是症状所在，或者疼痛的主要原因另有其他。Boden 整理了大量无腰痛症状患者的 MRI 检查 [4]：小于 60 岁组，20% 被误认为有病理改变；60 岁以上组，57% 被认为有病理改变。另外，Borenstein 等对无腰痛症状患者进行 7 年的随访研究，发现其 MRI 上出现的偶然的脊柱病理改变并不能预示腰痛 [24]。

临床研究发现，MRI 和 CT 等影像学表现的严重性与患者症状的严重程度往往不匹配。这在椎间盘源性疼痛的诊断上尤其明显。因此，找到一种方式来评估疼痛等级和影像学改变的相关程度是非常必要的。

椎间盘造影是功能影像学的一个经典方法，用于诊断影像学改变和症状的相关性，但在 DDD 的诊断上仍然存在争议 [2,25]。行椎间盘造影时，在透视下将穿刺针刺入椎间盘，注入盐水和造影剂混合液，增加椎间盘内压力。如果出现腰痛，就提示该椎间盘引起所有或部分疼痛症状。然而，该检查方法有争议。Carragee 等研究椎间盘造影诊断椎间盘源性腰痛的有效性，只有 50%~60% 正向相关，并且推测椎间盘造影会加速椎间盘退变 [25]。Derby 等进行前瞻性研究，对两组椎间盘突出患者进行椎间盘造影（达拉斯椎间盘造影分级系统 III 级）[26]——一组患者既往患有腰痛，一组无腰痛病史。无腰痛组，所有患者椎间盘造影均为阴性；腰痛组，52% 患者造影结果为阴性。此项研究表明，椎间盘造影阳性组患者对疼痛的耐受性比其他组更差。另外，与之前研究一样，该研究表明，腰痛和较低等级撕裂（1 级和 2 级）的相关性较小，这是为什么最终只考虑 3 级撕裂和腰痛的相关性。尽管椎间盘造影的有效性存在争议，许多外科医生仍然将它作为腰痛的评估方法。

若患者之前行椎间盘切除术，仍可在同一节段行椎间盘置换术。但是，如果之前在该病变节段行融合手术失败，则禁行椎间盘置换术。患者骨量不足，则存在内植物塌陷或移位的风险。DEXA T 值在 –1.5 和 –2.0 之间的骨量减少为相对禁忌，T 值低于 –2.5 是绝对禁忌。和其他脊柱前路手术一样，腰椎间盘置换术还有与实际操作和局部解剖相关的相对禁忌证，这需要手术医生予以权衡。这些禁忌证包括病态肥胖、怀孕、多次腹部手术史、泌尿生殖系统疾病，以及腹主动脉瘤或髂动脉瘤等 [3,8,19]。

手术技术

术前 1.5 天，给予患者 2 剂柠檬酸镁进行肠道准备：第一剂于术前 36 h 饮用，并开始清流食；

第二剂于术前 12 h 服用。男性患者可在术前储存精子。

全麻后，患者仰卧于可透视的手术床上，局部衬垫保护，防止压疮，并放置导尿管进行膀胱减压。如果患者既往有腹部手术史或者是单肾患者，需要放置输尿管支架；如果预行 L1~L3 的椎间盘置换术，由于输尿管接近该区域，也需常规放置输尿管支架。摆体位时要注意，不要过伸，这样会导致术后出现小关节突激惹综合征。

术前于双侧蹈趾测定血氧饱和度，如果术中双侧的监测结果出现差异，应暂时松开拉钩，使左下肢再次完全灌注。我们不常规使用神经监测，但对于比较复杂的患者，可以考虑使用。

正侧位透视以明确手术节段以及椎间盘植入的最佳角度。正位透视，要看到棘突与双侧椎弓根的内侧壁等距，保证局部没有旋转。可用毛巾卷或垫子对患者的位置进行调整。

侧位透视确定相应的手术节段，辅助切口定位。一旦定位完成、节段确定，对腹部和骨盆区域常规消毒和铺单。髂骨翼也应该包含在术野中，以便椎间盘置换失败时（发生概率很小），可取髂嵴处自体骨进行融合。

通常，行上腰椎或多节段手术，需要血管外科医生的帮助。这样可减少操作时间，进而缩短对大血管的牵拉。最好由显露术野的医生（普外科或血管外科医生）决定皮肤切口和入路，包括中线或旁中线垂直经腹入路或者更常使用的前方小切口腹膜后入路。然而，行 L5~S1 手术时，可以采用横行切口，以左侧入路最为常见。因为与下腔静脉或髂静脉相比，牵拉主动脉更加安全方便。但是，为了避免破坏上腹下神经丛和潜在的逆行性射精的风险，对于男性患者，可以考虑实施右侧入路。

由于 L5~S1 的倾斜角度，需要更加靠近远端的切口来获得更好的显露和后续操作。通常，L4~L5 椎间盘在脐周几厘米内。切口向深层延伸至腹直肌鞘，与切口方向一致，切开左侧腹直肌鞘，显露左侧腹直肌腹内侧。将肌腹边缘抬起，露出背侧筋膜和弓状线，注意保护腹壁下血管。切开腹直肌背侧筋膜，显露腹膜。沿此层面向左侧牵拉，可看到腹膜后脂肪和左侧的腰大肌（图 27.3 A）。在腰大肌表面，可以看到生殖股神经，位于髂总动脉内侧。髂静脉在髂动脉的背侧。用拉钩将所有软组织拉向内侧，到达椎间隙之前，结扎骶正中血管。如果手术部位为 L5~S1 以上的节段，则需要先辨认和结扎髂腰血管，在腰大肌和髂血管之间钝性分离，以移动大血管。

一旦到达脊柱前方，仔细分离和牵拉邻近内脏和血管结构（图 27.3 B）。通过侧位透视确认手术节段，通过解剖学标志和正位透视确认中线。医生可以用电刀或者小骨刀在局部做标记。广泛切开纤维环，用刮匙、髓核钳和 Kerrsion 咬骨钳行椎间盘切除术（图 27.3 C）。可以将椎间隙撑开，以方便切除椎间盘组织，并切除后方纤维环和后纵韧带。去除软骨终板时需特别仔细，要彻底去除软骨终板并完整保留骨性终板。需要切除后方骨赘或者突出的椎间盘组织。完成椎间盘切除后，保留两侧纤维环，切除后方纤维环，以保证椎间隙的活动性。除非后方有突出的椎间盘组织需要去除，一般不需要切除后纵韧带。需要彻底清除侧方椎间盘组织，否则，植入人工椎间盘时，可能会将其挤入椎间孔内。

结合正侧位透视和术者感知，测量椎间隙高度、前凸角度。每种人工椎间盘的操作都有细微差别，但是基本包括以下步骤：测量椎间隙，试模，中线开槽（部分人工椎间盘需要此操作步骤），植入工椎间盘（图 27.3 D，E）。假体植入后，予以透视，明确脊柱序列。为了获得人工椎间盘的最佳功能，必须贴紧中线安放。人工椎间盘在前后位上的理想位置是，其旋转中心在侧位透视片上位于椎体中线后方 1~2 mm 处。假体植入过程中，应仔细观察椎体的完整性，以免发生骨折。如果手术过程中发现骨折，或者其他任何影响内植物或骨性结构稳定性的因素，则应该移除内植物，

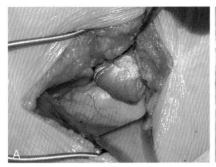
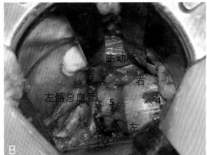
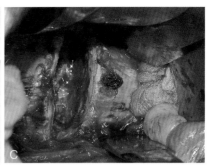
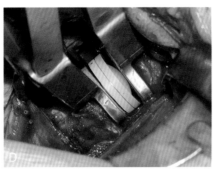
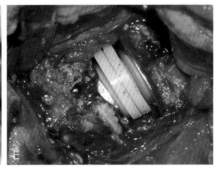

图27.3　术中图片显示腹膜后隙（A），显露L4/5椎间隙，从左向右广泛显露，保护了主动脉和左髂总血管（B），从左向右切除椎间盘（C），在L4~L5椎间隙植入Charite人工椎间盘（D），最终Charite人工椎间盘的位置（E）

并行椎间融合术。

多节段手术者，首先处理最远端椎间隙，然后处理近端椎间隙以保持脊柱共线排列。行多节段手术时，如果担心邻近节段处理后不能很好地放入内植物，应该先放入试模予以占位。处理完所有椎间隙后，从远端向近端逐个植入人工椎间盘，以确保最佳排列。

彻底探查所有软组织结构，包括交感神经、大血管、输尿管和腹膜后结构，避免医源性损伤。软组织出血予以电凝止血，骨性出血则予以骨蜡封堵，这对减少术后腹膜后血肿是至关重要的。有时会出现硬膜外出血，这通常是由于牵拉所致，可以用少量流体明胶（Ethicon, Somerville, NJ USA）或其他类似的产品控制出血。手术结束前应该重新测量双下肢脉搏。然后彻底冲洗切口，逐层关闭。纤维环前方放置一 Gore-Tex 生物膜，为翻修手术提供便利。

典型病例

病例1

病史

女性，45 岁，因腰痛进行性加重入院。活动时加重，休息后减轻。2 年前行 L5~S1 右侧椎间盘切除术。患者曾接受过系统的保守治疗，包括物理疗法、硬膜外激素注射、选择性神经根封闭术。然而，即使使用芬太尼贴等吗啡类止痛治疗，也无法有效缓解疼痛。

体格检查

健康女性，外表和年龄匹配。BMI：26。下肢感觉、运动和反射均正常，步态正常，腰前屈轻度受限。腰部旁中央可见手术瘢痕，愈合良好。腰部触诊有对称性轻压痛。

影像学检查

MRI 等影像学检查可见之前的椎板切开，无 L5~S1 椎间盘再次突出（图 27.4 A）。L4~L5 椎间盘膨出，但无神经根管或中央狭窄。L4~L5 和 L5~S1 椎间盘退变，表现为椎间盘高度丢失和 T2 像髓核信号的降低。椎间盘造影显示 L5~S1 纤维环轻度退变和 L4~L5 纤维环后方撕裂（图 27.4 B，C）。患者疼痛和 L4~L5、L5~S1 的造影剂注射相一致，而 L3~L4 为阴性（图 27.4 B，C）。

治疗

行 L4~L5 和 L5~S1 双节段 Charite 人工椎间盘置换术（图 27.4 D）。血管外科医生进行显露，没有发生术中并发症，估计失血量为 150 mL，手术总时间为 2 小时 55 分钟。患者在神经外科病房接受常规术后护理，术后 4 天出院回家，状况良好。

结果

患者在第 6 周和第 12 周以及术后 6、12、24 个月返回医院，进行常规术后随访。患者术后功能恢复良好，疼痛显著减轻。24 个月时，患者完全脱离止痛药物，活动水平显著提高。患者自觉慢跑和负重不受任何限制。术后 24 个月，站立正侧位和屈伸位 X 线片显示椎间盘位置良好，维持正常腰椎运动（图 27.4 D）。

病例 2

病史

女性，33 岁，因腰痛入院。手工劳动者，经常提重物并且进行大量弯腰和扭腰活动。过去几年，疼痛加重难以工作。疼痛主要在腰部，也伴有臀部和大腿上部疼痛。无下肢活动困难或无力。物理治疗和硬膜外皮质醇注射均无效。

体格检查

体格检查无特殊，病理征阴性，神经状况好。

影像学检查

腰椎 MRI 显示 L3~L4、L4~L5 和 L5~S1 椎间盘病变（图 27.5 A，B）。除了磁共振，还行椎间盘造影，评估椎间盘源性腰痛，L4~L5 和 L5~S1 呈阳性表现。

治疗

结合病史、体格检查和所有影像学检查，患者决定手术，行 L3~S1 3 个节段腰椎间盘置换术。术中无并发症，内植物排列良好（图 27.5 C，D）。手术成功，术后 3 天出院。

结果

患者切口愈合良好，切口部位疼痛缓解，腰痛缓解明显。限制活动一段时间后，患者重新开始工作，能够弯腰提重物。手术不仅缓解了疼痛，稳定了脊柱，还使得年轻患者能够恢复正常体力劳动。该病例说明，对于特定患者，腰椎间盘置换术有效，并使患者达到可接受的活动水平。

技术要点

- 手术开始时，确保患者脊柱保持中立位，可以在腰椎下段放置充气枕头来帮助抵达塌陷的椎间隙。
- 精准的正侧位透视是必不可少的，因为人工椎间盘植入位置的准确对手术的成功至关重要。
- 在 L5~S1 附近显露时，要特别注意保护自主神经以避免男性患者逆行性射精，最大限度地减少在椎前使用电刀的次数。
- 不要侵犯骨性终板，否则会增加内植物塌陷的风险，导致最终手术失败。
- 在放置撑开器、试模或内植物之前，确保所有的侧方间盘组织清除彻底，只留一层纤维环，避免将椎间盘碎片挤压到椎间孔。
- 彻底清除椎间盘组织，按步骤完成全椎间

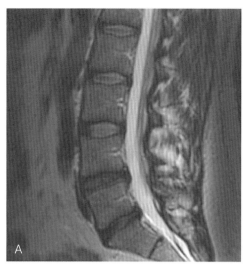
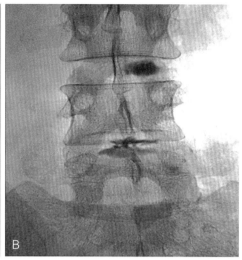
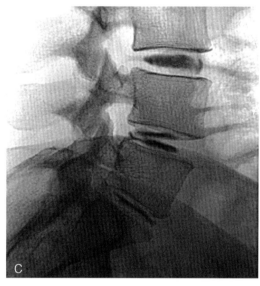
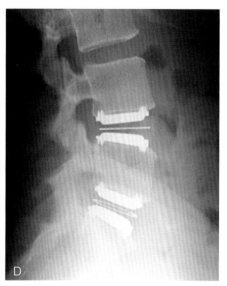

图27.4 A.MRI矢状面T2像显示没有再发的椎间盘退变，L4~L5和L5~S1椎间盘退变。B.L4~L5和L5~S1正位椎间盘造影显示L4~L5和L5~S1椎间盘退变，L4~L5和L5~S1为阳性，L3~L4作为对照节段，呈阴性。C.侧位椎间盘造影显示L4~L5和L5~S1有异常退变，L3~L4形态正常。D.术后侧位片显示L4~L5和L5~S1的Charite人工椎间盘

盘置换术，在每个操作步骤之间，检查有无椎间盘残留。

- 切除后纵韧带，以便更好地清理椎间隙，建立解剖学高度和前凸，使用平行撑开器方便手术完成。

- 为保证植入椎间盘良好的活动性，不应该破坏侧方纤维环。

- 正确评估人工椎间盘的大小，最大程度覆盖终板，可维持腰前凸和局部良好的运动功能，同时能减少下沉、避免异位骨化和

假体偏离中线植入。

- 避免使用过大的人工椎间盘过度撑开椎间隙，这样会限制局部运动，在2个型号人工椎间盘之间纠结时，选择较小的那个。

有时，需要重建冠状面序列，这会增加手术的复杂程度。此时，建议使用3.5 mmAO重建板（DePuy Synthes Spine，Raynham，Massachusetts），使用相应的工具重建和保持冠状面序列。可以用骨凿重塑终板形状，这样单独使用内植物就能够获得稳定的冠状面序列。通过反复使用试模，可以改

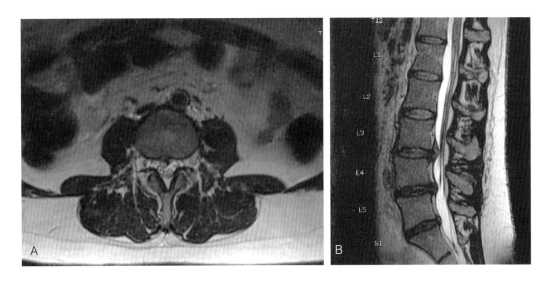

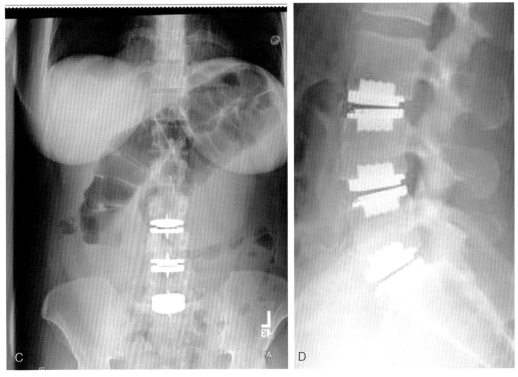

图27.5 A.术前轴位MRI显示轻微的椎管狭窄。B.术前矢状面MRI显示所有要行椎间盘置换术的节段仅有轻微的椎间盘突出或者椎管狭窄。C.术后正位片显示L3~L4、L4~L5和L5~S1 3个节段植入ProDisc-L人工椎间盘,假体居中,排列良好,冠状面平衡良好。D.术后侧位片显示椎间隙高度和矢状面序列恢复良好

变骨性解剖结构，确保冠状面和矢状面平衡。重建平衡后，植入最终的内植物并移除 3.5 mm 重建板。也可以用椎体牵开钉来实现冠状面和矢状面平衡。然而，我们认为，该方法有时不能很好地重建解剖学稳定排列。无论使用何种辅助器械，术中都应该仔细谨慎，予以透视，以确保获得稳定的解剖序列。

并发症及其防治策略

其他脊柱手术的常见并发症也存在于腰椎间盘置换术，包括神经损伤、血肿、术后感染等。此外，腰椎间盘置换术还有前路手术独有的风险和并发症——术后肠梗阻、腹部内脏或血管损伤、上腹下神经丛的自主神经损伤导致男性逆行射精[3,12]。外科医生最担心、也是最危险的并发症是血管损伤，但对于经验丰富的外科医生，这种并发症的发生率很低。显露过程中也存在损伤输尿管的风险，所以尽量使用输尿管支架。BMI 大于 35 的患者，显露难度明显增加，不建议对此类患者行腰椎间盘置换术。也不应该对患有腹部皮肤病的患者行腰椎间盘置换术，如湿疹、牛皮癣、皮炎。

术中仔细操作，可以避免切除椎间盘和植入假体出现术中并发症。在椎体间放置撑开器和撑开椎间隙时，要格外小心。保持最大的接触面积，并予以平行撑开，可以减小风险。术中透视可以减少对局部的医源性破坏，如果出现，应该放弃行椎间盘置换，予以椎间融合术。虽然发生率较小，也偶尔会出现脑脊液漏。根据硬膜破损的大小和位置，可以尝试缝合或使用黏合剂。通常，我们不推荐缝合硬膜，建议使用黏合剂和小块脂肪或肌肉组织来封堵破损硬膜。脑脊液漏患者，术后常规实施脑脊液漏护理。部分患者的终板凹陷明显，这种情况下，及时放置很大的竖棘形内植物也不牢固，会导致手术失败。这种情况下，需要使用上下有尖刺的假体。

腰椎间盘置换术独有的并发症包括假体沉降、移位或局部融合（异位骨化）。手术技术的进步，保护骨性终板和合适型号假体的植入，可以减少前 2 种手术并发症。假体太低，容易移位；接触面积过小，容易出现移位或沉降。另外，骨质疏松或骨量减少的患者，其假体沉降的风险显著增加。超过 50 岁的女性患者或者有骨质疏松家族史者，术前需行骨密度检测。如果发生沉降而内植物仍然保持稳定，就不需要行翻修手术，可佩戴支具限制活动 6~8 周；如果出现椎体骨折或者内植物向前移位，则需要行翻修手术。

手术节段活动度丧失、局部融合这一并发症，多是由于患者选择不当所致。大于 60 岁或者多节段腰椎退变性改变的患者，术后容易出现该并发症。

磨屑反应是比较少见的并发症，比如肉芽肿和假性肿瘤。该并发症无法预测，除非已知患者对人工椎间盘材料有过敏或不良反应。此类患者不应该行腰椎间盘置换手术[3,12,14,16,27]。

因为术中会移动大血管，有很高的血栓形成的风险，术后需仔细观察，并结合血管外科医生意见，予以深静脉血栓的药物预防。感染是很少见的并发症，如果发生，应该进行减压融合手术。前方假体可保留，也可移除。

结论

基于对腰椎节段性运动的认识和长期 1 级证据的临床试验结果，腰椎间盘置换术不断发展。近来，长期多中心前瞻性随机试验以及 meta 分析研究的数据表明，与腰椎融合术相比，腰椎间盘置换术在临床和影像学上都有其优越性。屈曲时，人工椎间盘允许关节突产生一定的位移，也限制椎间隙过度撑开，这与临床症状的改善相关。术前需仔细选择患者，进行必要的影像学评估和诊断性注射，尤其在 L5~S1 节段。扩大的适应证包括宽基底椎间盘突出合并椎管狭窄、多节段退变性椎间盘疾病及混合手术。腰椎间盘置换术的原则是严格筛选患者，详细全面地评估患者的脊柱情况并根据椎体测量结果选择合适的内植物，还需要评估终板形态以确保最佳的临床和影像学结果。

参考文献

1. Allan DB, Waddell G. An historical perspective on low back pain and disability. Acta Orthop Scand Suppl. 1989;234:1–23.

2. Carragee EJ, Hannibal M. Diagnostic evaluation of low back pain. Orthop Clin North Am. 2004;35(1):7–16.

3. Yue JJ, Lawrence JP. Indications and contraindications for lumbar nonfusion surgery: patient selection. In: Yue JJ, Bertagnoli R, McAfee PC, An HS, editors. Motion preservation surgery of the spine. Philadelphia: Saunders Elsevier; 2008.

4. Boden SD, Davis DO, Dina TS, Patronas NJ, Wiesel SW. Abnormal magnetic-resonance scans of the lumbar spine in asymptomatic subjects. A prospective investigation. J Bone Joint Surg Am. 1990;72(3):403–8.

5. Fernstrom U. Arthroplasty with intercorporal endoprothesis in herniated disc and in painful disc. Acta Chir Scand Suppl. 1966;357:154–9.

6. Hamby WB, Glaser HT. Replacement of spinal intervertebral discs with locally polymerizing methyl methacrylate: experimental study of effects upon tissues and report of a small clinical series. J Neurosurg. 1959;16(3):311–3.

7. Buttner-Janz K, Guyer RD, Ohnmeiss DD. Indications for lumbar total disc replacement: selecting the right patient with the right indication for the right total disc. Int J Spine Surg. 2014;8

8. Garcia R Jr, Yue JJ, Blumenthal S, Coric D, Patel VV, Leary SP, et al. Lumbar total disc replacement for discogenic low back pain: two-year outcomes of the activL multicenter randomized controlled IDE clinical trial. Spine. 2015;40(24):1873–81.

9. Harrop JS, Youssef JA, Maltenfort M, Vorwald P, Jabbour P, Bono CM, et al. Lumbar adjacent segment degeneration and disease after arthrodesis and total disc arthroplasty. Spine. 2008;33(15):1701–7.

10. Freeman BJ, Davenport J. Total disc replacement in the lumbar spine: a systematic review of the literature. Eur Spine J Off Publ Eur Spine Soc Eur Spinal Deform Soc Eur Sect Cerv Spine Res Soc. 2006;15(Suppl 3):S439–47.

11. Guyer RD, Pettine K, Roh JS, Dimmig TA, Coric D, McAfee PC, et al. Comparison of 2 lumbar total disc replacements: results of a prospective, randomized, controlled, multicenter Food and Drug Administration trial with 24-month follow-up. Spine. 2014;39(12):925–31.

12. Coric D, Kim P. Lumbar arthroplasty: Total disk replacement and nucleus replacement technologies. In: Winn HR, editor. Youmans neurological surgery. 6th ed. Philadelphia: Saunders Elsevier; 2011.

13. Gamradt SC, Wang JC. Lumbar disc arthroplasty. Spine J Off J North Am Spine Soc. 2005;5(1):95–103.

14. Nie H, Chen G, Wang X, Zeng J. Comparison of total disc replacement with lumbar fusion: a meta-analysis of randomized controlled trials. J Coll Physicians Surg Pak: JCPSP. 2015;25(1):60–7.

15. McAfee PC, Cunningham B, Holsapple G, Adams K, Blumenthal S, Guyer RD, et al. A prospective, randomized, multicenter Food and Drug Administration investigational device exemption study of lumbar total disc replacement with the CHARITE artificial disc versus lumbar fusion: part II: evaluation of radiographic outcomes and correlation of surgical technique accuracy with clinical outcomes. Spine. 2005;30(14):1576–83. discussion E388–90

16. Blumenthal S, McAfee PC, Guyer RD, Hochschuler SH, Geisler FH, Holt RT, et al. A prospective, randomized, multicenter Food and Drug Administration investigational device exemptions study of lumbar total disc replacement with the CHARITE artificial disc versus lumbar fusion: part I: evaluation of clinical outcomes. Spine. 2005;30(14):1565–75. discus-

sion E387–91

17. Park SJ, Lee CS, Chung SS, Lee KH, Kim WS, Lee JY. Long-term outcomes following lumbar Total disc replacement using ProDisc-II: average 10-year fol- low- up at a single institute. Spine. 2016;41(11):971–7.

18. Zigler J, Garcia R. ISASS policy statement – lumbar artificial disc. Int J Spine Surg. 2015;9:7.

19. Huang RC, Lim MR, Girardi FP, Cammisa FP Jr. The prevalence of contraindications to total disc replace- ment in a cohort of lumbar surgical patients. Spine. 2004;29(22):2538–41.

20. Hannibal M, Thomas DJ, Low J, Hsu KY, Zucherman J. ProDisc-L total disc replacement: a comparison of 1-level versus 2-level arthroplasty patients with a min- imum 2-year follow-up. Spine. 2007;32(21):2322–6.

21. Andersson GB. Epidemiological features of chronic low-back pain. Lancet (London, England). 1999;354(9178):581–5.

22. Hagen KB, Jamtvedt G, Hilde G, Winnem MF. The updated cochrane review of bed rest for low back pain and sciatica. Spine. 2005;30(5):542–6.

23. Oesch P, Kool J, Hagen KB, Bachmann S. Effectiveness of exercise on work disability in patients with non- acute non-specific low back pain: systematic review and meta-analysis of randomised controlled trials. J Rehabil Med. 2010;42(3):193–205.

24. Borenstein DG, O'Mara JW Jr, Boden SD, Lauerman WC, Jacobson A, Platenberg C, et al. The value of magnetic resonance imaging of the lumbar spine to predict low-back pain in asymptomatic subjects: a seven-year follow-up study. J Bone Joint Surg Am. 2001;83-A(9):1306–11.

25. Carragee EJ, Alamin TF. Discography. A review. Spine JOff J North Am Spine Soc. 2001;1(5):364–72.

26. Derby R, Kim BJ, Lee SH, Chen Y, Seo KS, Aprill C. Comparison of discographic findings in asymp- tomatic subject discs and the negative discs of chronic LBP patients: can discography distinguish asymptom- atic discs among morphologically abnormal discs? Spine JOff J North Am Spine Soc. 2005;5(4):389–94.

27. Yue JK, Chan AK, Winkler EA, Upadhyayula PS, Readdy WJ, Dhall SS. A review and update on the guidelines for the acute management of cervi- cal spinal cord injury –part II. J Neurosurg Sci. 2016;60(3):367–84.

小切口后路腰椎融合技术 28

作者：Luis M. Tumialán
译者：申庆丰　审校：赵永飞

缩写

ALIF（anterior lumbar interbody fusion）前路腰椎椎间融合术

AP（anteroposterior）前后

MIS（minimally invasive surgery）小切口手术

MR（magnetic resonance）磁共振

TLIF（transforaminal lumbar interbody fusion）经椎间孔腰椎椎间融合术

VAS（visual analog scale）视觉模拟评分法

引言

1997 年，Foley 和 Smith 介绍了一种旁正中经肌肉腰椎手术入路：圆柱形通道扩张椎旁肌后，行显微镜下的椎间盘切除术[1]。在旁正中经肌肉入路减压的基础上，将经皮椎弓根螺钉技术与之结合。随着小切口减压手术的逐渐进步，小切口腰椎融合术也逐步发展。

从解剖学看，旁正中经肌肉入路更有利于经椎间孔到达椎间隙。Harms 和 Jeszenszky 二人[2,3]将 Cloward[2] 提出的椎间融合应用于单侧经椎间孔入路，并予以推广。随着经皮小切口技术与传统中线开放手术经验的结合，小切口经椎间孔腰椎椎间融合术（MIS-TLIF）成为治疗单节段腰椎退变性疾病的主要手段。

目前，MIS-TLIF 的 3 种主要手术入路反映了

该术式的演变过程：经皮显微镜技术、小切口技术和混合技术（经皮 / 小切口）。最主要的手术入路是由 Foley 和 Fessler[4,5] 推广应用的经皮椎弓根螺钉内固定和通道下的减压、椎间融合术。与传统中线入路不同，经皮椎弓根螺钉技术无须从中线入路向两侧显露，避免了广泛的软组织创伤。定位后，仅需一小的穿刺切口，直达椎弓根，予以椎弓根螺钉固定，最大限度地减少了肌肉的显露和挫伤。其优势表现为患者术后不适感减轻，住院时间缩短和感染风险降低[5~7]。

小切口通道的改良进一步促进了这一术式的发展。通过一个放在关节突关节之间的可扩张通道，我们不仅能找到椎弓根螺钉的进钉点，还能显露整个椎间孔。这样就不需通过 5 个切口进行手术——4 个经皮椎弓根螺钉切口和 1 个旁正中减压、椎间融合切口。这种方式即混合经皮 / 小切口技术。

然而，经皮固定也存在一定局限性，这促使外科医生考虑应用其他微创技术和通道。第一个局限性是腰椎经皮内固定技术使外科医生暴露于射线下[8]。最近，计算机辅助导航的应用可最大限度地减轻这一担忧。然而，由于 MIS-TLIF 更多的是在门诊进行，计算机辅助导航成本高、应用受限。第二个问题是无法进行后外侧融合，但是由于椎间融合高度可靠，该限制的重要性也不尽相同。行 TLIF 时，通道下可同时到达对侧横突和关节突，该通道对恢复和保持局部的节段性前凸是非常重要的。Hsieh 等[9] 在 ALIF 和 TLIF 的

对比研究中发现，与 ALIF 组相比，TLIF 组患者丧失 2° 腰椎前凸，出现椎间孔高度下降。

为了解决这些局限性，外科医生开始探索和改进 MIS-TLIF 的手术方法。通过一可扩张的通道，可直接看到椎弓根螺钉进钉点，按常规操作予以减压、固定和椎间融合。然后，对侧入路予以固定、后外侧融合和改良 S-P 截骨[10]。

小切口手术最重要的优势在于其手术效果与对应的开放手术相当。外科医生应该学习和掌握该手术方式，以完成减压、固定、融合和长期良好的临床效果。在整个过程中，外科医生应该对临床症状和影像学结果进行深入分析，选择最适合患者和术者的手术技术。我们应该对一些影像学指标进行仔细分析，短期观察椎间孔高度和节段性前凸的恢复情况，长期观察椎间融合和椎间融合器下沉的情况。此外，需要评估患者术后的功能恢复情况，并通过 VAS 下肢评分和 VAS 腰痛评分评估患者术后疼痛的改善情况。通过对临床效果和影像学的深入分析，帮助外科医生探索和发现最可靠的小切口手术技术。为了保持这种持续改进的精神，本章所述技术是作者进行 500 多例 MIS-TLIF 手术不断优化所得。

适应证及患者选择

MIS-TLIF 最常见的适应证是单节段和双节段腰椎退变性病变，包括腰椎滑脱、复发性椎间盘突出（第三次复发）、复发性小关节囊肿和伴有神经根压迫的晚期退变性椎间盘疾病[11]。三节段腰椎间盘退变性疾病仍可以行小切口手术，但是超越了 MIS-TLIF 的治疗范畴。治疗三节段腰椎间盘退变性疾病的最好方法是结合其他手术入路，如经腰大肌椎间融合、小切口减压和经皮内固定术。

准确地选择合适的患者可以最大限度地获得手术的成功。应鼓励体重指数（BMI）高的患者在手术前尽一切努力达到理想的 BMI 值，并在手术后继续保持 BMI 降低的趋势。怀疑骨质疏松者

应进行骨密度检测，确定骨质疏松症者应在手术前 3~6 个月考虑正式的抗骨质疏松治疗。

术前考虑

询问病史、查体后，行正侧位和过伸过屈位 X 线片以及 MRI 检查。MRI 可清楚显示神经受压情况，影像学表现应与患者的神经系统查体和主观感受一致。MRI 也可以显示椎体序列和滑脱情况。患者可能出现单侧或双侧症状，单侧症状者从症状侧行 TLIF 手术，双侧椎间孔狭窄引起双侧症状者，需行双侧关节突切除术。行双侧关节突切除时，可双侧入路到达椎间盘，我们倾向于进行单侧 TLIF。仔细分析 MRI 矢状面 T1 像，评估椎间孔狭窄情况，以决定是否行关节突切除术。如果患者有中央管狭窄伴神经源性跛行，合并单侧椎间孔狭窄，则行患侧经椎间孔入路。

通过过屈过伸位 X 线片评估局部稳定程度，过伸位 X 线片有助于我们了解通过体位摆放能够使椎体复位的程度（图 28.1）。

通过正侧位 X 线片，可以预测术中透视情况。特别是术前有严重冠状面失衡的患者，通过术前的预测，术中调整透视机和切口的位置。图 28.2 说明根据术前影像调整透视的情况。该患者冠状面向左侧（患侧）失衡，术前正位 X 线片提示，需要通过正位透视引导透视机摆放角度和标记切口位置。

正侧位 X 线片怀疑脊柱侧凸者，都应行站立位脊柱全长正侧位片。我们要知道，单一节段 MIS-TLIF 可以恢复腰椎前凸。根据我们的经验，其恢复腰椎前凸的上限是 12°。因此，当腰椎前凸和骨盆指数明显不符时，我们需要认真考虑并选择合适的手术方案。

手术技术

MIS-TLIF 的手术目标包括椎弓根螺钉固定、

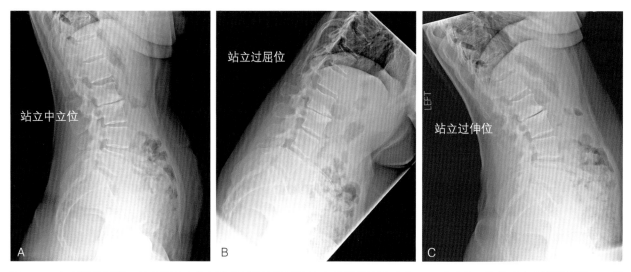

图28.1　Ⅰ度腰椎滑脱，站立时中立和屈伸位X线片均显示该患者局部的活动度。A. 中立位X线片示Ⅰ度腰椎滑脱。B.屈曲位时明显看到L4椎体位于L5的前方。C.过伸位时L4椎体与L5椎体接近解剖复位。过伸位X线片可以预测将患者放在Jackson手术床上，可以复位到什么程度（经Barrow Neurological Institute, Phoenix, Arizona许可使用）

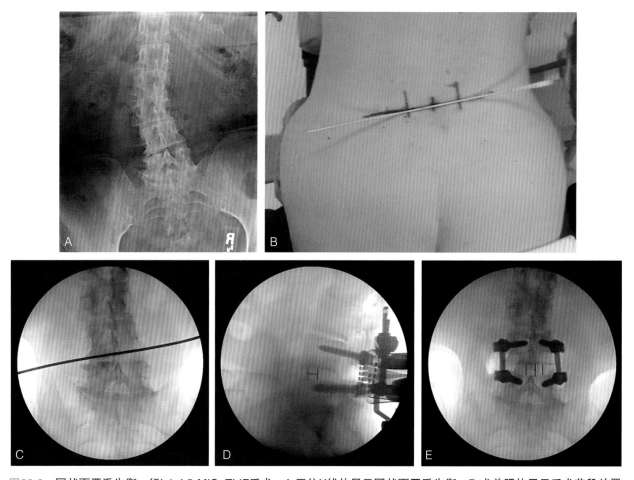

图28.2　冠状面严重失衡，行L4~L5 MIS-TLIF手术。A.正位X线片显示冠状面严重失衡。B.术前照片显示手术节段放置斯氏针，用于计划切口位置和调整透视机。C.调整体位和透视机，获取真正的正位透视像。D,E.侧位和正位透视显示椎间融合器和椎弓根螺钉的位置（经Barrow Neurological Institute, Phoenix, Arizona许可使用）

神经减压，以及通过植入椎间融合器来恢复椎间盘高度和节段性脊柱前凸。通过 2 个旁正中切口，在直视下和小型透视机辅助下进行内固定。MIS-TLIF 手术分为以下阶段：内固定、减压和椎间融合。区分不同手术阶段可以使整个手术团队了解手术进程，以保证手术顺利进行，甚至加快手术。

手术室布置

将患者摆放于具有旋转功能的 Jackson 手术床上，以利于减压。同时可以更好地恢复节段性脊柱前凸，并通过降低腹内压力而控制出血。髋部过伸还可使患者获得最大的腰椎前凸。予以神经监测，将显微镜置于经椎间孔入路侧，透视机的图像增强器（image intensifier）放在显微镜对面。除非患者有明显的冠状面失衡，此时我们一般不予以透视。通过触诊骨性标志定位 L4~L5 髂前上棘水平。在其他机构，很多术者通过正侧位透视定位标记切口。若行 L3~L4 手术，切口上移；若行 L5~S1 手术，则切口下移。正中线旁开 3.5~4 cm（BMI 低者为 3.5 cm，BMI 高者为 4 cm）行长度为 28 mm 的 2 个切口。透视机摆放到位、无菌袋包裹后，予以消毒铺单（图 28.3）。

内固定

步骤 1：计划并确定切口
在原有切口标记的基础上，予以透视，确定

手术节段。将穿刺针沿之前所画切口标志的中点插入并予以透视，调整并再次标记切口位置。用利多卡因 / 丁哌卡因浸润切口以镇痛，在距中线 3.5~4 cm 位置做 2 个长 28 mm 切口，切开至筋膜。为利于通道放置和之后操作，在比皮肤切口靠近内侧的位置切开深筋膜。在 L3~L4 和 L4~L5，深筋膜向头端切开更多，以便到达头端椎弓根螺钉进钉点；在 L5~S1，深筋膜向尾端切开更多，以便到达 S1 椎弓根螺钉进钉点。在扩大切口前，应该触诊关节突和横突。

步骤 2：安装可扩张小切口通道
将初级扩张器置于一侧小关节上，透视确认。扩张器的理想轨迹是以小关节为中心与椎间盘平行（图 28.4）。一旦达到此理想位置，将初级扩张器固定在该处，逐级放置扩张器，直至跨越整个关节突关节。当扩张器跨越整个关节突关节时，术者会有一种明显的感觉，此时，扩张器无法在任何方向上移动。透视确定初级扩张器位置后，放置其他扩张器时几乎不需要透视，除非发生移位。根据扩张器外壁的刻度，选择合适长度的操作通道。如果 2 名外科医生参与手术，可在对侧重复该操作。如果只有一名外科医生进行手术，则完成同侧的减压固定后，再行对侧操作。通道安装完成后，将透视机摆放至床尾，直至完全显露椎弓根螺钉进钉点。

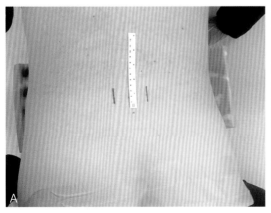
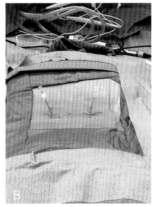
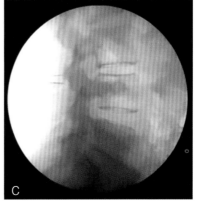

图28.3　计划和确认MIS-TLIF的手术切口。A.根据标记，在中线外3.5 cm处，做2个28 mm切口的标记。B.将穿刺针固定在关节面，以确定节段。C.侧位透视证实穿刺针与椎间隙平行的理想位置（经Barrow Neurological Institute, Phoenix, Arizona许可使用）

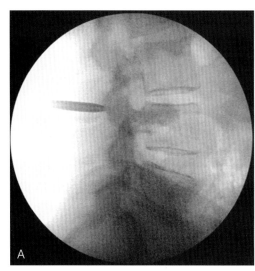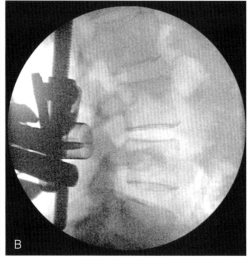

图28.4　安装通道。A.侧位透视显示，将初级扩张器放置在L3~L4关节突关节。B.后续的侧位透视显示右侧已放置通道，左侧放置扩张器，安装好左侧通道后，可以显露椎弓根螺钉进钉点（经Barrow Neurological Institute, Phoenix, Arizona许可使用）

步骤3：显露椎弓根螺钉进钉点

显露整个关节突关节后，再撑开小切口通道，过早撑开会导致过多肌肉进入术野。理想情况是关节突表面有一层薄薄的肌肉，可快速烧灼分离。看到整个关节突后，继续显露关节突的下外侧，可以看到尾端椎体的横突。撑开通道尾端叶片，进一步看到尾端椎弓根螺钉进钉点。

沿着头侧下关节突的方向，可以找到椎弓峡部，继续向头侧，找到头侧椎弓根螺钉进钉点。显露峡部，逐渐撑开通道的头端叶片，可看到头侧上关节突和横突。为减少术后邻近节段退变，一定不能破坏头侧的关节囊。显露头侧椎弓根螺钉进钉点时，首先显露横突和椎弓峡部，然后显露关节突的下外侧。

在能够清楚地看到内固定节段的横突前，不应透视。椎弓根位于横突中点、上关节突下外侧和椎弓峡部交界处。显露完成后，将透视机移至手术区域。然后于进钉点处开口，侧位透视确认。轴位上椎弓根探子的角度为内倾15°~20°（L3或L4）或20°~25°（L5或S1），矢状面上平行于椎体上终板。

制备钉道的过程是有明显手感的，椎弓根探子沿椎弓根中心的松质骨前进，我们可以感觉到逐步均匀前移。如果遇到明显阻力，很可能是触碰到皮质骨壁，继续强行用力会破坏椎弓根壁。我们可以移除椎弓根探子，评估进钉点或者行正位透视检查。如果椎弓根探子沿着正常轨迹顺利进入，不要超过30 mm。大多数椎弓根探子每5 mm或10 mm有一标记。若有电生理监测，此时，刺激椎弓根探子至20 mA。如果产生复合运动电位，需要评估进钉点，行正位透视评估，并用球探探查椎弓根壁破口[12]；如果没有产生复合运动电位，则取下椎弓根探子，用球探确认椎弓根四壁以及底部完整。然后，用丝攻进一步准备钉道。通常，丝攻比准备植入的椎弓根螺钉的直径小1 mm（如果要植入直径7.5 mm的螺钉，则使用6.5 mm丝攻）。了解丝攻的长度对确定螺钉的长度也很有价值，一旦丝攻攻丝完成，行侧位透视确定椎弓根螺钉的理想长度（图28.5）。按照上述步骤植入所有椎弓根螺钉。如果有2名外科医生进行手术，可以双侧同时操作，以减少透视次数。钉道制备完成后，拧入椎弓根螺钉。近年来使用的椎弓根螺钉一般是无头螺钉或低切迹U形螺钉，通常，螺钉植入后不会影响减压。另外，也可以放置导丝来标记椎弓根钉道。

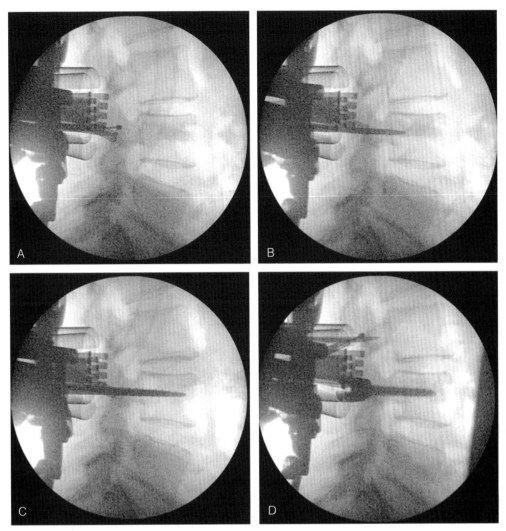

图28.5　植入椎弓根螺钉。A.于横突中点、下关节突外侧和峡部交界处钻孔时的侧位透视图像。B.与终板平行，内倾15°~20°，随着明显的松质骨触感向前推进椎弓根探子。C.用球探确保椎弓根的完整性后，对椎弓根进行攻丝，丝攻螺纹的长度决定了螺钉的理想长度。D.在本例中，5.5 mm丝攻的测量值为37.5 mm，植入长40 mm、直径6.5 mm的椎弓根螺钉（经Barrow Neurological Institute, Phoenix, Arizona许可使用）

减压

步骤1：显露椎板和椎弓峡部

螺钉植入后，将透视机移至床头，将显微镜移至手术操作区。显露棘突根部和椎板直至椎弓峡部。如果能够清楚看到上下椎弓根螺钉之间和棘突基底部的骨性结构，就可以开始截骨。

步骤2：截骨术

先在头侧椎弓根螺钉下方行水平截骨（图28.6），用磨钻磨除此处骨质，直至黄韧带，向内侧延伸至椎板、棘突交界处。然后行垂直截骨，并潜行去除棘突基底部，这样可以探查到对侧侧隐窝。截骨完成后，即可去除下关节突和椎板，将其剪碎用于椎间植骨。然后，以下位椎体的椎弓根螺钉为标志，切除上关节突的尖部、翻折部，以及下位椎体的椎板上缘，对椎间孔和侧隐窝进行减压。

步骤3：黄韧带切除

去除骨性结构后，可以看到黄韧带。远离患

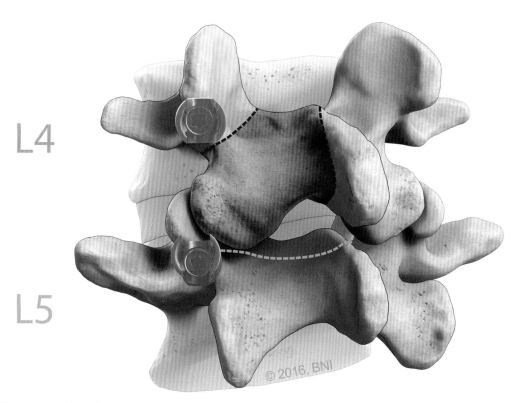

图28.6 截骨图示。用钻头截骨（虚线）切断下节突和L4椎板（紫色阴影）。先在L4椎弓根螺钉下方的椎弓峡部截骨，再在棘突基底部纵行截骨，在棘突下方磨除对侧椎板。完成2次截骨后，可以去除整块椎板和下关节突。磨除L5的上关节突和部分椎板（绿色阴影），为切除椎间盘提供一个宽大的经椎间孔通道（经Barrow Neurological Institute, Phoenix, Arizona许可使用）

者，旋转手术床，这样有助于术者探查对侧侧隐窝。分离硬膜囊与黄韧带，用 Kerrison 咬骨钳切除黄韧带。可以一块块咬除黄韧带，也可以咬除黄韧带止点处的骨质，然后将黄韧带整块去除，确保硬膜囊和神经根充分减压松解。通常，出口神经根处还会有残留黄韧带，进一步予以切除，显露出口根。此时，可以清楚地看到扩大后的 Kambin三角（图 28.7）。通常，Kambin 三角的内侧面是上关节突的外侧面[13]。然而，经椎间孔入路手术时，要切除上关节突尖部，这样，Kambin 三角的内侧面则变成硬膜及走行根的外侧缘。通过扩大后的Kambin 三角，很容易找到经椎间孔腰椎椎间融合术的通路。

切除黄韧带后，准备进入椎间隙。此时，只需稍微牵拉神经根，就能到达椎间盘。在椎弓根附近，通常有覆盖在纤维环表面交错的静脉网络，在切除椎间盘之前，应予以电凝处理。

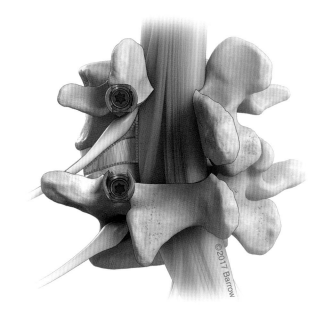

图28.7 行MIS-TLIF手术时扩大的Kambin三角。图示中的三角形（虚线）由出口根、走行根和尾端椎体的骨性终板组成。切除椎板和关节突后，可形成经椎间孔到达椎间盘的通路。Kambin三角的经典定义是下椎体上终板、上关节突的侧面和上位出口神经根形成的三角

步骤 4：椎间盘切除

双极电凝处理纤维环表面的静脉丛并予以分离后，11 号刀片切开纤维环。然后，用较大的 Kerrison 咬骨钳向内外两侧扩大纤维环切除范围。再用各种铰刀和刮匙处理椎间盘组织。极外侧椎间盘突出者，要在出口神经根周围和下面进行探查，观察有无脱出到腋部或出口神经根下方的髓核组织。进一步刮除软骨终板，并测量椎间隙高度。椎间盘切除术的目标是尽可能多地去除椎间盘及软骨终板，将终板处理至出血的同时还不破坏骨性终板。

通常，15 min 仔细地处理椎间盘和软骨终板，可实现很好的椎间植骨融合的准备。少于 15 min，可能椎间处理不够充分；时间过多，对椎间融合也并无更多益处。

椎间融合

步骤 1：确保椎间盘完全切除

将显微镜移开、透视机移回，并将床旋转至中立位。然后使用成角椎体间刮匙探查，确保椎间隙已经完全准备好。刮匙带有刻度，放入椎间隙后，应该很容易进入至 40 mm 处，这样可以将较大的椎间融合器旋转植入。如果将成角刮匙插

入至 40 mm 的过程中有任何阻力，则需要进一步去除椎间盘组织。此时多花些时间准备，有利于之后椎间融合器的植入。

步骤 2：试模

放入椎间隙的第一个试模的尺寸应该与最后一个撑开器相同。通常，无须牵拉神经根，可以通过 Kambin 三角直接放入试模。将试模的尖端置于纤维环切开处，通过侧位透视来确定其进入方向(图 28.8)。然后，沿椎间隙方向将试模敲击植入。术者通过植入试模时的触觉感受确定最终使用椎间融合器的尺寸。当试模至入椎间隙后，需要通过锤击才能取出时，停止测量。此时椎间融合器的尺寸是理想的，移位的可能性极低，且有利于椎间融合。如果不使用敲击锤就能将试模取出，则该尺寸的椎间融合器太小，会导致假关节形成或融合器移位。

步骤 3：植入椎间融合器

选择合适大小的椎间融合器，将局部取下的骨质（必要时用同种异体骨）咬碎后植入椎间隙，不要过度填塞椎间隙，以避免影响椎间融合器的植入。可以使用合适的工具将椎间植骨下压至椎

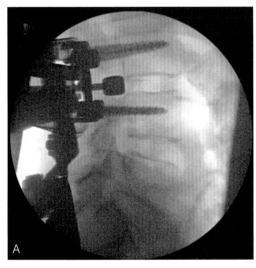
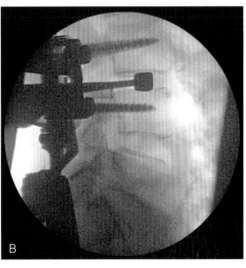

图28.8　试模植入。A.侧位透视显示试模植入纤维环切口处，确定其进入椎间隙的理想轨迹。B.一旦将理想尺寸的试模植入合适位置，就需要用锤子将其敲击取出，符合该标准后，可以植入相应型号的椎间融合器（经Barrow Neurological Institute, Phoenix, Arizona许可使用）

间隙的前 1/3。

通常，我们会选用弧形的椎间融合器，将其旋转植入，可以最大面积接触终板，并接合骺环。目前可用的最大的椎间融合器长度为 36 mm，将其旋转植入，可以横跨 36 mm 于椎间隙内。

与试模植入过程类似，在侧位透视下，将椎间融合器植入椎间隙（图 28.9）。将椎间融合器平行于终板斜行植入，一旦椎间融合器后缘通过椎间隙后缘，就可以开始旋转椎间融合器。将其旋转前进，直至椎间隙前半部分。正位透视显示椎间融合器位于椎间隙中央时，将棒植入、加压、拧紧。当植入物位置良好、达到预想的节段性前凸后，锁紧螺母（图 28.9）。

加压可以达到 2 个关键目的：恢复节段性前凸和夹紧椎间融合器。行 TLIF 手术时，避免腰椎前凸丧失是很重要的[9]。将大小合适的椎间融合器置于椎间隙前半部分，并予以加压，可以避免文献中提到的脊柱前凸丧失。此外，加压可以降低椎间融合器移位的风险。椎间融合器移位是一种常见并发症，可以通过优化椎间融合器与终板的接触界面来避免这种情况的发生[14]。加压能够将骨移植物更好地压在终板上，根据沃尔夫定律，这样更有利于融合。

典型病例

病史

女性，48 岁，进行性加重的轴性腰背痛和右下肢根性疼痛。

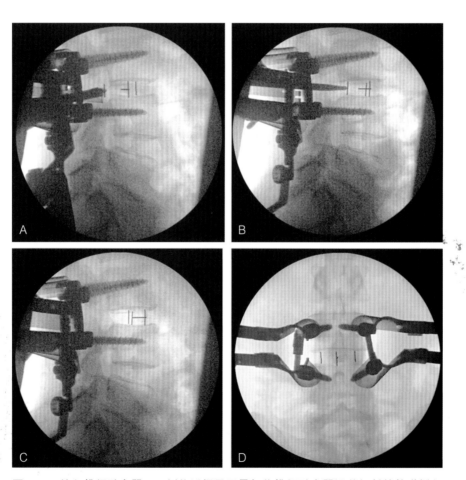

图28.9 植入椎间融合器。A.侧位透视显示最初将椎间融合器沿着倾斜的轨道插入椎间隙。B.进入椎间隙后缘后，开始旋转椎间融合器。C.将椎间融合器旋转到椎间盘前半部分。D.正位透视显示椎间融合器位于椎间盘中心（经Barrow Neurological Institute, Phoenix, Arizona许可使用）

体格检查

右侧膝腱反射消失，右侧股四头肌肌力4-级。

影像学检查

腰椎 MRI 显示棘突间韧带破裂，关节间隙变宽，关节突囊肿压迫 L4 走行根（图 28.10）。屈伸位 X 线片显示该节段失稳（图 28.11）。ODI 评分 43 分，下肢 VAS 疼痛评分 8 分，背部 VAS 疼痛评分 5 分。

治疗

行 L3~L4 右侧经椎间孔入路 MIS-TLIF 手术。患者俯卧于 Jackson 手术床，于 L3~L4 节段距中线 3.5 cm 处做 2 个切口。侧位透视确认手术节段后，切开皮肤、皮下，用电刀切开深筋膜。在左右两侧 L3~L4 关节突处置入工作通道，显露椎弓钉进钉点，如前所述，行椎弓根螺钉固定。在手术显微镜下，在椎板和棘突交界处用磨钻纵行截骨，

在 L3 椎弓根螺钉下方横行截骨，将下关节突和椎板从黄韧带处剥离取出。然后切除 L4 上关节突尖部和内侧反折部，切除黄韧带，对 L4 神经根和硬膜囊进行彻底减压。然后切除椎间孔处黄韧带，显露 L3 神经根。

彻底切除椎间盘，去除软骨终板，处理骨性终板。将装有自体和异体骨的 12 mm × 36 mm 椎间融合器旋转植入椎间隙中线处。置棒、加压、拧紧、锁定。取出通道，缝合切口。

结果

患者术后第二天上午出院，伤口稍有不适，右下肢根性疼痛完全消失。1 个月后恢复工作，停用所有麻醉止痛药，负重最多不超过 11.3 kg。术后 2 个月，继续工作，活动不受限制。术后 6 个月，ODI 评分 11 分，下肢 VAS 疼痛评分 0 分，背部 VAS 疼痛评分 2 分。术后 1 年，影像学检查证明已实现椎间融合（图 28.12）。

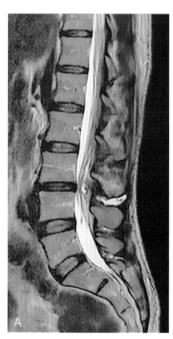
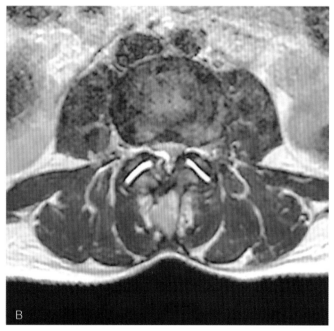

图28.10 L3~L4关节突囊肿及椎间盘退变性病变。A.矢状面T2加权MRI显示棘突间韧带断裂，棘突之间的高信号表明该节段不稳，在屈伸试验中得到证实，关节突囊肿引起中央管狭窄。B.轴位T2加权MRI显示右侧关节突囊肿，压迫L4走行根，双侧关节突关节内信号增高 （经Barrow Neurological Institute, Phoenix, Arizona许可使用）

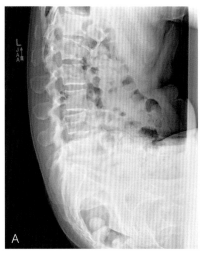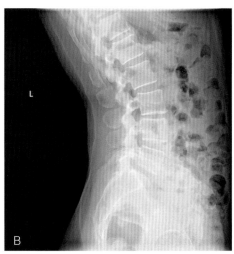

图28.11　屈伸位X线片。A.侧位前屈位X线片显示L3椎体平移到L4椎体前方，且L3椎体和L4椎体在椎间盘前部骨性接触。B.侧位后伸位X线片显示L3和L4恢复解剖序列，L3~L4椎间隙相对邻近节段变窄，表明该椎间盘存在退变（经Barrow Neurological Institute, Phoenix, Arizona许可使用）

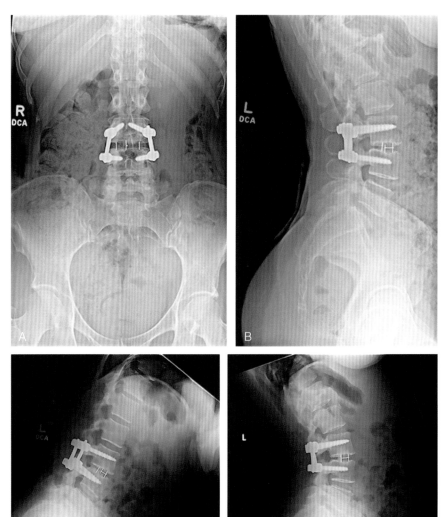

图28.12　术后1年随访。A.正位X线片显示椎间融合器位于中心位置，且椎弓根螺钉位置良好。B.中立侧位X线片示与腰椎前凸和椎间盘高度的恢复情况。侧位X线片（C.屈曲位，D.伸展位）显示椎体没有移动，手术节段稳定（经Barrow Neurological Institute, Phoenix, Arizona许可使用）

技术要点

内固定

- 透视：有的术者可能更倾向于依靠透视，而不是直视下确定椎弓根螺钉的进钉点。这种做法只会增加辐射剂量，不能提高椎弓根螺钉植入的准确性。这种小切口手术的优点是能够直接看到椎弓根螺钉的进钉点。经皮椎弓根螺钉植入的每一步都需要进行透视，但小切口直视下操作则不需要，只需要透视检查和确认已经确定的理想进钉点。当我们能清楚看到椎弓峡部、上关节突下外侧和横突连接处时，仅需在确定进钉点时透视检查，操作重点是显露局部解剖结构。

- 椎弓根探查：椎弓根探查是一个触觉反馈的过程。使用锤子敲击则完全掩盖了"手感"，容易将椎弓根探子尖端穿过皮质，造成损伤。当探查椎弓根过程中遇到阻力时，要抵制任何想要用锤子的冲动。相反，应该用轻柔的手法调整角度进行探查，直到椎弓根探子的尖端准确地进入松质骨。

- 丝攻和椎弓根螺钉植入：根据椎弓根探子进入椎弓根的方向和通道的方向确定丝攻和螺钉植入的轨迹，通过相对位置的判断减少术中透视，提高操作效率。

减压

- 减压过程中，尽可能长时间保持黄韧带的完整性，争取完成骨性减压后将其完整切除，而非 Kerrison 咬骨钳"蚕食法"切除。这样可以降低脑脊液漏的风险，并把 Kerrison 咬骨钳的使用降到最低。

- 向尾端减压至椎弓根螺钉处，延伸至下位椎板，显露黄韧带附着点。

- 共根畸形（conjoined root）：如果切除关节突、椎板和黄韧带后，看到出口根和走行根之间延续的硬膜囊覆盖整个椎间盘，就不能通过此处行 TLIF 手术。这种解剖变异并不常见，但术者必须知道存在此变异。笔者行 TLIF 手术 500 余例，遇到过 3 次这种情况。此时，有 2 种选择。首先是至对侧，切除关节突，显露椎间盘，确定对侧是否可行 TLIF 操作。第二种选择是行后外侧植骨融合。事实上，旁正中小切口入路行后外侧融合的可及性和可视性是非常有优势的。如果不能行椎间融合，则完全依靠后外侧植骨融合。需要仔细显露左右两侧头尾两节段椎体的整个横突，去除横突后方皮质，并在 2 个横突之间植骨，这些操作为融合创造了一个很好的环境。

椎间融合

- 在 Kambin 三角允许的范围内，最大程度切开纤维环。用 4 mm Kerrison 咬骨钳进一步扩大纤维环开口，向内至硬膜囊外侧，向外至椎弓根中线。这样有利于进入椎间隙和植入椎间融合器。

- 用骨凿或骨刀切除椎间隙后方增生的骨赘，从而解决椎间隙中心高度与后缘高度不匹配的问题，以便放置理想的椎间融合器，也可以用 4 mm Kerrison 咬骨钳去除该结构。

并发症及其防治策略

并发症可能出现在以下 3 个阶段：手术期、术后早期和术后晚期。

手术期

脑脊液漏、内固定位置不当和减压不彻底是术中可能发生的三大并发症。先行内固定植入可以避免在神经暴露时使用尖锐的器械（椎弓根探子等），能够降低脑脊液漏的风险。若在减压前先行内固定，可以保证神经有骨性结构的保护，不会受损。此外，在保持黄韧带完整的情况下尽可能多地切除骨性结构，可以避免手术器械或钻头等损伤硬膜。通常，在显露神经之前，尽可能完成所有的磨钻操作，让黄韧带起到保护屏障的作用。

若减压不充分，术后即会出现症状。通常，很少需要进行双侧减压或双侧小关节切除。但是，如果双侧小关节病变导致双侧椎间孔严重狭窄，则需要双侧减压。通过对 T1 加权 MRI 的详细分析和仔细的体格检查，可以避免减压不足的问题。

术后早期

术后早期最常见的并发症是椎间融合器移位[14]，原因有 2 种：首先，术中植入尺寸过小的椎间融合器；第二，术中损伤骨性终板。植入椎间融合器时，感受椎间融合器是否放置稳固是非常重要的。如前所述，需要用锤子将试模打出椎间隙时，才认为其高度是合适的。将弧形椎间融合器旋转植入时，尤其是加压后，压力进一步作用于融合器和终板间界面，融合器不易移位。子弹形状的椎间融合器可以沿着植入通道脱出，而弧形椎间融合器需旋转植入相应位置，不太可能发生这种情况。

术后晚期

假关节形成和邻近节段退变是该手术的晚期并发症。假关节形成与内固定移位密切相关。因此，能够减少融合器移位或脱出的措施就是预防假关节形成的方法。椎间融合器位置良好时，也可能会出现假关节。通常，这是软骨终板处理不彻底所致。椎间融合器夹在软骨终板之间，软骨终板会阻碍骨的生长。一般情况下，很难直接看到终板，靠触觉反馈感知终板的处理情况。切除椎间盘和处理终板的过程中，可能会看到整块软骨终板从椎间取出。与软骨终板相比，骨性终板更有摩擦感。处理终板时，不能操之过急，手术过程中仔细操作可以减少术后并发症的发生。

我们可能很难避免邻近节段退变的发生，这是腰椎间盘退变自然发生的一种表现。但是，可以采取某些措施降低这种风险。首先，尽量减少显露范围。小切口手术的优点是在没有大范围显露的情况下进行手术，过多的显露会使肌肉变弱，并无意中损伤周围结构。其次，保持近端关节囊的完整性。虽然我们有必要显露近端小关节的下方和侧面，以判断椎弓根螺钉进钉点，但不需要切开关节囊。从横突起，从侧方向中间进行操作是防止小关节囊意外损伤的最可靠方法。

结论

随着小切口椎间盘切除术和椎板切除术等相关技术的发展，我们可以进行 MIS-TLIF 手术。MIS-TLIF 手术通过旁中央入路，直接达到关节突关节，更容易接触到进行内固定的解剖结构，并进行减压等系列操作，可以减少术中出血和术后不适，缩短住院时间。

参考文献

1. Foley KT, Smith MM. Microendoscopic discectomy. Tech. Neurosurg. 1997;3(4): 301–7

2. Cloward RB. The degenerated lumbar disc: treatment by vertebral body fusion. J Int Coll Surg. 1954;22(4 Sect. 1):375–86. Epub 1954/10/01

3. Harms J, Jeszenszky D. The unilateral, transforaminal approach for posterior lumbar interbody fusion. Orthopaedics and Traumatology. 1998;6(2):88–99.

4. Foley KT, Holly LT, Schwender JD. Minimally inva- sive lumbar fusion. Spine. 2003;28(15 Suppl):S26–35. Epub 2003/08/05

5. Isaacs RE, Podichetty VK, Santiagq, Sandhu FA, Spears J, Kelly K, et al. Minimally invasive

microendoscopy- assisted transforaminal lumbar interbody fusion with instrumentation. J Neurosurg Spine. 2005;3(2):98–105. Epub 2005/12/24

6. Holly LT, Schwender JD, Rouben DP , Foley KT. Minimally invasive transforaminal lumbar inter- body fusion: indications, technique, and complications. Neurosurg Focus. 2006;20(3):E6. Epub 2006/04/08

7. O' Toole JE, Eichholz KM, Fessler RG. Surgical site infection rates after minimally invasive spinal surgery. J Neurosurg Spine. 2009;11(4):471–6. Epub 2009/11/26

8. Rampersaud YR, Foley KT, Shen AC. illiams S, Solomito M. Radiation exposure to the spine surgeon during fluoroscopically assisted pedicle screw insertion. Spine. 2000;25(20):2637–45. Epub 2000/10/18

9. Hsieh PC, Koski TR, O' Shaughnessy BA, Sugrue, Salehi S, Ondra S, et al. Anterior lumbar interbody fusion in comparison with transforaminal lumbar interbody fusion: implications for the restoration of foraminal height, local disc angle, lumbar lordosis, and sagittal balance. J Neurosurg Spine. 2007;7(4):379–86. Epub 2007/10/16

10. Mummaneni PV, Rodts GE Jr. The mini-open trans-

foraminal lumbar interbody fusion. Neurosurgery. 2005;57(4 Suppl):256–61. discussion -61. Epub 2005/10/20

11. ong AP, Smith ZA, Nixon AT, Lawton CD, Dahdaleh NS, ong RH, et al. Intraoperative and perioperative complications in minimally invasive transforaminal lumbar interbody fusion: a review of 513 patients. J Neurosurg Spine. 2015;22(5):487–95. Epub 2015/02/24

12. Raynor BL, Lenke LG, Bridwell KH, Taylor BA, adberg AM. Correlation between low triggered electromyographic thresholds and lumbar pedicle screw malposition: analysis of 4857 screws. Spine. 2007;32(24):2673–8. Epub 2007/11/17

13. Hoshide R, Feldman E, Taylot . Cadaveric analy- sis of the Kambin' s triangle. Cureus. 2016;8(2):e475. Epub 2016/03/24

14. Bakhsheshian J, Khanna R, Choy, Lawton CD, Nixon AT, ong AP, et al. Incidence of graft extrusion following minimally invasive transforaminal lumbar interbody fusion. J Clin Neurosci. 2016;24:88–93. Epub 2015/11/19

皮质骨螺钉技术 29

作者：Mark Benjamin Frenkel, J.J. Renfrow, Charles L. Branch Jr
译者：申庆丰　审校：赵永飞

引言

2009 年，Santoni 等[1]首次报道腰椎皮质骨钉道（cortical bone trajectory，CBT）作为传统的、内倾植入的椎弓根螺钉的有效补充。通过该钉道植入的螺钉，相对于传统的椎弓根螺钉（traditional trajectory pedicle screws，TTS），其进钉点位于椎弓峡部，进钉方向更偏向外侧和头侧（图 29.1），故被称为皮质骨钉道螺钉或皮质螺钉（cortical screws，CS）。与椎弓根螺钉相比，皮质骨螺钉有很多优点，包括较少的肌肉剥离，较强的抗拔出能力和较小的神经损伤风险。在本章中，我们将回顾皮质骨螺钉的临床和生物力学文献，讨论其适应证并回顾其用于中线腰椎融合的手术技术。

由于皮质骨螺钉的进钉点更偏向内侧，与椎弓根螺钉相比，其钉尾更靠近内侧，需要显露的肌肉更少，可以通过较小的中线切口和较少的肌肉剥离完成螺钉植入（图 29.2）。Hung[2]对 16 例使用椎弓根螺钉或皮质骨螺钉合并后路腰椎椎间融合术（posterior lumbar interbody fusion，PLIF）的患者进行影像学分析，对比两组患者术后 18 个月多裂肌的脂肪浸润率，发现皮质骨螺钉组多裂肌损伤明显少于椎弓根螺钉组，这在理论上可以减少邻近节段退变。皮质骨螺钉创伤小，理论上可以减少术后疼痛、缩短手术时间，并最大限度减少出血，这些结果需要进一步研究证实。

无论是健康人群还是骨质疏松症患者，椎弓根的皮质骨和皮质下骨都比椎体的松质骨更致密，可以给螺钉提供更强的把持力[3]。皮质骨钉道专门设计用于最大限度地穿过椎弓根较高密度区域的皮质骨[1]（图 29.3）。一项研究随机选择了 180 例患者，影像学观察其皮质骨螺钉钉道和椎弓根螺钉钉道的骨密度，发现皮质骨螺钉钉道的骨密度明显优于传统的椎弓根螺钉钉道[4]。

多项生物力学研究证实了皮质骨螺钉的优

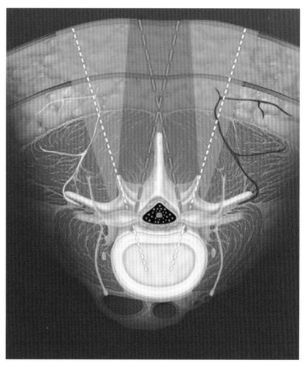

图29.1　与传统椎弓根螺钉技术（蓝色区域）相比，植入皮质骨螺钉（绿色区域）所需显露的范围。蓝色虚线表示皮质骨螺钉的钉道，白色虚线表示传统椎弓根螺钉的钉道（Medtronic）

势。Santoni 等 [1] 在尸体腰椎的一个椎弓根植入椎弓根螺钉，对侧植入皮质骨螺钉，进行生物力学分析，发现皮质骨螺钉的轴向拔出力增加了 30%，而 2 种螺钉的强度没有显著差异。Inceoglu 也发现皮质骨螺钉的抗拔出强度优于椎弓根螺钉，但是其抗剪切应力的强度较差 [5]。通过在增加的生理负荷下不停旋转螺钉证明了皮质骨螺钉对旋转力的抵抗显著增加 [6]。有学者提出这种抗旋转力可能归因于皮质骨螺钉的进钉角度，可以同时穿过椎弓根峡部下方和上方的厚皮质骨 [7]。Cheng 等 [7] 在一项尸体研究中证明，皮质骨螺钉与椎弓根螺钉在多节段轻度腰椎滑脱模型的稳定中具有相同的作用。

另一项尸体研究比较椎弓根螺钉和皮质骨螺钉应用于没有椎间融合、经椎间孔腰椎椎间融合（transforaminal lumbar interbody fusion，TLIF）或

直接侧路椎间融合（direct lateral interbody fusion，DLIF）的固定时的差异：无椎间融合时，皮质骨螺钉组在屈曲、伸展和侧屈时与椎弓根螺钉组具有相同的稳定性，但椎弓根螺钉组在轴向旋转时更稳定；合并 DLIF 时，两组之间稳定性没有差异；合并 TLIF 时，椎弓根螺钉组在侧屈时比皮质骨螺钉组更稳定 [8]。单独的有限元分析也报道了相似的结果，与椎弓根螺钉相比，皮质骨螺钉具有更强的抗拔出力和更好的抗屈曲伸展负荷，但对侧屈和轴向旋转的抵抗力较差 [9]。

此外，Matsukawa 在一项活体生物力学研究中，连续测量 48 例患者行椎弓根螺钉和皮质骨螺钉拧入时的扭矩，发现皮质骨螺钉的拧入扭矩比椎弓根螺钉高约 1.7 倍 [10]。

除了皮质骨接触增加外，皮质骨螺钉这种由内侧向外侧、由尾侧向头侧的进钉方向还有其他

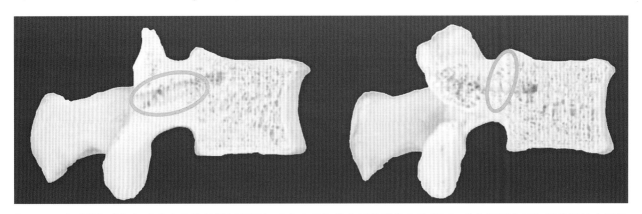

图29.2　皮质骨钉道螺钉（左）和传统椎弓根螺钉（右）的钉道在尸体椎体上的截面，蓝色圆圈表示钉道接触的皮质骨区域（Medtronic）

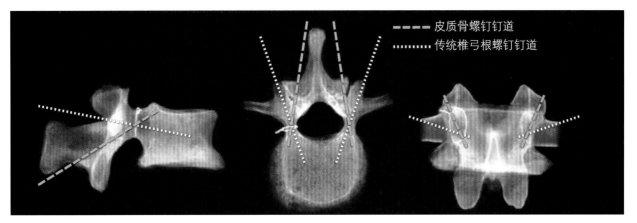

图29.3　腰椎尸体标本的侧位（左）、轴位（中）和正位（右）透视图，皮质骨螺钉钉道（绿线）和传统椎弓根螺钉钉道（白色虚线）有交叉，与传统椎弓根螺钉相比，皮质骨螺钉的进钉点更偏内侧，进钉方向为从内侧向外侧、从尾侧向头侧（Medtronic）

优势。一项对 202 例皮质骨螺钉植入的患者进行的回顾性研究发现，螺钉对邻近小关节侵犯的发生率低于或等同于绝大多数已经报道的开放或经皮椎弓根螺钉植入的发生率[11]。Matsukawa 等提出，这种独特的钉道有助于降低神经损伤的发生率，因为即使螺钉位置不佳，也不太可能向内侧或下侧突破椎弓根，损伤硬膜囊或出口根[12]。

在临床效果方面，目前病例数最多的是 Snyder 报道的单一医疗机构接受皮质骨螺钉植入的 79 例患者，平均随访 13 个月，仅 1 例螺钉松动、2 例假关节形成以及 1 例移植物移位，没有因螺钉位置不佳引起并发症[13]。一项对使用皮质骨螺钉行 TLIF 手术的 10 例患者的回顾性研究显示，与 Wiltse 入路或经皮入路植入椎弓根螺钉的 TLIF 手术相比，前者术中出血量较少。Kasukawa 对其皮质骨螺钉植入的患者平均随访 11.4 个月，临床效果好，无内固定松动，融合率与其他组无差异[14]。Lee 最先行前瞻性随机对照研究，比较了 40 例皮质骨螺钉植入患者和 39 例椎弓根螺钉植入患者，所有患者同时行单节段 PLIF 手术，至少随访 12 个月，两组的融合率、疼痛的缓解程度和生活质量的改善均相似，但皮质骨螺钉组手术时间更短、切口长度更小、失血量也更少[15]。这与其他一些已发表的病例报道一致[16~18]。

一份早期的报道显示临床效果不如预期，8 例患者中有 5 例出现螺钉松动，并且有 2 例需要在 1 年内翻修[19]。最近，Cheng 报道了 22 例皮质骨螺钉植入的患者，2 例术中进钉时发生椎弓峡部骨折，其中 1 例是出现螺钉松动引起并发症时才发现。骨折线从峡部外侧缘的进针点穿过上关节突、至椎弓根外侧。作者进行尸体研究，视频记录螺钉植入过程，发现螺钉植入的最后阶段，钉尾挤压内侧椎板和棘突的基底部，导致螺钉偏离原有钉道。作者将前一组松动率高的原因归于这种现象，并建议让不要将螺钉完全拧入产生这种挤压，另外，也可以在螺钉最后完全拧入前进行椎板切除术[20]。Akpolat 等也提出了皮质骨螺钉

的钉尾挤压棘突和椎板交界处[21]，担心钉尾对椎板或椎弓根峡部造成损伤而不将螺钉完全拧入。

与椎弓根螺钉相比，皮质骨螺钉具有较短的钉道和增加的皮质骨接触面积，因此，研发了专门适用于该钉道的螺钉。与传统椎弓根螺钉相比，皮质骨螺钉（CBS）的螺距间距小、内外径比值较小[5]。一项尸体研究将不同螺纹间距的螺钉植入椎弓根和皮质骨钉道内，试验其抗拔强度，发现较小螺距的螺钉在 2 种钉道内的抗拔出强度都有增加，但在皮质骨螺钉钉道的增加更为显著[22]。Wray 的研究也得到类似结果，而且在高骨密度组和低骨密度组中结果相同，这表明皮质骨螺钉在骨质疏松患者中具有优势[23]。

适应证及患者选择

皮质骨螺钉的适应证与传统椎弓根螺钉用于节段性不稳的退变性腰椎疾病相同，包括退变性滑脱和某些峡部裂滑脱、伴有不稳的腰椎管狭窄、复发性椎间盘突出、邻近节段退变和假关节等。很多情况下，皮质骨螺钉可能优于椎弓根螺钉。相对于椎弓根螺钉，皮质骨螺钉的较短钉道长度和更垂直的钉道角度不太可能干扰椎体内螺钉。因此，对于已经向椎体内植入螺钉的患者，可以优先选择皮质骨螺钉[13]。

如前所述，有生物力学证据，在骨质疏松患者，使用皮质骨螺钉优于椎弓根螺钉。Ueno 描述了一种"双钉道"技术，对于行 L1~S1 融合并矫正退变性脊柱侧凸的严重骨质疏松患者，所有椎弓根均同时植入椎弓根螺钉和皮质骨螺钉，术后随访 14 个月，效果良好，无内固定相关并发症[24]。

尸体生物力学研究发现，可以用皮质骨螺钉来补救失败的椎弓根螺钉固定。Calvert 等设计了椎弓根螺钉植入失败的腰椎模型，然后用皮质骨螺钉替换椎弓根螺钉。他们发现，除了只能保留原始椎弓根螺钉 60% 的抗拔出强度外，翻修的皮质骨螺钉在屈曲、伸展和轴向旋转时可提供与最

初椎弓根螺钉相似的刚度。笔者在测试皮质骨螺钉替代固定失败的椎弓根螺钉时，也发现了类似的结果[25]。

Rodriguez 等[16] 报道了使用皮质骨螺钉治疗腰椎邻近节段退变性疾病（adjacent-segment lumbar disease， ASLD）（图 29.4），可以通过微创方法治疗 ASLD 而无须暴露或移除原有内固定。至少有一组报道，行单节段融合手术时，使用混合内固定技术，头侧使用皮质骨螺钉，尾侧使用椎弓根螺钉[26]。

皮质骨螺钉的禁忌证包括缺乏坚强的椎弓根，如椎弓根骨折，受肿瘤或感染病变侵袭。当先前的减压使椎弓根峡部和横突交界处的进针点解剖标志不清时，植入皮质骨螺钉会更加困难。

皮质骨螺钉在腰椎峡部裂滑脱中的使用有一定限制。有限元研究表明，与椎弓根螺钉相比，皮质骨螺钉所有平面上的固定强度都较低。这可能是由于椎弓根螺钉主要依靠椎弓根内的骨小梁维持强度，而皮质骨螺钉的强度则主要依赖于椎弓根峡部和邻近椎板，这部分结构在峡部裂滑脱患者中阙如[27]。

皮质骨螺钉可以联合椎间融合或单独使用。先前提到的一项尸体研究表明[9]，不行椎间融合或联合 TLIF/DLIF 手术，皮质骨螺钉的整体稳定性与椎弓根螺钉基本一致。基于这一理论，外科医生可自行决定行皮质骨螺钉固定时是否行椎间融合，原则与使用椎弓根螺钉相似。

术前考虑

外科医生必须始终牢记皮质骨螺钉的钉尾更靠近内侧。如果先前行椎弓根螺钉固定，再行皮质骨螺钉固定，无法将原有的螺钉与新植入的皮质骨螺钉沿同一序列向上垂直延伸连接固定。如果仅行单节段连接固定，连接棒是从外下向内上倾斜，而不是垂直固定。

植入皮质骨螺钉时，需要术中透视辅助。我们曾报道[16] 使用术中导航植入皮质骨螺钉，并建议在已经植入椎弓根螺钉的位置再次植入皮质骨螺钉时，使用导航技术。我们也有使用机器人植入皮质骨螺钉的经验，使用机器人可以为术前精确设计螺钉钉道提供帮助。

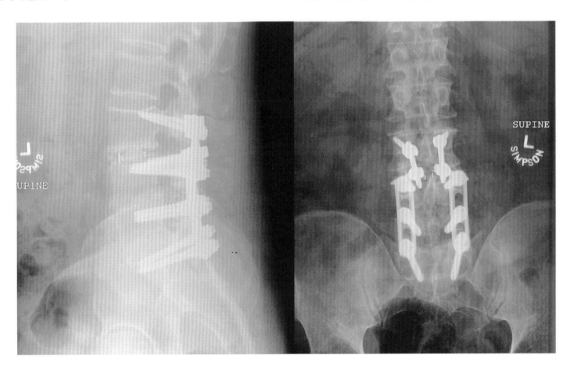

图29.4　在先前的L4~S1传统椎弓根螺钉固定的基础上行L3~L4皮质骨螺钉的术后正位（右）和侧位（左）X线片，行L4皮质骨螺钉植入时，不会干扰原有的椎弓根螺钉

最后，外科医生应选择合适的皮质骨螺钉以保证其发挥作用。如前所述，我们建议使用螺距较窄的螺钉，因为它比传统松质骨螺纹钉提供了更高的抗拔出强度。一般来说，我们使用直径 5.0 mm、长度 30~35 mm 的螺钉。

手术技术

全身麻醉后，将患者俯卧在传统手术台上的 2 个胸垫上。通常，此时不会进行任何额外操作来增加腰椎前凸，腰椎前凸的增加主要是通过使用带有前凸的椎间融合器和最后锁紧前加压螺钉予以实现。透视确认手术节段，消毒铺单之前标记中线切口。单节段或双节段手术，不常规使用术中神经监测。单节段手术切口长度为 30~40 mm，多节段者，相应延长手术切口。沿中线切开皮肤、皮下脂肪、深筋膜，分离椎旁肌。我们使用小切口脊柱手术技术（minimal access spinal technologies，MAST）及腰椎中线融合（midline lumbar fusion，MIDLF）系统（Medtronic，Minneapolis，MN）进行操作。使用金属撑开器钝性分离手术节段棘突和椎板附着的肌肉。该撑开器上有刻度，可用于确定之后操作所用拉钩的长度。将金属撑开器旋转 90° 后打开，将一侧拉钩叶片放入，另一侧拉钩叶片以相同的方式放入对侧。拉钩叶片连接到撑开装置上，将其横向向外倾斜撑开，以使术区视野最大化。将光源接到牵开器，使用头戴放大镜予以操作或者直接使用显微镜进行手术操作。

在植入螺钉之前，根据外科医生意愿先进行双侧 PLIF 或单侧 TLIF。去除上位椎体的下关节突，显露下位椎体的上关节突，用 Kerrison 咬骨钳将其咬除，将去除的自体骨咬碎后以备椎间融合。有作者曾报道，必须去除棘突，以满足螺钉从内向外所需的必要角度[20]。可以在此时予以棘突切除。用 Kerrison 咬骨钳去除黄韧带和软组织，显露硬脊膜和椎间隙，实现中央管和侧隐窝减压。

用 Woodson 剥离子或带角度的刮匙探查下位椎体椎弓根的边界。

将硬脊膜轻轻牵拉，进行椎间盘切除，用椎间刮匙等工具去除椎间盘组织。依次使用扩张器，逐渐将椎间隙恢复到正常高度，用试模来确定欲植入的椎间融合器的型号。将与生物活性材料混合的自体骨粒植入椎间隙及椎间融合器中。植入椎间融合器时要小心，避免损伤出口根及走行根。

完成椎间操作后，植入螺钉。皮质骨螺钉的进钉点在横突下方约 1 mm，椎弓根峡部外侧向内约 4 mm。如果患者有解剖变异或既往手术导致下关节突破坏，则定位螺钉进钉点会有些困难。此时，可以将椎弓根峡部外侧向内 4 mm 处作为水平进钉点，垂直进钉点可以通过侧位透视，根据椎间孔的上缘确定[28]。从椎弓根正位透视上看，最佳进钉点为左侧椎弓根的 5 点位置和右椎弓根的 7 点位置[12]。

钉道方向是从尾侧向头侧，从内侧向外侧。Matsukawa 使用体内测量器的拧入扭矩来确定皮质骨螺钉的理想钉道，发现最佳钉道为沿着椎弓根的下边缘向头侧成角 25°~30°、向外侧成角 10°[29]。

在钻孔之前和钻孔过程中，使用 C 臂透视，以确认进钉点和钉道方向。用直径 2 mm 的高速钻头去除进钉点皮质。钻孔期间，经常停下来，使用球探探查钉道的底部，以明确钉道末端位于皮质骨内。正侧位透视，确定螺钉钉道正确。钻头尖端缓慢进入约 30 mm，攻丝之前，球探探查，确定钉道完整。攻丝后，再重新检查钉道，明确钉道完整后，植入直径 5.0 mm 或 5.5 mm 的皮质骨螺钉。同法植入其他螺钉（图 29.5）。

关于 S1 皮质骨螺钉，我们进行了置钉技术的微调。先减压确认 S1 椎弓根的内壁和上壁，然后使用钻头以直向轨迹在 S1 椎弓根中钻出钉道。此处，植入更大直径的螺钉，通常为 7.5 mm。

将连接棒植入，加压、拧紧螺帽，以确保节段性脊柱前凸。逐层缝合伤口。

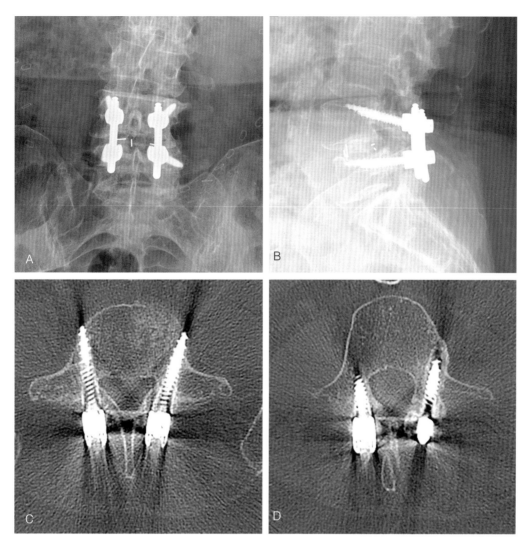

图29.5 术后正位（A）和侧位（B）X线片显示L4和L5椎体的皮质骨螺钉固定，横断面CT成像显示同一患者L5（C）和L4（D）的皮质骨螺钉钉道

典型病例

病史

女性，74岁，左下肢根性疼痛以及轴性背痛10余年，进行性加重，近期出现麻木和站立无力。多次行硬膜外类固醇注射，最初有效，随后无任何缓解。平卧时症状可稍缓解，但是使用止痛药很难缓解。之前行物理治疗，症状无任何缓解。

体格检查

畏痛步态，膝腱反射和跟腱反射减弱。左下肢侧方和后方轻触觉减退，左侧直腿抬高试验（+）。下肢肌力均正常，无髓性症状。

影像学检查

腰椎 MRI 显示 L5 椎体 I 度退变性滑脱，伴椎间盘塌陷和椎间孔狭窄（图 29.6）。腰椎动力位 X 线片显示 L5 相对 S1 滑脱为 9 mm，并在屈曲时加大。

治疗

行 L5~S1 双侧 PLIF 手术，按照前文所述方法，植入 L5 和 S1 皮质骨螺钉。住院期间治疗顺利，术后第二天出院。

333

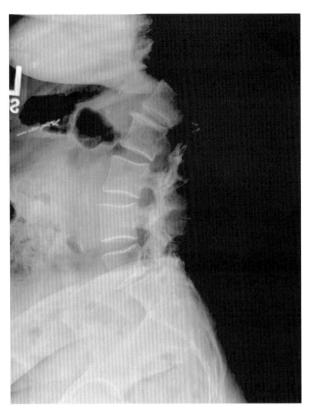

图29.6　术前侧位片显示L5椎体Ⅰ度滑脱

结果

在术后及术后 1 个月、3 个月（图 29.7）和 12 个月随访时行腰椎 X 线片检查，显示内固定位置良好，无螺钉退出或松动。术后 1 个月随访时，腿部麻木和根性疼痛改善。术后 12 个月，所有症状完全缓解，并通过以前无法参加的锻炼计划减掉了 9 kg 体重。

技术要点

- 在确定螺钉钉道时，外科医生最初可使用 CT 导航或正侧位透视，以避免钉道破裂、优化螺钉固定。
- 皮质骨螺钉进钉点偏内，可以很好地与中线小切口手术技术结合。
- 钻孔之前，目视确认椎弓根峡部外侧和横突接合部，椎板与峡部的突起可能会误导并导致螺钉偏内。
- 钻的长度必须等于欲使用螺钉的长度，钻孔深度不足可能导致进钉时钉道外侧壁骨折。

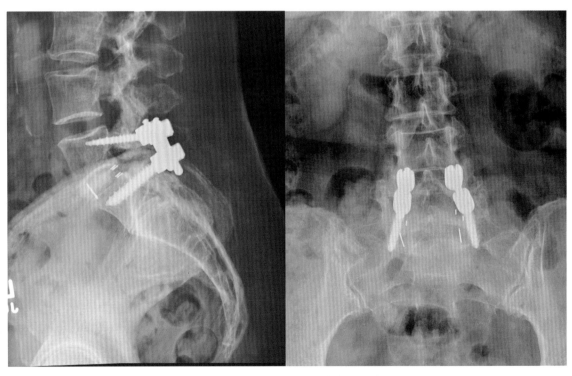

图29.7　术后正位（右）和侧位（左）X线片显示L5~S1后路腰椎椎间融合，L5皮质骨螺钉固定

- 如果进钉时出现外侧椎弓根峡部骨折，可以行传统的椎弓根螺钉植入，无须延长固定节段。

并发症及其防治策略

行 S1 皮质骨螺钉植入时，需要稍微调整一下操作技术。在此节段，行骶骨翼皮质骨螺钉固定，可能穿过 L5 神经根，造成损伤。在我们早期经验中，21 例骶骨固定并且尝试使用骶骨翼钉道的患者中，2 例因 L5 神经根受损而行翻修手术。现在，我们在 S1 使用较短的螺钉，并呈直向钉道，螺钉的末端终止于骶骨内。其他作者也描述相似的钉道，螺钉尖端穿透 S1 上终板[30]。行 S1 皮质骨螺钉植入时应该特别小心，如果不使用 CT 导航技术，也该在植入螺钉后行 O 臂或 CT 扫描。

已有文献报道[14]，植入皮质骨螺钉导致椎弓根骨折时，可以植入椎根弓螺钉作为补救措施。

结论

皮质骨螺钉技术是脊柱外科又一新的良好技术，与传统椎弓根螺钉相比，其更靠内侧的进钉点可以实现更快及更少的显露，同时可保持相似的生物力学强度。

参考文献

1. Santoni BG, Hynes RA, McGilvray KC, et al. Cortical bone trajectory for lumbar pedicle screws. Spine J. 2009;9(5):366–73.

2. Hung C/, u M-F, Hong R-T, eng M-J, Yu G-F, Kao C-H. Comparison of multifidus muscle atroph after posterior lumbar interbody fusion with con- ventional and cortical bone trajectory . Clin Neurol Neurosurg. 2016;145:41–5.

3. Hirano T, Hasegawa K, Takahashi HE, et al. Structural characteristics of the pedicle and its role in screw sta-bility . Spine. 1997;22(21):2504–9–discussion 2510.

4. Mai HT, Mitchell SM, Hashmi SZ, Jenkins TJ, Patel AA, Hsu WK. Differences in bone mineral density of fixation points between lumbar cortical and tradi-tional pedicle screws. Spine J. 2015;16(7):835–41.

5. ønceo ÷ lu S, Montgomery WH, St Clair S, McLain RF. Pedicle screw insertion angle and pullout strength: comparison of 2 proposed strategies. J Neurosurg Spine. 2011;14(5):670–6.

6. Baluch DA, Patel AA, Lullo B, et al. Effect of physio-logical loads on cortical and traditional pedicle screw fixation. Spine. 2014;39(22):E1297–302.

7. Cheni WK, ønceo ÷ lu S. Cortical and standard trajec-tory pedicle screw fixation techniques in stabilizing multisegment lumbar spine with low grade spondylo-listhesis. Int J Spine Surg. 2015;9:46.

8. Perez-Orribo L, Kalb S, Re yes PM, Chang SW , Crawford NR. Biomechanics of lumbar cortical screw- rod fixation versus pedicle screw-rod fixation with and without interbody support. Spine. 2013;38(8):635–41.

9. Matsukawa K, Yato Y, Imabayashi H, Hosogane N, Asazuma T, Nemoto K. Biomechanical evaluation of the fixation strength of lumbar pedicle screws using cortical bone trajectory: a finite element study . J Neurosurg Spine. 2015;23(4):471–8.

10. Matsukawa K. Yato Y, Kato T, Imabayashi H, Asazuma T, Nemoto K. In vivo analysis of insertional torque during pedicle screwing using cortical bone trajectory technique. Spine. 2014;39(4):E240–5.

11. Matsukawa K, Kato T, Yato Y, et al. Incidence and risk factors of adjacent cranial facet joint violation follow- ing pedicle screw insertion using cortical bone trajec- tory technique. Spine. 2016;41(14):E851–6.

12. Matsukawa K, Yato Y, Nemoto O, Imabayashi H, Asazuma T, Nemoto K. Morphometric measure-ment of cortical bone trajectory for lumbar pedicle screw insertion using computed tomography. J Spinal Disord Tech. 2013;26(6):E248–53.

13. Sn yder LA, Martinez-Del-Campo E, Neal MT, et al. Lumbar spinal fixation with cortical bone trajec-

tory pedicle screws in 79 patients with degenerative disease: perioperative outcomes and complications. orld Neurosurg. 2016;88:205–13.

14. Kasukawa Y, Miyakoshi N, Hongo M, Ishikawa Y, Kudo D, Shimada Y. Short-term results of transforam-inal lumbar interbody fusion using pedicle screw with cortical bone trajectory compared with conventional trajectory . Asian Spine J. 2015;9(3):440–8.

15. Lee G , Son J-H, Ahn M-W, Kim H-J, Yeom JS. The comparison of pedicle screw and cortical screw in poste- rior lumbar interbody fusion: a prospective randomized noninferiority trial. Spine J. 2015;15(7):1519–26.

16. Rodrigug A, Neal MT, Liu A, Somasundaram A, Hsu , Branch CL. Novel placement of cortical bone trajectory screws in previously instrumented pedicles for adjacent-segment lumbar disease using CT image- guided navigation. Neurosurg Focus. 2014;36(3):E9.

17. Berjano P, Damilano M, Ismael M, Formica C, Garbossa D. Erratum to: Minimally invasive PLIF with divergent, cortical trajectory pedicle screws. Eur Spine J. 2015;24(5):654–5.

18. Ninomiya K, Iwatsuki K, Ohnishi Y-I, Ohkawa T, Yoshimine T. Clear zone formation around screws in the early postoperative stages after posterior lumbar fusion using the cortical bone trajectory technique. Asian Spine J. 2015;9(6):884–8.

19. Glennie RA, Dea N, Kwon BK, Street JT. Early clini- cal results with cortically based pedicle screw tra- jectory for fusion of the degenerative lumbar spine. J Clin Neurosci. 2015;22(6):972–5.

20. Cheni WK, Akpolat YT, ønceo ÷ lu S, Patel S, Danisa OA. Pars and pedicle fracture and screw loosening associated with cortical bone trajectory: a case series and proposed mechanism through a cadaveric study . Spine J. 2016;16(2):e59–65.

21. Akpolat YT, ønceo ÷ lu S, Kinne N, Hunt D, Cheng WK. Fatigue performance of cortical bone trajec-tory screw compared with standard trajectory pedicle screw. Spine. 2016;41(6):E335–41.

22. Ueno M, Sakai R, Tanaka K, et al. Should we use cortical bone screws for cortical bone trajectory? J Neurosurg Spine. 2015;22(4):416–21.

23. Wray S, Mimran R, adapalli S, Shetye SS, McGilvray KC, Puttlitz CM. Pedicle screw placement in the lumbar spine: effect of trajectory and screw design on acute biomechanical purchase. J Neurosurg Spine. 2015;22(5):503–10.

24. Ueno M, Imura T, Inoue G, Takaso M. Posterior correc- tive fusion using a double-trajectory technique (cortical bone trajectory combined with traditional trajectory) for degenerative lumbar scoliosis with osteoporosis: technical note. J Neurosurg Spine. 2013;19(5):600–7.

25. Calvert GC, Lawrence BD, Abtahi AM, Bachus KN, Brodke DS. Cortical screws used to rescue failed lum- bar pedicle screw construct: a biomechanical analysis. J Neurosurg Spine. 2015;22(2):166–72.

26. Takata Y, Matsuura T, Higashino K, et al. Hybrid tech- nique of cortical bone trajectory and pedicle screwing for minimally invasive spine reconstruction surgery: a technical note. J Med Investig. 2014;61(3–4):388–92.

27. Matsukawa K, Yato Y, Imabayashi H, Hosogane N, Asazuma T, Chiba K. Biomechanical evaluation of lumbar pedicle screws in spondylolytic verte-brae: comparison of fixation strength between the traditional trajectory and a cortical bone trajectory . J Neurosurg Spine. 2016;24(6):1–6.

28. Iwatsuki K, Yoshimine T, Ohnishi Y-I, Ninomiya K, Ohkawa T. Isthmus-guided cortical bone tra-jectory for pedicle screw insertion. Orthop Surg. 2014;6(3):244–8.

29. Matsukawa K, Taguchi E, Yato Y, et al. Evaluation of the fixation strength of pedicle screws using cortical bone trajectory: what is the ideal trajectory for opti- mal fixation? Spine. 2015;40(15):E873–8.

30. Matsukawa K. Yato Y, Kato T, Imabayashi H, Asazuma T, Nemoto K. Cortical bone trajectory for lumbosacral fixation: penetrating S-1 endplate screw technique: technical note. J Neurosurg Spine. 2014;21(2):203–9.

腰骶部及骨盆固定技术 30

作者：Osama N. Kashlan, Kevin S. Chen, Frank La Marca
译者：王静杰　审校：赵永飞

引言

L5~S1 的活动度在整个腰椎的屈伸活动中占有很大比例，所以 L5~S1 在维持腰椎曲度及运动功能方面作用重大[1~3]。然而，较大的活动度也导致长节段融合后腰骶段获得坚强融合的难度大增，术后假关节发生率高。长节段固定后，内固定断裂多发生于腰骶段，这与该处较高的假关节发生率、骶骨螺钉把持力低、腰骶部特殊的解剖特点及力学特点密切相关[4]。

20 世纪 80 年代，Galveston 首次报道骨盆固定技术的应用[5,6]，该技术取髂后上棘为进针点，于骨盆内外板之间植入内固定（图 30.1）。Galveston 技术为解决腰骶部假关节开辟了一个全新的领域，也为之后日益发展的骨盆固定技术奠定了坚实的基础[4]。

解剖

骶骨和髂骨通过骶髂关节连接，共同组成了骨盆环的后壁（图 30.2）。虽然骶髂关节是一个非融合关节，但是通过骨软骨将骶骨和髂骨紧紧连接在一起。参与组成骶髂关节的韧带主要有骶髂前韧带、骶髂后韧带（图 30.3），以及髂腰韧带（起自 L4、L5 横突，止于髂嵴）、骶棘韧带（起自坐骨棘，止于骶骨外缘）和骶结节韧带（起自整个骶骨外缘和髂后上棘，止于坐骨结节）[7]。如需取髂骨或植入髂骨螺钉，需要显露骶髂后韧带。

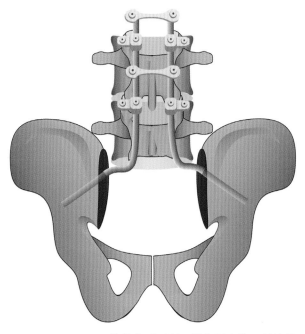

图30.1　Galveston棒技术后面观，骨盆固定的开创技术

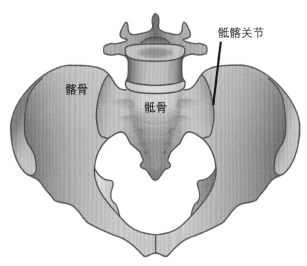

图30.2　骶髂关节示意图

整个骶骨、骨盆韧带结构在躯干轴向负荷传导中起重要作用,躯干的轴向负荷经骶骨传导至两侧髂骨翼,向下至两侧髋臼缓冲吸收[8,9]。

骨盆的影像学解剖同样重要。如图30.4 A所示,骨盆侧位透视显示了坐骨大切迹、股骨头及髋臼以及髂前下棘。坐骨大切迹内有坐骨神经和臀下动脉。骨盆入口位透视是与骶骨平行投照,可以完整显示骨盆环(图30.4 B);骨盆出口位透视是与骶骨垂直投照,可以显示骶孔(图30.4 C)。"泪滴"是另外一个重要影像学标志,髂骨的皮质边缘在闭孔斜位片上(闭孔出口位)可完

整显现为"泪滴样",可帮助术中判断螺钉是否穿破髂骨皮质(图30.5)。

适应证和患者选择

目前,长节段固定融合何时需要固定到骨盆,尚没有统一标准,主要由术者根据自己的认知进行权衡。固定至骨盆的优点包括更可靠的远端固定强度、更好地保护骶骨螺钉、更好地纠正骨盆旋转和保护骶髂关节等,弊端包括手术时间延长、微创入路下骨盆螺钉技术学习曲线陡峭、螺钉穿破坐骨大切迹发生盆腔内重要血管神经损伤的风险,以及钉尾高切迹带来的术后疼痛(甚至需二次手术取出)等。

尽管没有统一标准,固定至骨盆的相对适应证包括[1,4,5,10~13]:

- 重度滑脱(Meyerding Ⅲ度及以上)
- 不稳定骶骨骨折
- 骶骨肿瘤需行骶骨切除
- 近端固定节段位于胸腰段以上的长节段固定融合术
- 骨质疏松症或/和骶骨把持力差
- 腰椎畸形和骨盆倾斜矫正术,尤其是儿童神经肌肉型脊柱畸形
- 腰骶部行三柱截骨术

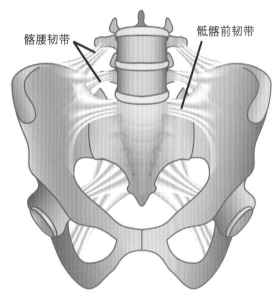

图30.3　骶髂部重要的韧带:骶髂前韧带、骶髂后韧带(未标出)和髂腰韧带

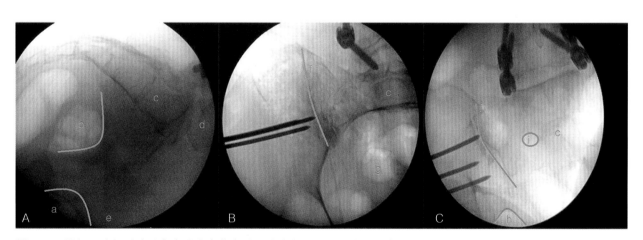

图30.4　微创入路行骶髂融合术(本章节未讨论该技术)透视时的侧位像(A)、骨盆入口位像(B)和骨盆出口位像(C):股骨头(a)、坐骨大切迹(b)、骶骨(c)、L5(d)、髂前上棘(e)、骶髂关节(f)、骨盆环(g)、闭孔(h)和骶孔(i)

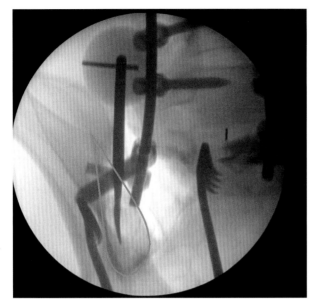

图30.5 闭孔出口位透视显示"泪滴"，Lenke探子攻取钉道位置良好，锥头未突破泪滴边界

- 骶骨应力性骨折

骶骨应力性骨折是骨盆固定的适应证[1,14,15]，此种类型骨折常见于骨质疏松、代谢紊乱以及腰骶段固定融合术患者。成人脊柱畸形是骨盆固定术最常见的指征[1]。

长节段固定何时需要骨盆固定尚没有定论。有学者认为固定5个及以上节段时，需固定至骨盆[5,16]。另有生物力学研究表明，如近段固定到L3椎体以上，远端应行骨盆固定以保护骶骨螺钉[5,17]。但目前还没有指南性标准，具体手术方案还应取决于术者及具体每个病例的特点，如体重指数（BMI）、营养状况、骨密度以及是否存在相关合并疾病。

骨盆固定术的相对禁忌证包括骨盆解剖变异或骨盆手术病史导致进钉困难。取髂骨手术史不是髂骨螺钉植入的禁忌，但是可能会导致局部骨质变化，影响进钉手感。

术前考虑

制订手术策略是术前最重要的一步，是否行骨盆固定需要多方面综合考虑，如患者骨密度、

BMI、是否存在合并疾病以及手术目的等。根据我们的经验，如患者合并骨质疏松、吸烟史、高BMI值、合并糖尿病以及因骶骨肿瘤行骶骨切除术，会考虑行骨盆固定术。对于肿瘤晚期患者，应结合其生存期权衡是否行骨盆固定，行截骨减压术后可仅固定到骶骨，其生存期内一般不会因远端固定强度不足而发生假关节等并发症。此时，行骨盆固定反而弊大于利。实际上，也需要术中评估骶骨固定强度，以决定是否需行骨盆固定。有取髂骨手术史的患者，术前需行骨盆CT检查，评估骨盆骨质情况。

骶骨固定

S1椎弓根螺钉

S1椎弓根形态宽大皮质骨不足，易导致螺钉把持力不足。所以，行长节段固定融合术时，若远端终止于S1，常由于S1螺钉把持力差发生内固定失败[1]。S1螺钉的平均长度男性为49.7 mm，女性为46.9 mm[4,18]。为增强螺钉把持力，术中尽可能使S1螺钉穿透前缘皮质以达到三皮质固定，以增强力学稳定性。然而，即使如此固定，长节段融合远端固定到S1，术后内固定失败发生率仍高达44%[4,20,21]。

S2椎弓根螺钉

我们不使用S2椎弓根螺钉固定。S2椎弓根狭小，进钉安全性低，且从理论上不能有效增强整体固定强度[1,22,23]。而从力学角度看，S2椎弓根螺钉位于生物力线轴的背侧，不能提供太多抗拔出强度和抗屈曲能力[4,23,24]。

S1骶骨翼螺钉

S1骶骨翼螺钉进钉点位于S1后方，向外侧止于骶骨翼，置钉安全性低，临床证实不能有效降低假关节发生率[1,23]。尽管S1骶骨翼螺钉有较高的抗拔出力，当长节段固定融合至S1时，S1骶骨翼螺钉固定临床疗效不佳[4,20,23]。

S1 椎弓根螺钉联合 S1 骶骨翼螺钉

可以同时植入 S1 椎弓根螺钉和骶骨翼螺钉，并予以连接，其强度优于单独 S1 椎弓根螺钉[25]。其缺点包括较大肌肉剥离、占用融合骨面，而其生物力学强度不如髂骨螺钉[4,26]。

骨盆固定

髂骨钉

同骶骨螺钉相比，髂骨钉有明显的生物力学优势：首先，在冠状面上，相比于近端螺钉，髂骨钉向两侧走行；其次，髂骨钉长度更长，可止于骨盆轴的前方[1]。生物力学优势使髂骨钉可以更有效地预防假关节形成及远端内固定失败，我们倾向于双侧髂骨钉固定。尽管单侧髂骨钉也可以提供足够的把持力、提高临床疗效，但是在预防假关节方面，单侧置钉是否与双侧置钉相当，仍需长期随访观察[1,27]。

S2 骶骨翼—髂骨（S2AI）螺钉

同传统髂骨螺钉相比较，S2AI 螺钉优势明显，避免在髂后上棘进钉，减少钉尾突兀，易于和近端螺钉连接（图 30.6）。这是由于其进钉点偏向内侧，与近端椎弓根螺钉在同一纵线，可使用固定棒直接连接，不需要连接器，减少了松动的风险。S2AI 螺钉穿过骶髂关节，与传统髂骨螺钉相比，皮质骨把持更多[28]。但是，其钉道也不同程度的损伤骶髂关节。一项研究对 51 例接受 S2AI 螺钉固定的成人患者进行随访，术后 2 年或 5 年的影像学观察都没有发现骶髂关节炎或关节融合发生[5]。但是，S2AI 螺钉技术远期是否会造成骶髂关节炎和骶髂关节疼痛，仍备受争议。

Galveston 技术

Galveston 技术可以有效降低假关节发生率，但是即使腰骶部牢固融合，由于位于髂骨内棒的末端有局部微动，容易发生松动[4]。一旦发生松动，会导致局部疼痛，需要取出内固定[4]。因此，Galveston 技术已逐渐被髂骨钉和 S2AI 螺钉取代[4,29]。

还有一些骨盆固定技术在此不再赘述，如骶骨椎板下钢丝和椎板钩、骶髂螺钉、Jackson 骶骨棒以及 Kostuik 髂骨连接杆等[4,5]。

髂骨钉和 S2AI 螺钉

髂骨钉和 S2AI 螺钉孰优孰劣众说纷纭。Sponseller 等的一组儿童病例数据显示，2 种螺钉

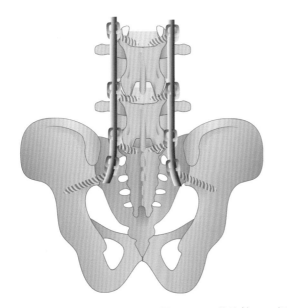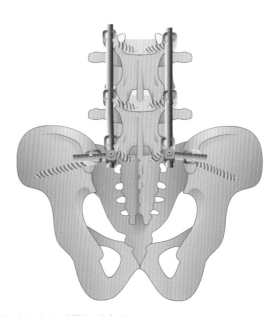

图30.6　正位比较S2AI螺钉（左）和髂骨钉（右）

纠正骨盆倾斜有所差异，但在术后并发症诸如感染、伤口开裂及内固定松动方面无差异[30]。但是，最近一项研究回顾性分析 120 例成人和儿童脊柱畸形患者，随访数据显示 2 种骨盆固定技术的术后疗效差异显著[31]。S2AI 组术后发生内固定松动、切口感染、切口延迟愈合、翻修及术后骨盆后方疼痛超过 3 个月等并发症发生率明显低于髂骨钉组[31]。同髂骨钉相比，植入 S2AI 螺钉时，不需过多剥离显露髂后上棘，从而有效降低术后切口等相关并发症。当然，需要更多循证医学数据比较髂骨钉和 S2AI 螺钉的利弊。

手术技术

骶骨固定

S1 椎弓根螺钉进钉点位于 L5~S1 关节突关节中点的外下方，于此处磨除皮质骨，在透视或 CT 导航下，向骶骨岬方向制备钉道，徒手使用 Lenke 椎弓根探子前进至骶骨岬处皮质骨，然后用锤子敲击、穿透前方皮质骨。选取螺钉长度以刚穿过前方皮质最佳。置钉前丝攻至前缘皮质，可以有效防止螺钉滑移。也可以采取微创入路植入 S1 椎弓根螺钉。腰骶椎皮质骨螺钉钉道方向与椎弓根螺钉不同，其进钉点更偏内，钉道向外走行[32]。皮质骨螺钉的优势包括不需更多剥离外侧软组织、减少术后疼痛。另外，由于钉道向外走行，穿透内侧皮质发生神经根损伤的风险降低。

骨盆固定

髂骨钉

通常，我们会在中线外侧深筋膜浅层另行切口切开深筋膜，显露髂后上棘的髂骨钉进钉点。为避免术后钉尾切迹过高引起不适，髂骨钉进钉点多选在髂后上棘下方（腹侧）、骶骨上方、髂骨内缘。去除局部肌肉韧带后，用咬骨钳或磨钻去除髂后上棘部分骨质，显露进钉点。钉道方向

由髂后上棘指向髂前下棘，尾倾 20°~45°、外倾 30°~45°[1,5]。使用髂骨探子，在髂骨内外板之间，沿松质骨逐渐向前推进。螺钉需位于坐骨切迹上方，可以辅助术中闭孔出口位透视，确保钉道不穿透"泪滴"。

如果术前计划同侧植入 2 枚髂骨钉，置首钉时要为第二枚钉螺钉预留出足够空间，可在术中透视或 CT 导航下完成置钉。坐骨大切迹上方约 1 cm 的髋臼上区骨皮质最厚，此处螺钉把持力最强，可通过术中侧位透视，将螺钉植入该区域[1]。髂骨螺钉的长度可以达到 100 mm。通过闭孔斜位透视，可以观察坐骨大切迹上方的皮质骨区（泪滴）；通过髂骨斜位透视，可以清晰显示坐骨大切迹[1]。如技术允许，还可以采用微创入路植入髂骨钉[33,34]。

S2AI 螺钉

S2AI 螺钉钉道位于 S2 和髂前下棘之间[5]。进钉点位于 S1 骶孔外侧 2~4 mm，下方 2~8 mm，位于骶骨翼背侧，在 S1 骶孔和骶 2 骶孔外缘连线中点。钉道指向髂前下棘[1,4,5]，术中徒手置钉时，可触摸股骨大转子作为标志进钉[5]。选取进钉点后，用 2.5 mm 钻头攻道，方向为外倾 40°，尾倾 20°~30°[4]。正位透视观察骨盆和坐骨大切迹，钻头穿过骶髂关节，在坐骨大切迹上方 20 mm 内，指向髂前下棘[4]。穿过骶髂关节后，换为更粗的 3.2 mm 钻头继续攻道，以免穿过坐骨大切迹上方皮质骨区时折断 2.5 mm 钻头[4]。此时，为防止穿透皮质进入盆腔，可以行闭孔斜位透视（尾倾 30°、外倾 30° 透视），确保钻头没有穿破"泪滴"[4,5]。S2AI 螺钉最常用的型号为 9 mm × 90 mm[5]。同样，S2AI 螺钉也可以在影像学引导下采取微创入路植入[35]。

Galveston 技术

Galveston 技术是通过在髂骨内外皮质骨之间插入棒来固定髂骨。"进棒点"位于髂后上棘，

尾倾 30°~35°，外倾 20°~25°[4]。棒要跨越穿过骶髂关节，预弯棒困难[4,36]。现在，Galveston 技术已逐渐被髂骨钉或 S2AI 螺钉取代。

典型病例

病史

男性，62岁，既往体健。主诉进行性平衡障碍、性功能障碍及排尿困难 1 年，左臀部及髋部疼痛，放射至大腿及小腿后方直至踝部。患者自觉足跖屈无力 2 年。

体格检查

肌力、感觉及反射均正常。

影像学检查

CT 显示左侧下腰椎和骶骨上部骨质破坏（图 30.7）。T2 加权 MRI 显示腰骶部椎管内占位（图 30.8），盆腔未累及。

治疗

术前行 CT 引导下活检，病理显示为神经纤维瘤。为防止神经症状进一步加重，预行手术治疗。考虑肿瘤组织侵及 L5 和骶骨，需行髂骨钉固定，以实现腰骶段融合。术中患者取俯卧位，正中切口骨膜下剥离显露 L3 至骶骨中段，于 L4 双侧植入椎弓根螺钉。深筋膜浅层探及髂后上棘，切开深筋膜充分显露髂后上棘。骨刀去除部分骨质准备进钉点，透视下在髂骨内外板之间攻取钉道，球探确认骨壁完整后植入螺钉。同法于首钉近端植入第二枚髂骨钉。行 L4~S1 椎板切除减压，术中探查见肿物部分位于硬膜内，予以完整剥离切除。术区采用自体骨和同种异体骨充分植骨。

结果

术后患者左下肢放射痛明显缓解，影像学显

示腰椎矢状面平衡良好、腰椎前凸恢复、内固定可靠（图 30.9）。

技术要点

- 同时植入 S1 椎弓根螺钉和髂骨钉时，髂骨钉进钉点尽可能低于 S1 椎弓根螺钉进钉点，这有利于连接固定棒。通常，我们使用连接器配合固定棒的植入。如果没有连接器，植入 S1 椎弓根螺钉时适度放浅、钉尾适度偏外，同时尽可能将固定棒前凸角预弯到最大，这样，容易连接 S1 椎弓根螺钉和髂骨钉[1]。

- 如果采用微创入路植入髂骨钉，置棒则更具挑战。可以在棒尾 2~3 cm 处加大前凸角度至 30°~40°[33]。如果近端同时植入 S1 椎弓根螺钉，则置棒更为困难，因为远端可以预弯的棒的长度更短[33]。在确保固定

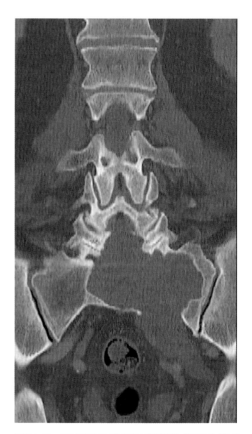

图30.7　冠状面CT显示下腰椎和骶骨上部骨质破坏，病理示神经纤维瘤

可靠的情况下，可以放弃植入 S1 椎弓根螺钉，这样更容易将髂骨钉连接至近端螺钉[33]。

- S2AI 螺钉的技术难点为钉道容易穿破髂骨外侧皮质[5]。为避免此问题，进钉点可适度偏外，同时钉道更为垂直，以更贴近坐骨大切迹[5]。
- 术后发生髂骨钉或 S2AI 螺钉松动也非少见。如患者局部无明显疼痛，腰骶部没有假关节形成，不需要翻修手术，可严密随访、动态观察影像学情况。

并发症及其防治策略

内固定突起

髂骨螺钉尾端突起导致疼痛是术后常见的问题，文献报道其发生率高达 20%[1,26,35]，术后 2 年因内固定突起需行翻修手术取出螺钉的比例高达 22%[4,37]。为避免术后髂骨钉尾突起导致相关并发症，进钉前应尽可能多地去除髂后上棘骨质，使进钉点更深，从而避免钉尾高出髂骨后上缘。如

果患者过瘦、髂骨钉进钉点过高，应选用 S2AI 螺钉而非髂骨钉。理论上讲，防止钉尾过高有助于降低切口内压力、加快愈合，这对外伤后局部软组织条件不佳患者意义更大。此外，还可采用术区负压吸引和放置万古霉素来降低术区相关并发症。

椎间融合

骨盆固定的最终目的是获得确切的腰骶部融合。如果融合失败或延迟，内固定松动或断裂的风险就会增大[4]。文献报道，成人脊柱畸形行骨盆固定者，术后发生断棒（L4~S1）、S1 螺钉拔出、髂骨钉突出需行翻修手术者高达 11%[1]。为此，很多学者建议行 L4~L5 或 / 和 L5~S1 椎间融合，以提高腰骶部融合率[4,38~40]。然而，椎间融合疗效也备受争议，另有报道发现腰骶部椎间融合加骨盆固定及 BMP 应用并不能有效降低假关节发生率[28,41]。尽管如此，长节段固定至上胸椎时，在腰骶部行椎间融合仍是分担后方内固定应力、促进骨融合的有效补充[4]。

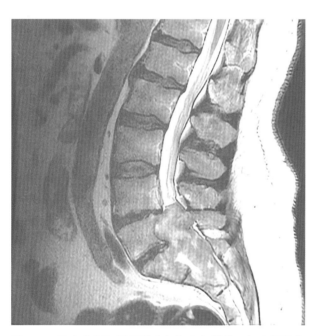

图30.8 T2加权MRI显示肿瘤组织突入椎管，但未侵及左侧盆腔

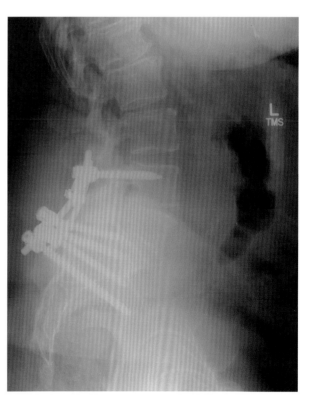

图30.9 术后站立位侧位片示螺钉位置良好，无断裂

穿破坐骨大切迹

骨盆固定的一大风险就是螺钉穿破坐骨大切迹皮质，损伤盆腔内坐骨神经或臀上动脉。徒手置钉时沿松质骨进钉的手感是避免穿破皮质的最重要方法，如感觉到皮质硬度，应及时调整钉道方向。术中透视也是确保钉道准确的重要手段。熟悉局部解剖至关重要，进行尸体标本操作可有效增强置钉手感[4]。此外，如患者之前有取髂骨手术史，局部髂骨松质骨密度会更接近皮质骨，徒手进钉时松质骨道感觉会发生改变，应借助术中透视或 CT 导航技术来提高置钉准确度。

断棒

尽管最新的钴铬钼棒和不锈钢合金棒的强度大大提高，降低了断棒的风险，但是仍然不能完全杜绝断棒发生。四棒技术可以降低断棒的概率，通过调节椎弓根螺钉的进钉点和进钉角度，将一侧椎弓根螺钉打出两排序列，分别连接到 2 根固定棒上，提高整体固定强度[42]，也可以使用连接器实现四棒固定。

螺钉断裂

一组 51 例接受 S2AI 螺钉治疗的成人脊柱畸形患者 5 年以上随访发现，4 例患者的 6 枚螺钉发生断裂，无临床症状，未行翻修手术[5]。另外一组 80 例儿童畸形术后 2 年以上随访数据显示，9 例发生 S2AI 螺钉断裂，3 例因 L5~S1 假关节形成行翻修手术[5]。分析两组断裂螺钉的尺寸发现，除儿童组螺钉外，所有断裂螺钉的直径均为 7 mm 或更小。这提示直径 8 mm 以上的 S2AI 螺钉发生断钉概率更低，推荐使用[5]。另外一组对 S2AI 螺钉和髂骨钉的对比分析显示，S2AI 组术后因内固定失败、切口不愈合或内固定突起行翻修手术的比例均远低于髂骨钉组[28]。

结论

为提高腰骶段融合率，骨盆固定技术应运而生。何时需行骨盆固定，目前尚无统一绝对定论。应根据患者个体情况以及术中骶骨固定牢固程度和内固定应力情况，由术者决定。目前，最常应用的 2 种骨盆固定技术为 S2AI 螺钉和髂骨钉。脊柱外科医生应掌握这 2 种技术，根据患者情况择优而行。

参考文献

1. Shen FH, Mason JR, Shimer AL, Arlet VM. Pelvic fix- ation for adult scoliosis. Eur Spine J. 2013;22(Suppl 2):S265–75.

2. Tsuchiya K, Bridwell KH, Kuklo TR, Lenke LG, Baldus C. Minimum 5-year analysis of L5-S1 fusion using sacropelvic fixation (bilateral S1 and iliac screws) for spinal deformity. Spine (Phila Pa 1976). 2006;31(3):303–8.

3. White AA 3rd, Panjabi MM. The basic kinematics of the human spine. A review of past and current knowledge. Spine (Phila Pa 1976). 1978;3(1):12–20.

4. Kebaish KM. Sacropelvic fixation: techniques and complications. Spine (Phila Pa 1976). 2010;35(25):2245–51.

5. Jain A, Hassanzadeh H, Strike SA, Menga EN, Sponseller PD, Kebaish KM. Pelvic fixation in adult and pediatric spine surgery: historical perspective, indications, and techniques: AAOS exhibit selection. J Bone Joint Surg Am. 2015;97(18):1521–8.

6. Allen BL Jr, Ferguson RL. The Galveston experience with L-rod instrumentation for adolescent idiopathic scoliosis. Clin Orthop Relat Res. 1988;229:59–69.

7. Pascal-Moussellard H, Hirsch C, Bonaccorsi R. Osteosynthesis in sacral fracture and lumbosacral dislocation. Orthop Traumatol Surg Res. 2016;102(1 Suppl):S45–57.

8. Pohlemann T, Angst M, Schneider E, Ganz R, Tscherne H. Fixation of transforaminal sacrum

fractures: a biomechanical study. J Orthop Trauma. 1993;7(2):107–17.

9. Mehta S, Auerbach JD, Born CT, Chin KR. Sacral frac- tures. J Am Acad Orthop Surg. 2006;14(12):656–65.

10. Gau YL, Lonstein JE, Winter RB, Koop S, Denis F. Luque-Galveston procedure for correction and stabilization of neuromuscular scoliosis and pelvic obliquity: a review of 68 patients. J Spinal Disord. 1991;4(4):399–410.

11. Gitelman A, Joseph SA Jr, Carrion W, Stephen M. Results and morbidity in a consecutive series of patients undergoing spinal fusion with iliac screws for neuromuscular scoliosis. Orthopedics. 2008;31(12):1–5.

12. Myung KS, Lee C, Skaggs DL. Early pelvic fixation failure in neuromuscular scoliosis. J Pediatr Orthop. 2015;35(3):258–65.

13. Phillips JH, Gutheil JP, Knapp DR Jr. Iliac screw fixation in neuromuscular scoliosis. Spine (Phila Pa 1976). 2007;32(14):1566–70.

14. Dasgupta B, Shah N, Brown H, Gordon TE, Tanqueray AB, Mellor JA. Sacral insufficiency fractures: an unsuspected cause of low back pain. Br J Rheumatol. 1998;37(7):789–93.

15. Gotis-Graham I, McGuigan L, Diamond T, Portek I, Quinn R, Sturgess A, et al. Sacral insuf?ciency fractures in the elderly. J Bone Joint Surg Br. 1994;76(6):882–6.

16. Perra JH. Techniques of instrumentation in long fusions to the sacrum. Orthop Clin North Am. 1994;25(2):287–99.

17. Cunningham BW, Sefter JC, Hu N, Kim SW, Bridwell KH, McAfee PC. Biomechanical comparison of iliac screws versus interbody femoral ring allograft on lumbosacral kinematics and sacral screw strain. Spine (Phila Pa 1976). 2010;35(6):E198–205.

18. Asher MA, Strippgen WE. Anthropometric stud- ies of the human sacrum relating to dorsal trans- sacral implant designs. Clin Orthop Relat Res. 1986;203:58–62.

19. Lehman RA Jr, Kuklo TR, Belmont PJ Jr, Andersen RC, Polly DW Jr. Advantage of pedicle screw fixation directed into the apex of the sacral promontory over bicortical fixation: a biomechanical analysis. Spine (Phila Pa 1976). 2002;27(8):806–11.

20. Devlin VJ, Boachie-Adjei O, Bradford DS, Ogilvie JW, Transfeldt EE. Treatment of adult spinal defor- mity with fusion to the sacrum using CD instrumenta- tion. J Spinal Disord. 1991;4(1):1–14.

21. Camp JF, Caudle R, Ashmun RD, Roach J. Immediate complications of Cotrel-Dubousset instrumentation to the sacro-pelvis. A clinical and biomechanical study. Spine (Phila Pa 1976). 1990;15(9):932–41.

22. Lebwohl NH, Cunningham BW, Dmitriev A, Shimamoto N, Gooch L, Devlin V, et al. Biomechanical comparison of lumbosacral ?xation techniques in a calf spine model. Spine (Phila Pa 1976). 2002;27(21):2312–20.

23. Zindrick MR, Wiltse LL, Widell EH, Thomas JC, Holland WR, Field BT, et al. A biomechanical study of intrapeduncular screw fixation in the lumbosacral spine. Clin Orthop Relat Res. 1986;203:99–112.

24. McCord DH, Cunningham BW, Shono Y, Myers JJ, McAfee PC. Biomechanical analysis of lumbo- sacral fixation. Spine (Phila Pa 1976). 1992;17(8 Suppl):S235–43.

25. Mayer M, Stephan D, Resch H, Augat P, Auffarth A, Blocher M, et al. Biomechanical comparison of sacral fixation characteristics of standard S1-pedicle screw fixation versus a novel constrained S1-dual-screw anchorage in the S1-pedicle and S1-alar bone. Spine (Phila Pa 1976). 2015;40(24):1890–7.

26. Kuklo TR, Bridwell KH, Lewis SJ, Baldus C, Blanke K, Iffrig TM, et al. Minimum 2-year anal- ysis of sacropelvic fixation and L5-S1 fusion using S1 and iliac screws. Spine (Phila Pa 1976). 2001;26(18):1976–83.

27. Garant M. Sacroplasty: a new treatment for sacral insufficiency fracture. J Vasc Interv Radiol. 2002;13(12):1265–7.

28. Mazur MD, Ravindra VM, Schmidt MH, Brodke

DS, Lawrence BD, Riva-Cambrin J, et al. Unplanned reoperation after lumbopelvic fixation with S-2 alar-iliac screws or iliac bolts. J Neurosurg Spine. 2015;23(1):67–76.

29. Schwend RM, Sluyters R, Najdzionek J. The pylon concept of pelvic anchorage for spinal instrumentation in the human cadaver. Spine (Phila Pa 1976). 2003;28(6):542–7.

30. Sponseller PD, Zimmerman RM, Ko PS, Pull Ter Gunne AF, Mohamed AS, Chang TL, et al. Low pro- file pelvic fixation with the sacral alar iliac technique in the pediatric population improves results at two- year minimum follow-up. Spine (Phila Pa 1976). 2010;35(20):1887–92.

31. Ilyas H, Place H, Puryear A. A comparison of early clinical and radiographic complications of iliac screw fixation versus S2 alar iliac (S2AI) fixation in the adult and pediatric populations. J Spinal Disord Tech. 2015;28(4):E199–205.

32. Snyder LA, Martinez-Del-Campo E, Neal MT, Zaidi HA, Awad AW, Bina R, et al. Lumbar spinal fixation with cortical bone trajectory pedicle screws in 79 patients with degenerative disease: perioperative outcomes and complications. World Neurosurg. 2016;88:205–13.

33. Liu G, Hasan MY, Wong HK. Minimally invasive iliac screw fixation in treating painful metastatic lumbosa- cral deformity: a technique description and clinical results. Eur Spine J. 2016;25(12):4043–51.

34. Wang MY, Ludwig SC, Anderson DG, Mummaneni PV. Percutaneous iliac screw placement: description of a new minimally invasive technique. Neurosurg Focus. 2008;25(2):E17.

35. O'Brien JR, Matteini L, Yu WD, Kebaish KM. Feasibility of minimally invasive sacropelvic fixation: percutaneous S2 alar iliac fixation. Spine (Phila Pa 1976). 2010;35(4):460–4.

36. Allen BL Jr, Ferguson RL. The Galveston technique of pelvic fixation with L-rod instrumentation of the spine. Spine (Phila Pa 1976). 1984;9(4):388–94.

37. Emami A, Deviren V, Berven S, Smith JA, Hu SS, Bradford DS. Outcome and complications of long fusions to the sacrum in adult spine deformity: luque- galveston, combined iliac and sacral screws, and sacral fixation. Spine (Phila Pa 1976). 2002;27(7):776–86.

38. Kostuik JP. Treatment of scoliosis in the adult thora- columbar spine with special reference to fusion to the sacrum. Orthop Clin North Am. 1988;19(2):371–81.

39. Kostuik JP, Hall BB. Spinal fusions to the sacrum in adults with scoliosis. Spine (Phila Pa 1976). 1983;8(5):489–500.

40. Ogilvie JW, Schendel M. Comparison of lumbosacral fixation devices. Clin Orthop Relat Res. 1986;203:120–5.

41. Annis P, Brodke DS, Spiker WR, Daubs MD, Lawrence BD. The fate of L5-S1 with low-dose BMP-2 and pelvic fixation, with or without interbody fusion, in adult deformity surgery. Spine (Phila Pa 1976). 2015;40(11):E634–9.

42. Shen FH, Harper M, Foster WC, Marks I, Arlet V. A novel "four-rod technique" for lumbo-pelvic recon- struction: theory and technical considerations. Spine (Phila Pa 1976). 2006;31(12):1395–401.

经骶骨腰椎椎间融合技术 31

作者：Gohar Majeed, Farbod Asgarzadie
译者：王静杰　审校：赵永飞

引言

同传统开放入路相比，微创入路行 L5~S1 椎间融合术有切口小、软组织剥离少的优势。微创入路保留了肌肉韧带及后方组织的完整性，提高了生物力学稳定性。同时，还有术中出血较少、术后疼痛轻及住院时间短等优势。最常用的微创入路包括 PLIF、TLIF 及 ALIF，分别通过后方、前方及外侧显露目标节段完成椎间融合。但是，各种术式均有有其局限性和适应证 [1,2]。

ALIF 是通过前路腹膜外入路显露椎间盘，直视下松解前纵韧带，植入大号椎间融合器，更好地重建腰椎前凸 [1]。但是，ALIF 也有其弊端，包括腹壁肌肉破坏、牵拉髂血管及需血管外科或普外科医生协助显露等。术中牵拉髂部血管可导致术后下肢深静脉血栓发生率增高，而牵拉腹部神经丛则可能导致男性患者逆向射精。另外，切除前纵韧带及纤维环会降低生物力学稳定性及植骨块稳定性。Burks 随访一组 279 例 ALIF 患者，手术入路相关并发症发生率为 9.3%：血管相关并发症占 7.9%，逆向射精占 1.4%[3]。

PLIF 是通过后方入路显露 L5~S1 椎间隙，需牵拉硬膜囊和神经根，可能导致脑脊液漏、神经根损伤、硬膜外血肿及神经根性麻木等相关并发症 [2]。

TLIF 是通过单侧或双侧椎间孔入路显露椎间隙，同 PLIF 相比，手术入路相关并发症有所降低 [2]。

但是，也会出现术后根性疼痛和脑脊液漏。此外，后方入路显露椎间隙空间有限，只能放置相对小号椎间融合器，术后椎间融合率低于 ALIF 手术 [1]。

2004 年，Cragg 等最早报道经骶骨入路 [4]。该入路取腹膜外，经骶骨前方固定融合 L5~S1。与其他微创入路相比，该入路对椎旁肌肉软组织破坏少，对重要神经血管及腹腔、盆腔脏器干扰小。另外，该入路完整保留了纤维环和前纵韧带，增强了整体的生物力学稳定性 [5,6]。

经骶骨入路可选用不同螺距的内固定，恢复椎间高度。同时，通过椎间撑开，可提高局部稳定性，并实现间接减压 [2]。

随访观察，经骶骨腰骶融合术后影像学及临床症状均明显改善。Patil 等长期随访 49 例行经骶骨入路 L5~S1 椎间融合术患者，ODI 评分和 VAS 评分分别由术前的 46 分和 8.1 分降低至术后的 22 分和 3.6 分，影像学显示 47 例（96%）患者获得确切融合 [7]。Bohinski[1] 报道经骶骨腰骶融合术后 1 年 VAS 评分和 ODI 评分改善率分别为 46% 和 50%。经骶骨入路腰椎椎间融合术后融合率高、临床症状改善明显，同时有并发症发生率低、住院时间短等优点 [8]。

经骶骨腰椎椎间融合术为部分需行腰椎融合术的特殊病例提供了一种选择，本章主旨在于为读者介绍该入路相关技术及操作细节，以及并发症的避免和预防等。

生物力学评估

腰骶部巨大的压应力主要经椎间盘传导，剪切力经椎间盘和后方附件传导。前柱承载了约80%的轴向负荷，若仅做后柱固定，假关节发生率会大大增高。前柱支撑合并后柱固定可以更有效地降低术后局部微动，重建正常的应力传导机制[5,9~12,21]。

Akensen[9]行尸体标本力学试验，证实单纯行经骶骨腰骶固定可减少腰骶部55%的旋转活动度、41%的侧屈活动度和45%的前后屈伸活动度。如果辅助后方固定，则活动度会进一步明显降低。如果后柱行关节突螺钉固定，可使三轴活动度分别降低70%、80%和90%；如果行椎弓根螺钉固定，则可分别降低三轴活动度73%、87%和88%。

该内固定物植入可以有效降低腰骶部剪切应力。同时，完整保留了关节突和韧带结构，进一步提升了生物力学稳定性[5]。

经骶骨入路的最佳适应证为轻度腰椎滑脱，通过前方轴向固定有效分担腰椎活动时经过退变关节突传导的应力。Fleischer[5,12]对L5~S1滑脱尸体模型分别采用椎弓根螺钉固定结合经椎间孔入路椎间融合和经骶骨入路椎间融合，并行术后力学试验分析。数据显示，椎弓根螺钉结合经骶骨入路椎间融合组在降低三轴活动度方面明显优于单纯椎弓根螺钉组和椎弓根螺钉固定结合经椎间孔椎间融合组。

L5~S1假关节发生率同融合节段数量部分相关。长节段固定时，尾端采用经骶骨入路腰骶融合，可以更好地分散前方应力，大大降低S1螺钉应力，并保留更多的后方植骨床。Fleischer[12]报道，与椎弓根螺钉结合TLIF相比，椎弓根螺钉结合经骶骨入路腰骶融合可以有效降低S1椎弓根螺钉在腰椎三轴活动时的应力：伸展位时降低50%，侧屈位时降低29%，轴向旋转时降低24%。

适应证及患者选择

手术指征同其他术式相似。

- 腰骶部假关节（之前未行椎间融合器植入）
- 长节段远端固定至骶骨
- Ⅰ~Ⅱ度腰椎滑脱症（峡部裂型或退变型）
- 病史和影像学确诊的椎间盘源性腰痛[4,6,11,13]

禁忌证

经骶骨入路不适用于因合并疾病或手术病史使骶骨前间隙分离显露困难者或肠道同骶骨粘连者，如克罗恩病、溃疡性结肠炎或盆腔肠道手术病史者。其他禁忌证还包括孕妇、腰骶部脊柱侧凸、骶骨发育不良、重度腰椎滑脱（超过Ⅱ度）、肿瘤、骶骨或骶骨前方放射治疗史、创伤或凝血功能障碍者[1,8]。

术前考虑

术前影像学检查应包括MRI、动力位X线片、腰骶骨CT扫描，影像学检查范围应包括尾骨尖，因尾骨尖为骶骨前间隙的重要解剖标志。术前详尽的影像学评估可降低术中损伤骶骨前间隙内血管神经组织、腹腔盆腔脏器及泌尿生殖器官的风险。同时，还有助于规划手术入路方向。术前MRI可观察骶骨前间隙，评估骶骨前脂肪厚度、是否存在瘢痕粘连以及肠管同骶骨是否粘连等，并精确测量椎间盘高度。如考虑可能存在肠管同骶骨粘连，应进一步询问病史，并行肠道增强CT扫描，观察肠道边界[6,13]。

腰骶部的血管变异会大大增加术中血管损伤的风险。如不能排除血管变异，术前应行血管造影术进一步明确血管走行，降低术中损伤风险[14]。

图31.1为一例拟行L5~S1经骶骨融合术患者的MRI图像，术前评估该患者不适于行经骶骨入路手术。原因为肠道手术病史，MRI显示部分肠

道同骶骨粘连。而且，骶前血管横跨 S3 椎体，术中损伤血管概率大增。

确定中线位置是手术的重要环节，沿中线显露可避开所有重要的血管神经，提高手术安全性。术前行影像学评估中线区域解剖结构，术中行双平面透视再次核实中线位置。图 31.2 为另一例不宜行经骶骨入路的病例，术前 MRI 显示骶前血管横跨中线区域，且骶前存在大量瘢痕。

活动性感染是内固定植入的绝对禁忌。术前应用抗生素预防感染。尽管发生肠道损伤的概率低于 1%[6]，仍推荐针对革兰阴性杆菌和厌氧菌的预防性抗生素治疗。

术前 1 天，常规行胃肠道准备。排空的胃肠道可以增加骶骨前空间，降低术中肠道损伤风险，进而降低肠道穿孔发生粪便污染概率[14]。聚乙二醇和乙二醇是最常用的肠道排空剂。另外，需特别注意，很多患者术前因慢性疼痛而长期服用阿片类药物，由此引起的便秘可能加重粪便污染的风险[1,6]。

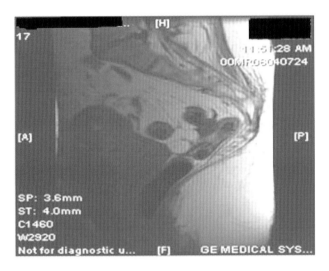
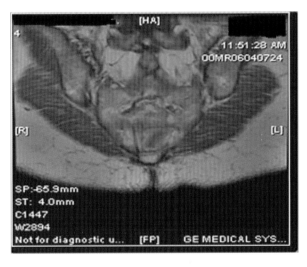

图31.1 一例拟行经骶骨入路患者的术前MRI

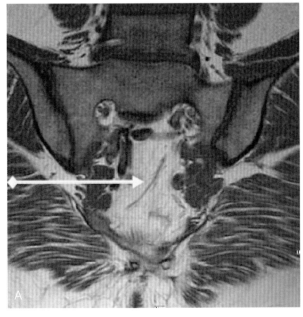
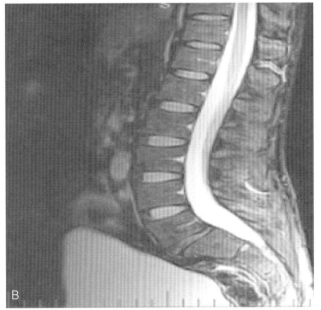

图31.2 患者术前MRI评估不适应行经骶骨入路。A.骶前血管横跨中线。B.骶前大量瘢痕组织

手术技术

患者俯卧位于Jackson床，如手术床不可透视，可使患者俯卧于Wilson垫上。将患者的髋和肩垫好。骨盆下放置小号软枕垫以抬高骶骨，恢复腰椎生理前凸。大腿间放置软枕，使其分开，留出两腿间空间，以利于患者术中操作、分离骶骨（图31.3）[1,2,4,18,20]。

用氯己定或酒精消毒剂充分消毒术区皮肤，以降低感染及相关并发症。消毒范围越过肛周，用无菌巾将术区同肛周隔离。如联合其他入路，则应更换手套及手术器械，分别消毒铺巾2个术区[2,14]。

通过触摸体表解剖标志判断切口位置，主要是通过中央的尾骨尖和两侧的弓状韧带定位。侧位透视可以清晰显示尾骨尖，这对于体重较大的患者意义更大。自尾骨尖外侧约1 cm处做切口，沿弓状韧带走行延长，切口不应高于弓状韧带水平。切口方向取决于医师习惯，横切口和竖切口各有利弊。横切口平行于皮纹，术后切口瘢痕小，发生切口裂开风险较低，也更利于在水平方向显露，但在前后方向牵拉阻力较大。反之，竖切口

为前后方向牵拉显露提供更大操作空间，故而应用更多[4,6,13,14]。

自正中线旁开约1 cm，于第一尾骨横突远端或平第二尾骨水平做切口，向远端切开2~3 cm（图31.4 A），放置皮肤撑开器（图31.4 B）。

切开皮肤后，向内侧牵拉显露尾骨背侧（图31.5）。这样，以尾骨背侧作为安全标志，降低损伤肠道的风险。为尽可能降低切开时损伤肠道的可能，手术刀仅用于切开皮肤，分离显露出尾骨背侧后，才切开皮下软组织。沿尾骨背侧骨面，用电刀或骨膜剥离器向外侧及头尾两端分离（图31.6）[13]。

进入骶骨前间隙的入口位于尾骨横突下方的狭窄骨面部分。切开皮下后，向深面钝性分离深筋膜。继续分离从尾骨腹侧向两侧延伸的筋膜，进入骶骨前方的腹膜外间隙。用手指在间隙内钝性分离是最为安全有效的，将直肠推向前方，显露骶骨前腹膜后间隙，这样可以显露骶骨中线的锚定点。术前排空肠道可以大大降低分离腹膜外组织的难度[13]。

此时，放置肠道拉钩进一步拉开肠道、显露术区。可根据需要选择性放置聚氨酯球囊进一步

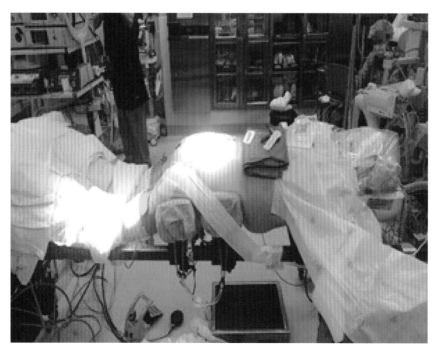

图31.3　**患者取俯卧位**

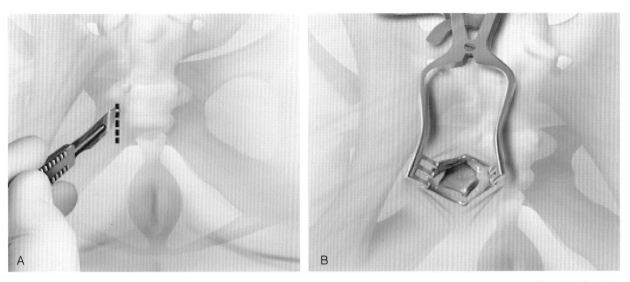

图31.4　A.自中线旁开约1 cm，于第一尾骨横突远端或平第二尾骨水平做切口，向远端切开2~3 cm。B.放置皮肤撑开器

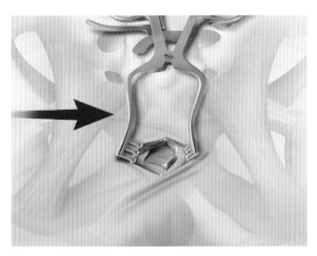
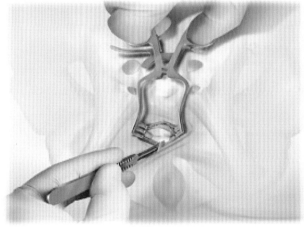

图31.5　将撑开器向内侧牵开，置于尾骨背侧

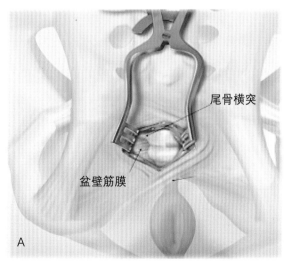
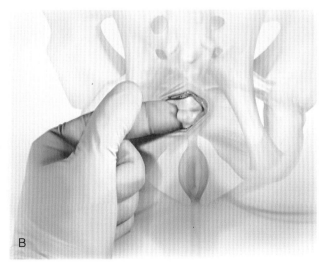

尾骨横突

盆壁筋膜

图31.6　A.显露尾骨背面。B.手指钝性分离骶骨前方进入点

拉开肠道创造更大的操作空间。推荐球囊内注入30 mL造影剂(造影剂和生理盐水按2:1比例混合)。需要注意的是,球囊撑开压力过高可能导致球囊爆裂,而压力过低则可能导致肠道组织牵开不充分。

继续钝性分离,确保始终贴紧骶骨前方骨面,保持中线位置向头端显露至S1~S2交界处。术中可行正侧位透视并用手指控制器械操作方向,确保在"安全区域"内进行分离显露。

显露至理想位置后,插入导针(图31.7)。

导针的方向应同后方把手方向保持一致,在透视引导下,向骶骨内轻轻敲击进针,使导针穿透骶骨,进入L5椎体1~2 mm。移除导针尾端把手及延伸部分,操作过程中注意避免移动导针。

沿导针逐级放置扩张器。先沿导针放置6 mm扩张器,用锤子敲击,将扩张器头端置入椎间隙中部(图31.8)。移除6 mm扩张器,同法放置8 mm扩张器。然后,移除8 mm扩张器,将10 mm扩张器连同相同直径的工作通道一起放入。一定要将10 mm扩张器深深植入骶骨,以确保工

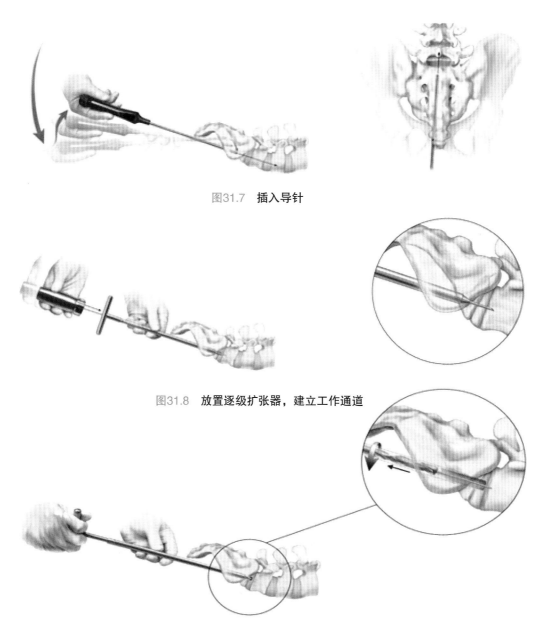

图31.7　插入导针

图31.8　放置逐级扩张器,建立工作通道

图31.9　使用9 mm空心钻

作通道完全位于骶骨骨皮质内。放置到位后，将10 mm 扩张器取出，保留 10 mm 工作通道牢固地锚定在骶骨内。

在工作通道内，沿导针放入 9 mm 空心钻，顺时针旋转至 L5~S1 椎间隙（图 31.9）。钻孔全程需要在透视引导下完成[6,13]。

用不同形状和型号的刮刀摘除髓核：用环形刮刀刮除髓核并轻度刮除部分终板；对于椎间隙高度小于 2.5 mm 者，用重型刮刀（tight disc cutters）去除摘除髓核和刮除终板。刮除髓核后，及时取出。用终板锉刀进一步刮除残留髓核组织及软骨终板，露出骨性终板，提供必需的植骨床并增加局部血供。使用环状刮刀时，可以根据不同终板的角度，通过尾端的把手予以调整。

切除椎间盘分为 2 步：去除髓核和处理终板。

建议先处理靠近 L5 椎体的椎间盘组织，按照从小到大的顺序，放射状环形去除椎间盘。然后，同法处理靠近 S1 的椎间盘组织（图 31.10）[4,13]。

每种刮刀都要使用 2 次：第一遍处理髓核，第二遍处理终板。使用不同取出器械取出髓核组织直至取净（图 31.11），然后冲洗椎间隙。

为避免植骨颗粒进入椎体，在钻入 L5 椎体前先行椎间植骨（图 31.12）。将前端为斜面的植骨套筒经工作通道置入椎间隙，每次将 2~3 mL 植骨颗粒经套筒推入椎间隙内。操作时需注意，不要将植骨套筒插入 L5 椎体。通过旋转植骨套筒，可调节其尾端的斜面方向。如患者之前曾行后路椎板减压，应避免将骨粒推入椎间隙后方，以防止脱落进入椎管[1,4]。

好的植骨材料应含有骨引导物、骨诱导物和

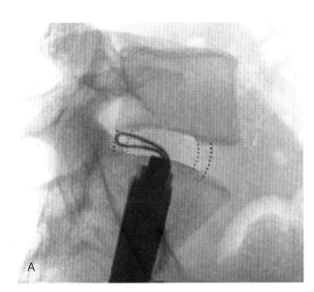
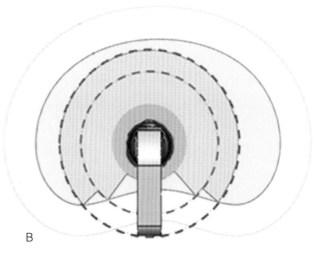

图31.10　A.髓核摘除前行透视确认刮刀位置。B.行髓核摘除的环形区域不应损伤纤维环

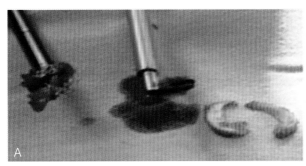
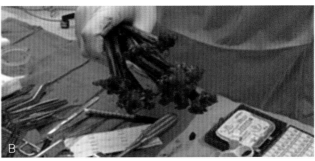

图31.11　用不同型号的刮刀摘除髓核

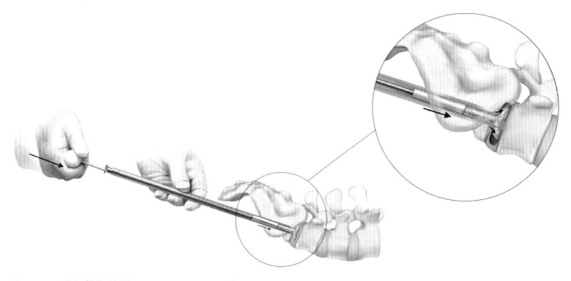

图31.12　进行椎间植骨

成骨剂。可微创入路取自体髂骨，混合其他生物制剂，总植骨量5~8 mL。从髂嵴或椎体抽取骨髓血混合植骨材料，也可以提高融合率。将骨髓血和植骨颗粒、植骨块或同种异体骨条混合后使用。好的植骨材料可以确切的提高融合率和长期稳定性[1,8,9,13,15,22]。

植骨完成后，重新放入导针，取出10 mm工作通道，沿导针放入12 mm扩张器及工作通道，并牢固固定工作通道。沿通道用直径10.5 mm钻头穿透S1终板，取出钻头时要小心，不要将植骨材料取出。

再次植入导针，穿过L5终板进入L5椎体。沿导针方向将12 mm扩张器及工作通道放入L5椎体，并牢固固定工作通道。

在全程透视下，用10.5 mm钻头沿工作通道钻入L5椎体10~15 mm，测深并选择相应型号植入物。

此时，选用合适的管状撑开器放入相应操作部位。撑开器套管的内层为金属结构，可以加强内固定强度，外层为不透射线硅胶材质，外表的防水涂层可以使撑开器的表面更顺滑，减少对肠道的摩擦损伤。

植入物包括3个部分：S1锚定部分、撑开连接杆和L5锚定部分。沿管状撑开器将植入物前端旋进骶骨，顺时针将内固定旋进L5和S1椎体。放置深度应使撑开杆位于L5~S1椎间隙。

根据需要，用撑开扳手进行椎间隙撑开。根据撑开棒直径不同，有2种不同的螺距。通过轴向撑开，可以重建椎间高度并对椎间孔进行间接减压[6]。

最后，植入固定棒（图31.13），使整套内固定连为一体，并使L5~S1间隙在屈曲位时更为稳定[13]。取出管状撑开器，冲洗并逐层缝合切口。

后方固定可在经骶骨融合之前或之后进行，具体固定方法由术者决定。

典型病例

病史

女性，45岁，主诉腰背部疼痛伴双侧S1神经根区放射痛2年，活动后症状加重。无鞍区麻木，无膀胱直肠功能障碍。无外伤病史。

体格检查

超重，GCS评分15分，反应及定位准确。

左侧足跺屈肌肌力 4+，余正常。双侧 S1 神经分布区域轻触觉略有减退，左侧更为明显。肛周感觉正常。

影像学检查

动力位 X 线片：Ⅱ 度 L5~S1 峡部裂型滑脱（图 31.14 A ）

治疗

先行后方微创入路 L5~S1 椎弓根螺钉固定

复位，之后行经骶骨入路固定融合术。术后影像学显示滑脱复位，椎间高度恢复，固定可靠（图 31.14 B ）。

结果

术后症状缓解满意，影像学随访显示骨性融合。

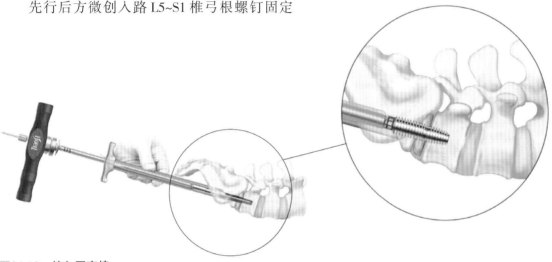

图31.13　植入固定棒

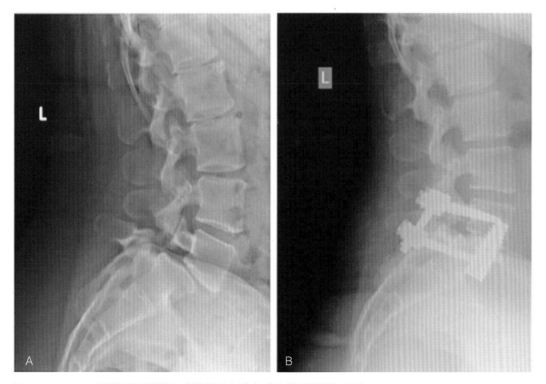

图31.14　L5~S1滑脱行经骶骨入路椎间融合联合后方椎弓根螺钉固定

技术要点

- 术前 MRI 检查明确尾骨尖位置或肠道增强 CT 检查，可提高手术精确度，并降低损伤重要神经血管和脏器的风险[13,14]。
- 术前影像学检查详细评估中线区是否存在神经血管变异。
- 术前影像学评估是否存在肠道骶骨粘连，并精确测量椎间隙高度[13,14,16]。
- 术中体位摆放是手术成功的重要因素——在髋关节下方垫枕抬高骶骨以恢复腰椎前凸，双腿间放置小软枕使其保持分开为术中操作预留出足够空间。
- 术前排空肠道可降低术中损伤肠道的风险。
- 如果使用肠道拉钩，恰到好处的分离显露是成功放置拉钩的关键。
- 球囊撑开器内注入造影剂应适量，造影剂过多会导致球囊压力过高而破裂。
- 术中保持患者两腿分开，以便术者在操作时有足够的空间压低双手，保持器械前端始终贴紧骶骨前方骨面，以免损伤软组织。
- 为避免切开时误伤肠道，充分利用尾骨面控制进刀深度，皮刀仅用于切开皮肤。
- 植入导针后，应透视确认其位置，如位置不佳，应完全取出导针后，在透视下重新植入。
- 植入导针后，取出显露套筒时应避免移动导针，可以在导针尾端连接延长装置确保导针位置可靠后，再取出显露套筒。
- 取出钻头时，一边顺时针转动钻头一边取出，使钻头内骨质随钻取出以备植骨。
- 放置刮刀后，透视确认刮刀位置，避免损伤前方或后方纤维环。
- 弯曲放射形刮刀在放置和从椎间隙取出时，应加用刀套保护。
- 如患者之前行后方椎管减压术，行椎间植

骨时应尽可能向前方及外侧植骨，以避免植骨块进入后方椎管。

并发症及其防治策略

据大样本回顾性分析发现，经骶骨入路腰骶融合术的总体并发症发生率约为 1.3%。相关并发症包括感染、出血、肠道 / 直肠穿孔、血管损伤、神经损伤、内固定失败及骨折。

直肠或其他腹腔组织损伤是最严重的并发症，其发生率为 0.4%~2.9%。Linsley[6] 随访 68 例行经骶骨入路手术患者，2 例发生直肠穿孔。其中 1 例直肠损伤者，存在多种发生肠道损伤的危险因素，包括腹腔手术史、盆腔炎症性疾病和直肠憩室炎。

术前仔细评估患者情况，排除禁忌证。克罗恩病、溃疡性结肠炎、盆腔或肠道手术史、骶骨或骶前组织放疗病史等，均可能破坏骶骨前方间隙或导致肠道同骶骨粘连。

沿骶骨中线显露 L5~S1 椎间隙可最大限度避开腹腔器官和神经血管组织。术前应行包括尾骨的 MRI 检查，详细评估入路相关情况。术中行正侧位透视确认器械位置，降低并发症风险。

结论

经骶骨入路是一项可靠的腰骶部融合技术，尤其适用于 I ~ II 度腰椎滑脱和腰骶部假关节病例。结合后柱固定，可达到腰骶部 360° 融合，可以有效降低术后腰骶部三轴活动度。选择恰当适应证并行良好的术前规划是手术成功的重要因素，也可以最大限度降低手术并发症发生率。

参考文献

1. Bohinski RJ, Jain VV, Tobler WD. Presacral retro-peritoneal approach to axial lumbar interbody fusion:

a new, minimally invasive technique at L5-S1: clinical outcomes, complications, and fusion rates in 50 patients at 1-year follow up. SAS J. 2010;4(2):54–62. doi: 10.1016/j.esas.2010.03.003.

2. Issack PS, Boachie-Adjei O. Axial lumbosacral interbody fusion appears safe as a method to obtain lumbosacral arthrodesis distal to long fusion. HSS J. 2012;8(2):116–21. doi: 10.1007/s11420-0119227-y.

3. Burkus JK, Gornet MF, Dickman CA, Zdeblick TA. Anterior lumbar interbody fusion using rhBMP-2 with tapered interbody cages. J Spinal Disord Tech. 2002;15:337–49.

4. Cragg A, Carl A, Casteneda F, Dickman C, Guterman L, Oliveira C. New percutaneous access method for minimally invasive anterior lumbosacral surgery . J Spinal Disord Tech. 2004;17(1):21–8.

5. Fleischer GD, Hart D, Ferrara LA, Freeman AL, Avidano EE. Biomechanical effect of transforaminal lumbar interbody fusion and axial interbody threaded rod on range of motion and S1 screw loading in a destabilized L5-S1 spondylolisthesis model. Spine (Phila Pa 1976) . 2014;39(2):E82–8. doi: 10.1097/ BRS.0000000000000077.

6. Lindley EM, McCullough MA, Burger EL, Brown CW, Patel VV. Complications of axial lumbar interbody fusion. J Neurosurg Spine. 2011;15(3):273–9. doi: 10.3171/2011.3.SPINE10373.

7. Patil SS, Lindley EM, Patel VV, Burger EL. Clinical and radiological outcomes of axial lumbar interbody fusion. Orthopedics. 2010;33(12):883. doi: 10.3928/ 01477447-20101021-05.

8. Rapp SM, Miller LE, Block JE. AxiaLIF system: minimally invasive device for presacral lumbar interbody spinal fusion. Med Devices (Auckl). 2011;4:125–31. doi: 10.2147/MDER.S23606.

9. Akesen B, Wu C, Mehbod AA, Transfeldt EE. Biomechanical evaluation of paracocc ygeal transsacral fixation. J Spinal Disord Tech. 2008;21(1):39–44. doi: 10.1097/BSD.0b013e3180577242.

10. Anand N, Baron EM, Khandehroo B. Does minimally invasive transsacral fixation provide anterior column support in adult scoliosis? Clin Orthop Relat Res. 2014;472(6):1769–75. doi: 10.1007/ s11999-0133335-6.

11. Erkan S, Wu C, Mehbod AA, Hsu B, Pahl DW, Transfeldt EE. Biomechanical evaluation of a new axialif technique for two-level lumbar fusion. Eur Spine J. 2009;18(6):807–14. doi: 10.1007/s00586-0090953-5.

12. Fleischer GD, Kim YJ, Ferrara LA, Freeman AL, Boachie-Adjei O. Biomechanical analysis of sacral screw strain and range of motion in long posterior spinal fixation constructs: effects of lumbosacral fixa-tion strategies in reducing sacral screw strains. Spine (Phila Pa 1976). 2012;37(3):E163–9. doi: 10.1097/ BRS.0b013e31822ce9a7.

13. TranS1. L5-S1 fusion surgical technique. http:// www. trans1.com/wp-content/uploads/2015/07/ AxiaLIF-Surgical-Technique.pdf.

14. Perez-Cruet MJ, Khoo LT, Fessler RG. Percutaneous axial lumbar spine surgery . In: An anatomic approach to minimally invasive spine surgery . St. Louis: Quality Medical Pub; 2006. p. 653–70.

15. Whang PG, Sasso RC, Patel VV, Ali RM, Fischgrund JS. Comparison of axial and anterior interbody fusions of the L5-S1 segment: a retrospective cohort analysis. J Spinal Disord Tech. 2013;26(8):437–43. doi: 10.1097/BSD.0b013e318292aad7.

16. Gundanna MI, Miller LE, Block JE. Complications with axial presacral lumbar interbody fusion: a 5-year postmarketing surveillance experience. SAS J. 2011;5(3):90–4. doi: 10.1016/j.esas.2011.03.002.

17. Guvencer M, Dalbayrak S, Tayefi H, et al. Surgical anatomy of the presacral area. Surg Radiol Anat. 2009;31(4):251–7. doi: 10.1007/s00276-008-0435-1.

18. Li X, Zhang Y, Hou Z, Wu T, Ding Z. The relevant anatomy of the approach for axial lumbar interbody fusion. Spine (Phila Pa 1976). 2012;37(4):266–71. doi: 10.1097/BRS.0b013e31821b8f6d.

19. Yan N, Zhang HL, Gu GF, et al. Magnetic resonance imaging analysis of surgical trans-sacral axial L5/S1 interbody fusion. Chin Med J. 2011;124(18):2911–291.

20. Schroeder GD, Kepler CK, Vaccaro AR. Axial interbody arthrodesis of the L5-S1 segment: a systematic review of the literature. J Neurosurg Spine. 2015;23(3):314–9. doi: 10.3171/2015.1.SPINE14900.

21. Tobler WD, Ferrara LA. The presacral retroperitoneal approach for axial lumbar interbody fusion: a prospective study of clinical outcomes, complications and fusion rates at a follow-up of two years in 26 patients. J Bone Joint Surg Br. 2011;93(7):955–60. doi: 10.1302/0301-620X.93B7.25188.

22. Aryan HE, Newman CB, Gold JJ, Acosta FL, Coover C, Ames C. Percutaneous axial lumbar interbody fusion (axialif) of the L5-S1 segment: initial clinical and radiographic experience. Minim Invasive Neurosurg. 2008;51(4):225–30. doi: 10.1055/s-2008-1080915.

骶髂关节融合 32

作者：Sharon C. Yson, Jonathan N. Sembrano, David W. Polly Jr.
译者：越雷　审校：孙浩林

引言

骶髂关节（sacroiliac joint，SIJ）是一种受神经支配、可移动的复杂关节，骶髂关节有重要的力学传递作用，并随着衰老而退变。有研究表明骶髂关节的运动范围只限于 2.5° 的旋转和 1 mm 以内的平移[1]。骶髂关节的神经支配机制尚不明确。Hilton 定律表明任何经过关节的神经都可以支配该关节，而骶髂关节的神经支配机制的复杂也正因为在其背侧和腹侧都有神经经过，同时骶髂关节内也有疼痛感受器[2~4]。躯干到下肢的力学负荷通过骶髂关节传递。与所有其他活动关节一样，骶髂关节会发生退变性关节变化，然而这些变化可能并不引起症状。

大约15%的腰痛是由骶髂关节病变引起的[5]。可选的治疗方法很多，包括观察疗法、积极物理治疗、被动手法治疗、骶髂关节带、注射疗法、射频消融以及融合手术。影像学对于诊断骶髂关节疼痛的作用尚不清楚，通常将其用于排除肿瘤、感染或者排除脊柱或髋部问题。骶髂关节、髋关节和腰椎之间的疼痛感觉支配有很大的重叠[5]（图 32.1）。因此在进行 SIJ 疼痛诊断之前要先完善腰椎和髋关节的影像学评估。MRI 对于炎症性关节炎的诊治具有重要作用（如强直性脊柱炎）[6]。

骶髂关节的疼痛性疾病会造成很重的负担，其致残性甚至可能高于需要全关节置换的髋关节或膝关节骨关节炎、需要减压的椎管狭窄症和需要手术治疗的退变性腰椎滑脱[7]。此外，非手术的慢性治疗同样带来经济负担。目前尚无数据能够证明如果不经治疗，骶髂关节疾病带来的疼痛和致残性能够自行缓解。本章的目的是对于以下问题进行综述：明确诊断流程以确定患者出现症状性骶髂关节疾病的时机，手术的具体适应证以及有关手术方案选择要点和避免并发症的技术要点。

适应证及患者选择

判断疼痛来源是否是骶髂关节的最好方法就是体格检查和诊断性注射。常用的有 6 种诱发试

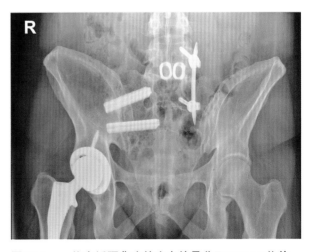

图32.1　一位主诉腰背痛的患者的骨盆Ferguson位片。她最终接受了腰骶融合术、骶髂关节融合术和髋关节置换术。此图体现了确定一些门诊就诊的腰背痛患者疼痛病因的难度

验。习惯性疼痛的复发也是阳性表现之一。以下适用的检查都应该双侧进行：①分离试验；②挤压试验；③屈曲外展外旋（FABER）试验；④大腿推力试验；⑤骶骨推力试验；⑥Gaenslen试验（图32.2~32.7）。

多项研究表明如果有大于2个诱发试验阳性则疼痛来源于骶髂关节的概率就高达82%~94%[8~10]。其他有价值的检查还包括 Fortin 指头征（如果疼痛足够局限以至患者可以用手指指出疼痛位置，同时该区域位于髂后上棘处或其周围）和髂后上棘的压痛。

如果体格检查怀疑骶髂关节痛，进行麻醉药骶髂关节内注射是目前公认的进一步明确诊断的金标准。最新研究表明局部麻醉注射后疼痛缓解超过50%表明骶髂关节功能障碍[11,12]。根据体格检查和影像学检查已经明确疼痛来源于脊柱或髋关节的病例则不需要进行骶髂关节注射。而以下情况则不推荐进行骶髂关节注射：疼痛解剖定位

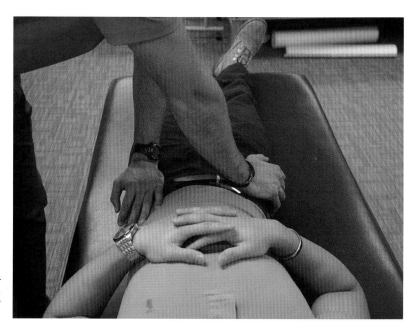

图32.2 分离试验。患者仰卧位，检查者双臂交叉，双手放在髂前上棘上，然后双手向后、外侧用力

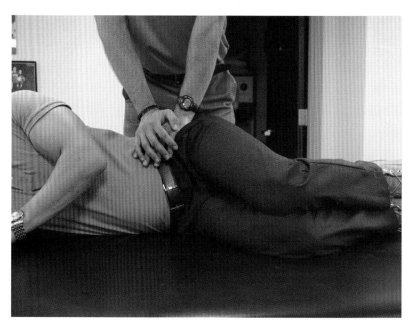

图32.3 挤压测试。患者最好采取侧卧位，患侧向上。检查者站在患者后面，双手放在髂嵴上，向下用力挤压后骶髂韧带

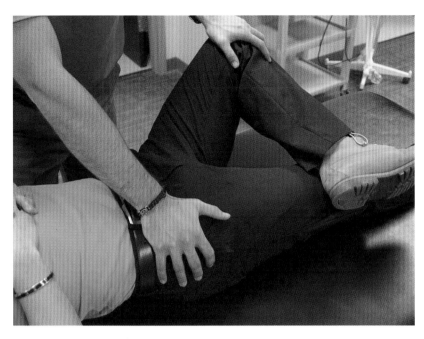

图32.4　屈曲外展外旋（FABER）试验。患者仰卧位，同时检查者弯曲、外展、外旋髋部以使患者足部越过对侧膝关节。然后检查者对同侧膝关节内侧下压

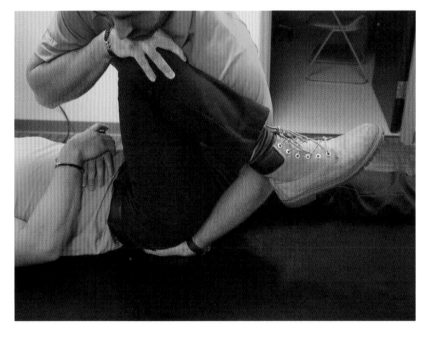

图32.5　大腿推力试验，也称为后侧/股骨剪切试验，剪切压力施加于骶髂关节。患者仰卧位，检查者站立在有症状关节的对侧。患侧的髋部和膝关节屈曲至90°。检查者将右手放在骶骨后面稳定骶骨，左手向下推动弯曲的膝关节以施加向身体背侧的力

高于L5水平、精确的正中部位疼痛（如尾骨疼痛）、广泛躯体疼痛或对于诱发试验阴性，因为此时骶髂关节疼痛的可能性很低，假阳性注射反应可能只会导致不必要或无效的干预。如果准备手术，可以考虑进行第二次或确诊注射，特别是如果对诊断存疑或第一次注射反应并非明确阳性。学者们通常建议在手术前至少出现2次注射阳性。

　　在评估骶髂关节疼痛时很重要的一步是评估其他潜在的致痛结构。排除髋关节疼痛主要靠查体和影像学检查。敏感度最好的体格检查是负重内旋试验。尽管髋关节疼痛点经常在腹股沟前方，但是也有一小部分髋关节疾病患者会有和骶髂关节类似的臀部疼痛。股骨髋臼撞击（FAI）可通过被动屈曲、内收和内旋髋关节（髋部撞击征）激发，并有助于识别髋臼唇裂或骨性撞击。对抗髋关节主动屈曲时（Stinchfield试验）的腹股沟疼痛可能

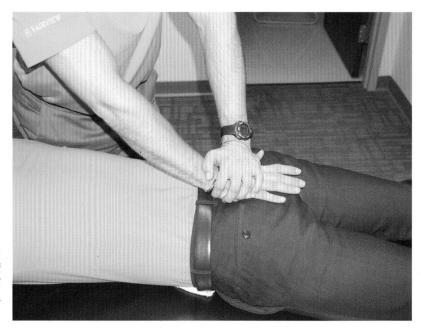

图32.6　骶骨推力试验。测试目的是向骶髂关节施加向前的剪切力。患者俯卧，检查者将手放在骶骨上并施加向下的力。手法类似于心肺复苏期间进行心脏按压时的手法

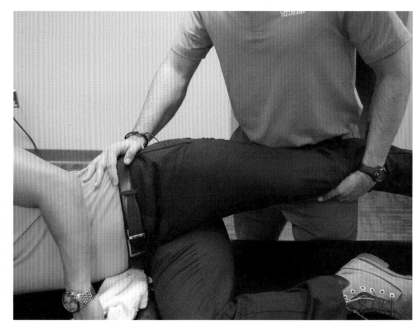

图32.7　骨盆扭转试验，又称Gaenslen试验。患者仰卧位，并且在检查台边悬空患侧下肢。要求患者将健侧膝关节尽量紧贴胸部。检查者将患侧的大腿向下推，使臀部过度伸展。此操作也可以在患者侧卧、患侧向上的情况下进行。后者适用于对于在仰卧位悬空的桌子上有较高跌落风险的患者（如肥胖患者）

是髋关节内病变的信号。骨盆正位片上明显的放射性关节缺失或提示骨性撞击的结果（即股骨近端股骨的枪把畸形或髋臼交叉征）也具有参考价值。排除髋关节疾病的金标准是关节腔内局部注射[13]。注射后疼痛缓解则强烈提示髋关节是疼痛来源。进一步的影像学检查（MRI 或者 MRI 关节造影）对于某些病例也有诊断价值。

诊断症状性的脊柱疾病有时候会比较困难。当症状与影像学一致，通过选择性神经根阻滞或对病灶的经椎间孔硬膜外类固醇注射症状缓解时，诊断脊柱疾病比较明确。骶髂关节可能产生根性疼痛，其疼痛机制可能是源于腰骶丛附近的细胞因子[14]。小关节负荷试验或诊断性小关节阻滞可能有帮助。而诊断轴性椎间盘疼痛更具有挑战性。MRI 上终板的 Modic 改变具有提示作用。椎间盘造影在过去经常使用，但是近年来其价值得到质疑。

如果体格检查、影像学检查和诊断性注射都与骶髂关节疾病一致并排除其他疼痛来源，则可明确推测诊断。在考虑手术之前，患者应该进行合理的非手术治疗，至少包括由具有骶髂关节和脊柱专业知识的有经验的物理治疗师进行评估和治疗。治疗性类固醇注射和射频消融也都是常用的非手术治疗方法。最后，解决非脊柱因素的问题，包括医疗和心理健康问题、肥胖、骨质疏松症/骨质减少、吸烟、阿片类药物依赖和二级获益问题等。

手术技巧

当非手术治疗无效时，则应考虑进行手术。近年来，随着各种器械的发展，微创技术已经广泛开展起来。新设备的发展日新月异，详尽了解每个系统的所有细微差别是不可能的。因此，建议感兴趣的外科医生与制造商取得联系，以针对性了解每个系统特有的手术技术指南和视频。毋庸置疑，在尝试微创骶髂关节融合术之前，外科医生必须熟知骶髂关节解剖结构并学习准备使用的操作系统，接受制造商提供的推荐/强制性培训，包括在尸体或者模型上进行手术。

作者使用了2种不同的系统：一种是利用三角等离子喷涂钛棒，依靠骨骼向内生长到关节两侧的棒上的系统，以及一种基于螺钉的剥离关节和在螺钉周围的圆形区域植骨的系统。C臂透视经常被用于2种系统，而作者在使用计算机导航和术中三维成像下放置内固定物也有丰富的经验。

C臂透视

基于钉棒的内固定系统都需要利用经臀肌、经髂骶骨固定。在大多数脊柱外科手术中作者更习惯于患者俯卧位。然而，根据不同外科医生的偏好，也可以取仰卧位。通常，术中需要3个角度透视：入口位、出口位和侧位。入口位透视对应于骶骨的真实轴位观，前后入射的射线头偏

30°~45°，有助于评估通过前骶骨皮质或椎管内的螺钉是否偏离。出口位透视采用前后入射的射线尾偏30°~45°，对应真实骶骨正位观，有助于评估螺钉/探针是否穿过关节及其与骶骨孔的关系。侧位透视图像是从身体的真实侧面获得，有助于识别。这些图像分别对应于骶骨的轴位、真实正位和侧位观。

2个系统最初都需要在相应骨起始点的螺钉/棒上置入探针。最好在侧位透视上进行定位（图32.8）。作者使用的2个系统具有不同的最佳进针点和入路，因此没有绝对完美的进针点。但是注意避免在骶骨上方进针，因为这通常被视为是在S1终板下方，探针会以微弱的倾斜横穿S1终板，穿破骶缘骨皮质可能导致L5神经根损伤。最初可能看起来违反直觉，但侧位透视上的骶髂关节投影却延伸到前骶缘之前，事实上，关节的真正滑膜部分是它的前部区域。因此，进针点选取在骶骨皮质前缘之前是可以接受的，甚至更合适。然而，当进行此操作时，探针应该稍偏后并且应该在探针穿过关节之前在入口位上进行评估，以防损伤盆腔内脏和血管。

使用木槌或电钻推进探针。当探针进入髂骨后，就可以利用入口位和出口位透视来调整或确认探针的入路轨迹。一旦在入口位透视上确认入路满意，就可在出口位透视下调整并不断推进探针。这是为了确保探针碰不到或偏离骶孔。没有必要将探针比内侧椎间孔边缘放置更深，因为这通常会增加侵犯椎管的风险。

对每个植入物重复上述步骤（取决于外科医生的偏好）。可在探针引导下进行钻孔、扩孔和内植物植入（图32.9、32.10）。最后在伤口闭合前C臂机在入口位、出口位和侧位透视用于确认所有植入物的位置是否满意（图32.11）。

术中3D成像下的计算机导航

在作者所在机构中，骶髂关节融合通常使用术中3D成像系统（O臂）在自动图像配准下与导

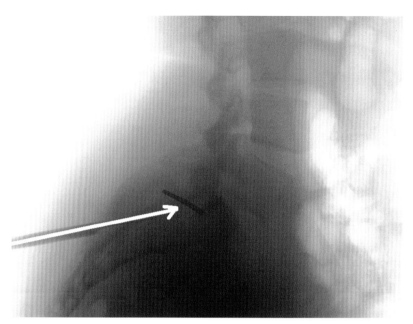

图32.8 C臂骨盆侧位透视。使用 Steinmann针（白色箭头）的骨性起始点在此角度透视下显示位置最佳

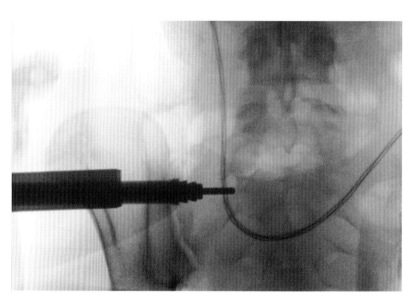

图32.9 术中Ferguson位透视显示探子引导下扩孔

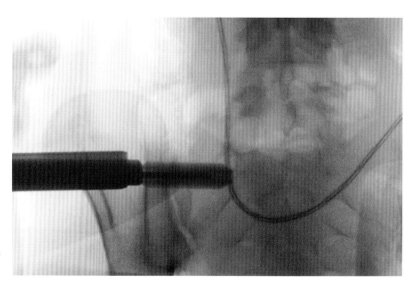

图32.10 术中Ferguson位透视显示探子引导下植入钛棒

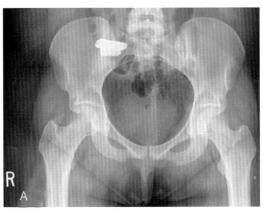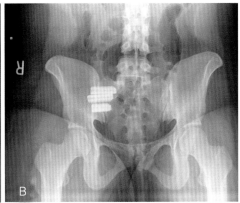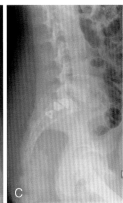

图32.11　骨盆的入口（A）、出口（B）和侧位（C）透视显示了合适的内植入物放置

航系统（Stealth）配对。O 臂使用方法和二维成像相似，包括必要的入口位、出口位和侧位透视。在手术开始时，将参考框架或基准标记附着到固定的骨性标志上，通常是对侧髂后上棘。然后进行 3D 扫描。导航用于识别皮肤进入点，放置探针，以及选择植入物长度。探针通过导航钻孔导向器插入。由于导航屏幕上显示的图像是虚拟图像，因此这些图像可能与实际的探针位置不对应；因此，在钻孔 / 扩孔 / 放置内植物之前，必须使用入口位、出口位和侧位透视检查探针位置。后面的操作步骤与非导航操作类似。

术后护理

早期建议患者在术后 6 周内应采用双侧腋窝拐杖或助行器行走，建议患肢 50% 负重。举重物不超过 4.5 kg，避免过度屈曲或扭转运动。患者由物理治疗师在术前或术后及出院前进行有关行走和转运技术的指导。大多数患者在门诊过夜（观察 23 h），虽然有些人在当天出院，但有些人因疼痛问题而继续观察，尤其是对于阿片类药物耐受 / 依赖者。在 6 周的随访时，拍摄 X 线片（骨盆入口位、出口位、侧位片），如果患者状态稳定并活动良好，患者则可进入完全负重状态。此时可以开始正式的术后物理治疗，包括骨盆稳定和腹横肌强化项目，类似于非手术的以骶髂关

为重点的物理治疗计划。

典型病例

病史

女性，58 岁，家庭主妇，主诉为"右侧腰痛 2 年"。首诊于一位理疗师。患者症状最初被归因于脊柱，因此进行了 L3~L4 小关节注射和射频消融。随后又考虑髋关节来源，因此对右髋进行了诊断性髋关节注射。经过上述治疗后症状没有缓解。她的 ODI 评分是 64，其中背痛是 8/10，右腿疼痛是 2/10。

体格检查

防痛步态，疼痛定位于髂后上棘（Fortin 指头征）。FABER 试验、大腿推力试验和 Gaenslen 试验都可诱发患者疼痛。而该患者骶骨推力、骨盆分离和压迫动作试验都为阴性。患者运动和感觉检查正常。

影像学检查

骨盆入口位、出口位和侧位片显示在骶髂关节两侧可见轻度骨刺形成和软骨下硬化。未发现明显的病变、骨折和严重错位（图 32.12）。

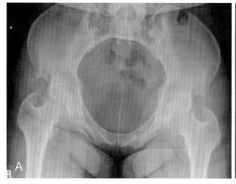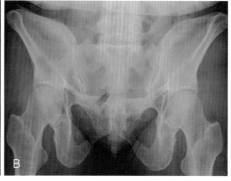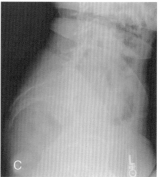

图32.12　诊断为骶髂关节功能障碍的58岁女性的骨盆入口位（A）、出口位（B）和侧位（C）X线片，在关节的两侧均可见轻度退变性改变

疾病管理和治疗

患者接受了右侧骶髂关节的诊断性（麻醉）注射，注射后数小时内患者症状完全缓解。她随后接受了类固醇注射，患者疼痛缓解显著但只是暂时的。然后，她进行了6个月的综合物理治疗，然而病例记录表明这种治疗没有实质性改善疼痛。最终，她接受了微创骶髂关节融合术。

结果

术后1年半随访时该患者ODI评分为4，无背部或腿部疼痛。

技术要点

- 评估术前骨盆入口位、出口位和侧位X线片是否有骶骨解剖变异[15]。虽然已经有不同的术语来描述这类解剖学变化（如骶髂关节畸形，腰骶部过渡节段化，S1腰化，L5骶化等），但其根本是该区域的解剖学有别于典型的或正常解剖结构，可能需要调整内固定植入的起始点/入路。虽然解剖变异不会影响患者疼痛来源的诊断，但它可能对植入物的放置有较大的影响（图32.13）。外侧骶骨或骶骨翼可能是真空骨且固定作用有限。骶骨内骨质最好

的区域是皮质和软骨下区。这些区域的内固定效果最佳，但也有对神经、血管和内脏器官造成伤害的风险。

- 定位和铺单是关键。作者偏好使用可透射线的碳纤维四柱桌，这样可以实现最佳的术中成像。必须小心避免平板进入外科手术部位。准备和铺单时候必须小心，以免将起始点放置在铺单范围之外。如果使用O臂，则必须将手架放置在靠近桌子的位置，以使O臂台架向头侧滑动并远离手术部位。

- 使用C臂时，侧位透视至关重要。确保侧

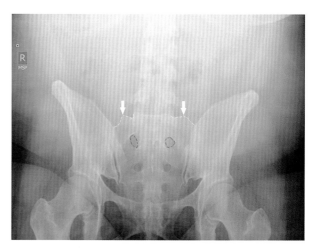

图32.13　骨盆的Ferguson位片显示骶骨解剖变异：上坡状骶骨翼（白色虚线）、乳头样突起（白色箭头）和非圆形S1骶孔（黑色虚线）

位上双侧骶骨翼上缘以及双侧坐骨切迹尽可能重合，从而产生真实的侧位图像。如果这一步未能做到则可能会导致植入物位置错误。

- 在使用导航时，由于与使用导航放置椎弓根螺钉时的解剖结构非常不同，因此可能很有挑战性。导航有多个成像窗口可供查看。虽然每个外科医生可能形成自己的偏好，但作者发现同时使用 3 个窗口是有用的：①真实骶骨正位或出口位的合成，②轴向窗口，③冠状面窗口。与导航椎弓根螺钉放置一样，建议一次调整一个平面的入路轨迹，以防失去方向。
- 某些系统配有导航系统，可以在放置探针后识别髂外皮层的骨性起始点。虽然这个功能是选择性的，但这有助于确保植入物至少不会相互碰撞或者导致分离。越来越多的生物力学数据表明，越大的植入物分离和非线性模式似乎可以实现更大的初始稳定性。

并发症及其防治策略

植入物位置不当是一个应该避免的主要并发症。这需要适当的术前解剖学分析和足够的术中成像和图像解读。患者肥胖或低分辨率成像设备是常见的原因。如果不能充分辨别解剖标志，则应该中止操作。目前通过使用先进的术中成像，这个问题已经基本解决。主要的问题包括进入骶神经管和少见的进入骶椎管，以及前后缘皮质穿透。当内植物长于探针的时候，探针前进就可能是无效的，此类问题可以通过钝头探针来避免。同理，探针本身也有可能发生上述情况。在钻孔或扩孔退出时，助手用第二枚探针轻轻推动第一枚探针可能有助于避免此类问题的发生。

在手术区域使用局部麻醉剂有助于减轻术后疼痛。脊柱手术人群的术后加速康复（ERAS）策略是一个新兴的概念。作者在此方面经验不多，但这个概念越来越被推崇。该策略通常使用预防性多药联合策略来减少疼痛[16]。

手术结果

多项前瞻性研究表明，微创骶髂关节融合术是治疗骶髂关节疼痛的可行方案[11,17,18]。与非手术治疗相比，骶髂关节融合术已被证明可以减轻疼痛并改善生活质量[11,17]。长期回顾性研究证实效果可能维持长达 5 年[19]。值得注意的是，大多数这些结果研究主要涉及经髂骨固定装置，包括三角形钛棒和空心锚固螺钉[20,21]。

结论

总体来说，骶髂关节疼痛的诊断不能轻易地基于病史或影像学检查，而与其他来源的疼痛区相鉴别。没有任何单一的体格检查测试被证明能够特异诊断骶髂关节疼痛。多个体格检测联合可增加结果的有效性（如越多的阳性测试可能证明疼痛源于骶髂关节的可能性越大）。目前，X 线成像或 CT 引导的关节内注射是确认疼痛性骶髂关节疾病诊断的公认参考标准。确诊骶髂关节病变后，应在考虑手术之前进行充分非手术治疗。现在可以应用手术创伤更小的微创融合术治疗。与其他选择性外科手术一样，详尽的手术规划对于避免术中和术后并发症至关重要。

参考文献

1. Sturesson B, Selvik G, Uden A. Movements of the sacroiliac joints. A roentgen stereophotogrammetric analysis. Spine (Phila Pa 1976). 1989;14(2):162–5.
2. Fortin JD, et al. Sacroiliac joint: pain referral maps upon applying a new injection/arthrography tech-

nique. Part II: clinical evaluation. Spine (Phila Pa 1976). 1994;19(13):1483–9.

3. Fortin JD, et al. Sacroiliac joint: pain referral maps upon applying a new injection/arthrography technique. Part I: asymptomatic volunteers. Spine (Phila a 1976). 1994;19(13):1475–82.

4. Vilensky JA, et al. Histologic analysis of neural elements in the human sacroiliac joint. Spine (Phila Pa 1976). 2002;27(11):1202–7.

5. Sembrano JN, Polly DW Jr. How often is low back pain not coming from the back? Spine (Phila Pa 1976). 2009;34(1):E27–32.

6. Kang KY, et al. Positive correlation between inflamma- tion on sacroiliac joint MRI and serum C-terminal telo- peptide of type-I collagen in ankylosing spondylitis but not in non-radiographic axial spondyloarthritis. Clin Exp Rheumatol. 2017;35(3):415–22. Epub 2016 Dec 14

7. Cher D, Polly D, Berven S. Sacroiliac joint pain: burden of disease. Med Devices (Auckl). 2014;7:73–81.

8. van der Wurfh , Buijs EJ, Groen GJ. A multitest regimen of pain provocation tests as an aid to reduce unnecessary minimally invasive sacroiliac joint procedures. Arch Phys Med Rehabil. 2006;87(1):10–4.

9. Stanford G, Burnham RS. Is it useful to repeat sacroiliac joint provocative tests post-block? Pain Med. 2010;11(12):1774–6.

10. Laslett M, et al. Diagnosis of sacroiliac joint pain: validity of individual provocation tests and composites of tests. Man Ther. 2005;10(3):207–18.

11. Polly DW, et al. Two-year outcomes from a randomized controlled trial of minimally invasive sacroiliac joint fusion vs non-surgical Management for Sacroiliac Joint Dysfunction. Int J Spine Surg. 2016;10:28.

12. Polly D, et al. Does level of response to SI joint block predict response to SI joint fusion? Int J Spine Surg. 2016;10:4.

13. Illgen RL 2nd, et al. The diagnostic and predictive value of hip anesthetic arthrograms in selected patients before total hip arthroplasty. J Arthroplast. 2006;21(5):724–30.

14. Fortin JD, Washington WJ, Falco FJ. Three pathways between the sacroiliac joint and neural structures. AJNR Am J Neuroradiol. 1999;20(8):1429–34.

15. Miller AN, Routt ML Jr. Variations in sacral morphol- ogy and implications for iliosacral screw fixation. J Am Acad Orthop Surg. 2012;20(1):8–16.

16. Wainwright TW, Immins T, Middleton RG. Enhanced recovery after surgery (ERAS) and its applicabil- ity for major spine surgery. Best Pract Res Clin Anaesthesiol. 2016;30(1):91–102.

17. Sturesson B, et al. Six-month outcomes from a randomized controlled trial of minimally invasive SI joint fusion with triangular titanium implants vs conserva- tive management. Eur Spine J. 2016;26(3):708–19.

18. Duhon BS, et al. Triangular titanium implants for minimally invasive sacroiliac joint fusion: 2-year follow-up from a prospective Multicenter trial. Int J Spine Surg. 2016;10:13.

19. Rudolf L, Capobianco R. Five-year clinical and radio- graphic outcomes after minimally invasive sacroiliac joint fusion using triangular implants. Open Orthop J. 2014;8:375–83.

20. Mason LW, Chopra I, Mohanty K. The percutaneous stabilisation of the sacroiliac joint with hollow modu- lar anchorage screws: a prospective outcome study. Eur Spine J. 2013;22(10):2325–31.

21. Khurana A, et al. Percutaneous fusion of the sacroiliac joint with hollow modular anchorage screws: clini- cal and radiological outcome. J Bone Joint Surg Br. 2009;91(5):627–31.

脊柱稳定性的生物力学原理 33

作者：Alvin Y. Chan, Jeffrey P. Mullin, Emily Bennett,Karin Swartz, Edward C. Benzel
译者：越雷　审校：孙浩林

引言

了解生物力学原理对于有关脊柱稳定方面的决策至关重要。外科医生拥有越来越多的方法来实现脊柱稳定，每种方案都有其特定的细微差别、并发症和优势，因此，了解各种干预的基本生物力学原理对于将患者的具体要求与最合适的生物力学结构相匹配至关重要。本章介绍建立适当的脊柱稳定性的相关基础知识，并希望鼓励读者能够仔细斟酌相关生物力学原理以获得患者的更好的预后。

脊柱生物力学的基本原理

生物力学相关的脊柱解剖学

脊柱的主要结构单位是椎体（vertebral body，VB），其主要提供抵抗轴向载荷的力。相关术语的定义：①椎体的"宽度"是从左右方向测量的，②"深度"是在前后方向测量的，③"高度"是在头尾方向测量的。椎体通常是圆柱形的，其中深度和宽度的测量数值通常大于高度。椎体被皮质骨包绕，内部为松质骨，并且上下分别与上下终板相连。此外，越是靠下的椎体，其宽度和深度会越大，从而导致更大的横截面积以适应脊柱底部增加的轴向负荷。但是L5椎体是例外，它的前后径往往比L4椎体更小（图33.1）。

2个相邻的椎体、椎体之间的椎间盘和相邻的韧带构成脊柱功能单位（functional spinal unit，FSU）或运动节段。椎间盘是FSU的"减震器"和主要稳定性结构[1]。尽管椎间盘的轮廓、深度、宽度和椎体大致相似，但成分却大不相同。它由位于中间的髓核（悬浮在松散的胶原网络中的蛋白多糖）和包围着它的纤维环（纤维软骨环）组成。与椎体类似，椎间盘靠尾侧节段的横截面积逐渐增加，从而使靠下方的脊柱（如腰椎）承受更高的轴向负荷[2]。

此外，负荷类型会影响椎间盘的反应方式。例如，同心轴向负载在椎间盘内产生均匀分布的力，而偏心轴向负荷将使同侧的纤维环受力，并使髓核向对侧移位。纤维环上呈锐角的纤维提供了椎间盘抵抗剪切力和旋转力的主要力，这帮助FSU能够在各种活动期间承受额外的力。例如，在正常行走期间，腰椎间盘上的轴向挤压载荷可达到体重的2.5倍。当举起14~27 kg物体时，轴向载荷可以进一步增加到体重的近10倍[3,4]。这些额外的活动就要椎间盘能够经受高能且持续的力。

在脊柱的运动节段之间，小关节是主要的承载和稳定结构。小关节的方向取决于脊柱水平（如颈椎、胸椎、腰椎），这些差异使得它们有相对应的不同的运动和抵抗力水平。通常，小关节就活动性而言自上而下依次减小。具体而言就是颈椎小关节呈冠状分布，使颈椎在屈曲、伸展

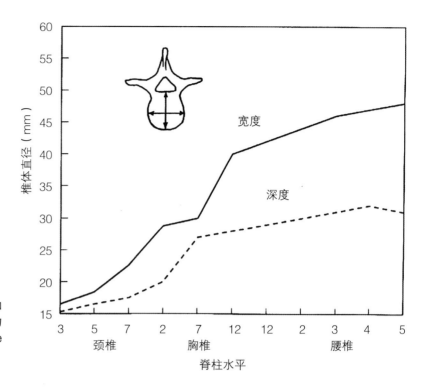

图33.1　椎体直径与脊柱水平的关系。图中分别表示了椎体的宽度（实线）和深度（虚线）（引自《脊柱稳定的生物力学》图1.1，Benzel E，ed。经Thieme Medical Publishing许可使用）

和旋转时能够拥有较好的活动性；而腰椎小关节呈矢状分布，有同样的屈曲性和伸展性，但旋转性却小于颈椎；胸椎小关节的角度介于冠状分布和矢状分布之间，因此运动范围也"折中"（图33.2）。肋骨也可以通过附着在脊柱上的桶状结构来稳定胸部区域。压力、伸展力和前方方向的力"加载"在小关节上，而屈曲力和后方方向力则从小关节上"卸载"。此外，小关节在其他脊柱的承重结构（如椎间盘）失效时则承担额外的承重责任。

　　脊柱韧带也是维持脊柱稳定的重要部分。不同的韧带有不同的强度，但它们共同形成沿脊柱长度的张力带以抵抗平移力。这种张力带效应来自韧带的整体抗拉强度。最后，不稳定的力量可能是由于骨骼肌肉组织的不平衡造成的，而这会增加脊柱其他稳定结构的压力。最重要的肌肉组织是椎旁肌与其附属的多个跨多节段的附属结构。

生物力学的物理原理和运动学

　　施加到脊柱的任何力都可以被解构为三维笛卡尔坐标内的3个有固定的方向分量矢量系统。每个力可以直接作用在脊柱上，也可以作为围绕瞬时旋转轴（instantaneous axis of rotation，IAR）（即力矩臂）旋转的杠杆臂，当垂直施加力时，产生弯矩。换句话说，力对脊柱的影响和作为支点的瞬时旋转轴有关，这取决于力的施加位置。瞬时旋转轴不是脊柱的单一而不变的实体或结构；相反，瞬时旋转轴是动态的，它在运动期间随着每个脊柱节段而变化（即瞬时旋转轴随着运动而迁移）。

　　正常脊柱生理上具有由前后、左右和上下的平移和旋转而产生的6种不同的潜在运动，称为自由度（图33.3）。生理活动范围与上下方结构有关，并且取决于脊柱区域（即颈椎：腰椎）并且取决于脊柱结构组件及其方向。因此，脊柱的一个区域的正常生理运动在另一个区域可能就会被视为病理性的。

　　外力可以改变脊柱的物理特性。理论上，理想物体的应变程度（即变形力）与施加的力成正比（即 Hooke 定律）。而此定律在生物组织也可

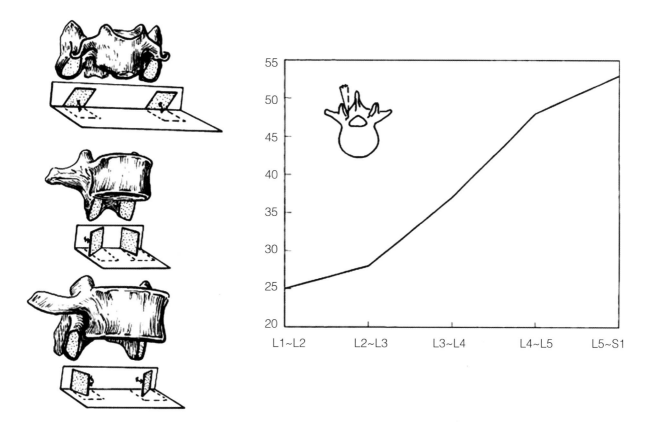

图33.2 小关节方向。颈部区域（A）中的相对冠状面方向，胸部区域（B）中的适中方向，以及腰部区域（C）中的相对矢状方向。小关节方向在腰部区域发生显著变化；这里描绘小关节角度（相对于中线）与脊柱水平（D）的关系（引自《脊柱稳定的生物力学》图1.6，Benzel E，ed。经Thieme Medical Publishing许可使用）

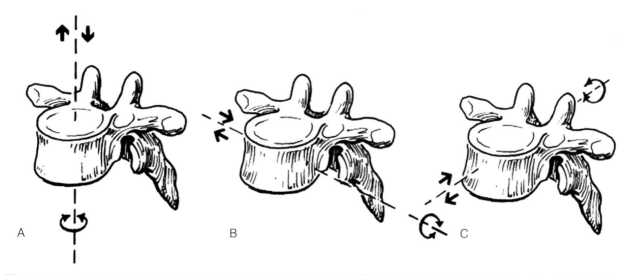

图33.3 沿IAR或围绕IAR的脊柱的6个基本节段运动或变形类型是①围绕脊柱长轴的旋转或平移（A），②围绕脊柱冠状轴的旋转或平移（B），③围绕脊柱矢状轴的旋转或平移（C），④沿脊柱长轴的平移（A），⑤沿脊柱冠状轴的平移（B），⑥沿脊柱矢状轴的平移（C）（引自《脊柱稳定生物力学》图6.1，Benzel E，ed。经Thieme Medical Publishing许可使用）

以发生偏离，使应变程度和应力之间的关系更加节段化和非线性化，载荷变形曲线可用来描述此变化（图33.4）。首先，存在一个中性区域，其在低压力水平下具有高度活动性，这对于正常的生理运动是必不可少的。其次，在某点对组织施加足够的压力以引起永久性形变，称为"弹性极限"。如果额外施加的压力超出弹性极限，则会导致不成比例的应变，最终导致组织失效。截面模量和惯性矩这些概念也很重要。

截面模量是物体强度的指标，因此反映了抵抗失效的能力（组织的屈曲或屈服点），而惯性矩表示对抗绕旋转轴的角旋转的刚度（即扭矩），可测量物体围绕其中心的质量分布。

脊柱稳定与不稳定

脊柱的临床稳定等同于生理负荷下脊柱限制位移模式以防止衰弱变形或疼痛的能力[5]。稳定的目的是创建能够融合或愈合的脊柱结构（如非融合构造的经皮螺钉）并保护神经部分。这种稳

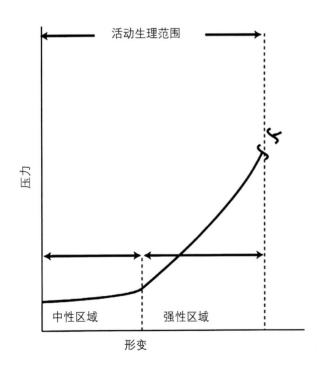

图33.4 典型的载荷—变形曲线描绘了中性和弹性区域（变形或应变：载荷或应力）（引自《脊柱稳定的生物力学》图1.20，Benzel E，ed。经Thieme Medical Publishing许可使用）

定由活动子系统（即肌肉组织）、被动子系统（即脊柱）和神经衍生系统形成。

当脊柱无法抵抗负荷或异常脊柱运动时，就会发生脊柱的不稳定。应将不稳定的范围看作从"稳定"到"严重不稳定"的变化，而并不是全或无。因此很难为"过度"设定阈值，并且不稳定可能随许多因素而变化，包括骨完整性、解剖结构以及施加的力等。

此外，脊柱不稳定可分为急性或慢性。急性不稳定被分为显著急性不稳定和有限急性不稳定，并且与创伤、医源性、感染或恶性肿瘤相关。显著的不稳定是脊柱在前方和后方结构都失去完整性，导致在生理活动中失去足够的支撑，也就是说失去了脊柱的周向完整性，这也可能失去使椎体阻止脊柱畸形突然进展的能力。此类显著的不稳定大多需要手术治疗。

相反，有限不稳定仅发生于脊柱的前方或后方的组件完整性丧失。值得注意的是，有限不稳定仍然能够支持大多数生理运动，通常无须手术治疗。

如果未经治疗，显著和有限急性不稳定可发展为慢性，但也可能是没有急性事件（如感染或创伤）的退变性改变而导致的结果。慢性不稳定可以分类为冰川样不稳定或节段运动功能障碍。冰川样不稳定是指不稳定缓慢而稳定地发展，就像冰川的运动一样。节段运动功能障碍是指患者经历疼痛且不稳定进展，但缺乏精确的共识性的定义。

脊柱病理学

各种因素都可能会使脊柱产生病理变化。例如，由于遗传、健康状态和生活事件等综合因素，脊柱会出现退变性改变。退变是在衰老中预期发生的。最终结果是脊柱活动度下降，而且随着年龄增长运动范围变小[6-9]。特别是颈椎可能更容易受到这些变化的影响，因为其活动度最高而且解

剖结构在某些方面也最为复杂[6]。另一个潜在的致病因素是感染。椎体骨髓炎可能会导致瘫痪或死亡等灾难性后果[10]，因此必须尽早且正规治疗。相比之下，椎间盘间隙可能会发生感染，这可能是手术并发症[11]，也有研究证明是自发的[12]。此外，导致血源性化脓性感染的病原体通常是金黄色葡萄球菌[13]。最终，上述病理变化通常会影响脊柱的生物力学特性。

脊柱序列

脊柱的序列可能由于年龄或导致小关节和椎间盘内应力分布改变的病理变化而改变。脊柱具有最大化同心和偏心载荷的结构，从而能进行灵活的生理运动。具体来说，颈椎和腰椎区域曲度为前凸，而胸椎曲度是后凸；理想情况下，前凸和后凸的度数各自之和应该相同，从而形成能够双足直立姿势平衡分布。当腰椎前凸减少（或胸椎后凸增加）时，每节椎体节段的力矩臂伸长，当力作用于脊柱时会导致更大的弯曲力矩。冠状面畸形（如脊柱侧凸）通过相同的机制发生。

脊柱融合

通过骨融合可最终实现脊柱的稳定。骨融合应该在植入物疲劳之前发生，否则脊柱植入物最终将会出问题（图33.5）。植入物和受影响的骨骼的结构整合具有对比过程：新的植入物最强，随着时间的推移逐渐减弱（即植入物失效）；而骨骼最初最弱，并随着时间的推移而加强（即关节融合）。因此，在植入物失效和骨融合之间存在众所周知的"比赛"，并且在大多数内固定的情况下应该植骨[1]。

前方融合

前方植入物放置的位置很重要，特别是在矢状面。前方椎体间植入物的优点在于其位于脊柱的承重区域，并且通常位于矢状面内的瞬时旋转轴处。前方植骨可实现轴向负载抵抗力的最大化从而稳定躯干。此外，最佳植入物也放置在其中轴或在屈曲和伸展期间移位最少的位置。如果后方脊柱稳定性不完整，则前方植入物在矢状面和中性轴的瞬时旋转轴处的位置应该是最理想的。而如果后方结构完整，椎体间植入物可以放在更靠前的位置从而使轴向负荷均匀地分布在植入物和后方结构之间[5]。最后，通过放置前方椎体间植入物来均匀分布轴向负荷可防止融合区域的后凸畸形[14]。

理想情况下，前方移植骨的一致性和完整性应与椎体相似。这可以防止移植物穿透到相邻的

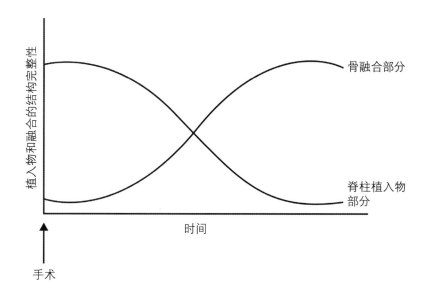

图33.5 术后骨融合程度与脊柱植入物完整性之间的关系随着时间的推移而变化（引自《脊柱稳定的生物力学》图10.1，Benzel E，ed。经Thieme Medical Publishing许可使用）

373

椎体或由自体骨移植强度过高或过低而导致形成骨不连（图 33.6）。确切来说，椎体终板在外周强度最高且朝向中心逐渐减弱；因此，体内植入物应考虑到这种强度梯度，并将负荷集中在外周以获得最佳效果。

后方融合

与前方融合相反，后方显然并不能对抗轴向负荷，因为轴向负荷几乎都由脊柱的前方解剖结构对抗。因此，对在植入物具有较高压缩力的前方融合有更快的愈合率，后方融合由于成骨细胞功能具有较小的刺激作用，在此拉伸力下具有较高的融合率[15]。然而，由于植入物和瞬时旋转轴之间的距离产生的抗弯力矩臂，植入物能够很好地抵抗屈曲力。

单纯植骨融合

脊柱融合的重要决策之一就是是否需要植骨。在某些情况下，移植骨可以单独提供如脊柱器械一样坚实的支撑，并且不会因外力而变形。同种异体移植或自体移植结构骨植入物具有较好刚度并且在术后即可抵抗单向力（主要是轴向负荷力），但它们取决于完整的张力带（即足够的韧带完整性或额外的植入物）。此外，移植骨的

完整性受皮质骨与松质骨比例的影响；随着皮质骨与松质骨比率的增加，移植骨强度增加[16]。然而，在合适深度和合适骨槽的单纯前方植骨也可以抵抗平移力。即使制作合适的植骨床，平移阻力也相对较弱，因此椎体之间的单纯植骨可能无法充分抵抗平移和旋转力。

构造设计原理

许多脊柱结构通过作为张力带提供稳定性，该张力带具有足够的强度以将张力转换成压缩力并对抗弯矩。具体来说，附着在脊柱节段上方和下方的结构将作用在该节段上的张力转换成压缩力。这条原理意味着脊柱节段可以承受额外的压缩力。由此产生的压缩力可能有助于促进融合。带有颈椎钩板或后方缆线固定的后路单节段固定是张力带的一个典型例子。

当脊柱的负重结构暂时不能对抗压缩力（如发生爆裂性骨折）时，可以使用跨越受损脊柱节段全长的植入物以提供支撑，并保持脊柱序列和适当长度。这被称为桥式固定，它可以使负荷分散开来。例如用于治疗爆裂性骨折的后方椎弓根螺钉和棒。

植入物可以充当弱点的支撑物，最好在脊柱

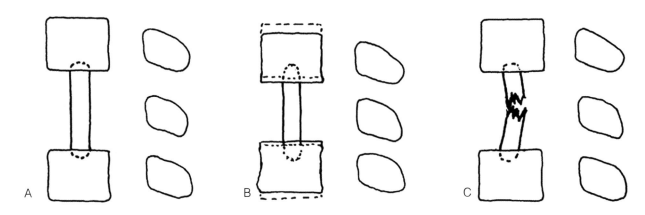

图33.6　图示将植骨床（椎体）和移植骨的完整性与前方椎体间融合相匹配的重要性。如果使用比椎体更致密的骨移植物，则移植物"刀穿"穿过椎体（活塞样）的趋势是明显的（A，B）。相反，如果骨移植物密度较小且比椎体弱，则骨移植可能会失败（C）。因此，具有与椎体相似的密度、完整性和弹性模量的移植骨是最佳的。它既不应是"稳定性连接系统"中最薄弱，也不应是最强大的部分（引自《脊柱稳定生物力学》图10.5，Benzel E，ed。经Thieme Medical Publishing许可使用）

需要额外稳定性支撑的一面植入。例如颈椎前路锁定钢板系统，其既可防止轴向畸形，又具有抗剪切和抗压缩的能力。

在悬臂系统中，力矩臂既可以是固定的又可以是非固定的。当力矩臂固定时，它垂直于螺钉，但是当力矩臂非固定时，螺钉将形成支点上力量最大的三点力矩。在任何一种情况下，螺钉都会在力量最大的地方折断。

内固定失效

当内固定构造已经不能提供维持稳定性所必需的支持时则宣告内固定失效。内固定会经历数百万次负荷循环，并且当使用不当的内固定时可能发生失效。内固定失效的原因有：低估压力负荷的数量或频率，不恰当的构造设计以及患者选择不当。

内固定失效取决于装置的固有材料特性和受到外力的总量。无论是由瞬时还是循环过载引起，当施加的弯矩和截面模量的比率最高时，即达到最大应力时，内固定将失效。"疲劳性失效"是指在反复的持续过度用力之后构造的破坏。手术技术方面的缺陷也可能导致构造失败。比如改变内固定物的形状（如将棒或板弯曲或做成某种形状）可能通过改变应力集中的点而造成结构弱点。

最后是在植入物的附着点处产生明显结构的受力弱点。骨强度可能不能足以抵抗内固定物的负荷力而导致螺钉松动或拔出。但如果施加力过大则在螺钉头甚至可能从螺钉中部发生断裂。长而刚性高的固定力矩臂的多节段内固定在远端椎体的承受力可能比近端椎体更大，因此远端椎体的螺钉更容易产生问题。

避免医源性脊柱不稳定

无论何种方法，脊柱暴露和减压过程中的医源性不稳定都非常值得注意，因为这可能会影响最终结果。应保留抗负荷的结构，如小关节、棘间韧带和可以降低后路减压不稳定风险的附着的肌肉。尽管移除任何小关节可以将力传递到脊柱的其他区域（如环状韧带和纵韧带），但是切除1/3~1/2的小关节将不会影响稳定性，但这可能会加快脊柱退变性改变[17]。此外，避免过度切除关节腔有助于保持椎板切除术期间腰椎小关节的完整性。最后，棘间韧带虽然相对较弱，但在后路减压期间应尽量保留，因为它的长力矩有助于脊柱的稳定。

脊柱前方的某些部分可能或多或少要被切除。例如，在椎体切除术中，椎体前方保留的部分与其可提供的强度直接相关。再如，如果椎体前方部分保持完整，则切除椎体中后方部分可能不会导致不稳定。韧带破坏还可以降低脊柱的内在稳定性。前纵韧带和后纵韧带强度在脊柱不同阶段都不尽相同（图 33.7）。这些韧带通常在一些手术中被切除，但如果不需要移除的话则尽量将其保持在原位。

非融合植入物的生物力学

目前主要有 3 种类型的非融合植入物：核植入物（nuclear implant）、全椎间盘置换（total disc replacement，TDR）和后方稳定装置。

核植入物

核植入物取代受损的髓核，理论上恢复黏弹性椎间盘功能、适当的纤维环张力以及生物力学相关的承载能力[18]。与核植入物接触的椎体进行自适应重塑形，这可能是由负荷集中程度的变化引起的。为了使结果最大化，植入物的材料应相对柔韧且与椎体侧方充分接触。核植入物被研制出来并不久，需要进一步研究以确定它们的最佳使用方式。核植入物可能在入口处被挤出而失效。

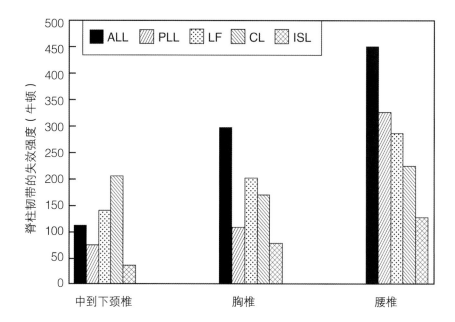

图33.7　脊柱韧带与脊柱区域的失效强度（ALL 前纵韧带，PLL 后纵韧带，LF 黄韧带，CL 关节囊韧带，ISL 棘间韧带）（引自《脊柱稳定的生物力学》图1.17中，Benzel E，ed 。经Thieme Medical Publishing许可使用）

全椎间盘置换

为了获得最佳功能，全椎间盘置换应使功能性脊柱单位恢复正常的运动学功能。这将最大限度地减少植入物和相邻承重结构的压力。但是如果更换椎间盘不理想，则在前后或侧向平移方向上的负荷可能会转移到小关节导致小关节加速退变。限制这些方向运动的 TDR 设计因生物力学限制而减轻了这些担忧，将更多的负荷放在植入物和植入物—骨交界处[18]。

理想情况下，TDR 应具有与原始椎间盘相似的瞬时旋转轴，这意味着相对靠后的瞬时旋转轴与正常生理状态更接近，会产生更好的运动范围[19]。另外，旋转与平移运动与椎间盘置换的比率由曲率半径决定，曲率半径由瞬时旋转轴和植入物表面之间的距离确定。基本上较小的半径会产生更多的旋转运动，而较大的半径会产生更多的平移运动。

后方稳定装置

目前使用的后方稳定装置可以限制特定运动、改变载荷传递、卸载椎间盘和／或小平面负荷。

通常，这些装置保持小关节的正常或轻微的局部后凸，因为它将负荷从椎间盘的前部转移到后环以及小关节。另一个结果是瞬时旋转轴被改变，导致椎间盘的后部成为从椎间盘产生的拉力和椎间盘本身内存在的压力之间的支点。

技术要点

- 椎体终板在中心较弱，通过将脊柱的力学负荷集中在边缘上来优化植入物和构造的放置。
- 移植骨的植骨床是否合适是至关重要的。外科医生应该注意正确地制作植骨床和移植骨以确保紧密贴合。
- 移植骨与椎体之间的表面接触决定移植骨将沉降多少，即更多的表面接触将导致更少的沉降，因为载荷会更均匀地分布。

结论

了解脊柱的生物力学原理对于正确治疗改变其正常结构的脊柱病变至关重要。本章简要介绍了在手术治疗时应考虑的基本原则。重要的是，手术不是万能的。正如一句古老的格言说：手术总能做完，但没有回头路[1]。因此，细致的程序和适当的计划是关键。脊柱的生物力学原理是术前规划基础，理解它们将有助于避免一些不能"改变"的错误。

参考文献

1. Benzel EC. Biomechanics of spine stabilization. 3rd ed. New York: Thieme Medical Publishers; 2015.

2. Natarajan RN, Andersson GBJ. The influence of lumbar disc height and cross-sectional area on the mechanical response of the disc to physiological load- ing. Spine. 1999;24:1873.

3. Granata KP, Marras WS, Davis KG. Variation in spinal load and trunk dynamics during repeated lifting exertions. Clin Biomech (Bristol, Avon). 1999;14:367.

4. Cappozzo A. Compressive loads in the lumbar ver-tebral column during normal level walking. J Orthop Res. 1984;1:292.

5. White AA, Panjabi MM. Clinical biomechanics of the spine. 2nd ed. Philadelphia: JB Lippincott; 1990. p. 30–342.

6. Board D, Stemper BD, Yoganandan N, Pintar FA, Shender B, Paskoff G. Biomechanics of the aging spine. Biomed Sci Instrum. 2006;42:1.

7. Pintar FA, Yoganandan N, Voo L. Effect of age and loading rate on human cervical spine injury threshold. Spine. 1998;23:1957.

8. Kumaresan S, Yoganandan N, Pintar FA, Maiman DJ, Goel VK. Contribution of disc degeneration to osteo-phyte formation in the cervical spine: a biomechanical investigation. J Orthop Res. 2001;19:977.

9. Ng HW, Teo EC, Zhang Q. Influence of cervical disc degeneration after posterior surgical techniques in combined flexion-extension—a nonlinear analytical study. J Biomech Eng. 2005;127:186.

10. McHenry MC, Easley KA, Locker GA. Vertebral osteomyelitis: long-term outcome for 253 patients from 7 Cleveland-area hospitals. Clin Infect Dis. 2002;34:1342–50.

11. Rawlings CE, Wilkins RH, Gallas HA, Goldner LJ, Francis R. Postoperative intervertebral disc space infection. Neurosurgery. 1983;13:371–6.

12. Friedman JA, Maher CO, Quast LM, McClelland RL, Ebersold MJ. Spontaneous disc space infections in adults. Surg Neurol. 2002;57:81–6.

13. Hadjipavlou AG, Mader JT, Necessary JT, Muffoletto AJ. Hematogenous pyogenic spinal infections and their surgical management. Spine. 2000;25:1668–79.

14. Whang PG, Wang JC. Bone graft substitutes for spinal fusion. J Spine. 2003;3:155–65.

15. White AA, Panjabi MM, Thomas CL. The clinical biomechanics of kyphotic deformities. Clin Orthop Relat Res. 1977;128:8–17.

16. Mirvosky Y, Neuwirth MG. Comparison between the outer table and intracortical methods of obtaining autogenous bone graft from the iliac crest. Spine. 2000;25:1722–5.

17. Haher TR, O'Brien M, Dryer J, Nucci R, Zipnick R, Leone DJ. The role of the lumbar facet joints in spinal stability: identification of alternative paths of loading. Spine. 1994;19:2667–70.

18. Huang RC, Wright TM, Panjabi MM, Lipman JD. Biomechanics of nonfusion implants. Orthop Clin N Am. 2005;36:271–80.

19. Dooris AP, Goel VK, Grosland NM, Gilbertson LG, Wilder DG. Load-sharing between anterior and posterior elements in a lumbar motion segment implanted with an artificial disc. Spine. 2001;26: E122–9.

植骨和脊柱融合选择 34

作者：Zorica Buser, Andre Jakoi, Bhavesh Katbamna, Rahul Basho, Jeffrey C. Wang
译者：王月田　审校：孙浩林

引言

在世界范围内，下腰痛和颈痛具有相当高的致残率[1]。在美国，平均每年用于脊柱疾病的医疗花费接近 900 亿美元。当保守治疗无效时，通常选择脊柱融合来治疗各类脊柱疾病，如脊柱畸形、创伤，以及退变性椎间盘病变等。骨质愈合及新骨形成是脊柱融合的关键环节，并且受局部骨环境和骨移植材料的影响。融合区域的初始稳定由脊柱内固定提供，而骨移植为骨愈合及更长时期内骨质重建奠定了基础。尽管融合技术及骨生物学研究的进步大大提高了脊柱融合的成功率，然而骨质不愈合（假关节）仍然是脊柱融合手术的主要并发症。研究表明腰椎与颈椎的不融合率可从单节段手术的几个百分点到多节段的60%，这主要取决于手术方式、融合节段数、移植材料类型等因素[2~4]。融合失败或仅部分融合的患者往往临床疗效较差，甚至需要接受翻修手术。翻修手术和进一步的护理产生了高昂的医疗费用。

理想的骨移植材料有 3 个重要特性：成骨性（包含促进新骨形成的成熟骨母细胞及原始干细胞）、骨诱导性（具有利于干细胞聚集、分化的生长因子）及骨引导性（为新生血管和骨质长入提供力学稳定的孔隙支撑）。脊柱手术中用到的移植骨可分为 2 种：自体骨（具备以上所有的植骨特性）和异体骨（具有部分植骨特性）。异体

骨可根据其功能进一步分类为移植填充材料（用于减少自体骨用量）、自体骨替代材料（用于完全取代自体骨）、融合加强材料（联合自体骨以促进骨融合）。尽管替代材料缺乏自体骨所具有的某些植骨特性，但无论动物实验还是临床研究都证实它们具有相似的骨融合率。常见的植骨材料及其特性见表 34.1。

表 34.1　用于脊柱融合的骨移植材料

移植材料	特性		
	骨引导性	骨诱导性	成骨性
自体骨	+	+	+
同种异体骨	+	+/-	-
脱钙骨基质（DBM）	+	+/-	-
生物陶瓷	+	-	-
血小板凝胶	-	-	+
骨髓抽取液（BMA）	-	+	+
骨形态发生蛋白（BMP）	-	-	+

自体骨移植

自体骨通常被视为脊柱融合手术中最理想的植骨材料（金标准）。它是唯一同时具备三大成骨必需元素的移植材料：成骨细胞、成骨诱导基质，以及成骨因子[5,6]。根据取骨部位，自体骨可分为 2 类：髂移植骨（ICBG）和局部移植骨。局部移植骨通常来自椎管减压过程中钳取的椎板、关节突、棘突等骨块。与 ICBG 相比，局部移植骨不

需要额外的取骨手术，因而也避免了取骨相关损伤和并发症的发生。局部移植骨的皮质成分较足，可以提供即刻的力学稳定性；然而其骨质孔隙较小，阻碍了细胞迁移，因而骨重建率较低，且长期稳定性欠佳。另一方面，髂骨移植是最普遍和最常用的骨移植方式，因为髂移植骨能够提供足够的单皮质骨、双皮质骨、三皮质骨和松质骨[7-9]。除此之外，髂移植骨极易获取。在后路脊柱植骨融合术中，并不需要单独的手术切口来获取髂移植骨[9]。尽管自体骨移植被视为植骨融合的金标准，但其仍有一些缺点。供骨区域的并发症如深部感染、骨折、腹壁疝、腹膜后出血、皮神经损伤、失血，以及血管损伤等都有相应的报道。有些研究中此类并发症的发生率可达10%[5,7,9~12]。而轻度并发症如浅表部位感染、血肿，以及小血肿等的发生率为10%~21%[9,12]。移植骨量也是一个问题，研究表明髂前上棘的取骨量平均为13 cm³，髂后上棘平均为30 cm³[9]。取骨量是否满足需求取决于具体手术类型和手术节段数[5,9]。尽管有以上不足，鉴于自体移植骨的易获性和有效性，其仍然作为植骨材料的金标准。因此，外科医生必须彻底掌握自体骨的分类、自体骨移植的适应证和相应的取骨技巧。

自体松质骨

由于成骨干细胞和骨祖细胞的大量存在，松质骨具有很高的成骨潜能。松质骨的小梁结构和其较大的表面积增加了骨引导性，且有利于促进新生血管的长入[5,9,13]。移植骨植入后便立即发生出血和炎症反应，这使得移植骨部位充满了炎症细胞和间充质干细胞。术后48 h以内，这些细胞将生成纤维肉芽组织。此后巨噬细胞就会聚集以清除坏死的骨组织[14]。大多数移植物骨细胞不能存活，然而表面的成骨细胞却能存活并增殖分化产生新骨。术后48 h，成骨细胞和破骨细胞的前体细胞便伴随宿主血管向松质骨的骨小梁表面浸润。一旦新生血管在移植骨内重建，破骨细胞就

开始了对移植骨的重吸收过程。随着血管向内蔓延生长，成骨细胞便排列在坏死的骨小梁表面，并分泌产生类骨质。在持续数月的骨质重建过程中，破骨细胞负责吸收坏死的骨组织，而成骨细胞则专司新鲜骨质的形成[9,13]。因此，自体松质骨的生长依赖于同步进行的骨形成和骨吸收过程[14]。移植后6~12个月，新生的类骨质矿化成骨并与周围宿主骨完全融合。通常融合过程在术后1年完成[9,13,14]。

为了确定松质骨移植的临床应用效果，许多研究对其进行了深入探讨。既往有研究报道：应用自体松质骨进行骨移植，假关节的发生率为5%~44%[6,7]。Herkowitz和Kurz等比较了单纯椎板切除减压和椎板切除减压并横突间植骨融合2种方式的临床和影像学资料差异。融合材料为取自髂骨的皮质骨和松质骨。96%的植骨融合组和44%的单纯椎板切除组均取得了良好的结果。植骨融合组有36%的患者出现假关节活动，但其临床效果明显优于单纯椎板切除组[15]。Fischgrund等进行了一项随机对照研究，比较了采用或不采用内固定行后外侧自体髂骨植骨融合术的临床结果[16]。在2年的随访中，82%的内固定组患者成功实现了融合，而非内固定组患者融合成功率只有45%。然而，研究结果表明两组的临床效果却没有显著差异[16]。在之前的2项旨在评估假性关节活动和成功融合的长期临床结果的研究中，Kornblum等对患者进行了长期随访。结果表明临床效果优良的患者在椎间融合组占86%，而假关节组占56%。作者发现，在术后残存的背部和腿部疼痛方面，椎间融合组患者的疼痛评分明显低于假关节组患者[17]。此外，自体松质骨的应用也提高了颈椎的融合率和临床效果。Song等研究了21例采用松质骨、聚醚醚酮（PEEK）椎间融合器和钢板进行三节段颈椎前路融合术的临床疗效[18]。21例患者均在术后10~14周实现了融合，尽管没有评估供骨区并发症，但SF-36和NDI评分在术后和末次随访中均有改善。

379

非血管化自体皮质骨

与自体松质骨相比，自体皮质骨成骨性较差、生物活性更低[5,7,9]。其密实的结构阻碍了骨质重建和血管长入[7,9]。此外，皮质骨相对较小的表面积不利于潜在的骨形成。尽管存在以上缺点，但它的机械强度要比松质骨大，因此可用来提供结构支持[7,9,13,19]。后来破骨细胞将其再吸收，从而使血管长入[13,20]。皮质骨的完全融合离不开爬行替代过程。

在此过程中，破骨细胞以较高的效率吸收移植骨，同时成骨细胞形成新骨以填充替代移植骨，该过程可持续至术后 6 个月[5,9,14,21]。发生爬行替代时，移植骨强度可降低至 75%，这一时期也是移植物塌陷风险最高的时期[5,14,19]。此后，结构强度将在 12~24 个月内恢复[5,9]，一旦恢复，几乎没有残留的骨质薄弱点[14,21]。

一些研究报道利用自体皮质骨进行颈前路植骨融合其融合率为 89% 或者更高[7,22~25]。Zdeblick 和 Ducker 发现使用自体三皮质骨进行颈前路融合在术后 1 年约有 8% 的不融合率，同时约有 5% 的病例发生移植骨塌陷[25]。此外，Wright 和 Eisenstein 对 97 例患者在接受颈椎前路椎间盘切除融合术（ACDF）后 1 年进行了随访评估，所有患者均采用自体三皮质髂骨进行植骨融合。结果发现，在行单节段融合的患者中，有 11% 出现了假关节活动；在双节段融合中，假关节发生率为 28%[26]。Samartzis 等比较了采用异体骨和自体骨进行双节段及三节段 ACDF 联合前路钢板内固定的患者的影像学和临床资料[27]。在所有的 80 例患者中，有 45 例患者采用自体三皮质髂移植骨进行植骨融合。自体骨移植组的融合率达到了 100%，而异体骨组的融合率为 94%。在自体骨移植组中，有 94% 的双节段融合患者及 64% 的三节段融合患者取得了优良的临床效果[27]。

同种异体骨移植

同种异体骨取自尸体骨，且常常充当颈、腰椎融合术中的填充材料或替代材料。异体骨虽具有良好的骨引导性，但其骨诱导作用非常弱且无成骨特性。在移植骨制备过程中，一些成骨相关的生长因子和细胞会被去除，从而削弱其抗原性。异体骨常见的应用形式有碎片骨、条状骨及脱钙骨基质（DBM）。皮质骨来源的异体骨可提供良好的结构稳定性且经常用于椎体间融合，但是其骨重建缓慢、骨重吸收量大。松质异体骨在移植早期不能提供足够的力学支撑，但却可为骨重建和骨吸收提供较大的表面积[28]。基于制备过程，异体骨既可以新鲜冰冻，也可冷冻干燥。在减弱异体骨的免疫原性方面，冷冻干燥法要比新鲜冰冻法更有效，然而冻干的异体骨机械强度较差[29]。

即便尸体组织的制备方法被普遍接受，但其最大的担忧是疾病传播风险。美国组织库协会已制定了制备和处理同种异体骨的标准，有报道称有些患者因应用冰冻异体骨而感染了人类免疫缺陷病毒（HIV）和肝炎病毒[30]。在这些传染病例中，供体和所取组织均未进行严格的检测。此外，Mroz 等指出：在 1994~2007 年间回收处理的肌肉骨骼移植材料中，有 96.5% 是因为检测不到位、移植材料污染和受体感染[31]。同种异体骨应用的另一大难题是供者的年龄和合并疾病问题，尤其是骨质疏松。所有骨质疏松的异体骨其力学强度明显降低，且应用后融合率也较低。

结构性同种异体骨在近几十年被广泛应用于单节段 ACDF 中，且其融合率与单用自体移植骨相近[32~34]。然而对于多节段 ACDF，异体骨作为自体骨的替代材料是否优于自体骨目前仍存在争议[25,27,35]。有研究表明，在腰椎前路融合手术中应用冻干的异体骨取得了极好的融合效果[36,37]。此外，Butterman 等发现同种异体骨可取得与髂移植骨（ICBG）相近的骨融合率，并且在前、后路腰椎手术中，其总体效果要好于 ICBG[38]。图 34.1 展示了利用自体骨碎片、同种异体松质骨碎片和骨髓抽取液成功实现了腰椎后外侧融合。自体骨已在后路融合中表现卓著，而异体骨作为移植填充材料在脊柱矫形手术中也有着良好的应用前景。将冻干的异体骨和自体骨混合进行植骨能实现较高的融合率（92.7%~97.3%），并且在治疗特发性脊柱侧凸时仅有 5.9° 的矫正丢失[39,40]。使用结构性同种异体移植骨最常见的并发症包括由移植材料本身的性质和较慢的融合速度导致的不愈合和骨折。

生物陶瓷

生物陶瓷是具有骨引导特性的植骨替代材料，它不含细胞和生长因子，力学稳定性也有限[41]。虽然陶瓷移植材料具有脆性结构且抗剪切强度也较差，但其作为移植材料仍具备一些理想的特质：生物可降解性、供应量足、非免疫原性、无疾病传播。其力学不稳性可借助内固定得以补偿，内固定可以抵抗术后早期承受的负荷。脊柱融合最常用的陶瓷支架是磷酸钙［羟基磷灰石（HA）和 β－磷酸三钙（β–TCP）］、硫酸钙或其混合材料。

羟基磷灰石和 β–TCP 的孔隙大小都与松质骨相近，且具有较为持久的吸收时间。羟磷灰石可在体内存留 1 年，而更加疏松多空的 β–TCP 通常 6 周就可以降解[42]。植入融合间隙的陶瓷支架会支撑血管的长入和细胞迁移以促进新骨生成。

目前，羟基磷灰石和 β–TCP 已作为植骨填充材料而应用于腰椎和颈椎融合手术中[43]。在一项前瞻性非随机队列研究中，患者接受后路融合手术治疗，其融合材料为 HA+ 局部移植骨或 ICBG[44]。对患者进行为期 1 年的随访，结果表明两组患者具有相似的融合率，但羟基磷灰石组的平均融合体积更大。还有其他几项队列研究也报道了类似的结果。另一方面，Hsu 等发现，相比自体移植骨，HA+ 局部移植骨仅具有 57% 的融合率[45]。Acharya 等研究了羟基磷灰石生物玻璃陶瓷作为自体骨替代材料的性能，并且发现在 1 年后的随访中羟基磷灰石组并没有实现成功的融合[46]。一些研究探讨了 HA 作为颈椎融合手术的植骨填充材料和替代材料的可行性[43]。一项随机对照试验与一些队列研究均显示 HA 组（伴或不伴有局部移植骨）与自体移植骨组具有相近的融合率。然而，移植材料破碎、下沉以及内固定相关问题

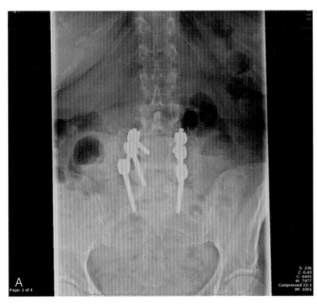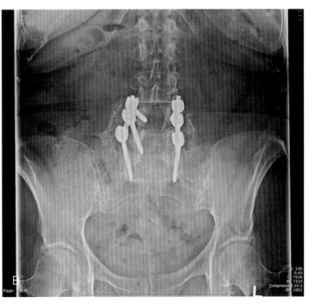

图34.1　A.患者应用自体骨片、同种异体松质骨片和骨髓抽取液进行后外侧腰椎融合术后3周。B.同一患者术后8个月的平片显示融合部位外缘包括横突在内的坚强骨融合

在 HA 组的发生率也较高[43]。另一方面，Yoshii T 等报道在 ACDF 术中 HA+ 局部移植骨与自体骨具有相似的融合率，但 HA+ 局部移植骨组手术失血量较少且无移植骨破碎发生[47]。

正如羟基磷灰石一样，β–TCP 也在腰椎后路融合手术和 ACDF 中充当植骨填充材料。一些研究发现在腰椎后路融合手术中应用 β–TCP 及局部移植骨，其融合率、临床效果、翻修率以及并发症等都与应用自体移植骨相近[48-51]。在 ACDF 中应用 β–TCP+ 局部移植骨，其融合率在术后前 5 个月显著低于 ICBG 组，而在术后 6 个月方可实现骨性融合[52]。此外，应用生物陶瓷材料进行融合手术，其手术时间短、患者住院时间短，且出血量较少，但值得关注的是许多研究缺乏盲法评估和病例的随机化分组（纳入的病例患有不同的脊柱疾病及合并疾病）。

硫酸钙是另一种陶瓷移植材料，有时也会与局部移植骨或骨髓穿刺液共同用于脊柱融合手术中。有研究表明，利用硫酸钙颗粒混合局部移植骨行腰椎后外侧融合术，其融合率在术后 1 年可达 88%，而 ICBG 组的融合率为 100%[53]。类似地，Chen 等发现，在单节段和双节段后外侧腰椎融合术中利用硫酸钙 + 局部移植骨进行融合，术后 30~34 个月随访时可达到与单用自体骨相近的融合率和融合骨量[54]。然而，硫酸钙 + 骨髓抽取液组的融合率则显著低于 ICBG 组（46% : 91%）[55]。

硅磷酸钙（SiCaP）是具备一定成骨特性的另一种陶瓷移植材料。有 2 项研究旨在评估其在脊柱融合手术中的应用价值，但其研究结论是相悖的。在一项临床随机对照实验（RCT）中，Licina 等发现利用 SiCaP 进行腰椎后路融合术（PLIF）可达到 100% 的融合率，而接受重组人骨形态发生蛋白 2（rhBMP-2）的患者融合率为 89%[56]。另一方面，Nandyala 等比较了微创经椎间孔入路的腰椎椎间融合术中 SiCaP 组和 rhBMP-2 组的融合率，相比融合率达 92% 的 rhBMP-2 组，SiCaP 组的融合率较低，仅为 65%[57]。

脱钙骨基质（DBM）

在腰椎融合手术中，脱钙骨基质（DBM）可以作为植骨填充材料。DBM 是由人类尸体骨脱去矿物成分、细胞和抗原标记后而形成的。它具有骨引导性和一定的骨诱导特性。具备骨引导性的基质由 I 型胶原、糖蛋白、硫酸钙和一些碎片组成。DBM 的骨诱导特性得益于制备过程中保留了一些生长因子，这些生长因子包括：骨涎蛋白、骨桥蛋白和肿瘤生长因子 β（TGF-β）家族[58]。骨形态发生蛋白（BMP）是最重要的成骨因子，它们驱动骨祖细胞分化成熟为成骨细胞。研究显示随着年龄的增加，BMP 的水平有所下降；然而许多包括 TGF-β 在内的其他生长因子的水平并不受影响，并且可以进一步增强骨形成过程与 BMP 的级联交互反应[59]。DBM 以粉末形式制备，为了方便应用，它常常会被混入到一些载体（硫酸钙、甘油、明胶等）中。基于载体物质的比例，成品 DBM 常有以下几种状态：油灰状、胶状、粉末状和块状。脱钙骨基质广泛应用于临床前动物模型研究和临床试验。大鼠脊柱融合模型证明由于供体间的差异性和年龄不同，各种 BMP 商品的成分会有所不同，其成骨诱导性便存在差异[60-62]。Wang 等通过裸鼠后外侧脊柱融合模型证实了早期阶段（4 周）膏状的 Osteofil 脱钙骨基质具备最高融合率（77.8%）[62]。然而，油灰状的 DynaGraft 骨基质在试验期间并不会发生融合。尽管供体的异质性是该实验主要的不足，但许多其他后外侧脊柱融合动物模型表明单用 DBM 或联合应用自体骨会取得良好的融合效果。

早期临床研究报道，DBM 作为脊柱后外侧融合的植骨填充材料，其融合率和骨矿化率与 ICBG 组相似[66-68]。所有的研究都指出 DBM 可以作为一种有效的移植骨填充剂，显著减少实现坚固融合所需的自体移植骨的用量。研究还发现，富含骨髓的油灰状 DBM 是后路脊柱融合较为有效的植骨替代物，其融合率可与 DBM + 自体骨或单用自体移植骨相近 [69]。相反，An 等 [70] 前瞻性地比较了 ACDF 中冻干的同种异体骨—DBM 复合材料与自体移植骨的融合率，发现同种异体骨—DBM 复合材料的假关节发生率更高（DBM 33%：自体移植骨 22%）。此外，异体骨—DBM 组比自体移植骨组具有更高的移植骨塌陷率（≥ 2 mm 和 ≥ 3 mm）。几项研究以单独或连同自体骨装入聚醚醚酮（PEEK）椎间融合器中的 DBM 为研究对象进行了前瞻性评估 [71,72]。Park 等观察到在 ACDF 中使用装有 DBM 和局部自体骨的 PEEK 椎间融合器的融合率可达 97%，而 Moon 等报道在平均 25.5 个月的随访中，融合率为 77.8%。然而，在 Moon 等的研究中，84% 的患者有一些椎间融合器下沉且影响到了局部和整体的脊柱序列 [72]。

除了作为植骨填充材料，DBM 还可作为生长因子和细胞的载体。在大鼠后外侧融合（PLF）模型中，L4~L5 椎间植入 DBM 与载有 Nell 1 基因或 LacZ（对照）腺病毒的混合材料 6 周后，显微 -CT 显示 DBM + Nell1 组融合率为 70%，而 DBM + LacZ 组（对照组）为 20% [73]。

自体血小板凝胶

自体血小板凝胶是通过浓缩富含血小板的血浆而制成的，它可与自体骨或异体骨相结合。血小板凝胶包含血小板、血小板源生长因子（PDGF）和 TGF-β 等成分，这些成分能趋化间充质干细胞和成骨细胞的增殖。尽管动物实验证明血小板凝胶在脊柱融合手术中有较好的应用前景，但目前临床证据尚不足以下结论。

2 项回顾性队列研究评估了血小板凝胶对后外侧脊柱融合手术中融合率的影响 [74,75]。该 2 项研究均发现血小板凝胶联合自体移植骨并不能促进融合，其融合率低于单独应用自体骨。Hee 等研究发现，在经椎间孔腰椎融合术（TLIF）中应用血小板凝胶会加速骨重建进程，但总体融合率并没有增加 [76]。另一方面，Jenis 等发现在单节段或双节段 PLIF 中应用血小板凝胶的融合率（85%）和应用自体骨 + AGF 的融合率（89%）相似。

骨髓抽取液（BMA）

未分离的骨髓抽取液（BMA）具有一定的骨诱导和成骨特性。由于缺乏骨引导性，BMA 常与胶原蛋白或 DBM 载体联合应用。一些研究评估了骨髓抽取液样本中骨祖细胞的数量。产生碱性磷酸酶（CFU-AP）的集落形成单位可用来测算成骨祖细胞的数量 [78、79]。Muschler 等发现每百万个有核细胞形成 55 个 CFU-AP。作者还研究了成骨祖细胞分布率随年龄和性别的变化。在女性中，随着年龄的增长，成骨祖细胞的数量显著减少。另一方面，随着年龄的增长，男性成骨祖细胞数量略有增加或无明显变化 [78]。在随后的一项研究中，Muschler 等测定了成骨祖细胞数量与骨髓抽取液体积的关系，他们发现随着骨髓抽吸量的增加，成骨祖细胞的数量也随之增加。然而，随着骨髓抽吸量的增加，会混入更多的外周血。他们发现当骨髓抽取量从 1 mL 增加到 4 mL 时，成骨祖细胞的浓度会降低 50% [79]。Taghavi 等做了一项回顾性队列研究，评估了行 PLF 内固定翻修手术患者的脊柱融合效果，他们分别采用自体骨、BMA+ 自体骨、rhBMP-2+ 胶原海绵进行融合 [80]。在行单节段融合的患者中，各组移植材料均实现了坚固融合；在多节段融合中，BMA 组融合率为 63.6%，而其余两组的融合率可达 100%。Niu 等比较了不同 BMA 载体在单节段 PLF 术中的融合效果 [55]。他们发现，BMA 和自体骨联合应用的融合率与单独应用 ICBG 相近（分别为 85.7% 和 90.5%）。此外，硫酸钙组 +BMA 组融合率为 45.5%，而应用 ICBG 组（对照组）的融合率为 90.9% [55]。Khashan 等在一篇系统综述中回顾了几项有关 PLF 的研究，报道了 BMA+ 载体组与

ICBG 组的融合率相近，但总体而言循证水平还较弱 [81]。

骨形态发生蛋白（BMP）

1965 年，Marshall Urist 博士进行了一项里程碑式的研究，他将脱矿骨植入兔子的肌肉中并成功诱导了周围组织的骨生长 [82]。由于这种促进骨形成过程的物质可从骨骼的有机成分中提取出来，Urist 由此推理这种现象可能与某种或某几种蛋白质有关，并将其命名为"骨形态发生蛋白"。随着重组 DNA 和蛋白质提纯技术的进步，现已分离得到多种不同的 BMP，并针对其诱导骨形成的能力开展了相关研究。基于它们的原始氨基酸序列，可将其归入转化生长因子-β（TGF-B 或 TGF-β）超家族 [83]。与其他家族成员不同，BMP 是诱导间充质干细胞分化为骨形成或软骨形成细胞的分化因子。BMP 是通过细胞膜上的配体—特异性受体而发生作用的。这些受体是 I 型和 II 型丝氨酸—苏氨酸蛋白激酶复合体。当配体与 II 型受体结合时，I 型受体便发生磷酸化反应。从而使胞内的 Smads 蛋白磷酸化，最终激活靶基因 [84]。研究最广泛的 BMP 是重组人骨形态发生蛋白 2（rhBMP-2）。研究表明脊柱手术应用 rhBMP-2 可取得较好的效果，且几乎没有并发症 [85, 86]。基于这些研究，BMP-2 联合应用特殊类型的螺纹椎间融合器（LT Cage，Medtronic）被美国食品药品管理局（FDA）批准用于腰椎前路椎间融合手术。最初积极的研究结果导致了 BMP 广泛的超说明书应用。美国 2002 年 rhBMP-2 的使用率仅占所有融合手术的 0.7%；而到 2007 年，其使用率在初次 ALIF、PLIF/TLIF 及 PLF 中分别占50%、43% 及 30% 以上 [87]，因此也获誉"史上最成功的医疗器材"，并在 2011 年获得了骨移植市场 40% 的份额，年销售额接近 9 亿美元 [88]。

随着 BMP 的广泛应用，一些并发症也陆续被报道出来，包括脊神经炎、囊肿形成、浆液瘤形成、终板吸收、逆行射精、异位骨形成等。由于较多的文献报道了其在颈椎前路手术中出现的不良事件，2008 年 7 月 FDA 发布了一则卫生公告：强调"颈椎手术中 rhBMP-2 相关的危及生命的并发症" [89]。Mroz 等在 2010 年做过一项系统回顾，评价了 rhBMP-2 有关的位置和手术特异性并发症的发生率 [90]。他们发现在腰椎手术中有较高的移植物再吸收率（44%）、移植物下沉率（25%）和椎间融合器移位率（27%）。类似的结果也出现在颈椎手术中：再吸收率为 43%，但移植物下沉率更高（43%）。吞咽困难 / 颈部肿胀和呼吸困难的发生率约为 6%。这项系统回顾的结论是 BMP 相关并发症可能是"显著的"。2011 年，Carragee 等发表了一篇文章，质疑 rhBMP-2 最初验证研究的准确性和发表偏倚 [91]。他们发现，BMP 相关并发症的发生率是最初有效研究的 10~50 倍，这可归咎于研究本身存在的关键方法缺陷和同行评审过程中存在的纰漏。面对争议和质疑，美敦力公司将所有数据提交给了耶鲁大学公开数据分析（YODA）项目。YODA 项目是作为一种评估行业—资助性临床试验的新模式而创建的，旨在增加透明度、共享数据，以降低患者的风险而增加治疗收益。YODA 选定了 2 所不同机构来审查数据：俄勒冈医疗科技大学和英国约克大学。在俄勒冈医疗科技大学，Fu 等 [92] 回顾了 13 项随机对照试验、31 项其他队列研究、47 个干预序列和 34 个病例序列和报道。约克大学的 Simmonds 等回顾了 11 项随机对照试验和 43 项其他出版物 [93]。2 篇回顾文章都评论了最初有效研究中的方法缺陷，即缺少盲法。同时，2 项评估均认为 rhBMP-2 与 ICBG 在临床效果上并无显著差异，且其用于颈椎前路融合的风险显著高于 ICBG；虽然在腰椎前路融合和后路融合手术中并无显著差异，但 rhBMP-2 的应用增加了相对危险度。使用 rhBMP-2 进行后外侧融合时，术后早期背部和腿部疼痛的风险显著增加。Fu 等主张不使用 rhBMP-2，因为临床数据表明该应用并无获益之处。他们还指出，虽然总体患癌率较低，但在 24 个月时，携带 rhBMP-2 的患者癌症发病风险增加，而 48 个月后，此差异便不再显著。Simmons 等的结论是使用 rhBMP-2 可提高融合率，但并不意味着临床治疗效果的提高，并且还增加术后前 6 个月的背痛和腿痛发生率。而且他们还发现 rhBMP-2 有致癌倾向，但结果无统计意义[93]。不同结论表明，研究结果高度依赖于研究选择；如果使用 rhBMP-2 会增加患癌的风险，虽然这种风险可能很小，但有癌症病史的患者应该谨慎使用。期望将来更多的数据分析可协助得出更为明确的结论。

细胞疗法

细胞疗法最初主要集中于开发间充质干细胞（MSC）分化成各种谱系细胞的潜能和其低免疫原性。MSC 应用的有效性已在多种动物模型的脊柱融合试验中得以证实，它可以联合载体使用或作为生长因子的传递载体[94~100]。骨髓干细胞（BMSC）在促进成骨方面表现出了尤为巨大的潜力，并在体外和体内试验模型中得到了广泛的应用[94,95,97~100]。然而，BMSC 的缺点在于其数量少，采收率低。正因如此，脂肪干细胞的使用越来越受欢迎，因为它们易于分离，数量更多，成骨潜能更大[96,98,100]。Miyazaki 等在后外侧大鼠脊柱融合模型中比较了转染 BMP-2 的人类骨髓干细胞和脂肪干细胞的诱导融合潜力。他们发现，在大多数情况下，相邻节段的骨桥连接发生在接受干细胞(转染 BMP 的脂肪或骨髓干细胞)移植术后 8 周。然而，只移植干细胞的大鼠却不能形成新骨。此结果与其他研究结论一致，这表明预分化干细胞具有比原始细胞更高的成骨潜能。Nakajima 团队报道了在动物模型中利用含有成骨干细胞的支架进行融合，其融合成功率最高（80%），其次是自体移植骨(66.7%)和未分化的干细胞(33.3%)[99]。当前，正有一些研究致力于干细胞在脊柱融合中的临床应用。Khashan 等做了一项系统回顾，评估了 MSC 或 BMA 联合移植填充材料在颈椎和胸腰椎融合手术中的效果，并与自体移植骨进行了比较[81]。他们发现这篇文章纳入的研究循证水平较低，而且没有临床证据支持间充质干细胞可作为植骨填充材料或替代材料[81]。尽管干细胞在脊柱融合中显示出巨大的应用潜力，但其仍有一些局限性。首先，年龄的增长、代谢性疾病或吸烟等因素会导致干细胞质和量下降。此外，在 GMP 条件下细胞增殖难以维持稳定的表型，以及不容忽视的潜在的污染和并发症问题。

弹性模量

在脊柱融合的早期阶段，力学载荷是平衡骨形成和骨吸收的关键因素。各种植入物和内固定器材则用来为融合部位提供初始的力学支持。为了实现这一点，这些材料必须具有与宿主组织相似的力学性能（表 34.2）[101,102]，具有利于细胞迁移和血管长入的合适孔径，具有生物相容性，并且能够耐受灭菌。聚醚醚酮（PEEK）、钛（Ti）及钛合金是脊柱融合中最常用的材料。聚醚醚酮椎间融合器具有良好的生物相容性和射线可透性，且其弹性模量低于皮质骨（表 34.2）。利用聚醚醚酮椎间融合器成功实现融合已在不同研究中得以证实。然而，与钛相比，其促进成骨细胞的迁移和黏附的性能较弱[101,102]。研究表明，在聚醚醚酮中加入羟基磷灰石（HA-PEEK）会增加材料的骨整合性能和弹性模量（高达 10.6 GPa）。钛及钛合金均具有良好的生物相容性，耐腐蚀能力强，密度低，在脊柱领域已有数十年的应用历史[101,102]。与 PEEK 相比，钛具有非常高的弹性模量（表 34.2），其弹性模量是皮质骨的 6~7 倍，这就会导致植入物下沉和植入失败。此外，钛及钛合金不具有射线可透性，未经改性的钛及钛合金具有较低的骨整合潜能。因此，为了改善其弹性模量，促进成骨细胞的内部和表面生长，人们对其进行了各种各样的改性。最常见的改性方式包括表面微观粗糙化、热化学处理以及 HA 涂层[101,102]。特别是钛的 HA 涂层在骨形成方面表现出良好的效果，提供了良好的机械稳定性和骨整合性能。

其他材料如钽、聚甲基丙烯酸甲酯（PMMA）和不锈钢也可做成脊柱植入物，但其弹性模量与自体移植骨有很大差异（表 34.2），这就会降低融合部位的力学稳定性。植入物的力学性能不仅对融合部位有重要影响，而且对相邻节段、未融合节段及椎间盘退变进程的影响也不可小觑。

表 34.2　弹性模量

组织或植入材料	模量（GPa）
皮质骨	12.8~17.7
松质骨	0.4
不锈钢	190
钛合金	116
PEEK	8.3
HA-PEEK	9.6~10.6
PMMA	2.6
HA	95

数值来源于 Ramakrishna 等[102]

自体髂移植骨的取骨技巧

前路

前路髂嵴取骨用于前路脊柱手术。松质骨或皮质松质骨可以用这种方式获得。当患者处于仰卧体位时，这种取骨方式可能更为合适，但其缺点是取骨量较少。从髂前嵴上取骨仅在移植骨需求量小于 20~30 cm³ 时适用。患者仰卧位，取骨侧臀下放置一垫块以使同侧髂前上棘突显。切口外围以无菌巾覆盖，切口应平行于髋部，至少需要保持髂前上棘 3 cm 的完整性以避免缝匠肌和腹股沟韧带附着点的损害。股外侧皮神经在这一区域可能有走行变异，应避免其损伤。取骨不应以损害髂前上棘的完整性为代价，否则在缝匠肌和股直肌的牵拉下可能会发生应力性骨折。

在髂前上棘外侧 3~4 cm 做长 3~6 cm 的弧形切口。切口向上、后方走行，位于髂嵴上或下方，以尽可能减少术后疼痛。筋膜应仔细地切开以便于在手术结束时适当闭合，因为筋膜闭合不充分会增加发生疝的风险。切开并剥离髂骨骨膜以显露皮质骨，之后用咬骨钳或骨刀穿破皮质骨。位于髂前上棘后方 5 cm 处的髂骨结节含有大量松质骨可供采集。一旦侵犯了髂骨边缘的骨皮质，就用刮匙刮取内部的植骨材料。用骨刀斜行进入髂嵴，分离髂骨内外骨板与中央部分，从而可切取一块 10 cm × 8 cm 的骨块。只剩下肌肉和骨膜附着在髂外嵴上。用缝合丝线重建内、外侧髂骨。获取三皮质移植骨需要切开更大的范围。做长 6 cm 的切口后，骨膜下剥离髂骨内外骨板。平行骨锯进入髂骨骨板，从髂前上棘后方至少 3 cm 处收集移植骨。摆动骨锯比骨刀更好，因为骨刀取骨后剩余的髂嵴会很薄弱。手术应避免侵犯位于切口内部的腹腔。此外，如不慎将髂肌从髂骨内壁剥离，还可能损伤髂腹下及髂腹股沟神经、股神经、旋髂深动脉、髂动脉。一旦髂嵴完全暴露，应仔细测量移植骨的三维尺寸，并用骨锯从矢状面规则锯开，最终可能需要将骨块从其下方的附着区截取游离出来。多种方法可用于骨表的止血，包括骨蜡或其他止血剂。如有必要，可在适当的地方放置引流管，以避免浆液瘤的形成。

后路

后路融合手术可能需要用植骨材料来补充融合结构。后路脊柱手术不需要结构移植，因为通常会使用后路内固定。后路髂嵴取骨的优点是可获得较多的移植骨。有 2 种取骨方法：一种是通过用来椎管减压的腰部中线切口取骨，另一种是在手术部位外侧做单独的切口。如果从腰中线切口取骨，则在减压部位外侧约 6 cm 处做筋膜切开。

筋膜切开可能会损伤从腰背筋膜穿出并贴近髂后上棘外侧6 cm处走行的臀上神经。电刀切开髂后上棘上方的筋膜，并通过电刀和Cobb剥离器将其从髂骨剥离。为了避免骶髂关节和从坐骨大切迹穿出的神经血管结构的医源性损伤，应至少在髂后上棘外侧4 cm处切开。在切口外部，坐骨神经、臀上神经和臀上动脉的分支在离开坐骨大切迹后向头部走行。在切口内部，应注意避免臀上动脉和输尿管的损伤。朝尾侧方向用骨刀在皮质骨表面凿一个开口，然后用刮匙或骨凿收集松质骨。抑制出血的方法是用海绵填塞或者涂上骨蜡或止血剂。骨缺损可用同种异体骨填充。

如需单独切开取骨，则患者取俯卧位，并在髂后上棘表面皮肤做一垂直切口。如果使用水平切口，应谨慎操作以避免损伤臀上神经。筋膜的剥离和移植骨的获取方法同上所述。

皮质松质骨的获取需要更多的显露。显露髂后峰的切口不应超出髂后上棘8 cm，以免损伤走行于髂峰上方的臀上神经。显露并打开髂峰表面的筋膜。通过骨膜下技术推开肌肉组织。切口不能过度向下延伸，以免损伤坐骨切迹区域的结构。

髂下入路是获得双皮质骨及松质骨的另一种方法。于髂后上棘外侧1 cm处做一个能显露上述结构的切口。可以用骨刀或骨锯来切割单皮质窗，而不是简单地凿透骨皮质表面。其余的松质骨可以通过该开口来获取。在关闭筋膜层时应注意避免损伤臀部肌肉组织。如果止血充分，则无须放置引流。

典型病例

病史

59岁女性患者，右利手，有双侧肩胛骨疼痛史，左侧重于右侧，且存在双侧T1神经支配区烧灼感。患者诉肩胛骨疼痛占80%，上肢下方T1分布区疼痛占10%，颈部疼痛占10%。上述症状大约已持续6个月。

保守治疗

患者做过一些理疗，但效果不明显。后2次接受硬膜外类固醇注射治疗：第一次注射是在C5~C6节段，肩胛骨疼痛得到了2天的完全缓解。第二次是在C7~T1节段，对于缓解上肢灼烧感的效果持续了1周左右。

体格检查

除双侧C7和T1神经分布区感觉减退外，其余无明显异常体征。

影像学检查

术前侧位片显示多节段颈椎病变，包括C5~T1椎间隙塌陷（图34.2）。MRI显示C5~T1椎间盘突出并导致椎管狭窄（图34.3）。C7~T1椎间盘脱出，并向尾侧移位。

手术治疗

由于症状严重且保守治疗失败，该患者选择手术治疗。手术方案为颈前路C5~T1椎间盘切除并自体髂移植骨椎间融合。自体骨通过髂部小切口获取，椎间隙植入装填有自体松质骨的PEEK椎间融合器（图34.4，34.5）。

结果

手术治疗后疼痛即刻减轻，手部感觉也逐渐恢复。颈椎平片提示椎间融合发生，并于术后6~12个月完全融合（图34.6，34.7）

技术要点

- 自体骨移植（通常取自髂骨峰）是唯一具备骨形成所需的3个特性的骨移植材料：骨引导性、骨诱导性和成骨特性。

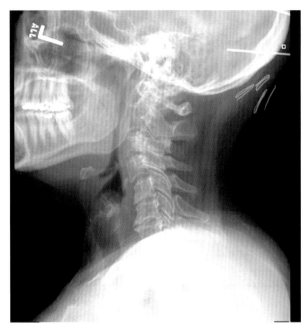

图34.2 术前侧位片示多节段脊椎病伴C5~T1椎间盘间隙塌陷

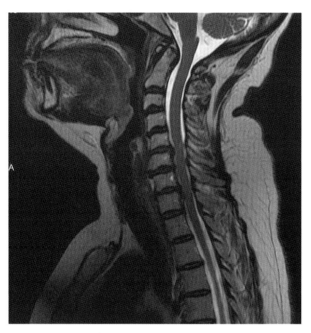

图34.3 术前MRI示C5~T1椎间盘突出导致椎管狭窄，C7~T1椎间盘脱出，并向尾侧移位

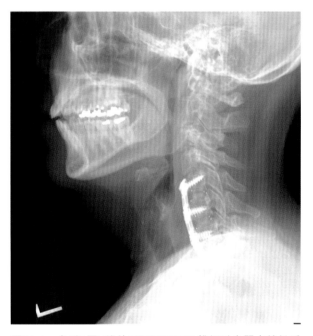

图34.4 术后2周X线片可显示PEEK 椎间融合器内的松质骨

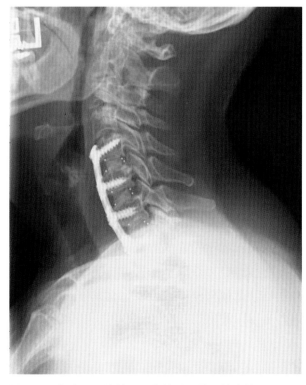

图34.5 术后6周X线片显示自体移植骨开始成熟

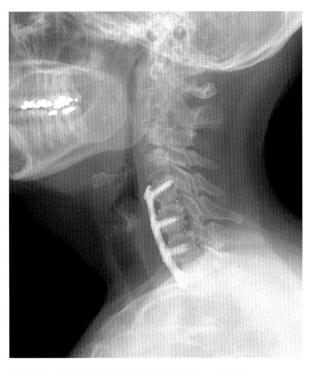

图34.6　术后6个月X线片显示移植骨继续成熟

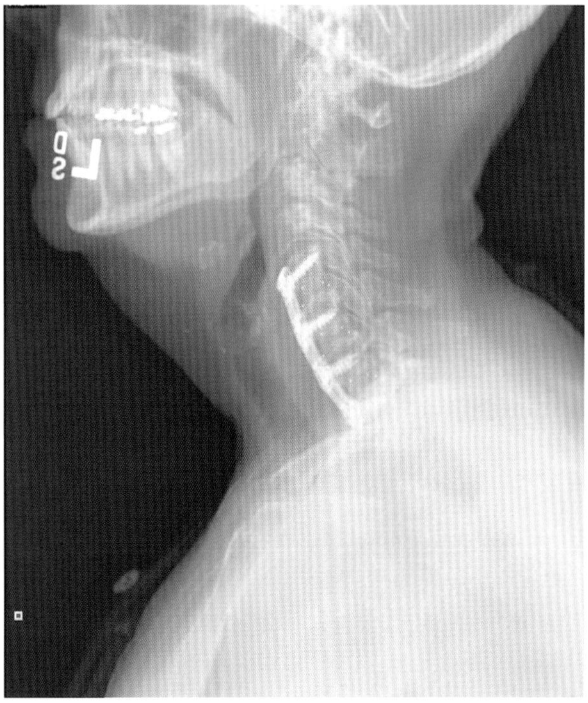

图34.7　术后1年X线片示C5~T1发生坚固的椎间融合

- 移植骨可以作为移植替代材料、移植填充材料或移植增强材料。
- 同种异体骨可以是新鲜的、新鲜冷冻的或冻干的，这取决于获取和制备过程。
- 生物陶瓷可大量获取，其具有适合细胞和血管生长的孔径，但却缺乏力学稳定性。
- 骨髓抽取液含有细胞和生长因子，但其质量因供者年龄和病史而异。
- 局部冲洗要在骨皮质剥脱之前进行，从而可以把骨碎片保留在该区域以促进骨愈合。不需要冲洗掉那些细小的移植骨颗粒。
- 只剥去相应结构上的背层皮质，暴露出能促进骨质附着的松质骨，没有必要剥去那些好的松质骨，不要对想要保留的松质骨过度去皮质。
- 尽可能多地暴露松质骨，尽可能多地剥除皮质骨，为新骨愈合创造尽可能大的表面积。不仅仅要暴露横突，而且要尽可能多地暴露关节突关节。

- 尽可能多地将移植骨放置在去皮质的松质骨上。不要让它停留在椎旁肌上，而是把移植骨放在需要骨质附着的位置，避免阻碍骨桥的形成。
- 剔除局部移植骨上的残存软组织，这些附着在移植骨上的软组织微块会抑制骨形成过程。
- 将最好的移植材料放置在去皮质移植骨床上。
- 在选择特定植骨材料之前，仔细审查能够支持其有效性的证据。支持证据通常是不足的或者它的体外研究有效数据并没有转化为真正有效的临床证据。

结论

各种移植材料联合或替代自体移植骨已广泛应用于脊柱融合手术。尽管已有文献报道它们可以作为植骨替代材料，但尚缺乏强有力的临床前研究和临床研究。了解各种同种异体移植骨的生物学特性对于成功的脊柱融合至关重要。而且，在选择植骨材料时必须谨慎，并充分考虑相关因素，如患者的年龄、合并疾病、手术类型和融合节段数等。

参考文献

1. Global Burden of Disease Study 2013 Collaborators. Global, regional, and national incidence, prevalence, and years lived with disability for 301 acute and chronic diseases and injuries in 188 countries, 1990–2013: a systematic analysis for the Global Burden of Disease Study 2013. Lancet. 2015;386(9995):743–800.

2. Chun DS, Baker KC, Hsu WK. Lumbar pseudarthrosis: a review of current diagnosis and treatment. Neurosurg Focus. 2015;39(4):E10. 3. McAnany SJ, Baird EO, Overley SC, Kim JS, Qureshi SA, Anderson PA. A meta-analysis of the clinical and fusion results following treatment of symptomatic cervical pseudarthrosis. Global Spine J. 2015;5(2):148–55.

4. Raizman NM, O'Brien JR, Poehling-Monaghan KL, Yu WD. Pseudarthrosis of the spine. J Am Acad Orthop Surg. 2009;17(8):494–503.

5. Muschler GF, Takigami H, Nakamoto C. Principles of bone fusion. In: Herkowitz HN, Garfin SR, Eismont FJ, Bell GR, Balderston RA, editors. Rothman-Simeone the spine. 5th ed. Philadelphia: Elsevier Saunders; 2006. p. 385–98.

6. Miyazaki M, Tsumura H, Wang JC, Alanay A. An update on bone substitutes for spinal fusion. Eur Spine J. 2009;18(6):783–99.

7. Sandhu HS, Grewal HS, Parvataneni H. Bone grafting for spinal fusion. Orthop Clin North Am. 1999;30(4):685–98.

8. Zermatten P, Wettstein M. Iliac wing fracture following graft harvesting from the anterior iliac crest: literature review based on case report. Orthop Traumatol Surg Res. 2012;98(1):114–7.

9. Myeroff C, Archdeacon M. Autogenous bone graft: donor sites and techniques. J Bone Joint Surg Am. 2011;93(23):2227–36.

10. Arrington ED, Smith WJ, Chambers HG, Bucknell AL, Davino NA. Complications of the iliac crest bone graft harvesting. Clin Orthop Relat Res. 1996;329:300–9.

11. Goulet JA, Senunas LE, DeSilva GL, Greenfield ML. Autogenous iliac crest bone graft. Complications and functional assessment. Clin Orthop Relat Res. 1997;339:76–81.

12. Younger EM, Chapman MW. Morbidity at bone graft donor sites. J Orthop Trauma. 1989;3(3):192–5.

13. Stevenson S. Biology of bone grafts. Orthop Clin North Am. 1999;30(4):543–52.

14. Roberts TT, Rosenbaum AJ. Bone grafts, bone substitutes and orthobiologics: the bridge between basic science and clinical advancements in fracture healing. Organogenesis. 2012;8(4):114–24.

15. Herkowitz HN, Kurz LT. Degenerative lumbar spondylolisthesis with spinal stenosis. A prospective study comparing decompression with decompression and intertransverse process arthrodesis. J Bone Joint Surg Am. 1991;73(6):802–8.

16. Fischgrund JS, Mackay M, Herkowitz HN, Brower R, Montgomery DM, Kurz LT. 1997 Volvo award winner in clinical studies. Degenerative lumbar spondylolisthesis with spinal stenosis: a prospective, randomized study comparing decompressive laminectomy and arthrodesis with and without spinal instrumentation. Spine (Phila Pa 1976). 1997;22(24):2807–12.

17. Kornblum MB, Fischgrund JS, Herkowitz HN, Abraham DA, Berkower DL, Ditkoff JS. Degenerative lumbar spondylolisthesis with spinal stenosis: a prospective long-term study comparing fusion and pseudarthrosis. Spine (Phila Pa 1976). 2004;29(7):726–33.

18. Song KJ, Kim GH, Choi BY. Efficacy of PEEK cages and plate augmentation in three-level anterior cervical fusion of elderly patients. Clin Orthop Surg. 2011;3(1):9–15.

19. Burwell RG. The fate of bone grafts. In: Apley AG, editor. Recent advances in orthopaedics. London: Churchill Livingstone; 1969. p. 115–207.

20. Enneking WF, Burchardt H, Puhl JJ, Piotrowski G. Physical and biological aspects of repair in dog cortical-bone transplants. J Bone Joint Surg Am. 1975;57(2):237–52.

21. Khan SN, Cammisa FP Jr, Sandhu HS, Diwan AD, Girardi FP, Lane JM. The biology of bone grafting. J Am Acad Orthop Surg. 2005;13(1):77–86.

22. Gore DR, Sepic SB. Anterior cervical fusion for degenerated or protruded discs. A review of one hundred forty-six patients. Spine (Phila Pa 1976). 1984;9(7):667–71.

23. Krag MH, Robertson PA, Johnson CC, Stein AC. Anterior cervical fusion using a modified tricortical bone graft: a radiographic analysis of outcome. J Spinal Disord. 1997;10(5):420–30.

24. Mutoh N, Shinomiya K, Furuya K, Yamaura I, Satoh H. Pseudarthrosis and delayed union after anterior cervical fusion. Int Orthop. 1993;17(5):286–9.

25. Zdeblick TA, Ducker TB. The use of freeze-dried allograft bone for anterior cervical fusions. Spine (Phila Pa 1976). 1991;16(7):726–9.

26. Wright IP, Eisenstein SM. Anterior cervical discectomy and fusion without instrumentation. Spine (Phila Pa 1976). 2007;32(7):772–4.

27. Samartzis D, Shen FH, Matthews DK, Yoon ST, Goldberg EJ, An HS. Comparison of allograft to autograft in multilevel anterior cervical discectomy and fusion with rigid plate fixation. Spine J. 2003;3(6):451–9.

28. Stevenson S, Horowitz M. The response to bone allografts. J Bone Joint Surg Am. 1992;74:939–50.

29. Hamer AJ, Strachan JR, Black MM, et al. Biomechanical properties of cortical allograft bone using a new method of bone strength measurement: a comparison of fresh, freshfrozen, and irradiated bone. J Bone Joint Surg Br. 1996;78:363–8.

30. Tomford WW. Transmission of disease through transplantation of musculoskeletal allografts. J Bone Joint Surg Am. 1995;77:1742–54.

31. Mroz TE, Joyce MJ, Lieberman IH, Steinmetz MP, Benzel EC, Wang JC. The use of allograft bone in spine surgery: is it safe? Spine J. 2009;9(4):303–8.

32. Cloward RB. The anterior approach for removal of ruptured cervical discs. J Neurosurg. 1958;15:602.

33. Brown MD, Malinin TI, Davis PB. A roentgenographic evaluation of frozen allografts versus autografts in anterior cervical spine fusions. Clin Orthop. 1976;119:231–6.

34. Jagannathan J, Shaffrey CI, Oskouian RJ, Dumont AS, Herrold C, Sansur CA, Jane JA. Radiographic and clinical outcomes following single-level anterior cervical discectomy and allograft fusion without plate placement or cervical collar. J Neurosurg Spine. 2008;8(5):420–8.

35. Young WF, Rossenwasser RH. An early comparative analysis of the use of fibular allograft versus autologous iliac crest graft for interbody fusion after anterior cervical discectomy. Spine. 1993;18:1123–4.

36. Kozak JA, Heilman AE, O'Brian JP. Anterior lumbar fusion options: techniques and graft materials. Clin Orthop. 1994;300:45–51.

37. Thalgott JS, Fogarty ME, Giuffre JM, Christenson SD, Epstein AK, Aprill C. A prospective, randomized, blinded, single-site study to evaluate the clinical and radiographic differences between frozen and freeze-dried allograft when used as part of a circumferential anterior lumbar interbody fusion procedure. Spine (Phila Pa 1976). 2009;34(12):1251–6.

38. Butterman GR, Glazer PA, Hu SS, Bradford DS. Revision of failed lumbar fusions. A comparison of anterior autograft and allograft. Spine. 1997;22:2748–55.

39. Jones KC, Andrish J, Kuivila T, Gurd A. Radiographic outcomes using freeze-dried cancellous allograft bone for posterior spinal fusion in pediatric idiopathic scoliosis. J Pediatr Orthop. 2002;22(3):285–9.

40. Knapp DR Jr, Jones ET, Blanco JS, Flynn JC, Price CT. Allograft bone in spinal fusion for adolescent

idiopathic scoliosis. J Spinal Disord Tech. 2005;18(Suppl):S73–6.

41. Tay BK, Patel VV, Bradford DS. Calcium sulfate and calcium phosphate- based bone substitutes. Mimicry of the mineral phase of bone. Orthop Clin North Am. 1999;30:615–23.

42. Jarcho M. Calcium phosphate ceramics as hard tissue prosthetics. Clin Orthop. 1981;157:259–78.

43. Buser Z, Brodke DS, Youssef JA, Meisel HJ, Myhre SL, Hashimoto R, Park JB, Tim Yoon S, Wang JC. Synthetic bone graft versus autograft or allograft for spinal fusion: a systematic review. J Neurosurg Spine. 2016;27:1–8. [Epub ahead of print]

44. Lee JH, Hwang CJ, Song BW, Koo KH, Chang BS, Lee CK. A prospective consecutive study of instrumented posterolateral lumbar fusion using synthetic hydroxyapatite (BongrosHA) as a bone graft extender. J Biomed Mater Res A. 2009;90:804–10.

45. Hsu CJ, Chou WY, Teng HP, Chang WN, Chou YJ. Coralline hydroxyapatite and laminectomy-derived bone as adjuvant graft material for lumbar posterolateral fusion. J Neurosurg Spine. 2005;3:271–5.

46. Acharya NK, Kumar RJ, Varma HK, Menon VK. Hydroxyapatite-bioactive glass ceramic composite as stand-alone graft substitute for posterolateral fusion of lumbar spine: a prospective, matched, and controlled study. J Spinal Disord Tech. 2008;21:106–11.

47. Yoshii T, Yuasa M, Sotome S, Yamada T, Sakaki K, Hirai T, Taniyama T, Inose H, Kato T, Arai Y, Kawabata S, Tomizawa S, Enomoto M, Shinomiya K, Okawa A. Porous/dense composite hydroxyapatite for anterior cervical discectomy and fusion. Spine (Phila Pa 1976). 2013;38(10):833–40.

48. Dai LY, Jiang LS. Single-level instrumented posterolateral fusion of lumbar spine with beta-tricalcium phosphate versus autograft: a prospective, randomized study with 3-year follow-up. Spine (Phila Pa 1976). 2008;33:1299–304.

49. Kong S, Park JH, Roh SW. A prospective comparative study of radiological outcomes after instrumented posterolateral fusion mass using autologous local bone or a mixture of beta-tcp and autologous local bone in the same patient. Acta Neurochir (Wien). 2013;155:765–70.

50. Moro-Barrero L, Acebal-Cortina G, Suárez-Suárez M, Pérez-Redondo J, Murcia-Mazón A, López-Muñiz A. Radiographic analysis of fusion mass using fresh autologous bone marrow with ceramic composites as an alternative to autologous bone graft. J Spinal Disord Tech. 2007;20:409–15.

51. Neen D, Noyes D, Shaw M, Gwilym S, Fairlie N, Birch N. Healos and bone marrow aspirate used for lumbar spine fusion: a case controlled study comparing Healos with autograft. Spine (Phila Pa 1976). 2006;31:E636–40.

52. Cho DY, Lee WY, Sheu PC, Chen CC. Cage containing a biphasic calcium phosphate ceramic (Triosite) for the treatment of cervical spondylosis. Surg Neurol. 2005;63:497504.

53. Alexander DI, Manson NA, Mitchell MJ. Efficacy of calcium sulfate plus decompression bone in lumbar and lumbosacral spinal fusion: preliminary results in 40 patients. Can J Surg. 2001;44:262–6.

54. Chen WJ, Tsai TT, Chen LH, Niu CC, Lai PL, Fu TS, McCarthy K. The fusion rate of calcium sulfate with local autograft bone compared with autologous iliac bone graft for instrumented short-segment spinal fusion. Spine (Phila Pa 1976). 2005;30:2293–7.

55. Niu CC, Tsai TT, Fu TS, Lai PL, Chen LH, Chen WJ. A comparison of posterolateral lumbar fusion comparing autograft, autogenous laminectomy bone with bone marrow aspirate, and calcium sulphate with bone marrow aspirate: a prospective randomized study. Spine (Phila Pa 1976). 2009;34:2715–9.

56. Licina P, Coughlan M, Johnston E, Pearcy M. Comparison of silicate-substituted calcium phosphate (Actifuse) with recombinant human bone morphogenetic protein-2 (infuse) in posterolateral instrumented lumbar fusion. Global Spine J.

2015;5(6):471–8.

57. Nandyala SV, Marquez-Lara A, Fineberg SJ, Pelton M, Singh K. Prospective, randomized, controlled trial of ilicate-substituted calcium phosphate versus rhBMP-2 in a minimally invasive transforaminal lumbar interbody fusion. Spine (Phila Pa 1976). 2014;39(3):185–91.

58. Salih E, Wang J, Mah J, Fluckiger R. Natural variation in the extent of phosphorylation of bone phosphoproteins as a function of in vivo new bone formation induced by demineralized bone matrix in soft tissue and bony environments. Biochem J. 2002;364(Pt 2):465–74.

59. Blum B, Moseley J, Miller L, Richelsoph K, Haggard W. Measurement of bone morphogenetic proteins and other growth factors in demineralized bone matrix. Orthopedics. 2004;27(1 Suppl):s161–5.

60. Lee YP, Jo M, Luna M, Chien B, Lieberman JR, Wang JC. The efficacy of different commercially available demineralized bone matrix substances in an athymic rat model. J Spinal Disord Tech. 2005;18:439–44.

61. Peterson B, Whang PG, Iglesias R, Wang JC, Lieberman JR. Osteoinductivity of commercially available demineralized bone matrix. Preparations in a spine fusion model. J Bone Joint Surg Am. 2004;86-A:2243–50.

62. Wang JC, Alanay A, Mark D, Kanim LE, Campbell PA, Dawson EG, Lieberman JR. A comparison of commercially available demineralized bone matrix for spinal fusion. Eur Spine J. 2007;16:1233–40.

63. Choi Y, Oldenburg FP, Sage L, Johnstone B, Yoo JU. A bridging demineralized bone implant facilitates posterolateral lumbar fusion in New Zealand white rabbits. Spine. 2007;32:36–41.

64. Louis-Ugbo J, Murakami H, Kim HS, Minamide A, Boden SD. Evidence of osteoinduction by Grafton demineralized bone matrix in nonhuman primate spinal fusion. Spine. 2004;29:360–6.

65. Martin GJ Jr, Boden SD, Titus L, Scarborough NL. New formulations of demineralized bone matrix as a more effective graft alternative in experimental posterolateral lumbar spine arthrodesis. Spine. 1999;24:637–45.

66. Girardi FP, Cammisa FP Jr. The effect of bone graft extenders to enhance the performance of iliac crest bone grafts in instrumented lumbar spine fusion. Orthopedics. 2003;26:s545–8.

67. Sassard WR, Eidman DK, Gray PM, Block JE, Russo R, Russell JL, Taboada EM. Augmenting local bone with Grafton demineralized bone matrix for posterolateral lumbar spine fusion: avoiding second site autologous bone harvest. Orthopedics. 2000;23:1059–64.

68. Cammisa FP Jr, Lowery G, Garfin SR, Geisler FH, Klara PM, McGuire RA, Sassard WR, Stubbs H, Block JE. Two-year fusion rate equivalency between Grafton DBM gel and autograft in posterolateral spine fusion: a prospective controlled trial employing a side-by-side comparison in the same patient. Spine. 2004;29:660–6.

69. Vaccaro AR, Stubbs HA, Block JE. Demineralized bone matrix composite grafting for posterolateral spinal fusion. Orthopedics. 2007;30:567–70.

70. An HS, Simpson JM, Glover JM, Stephany J. Comparison between allograft plus demineralized bone matrix versus autograft in anterior cervical fusion. A prospective multicenter study. Spine. 1995;20:2211–6.

71. Park HW, Lee JK, Moon SJ, Seo SK, Lee JH, Kim SH. The efficacy of the synthetic interbody cage and Grafton for anterior cervical fusion. Spine (Phila Pa 1976). 2009;34(17):E591–5.

72. Moon HJ, Kim JH, Kim JH, Kwon TH, Chung HS, Park YK. The effects of anterior cervical discectomy and fusion with stand-alone cages at two contiguous levels on cervical alignment and outcomes. Acta Neurochir. 2011;153(3):559e65.

73. Lu SS, Zhang X, Soo C, Hsu T, Napoli A, Aghaloo T, Wu BM, Tsou P, Ting K, Wang JC. The osteoinductive properties of Nell-1 in a rat spinal fusion model. Spine J. 2007;7:50–60.

74. Weiner BK, Walker M. Efficacy of autologous growth factors in lumbar intertransverse fusions.

Spine. 2003;28:1968–70.

75. Carreon LY, Glassman SD, Anekstein Y, Puno RM. Platelet gel (AGF) fails to increase fusion rates in instrumented posterolateral fusions. Spine. 2005;30:E243–6.

76. Hee HT, Majd ME, Holt RT, Myers L. Do autologous growth factors enhance transforaminal lumbar interbody fusion? Eur Spine J. 2003;12:400–7.

77. Jenis LG, Banco RJ, Kwon B. A prospective study of autologous growth factors (AGF) in lumbar interbody fusion. Spine J. 2006;6(1):14–20.

78. Muschler GF, Nitto H, Boehm CA, Easley KA. Ageand gender-related changes in the cellularity of human bone marrow and the prevalence of osteoblastic progenitors. J Orthop Res. 2001;19(1):117–25.

79. Muschler GF, Boehm CA, Easley K. Aspiration to obtain osteoblast progenitor cells from human bone marrow: the influence of aspiration volume. J Bone Joint Surg Am. 1997;79(11):1699–709.

80. Taghavi CE, Lee KB, Keorochana G, Tzeng ST, Yoo JH, Wang JC. Bone morphogenetic protein-2 and bone marrow aspirate with allograft as alternatives to autograft in instrumented revision posterolateral lumbar spinal fusion: a minimum two-year follow-up study. Spine (Phila Pa 1976). 2010;35(11):1144–50.

81. Khashan M, Inoue S, Berven SH. Cell based therapies as compared to autologous bone grafts for spinal arthrodesis. Spine (Phila Pa 1976). 2013;38(21):1885–91.

82. Urist MR. Bone: formation by auto induction. Science. 1965;150:893–9.

83. Wozney JM. Overview of bone morphogenetic proteins. Spine (Phila Pa 1976). 2002;27:S2–8.

84. Graff JM, Bansal A, Melton DA. Xenopus MAD proteins transduce distinct subsets of signals for the TGF beta superfamily. Cell. 1996;85:479–87.

85. Boden SD, Kang J, Sandhu H, Heller JG. Use of recombinant human bone morphogenetic protein-2 to achieve posterolateral lumbar spine fusion in humans: a prospective, randomized clinical pilot trial. Spine. 2002;27:2662–73.

86. Burkus JK, Gornet MF, Dickman CA, Zdeblick TA. Anterior lumbar interbody fusion using rhBMP-2 with tapered interbody cages. J Spinal Disord Tech. 2002;15:337–49.

87. Ong KL, Villarraga ML, Lau E, et al. Off-label use of bone morphogenetic proteins in the United States using administrative data. Spine. 2010;35:1794–800.

88. Bozic K. ORS clinical research forum, AAOS meeting 2/6/12.

89. FDA Public Health Notification. Life-threatening complications associated with recombinant human bone morphogenetic protein in cervical spine fusion, issued July 1, 2008.

90. Mroz TE, Wang JC, Hashimoto R, et al. Complications related to osteobiologics use in spine surgery: a systematic review. Spine. 2010;35:S86–S104.

91. Carragee EJ, Hurwitz EL, Weiner BK. A critical review of recombinant human bone morphogenetic protein-2 trials in spinal surgery: emerging safety concerns and lessons learned. Spine J. 2011;11:471–91.

92. Fu R, Selph S, McDonagh M, et al. Effectiveness and harms of recombinant human bone morphogenetic protein-2 in spine fusion: a systematic review and meta-analysis. Ann Intern Med. 2013;158(12):890–902.

93. Simmonds MC, Brown J, Heirs MK, et al. Safety and effectiveness of recombinant human bone morphogenetic protein-2 for spinal fusion. Ann Intern Med. 2013;158(12):877–89.

94. Huang J-W, Lin S-S, Chen L-H, et al. The use of fluorescence-labeled mesenchymal stem cells in poly(lactideco-glycolide)/hydroxyapatite/collagen hybrid graft as a bone substitute for posterolateral spinal fusion. J Trauma. 2011;70(6):1495–502.

95. Abbah SA, Lam CX, Ramruttun AK, Goh JC, Wong H-K. Fusion performance of low-dose recombinant human bone morphogenetic protein 2

and bone marrow derived multipotent stromal cells in biodegradable scaffolds: a comparative study in a large animal model of anterior lumbar interbody fusion. Spine. 2011;36(21):1752–9.

96. Lopez MJ, McIntosh KR, Spencer ND, et al. Acceleration of spinal fusion using syngeneic and allogeneic adult adipose derived stem cells in a rat model. J Orthop Res. 2009;27(3):366–73.

97. Wang JC, Kanim LE, Yoo S, Campbell PA, Berk AJ, Lieberman JR. Effect of regional gene therapy with bone morphogenetic protein-2-producing bone marrow cells on spinal fusion in rats. J Bone Joint Surg Am. 2003;85-A(5):905–11.

98. Miyazaki M, Zuk PA, Zou J, Yoon SH, Wei F, Morishita Y, Sintuu C, Wang JC. Comparison of human mesenchymal stem cells derived from adipose tissue and bone marrow for ex vivo gene therapy in rat spinal fusion model. Spine (Phila Pa 1976). 2008;33(8):863–9.

99. Nakajima T, Iizuka H, Tsutsumi S, Kayakabe M, Takagishi K. Evaluation of posterolateral spinal fusion using mesenchymal stem cells: differences with or without osteogenic differentiation. Spine. 2007;32(22):2432–6.

100. Barba M, Cicione C, Bernardini C, Campana V, Pagano E, Michetti F, Logroscino G, Lattanzi W. Spinal fusion in the next generation: gene and cell therapy approaches. ScientificWorldJournal. 2014; 2014:406159. doi:10.1155/2014/406159. eCollection 2014

101. Rao PJ, Pelletier MH, Walsh WR, Mobbs RJ. Spine interbody implants: material selection and modification, functionalization and bioactivation of surfaces to improve osseointegration. Orthop Surg. 2014;6(2):81–9. doi:10.1111/os.12098.

102. Ramakrishna SMJ, Wintermantel E, Leong KW. Biomedical applications of polymer- composite materials: a review. Compos Sci Technol. 2001;61:1189–224.

骨融合基础 35

作者：Joseph A. Weiner, Wellington K. Hsu
译者：王月田　审校：孙浩林

引言

骨再生是许多骨科手术的关键过程，如骨折修复、截骨术和脊柱融合术。了解骨愈合的分子和细胞机制对骨科医生是至关重要的，医生在手术时必须确保骨修复关键部分的存在。脊柱融合术常用于治疗脊柱创伤、畸形和复杂的退变性疾病。据估计，美国每年进行41.3万例融合手术，比1998年增加了2.4倍[1]。脊柱手术的成功取决于其稳定性的重建。虽然脊柱内固定可以提供暂时的稳定，但为了获得持久的稳定，必须形成骨性愈合。

脊柱手术的长期临床效果不理想及10年再手术率增加常与融合失败或假关节形成有关[2,3]。最近报道腰椎融合的假关节发生率从5%到48%不等[4~6]，3个或更多节段的脊柱融合手术，其假关节发生率更高[7]。颈椎前路椎间盘切除融合术（ACDF）后不愈合的发生率与融合节段数、同种异体骨类型和手术技巧有关。据报道，单节段ACDF的不愈合率为0~20%，而多节段融合的不愈合率可超过60%[8]。由于脊柱融合手术量不断增加，外科医生必须了解可能导致此种并发症的病理生理过程。本章将回顾骨愈合的基本生物学和生理学原理，以帮助脊柱外科医生选择最有效的技术来实现成功的脊柱融合固定。此外，我们将简要探讨在假关节形成的治疗和预防方面有前景的研究领域。

骨基础科学

骨解剖学和组织学

骨是由代谢活跃的细胞与坚硬的矿化基质结构组成的一种动态生物组织。理解骨组织的解剖结构和组织学之间的关系对于理解骨愈合和融合过程至关重要。在细胞水平，骨由4种主要细胞类型组成：成骨前体细胞（干细胞）、成骨细胞、破骨细胞和骨细胞[9~11]。骨髓腔内含有许多其他类型的细胞，它们对造血至关重要。成骨祖细胞是间充质干细胞的分化产物，它是骨组织的细胞储备。它们存在于骨膜内层，骨膜包裹着骨的外表面，而骨膜内层沿着密质骨的髓质表面排列。同样，这些成骨祖细胞也存在于椎体内沿骨小梁表面排列的骨内膜中。

成骨细胞是由成骨前体细胞分化而来的成熟的骨形成细胞。它们可分泌类骨质，且随后类骨质发生矿化以增加强度和硬度。随着类骨质的沉积，成骨细胞便被包埋入类骨质中并分化为骨细胞，而停留在骨表面的成骨细胞则与破骨细胞共同参与骨转换过程。每个骨细胞的细胞质均通过骨小管延伸至血管和其他骨细胞，形成一个重要的网络，从而确保骨组织的活性。骨细胞参与细胞外钙和磷的浓度的调控，并对局部环境做出反应，通过细胞间的相互作用而参与适应性的重塑过程[12~14]。

破骨细胞由巨噬细胞分化而来，是由激素和细胞机制控制的多核骨吸收细胞。这些细胞以锥形切割方式通过释放分解代谢酶来溶解骨和钙化软骨的无机和有机基质。这一过程导致骨表面形成浅蚀坑，称为 Howship 腔隙。成骨细胞和破骨细胞活性之间的微妙平衡调节着骨的代谢转换。当这一平衡被打破，像 Paget 病等疾病就会发生。

骨代谢

骨代谢受多种激素因子和局部调质的持续调控，许多调控在脊柱融合过程中对骨愈合起着关键作用。有 3 种激素在钙—磷稳定和骨代谢过程中起关键作用，分别是甲状旁腺激素、维生素 D 和降钙素。甲状旁腺激素能增加血清游离钙，维持机体细胞外钙水平相对稳定[15~17]。有趣的是虽然甲状旁腺激素通常被视为一种骨分解代谢激素，但当间歇性地以低剂量分泌时，它却能强有力地刺激成骨细胞的增殖分化、抑制成骨细胞凋亡、削弱过氧化物酶体增殖物激活受体 γ（PPAR γ）对成骨细胞的抑制作用，从而促进皮质骨和松质骨的生长[15]。

降钙素是甲状腺滤泡旁细胞分泌的一种肽类激素，其作用是拮抗甲状旁腺激素的活性。血清钙水平升高促使降钙素释放以降低血钙浓度到稳态水平。具体来说，降钙素通过 4 种机制降低血钙水平：抑制肠道对钙的吸收，抑制破骨细胞活性，刺激成骨细胞活性，抑制肾小管细胞对钙的重吸收[18,19]。

研究发现维生素 D 受体（VDR）几乎存在于所有组织中，最近又在整个基因组中发现了数千个 VDR 结合位点，大大提高了人们对维生素 D 及其对多种生物过程影响的研究兴致[20,21]。在骨代谢领域，维生素 D 的作用是明确的。维生素 D 刺激小肠和肾脏的钙结合蛋白，协助活性钙的转运[22]。维生素 D 对类骨质的矿化过程也至关重要[21]。维生素 D、甲状旁腺激素和降钙素的相互作用有助于维持骨代谢的稳态，这一过程对类骨质的矿化及术后正常的骨愈合至关重要。

骨愈合的原理

虽然了解骨代谢的过程十分重要，但却不能完全解释骨折或融合手术后的骨愈合过程。骨愈合取决于 4 个要素：骨诱导性刺激、骨引导基质、成骨细胞来源和血管供应（图 35.1）。力学环境

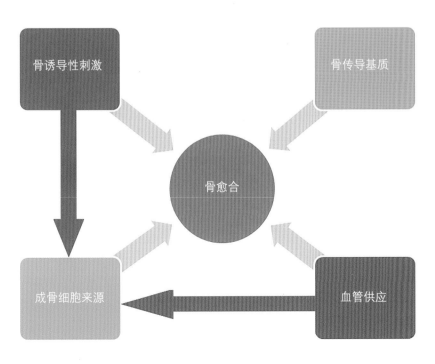

图35.1 **骨愈合的关键因素。**骨愈合需要4个因素的相互作用：骨诱导刺激、骨传导基质、成骨细胞来源和血管供应

也很重要，因为骨骼重塑过程会受到负荷的影响（Wolff 定律）。以上任何一个关键因素缺失，新骨形成就会显著减少[23,24]。

成骨诱导是指募集未成熟成骨前体细胞并刺激其分化为成骨细胞的过程。这个过程需要刺激因子来触发前体细胞分化为成熟的成骨细胞，这种刺激因子通常为血小板、巨噬细胞和成纤维细胞受到骨损伤刺激后释放的局部生长因子[25,26]。重要的生长因子调质包括骨形态发生蛋白、成纤维细胞生长因子（FGF）、胰岛素样生长因子（IGF）、血小板源生长因子（PDGF）和转化生长因子–β（TGF–β）。研究最广泛的生长因子是骨形态发生蛋白（BMP）。BMP 是转化生长因子超家族的可溶性细胞因子，参与间充质前体细胞增殖、分化并成熟为成骨细胞的过程。目前为止，已发现了 20 多种 BMP，并且通常只在体内以微量形式出现。然而，仅 2 种重组 BMP 商品可应用于临床：rhBMP-2（INFUSE）（Medtronic-Memphis，TN）和 rhBMP-7（OP-1）（Olympus Biotech Corporation-Hopkinton，MA））[27]。BMP 通过靶细胞表面的丝氨酸—苏氨酸激酶受体发挥作用，并通过 SMAD 通路转导信号，导致核转位，进而促使成骨靶基因的表达[28,29]。

骨引导是骨基质或移植骨的物理特性，为骨愈合提供有效支撑。从生理学上讲，成骨细胞的类骨质沉积是骨折愈合过程中最初的骨引导支架。骨引导特性促使新生血管长入和成骨前体细胞浸润于融合或愈合部位。在脊柱融合时，许多骨移植材料，如自体和异体松质骨、脱钙骨基质、生物陶瓷、胶原海绵等都可以作为骨引导支架，促进新生骨的生长[7,30,31]。支架材料的抗压强度、生物相容性和孔隙大小等特性决定了其成功促进骨再生的能力[31,32]。

成骨作用指的是形成新骨的过程，通常指在移植材料中存在活的间充质干细胞、成骨细胞和骨细胞[31]。在骨愈合的早期阶段，这些细胞类型对新骨形成和骨愈合至关重要。

在脊柱手术中，成骨潜能通常依赖于融合骨床的去皮质和自体移植骨的填充——应用最为广泛的自体骨为髂移植骨和局部移植骨。去皮质过程不仅会暴露皮质下的松质骨，且会释放对于成骨祖细胞募集、分化至关重要的生长因子。这些移植骨提供了始动骨愈合过程的成骨细胞和干细胞的来源。

骨愈合过程

虽然骨折中骨损伤的机制与脊柱融合明显不同，但可以肯定的是二者的骨愈合过程极其相似[30]。骨愈合过程可分为 3 个界限不明显的阶段：早期炎症阶段、修复或增殖阶段、晚期重塑阶段[34]。炎症期在骨折血肿形成后立即开始，一般持续 1~3 天[35]。血肿是由受损骨膜和松质骨内的血管损伤破裂而引起的。炎症阶段是通过生长因子介导的级联反应，包括 TGF–β、BMP、FGF、PDGF、IGF-1、护骨素和 VEGF 等。这些因子在受伤后第一周从局部血肿内的血小板、巨噬细胞和成纤维细胞中释放出来，并始动骨诱导和骨生成过程（表 35.1）[36]。在这个关键时期，参与骨愈合的细胞从暴露的松质骨和肌肉中获得营养和氧气供应。在炎症阶段末期，骨基质的沉积会形成不成熟的骨痂组织。

在修复或增殖阶段，纤维组织增生，并在数周内未成熟的编织骨组织便替代了原始骨痂组织。更具体地说，骨折边缘的坏死骨或去皮质骨会被聚集的破骨细胞重吸收[36]。骨膜反应也将伴随血管和软性骨痂的形成而发生[37]。在骨折部位或融合床内，聚集在缺氧区域内的间充质干细胞便分化为软骨细胞。在这些区域内，软性骨痂组织将稳定地呈现出软骨的外观，并有助于骨折部位的稳定[36]。软骨细胞的生长和分化受到炎症期释放的生长因子的刺激，包括 TGF–β、BMP、FGF、PDGF 和 IGF-1。不规则编织骨通过软骨内成骨过程逐渐取代软骨组织[34]。

表 35.1　骨愈合相关的局部因子

类型	来源	作用
骨形态发生蛋白	间充质干细胞 细胞外基质 血管内皮细胞	促进间充质干细胞的募集和分化 细胞外基质的矿化
成纤维细胞生长因子	血管内皮细胞 基底膜	促细胞分裂素 促进血管化和骨骼发育
胰岛素样生长因子	肝脏 旁分泌信号	骨细胞的激活 骨组织的合成代谢
血小板源生长因子	血小板 平滑肌细胞 活化的巨噬细胞 血管内皮细胞	促进间充质细胞分裂 促进血管生成
血管内皮细胞生长因子	血管内皮细胞 平滑肌细胞	血管生成素
护骨素（TNF-α 超家族）	血管内皮细胞 平滑肌细胞 骨细胞	阻断 RANK 配体与 RANK 受体的相互作用 →促进骨形成
RANK 配体	血管内皮细胞 平滑肌细胞 骨细胞	促进破骨细胞的分化和激活

在骨修复的最后阶段，骨痂组织内不规则的编织骨将转化为板层骨。在这个过程中，破骨细胞吸收新生的编织骨而成骨细胞利用板层骨取代骨基质。重要的是这个重塑过程可恢复骨骼的机械强度和稳定性。恰当重塑的一个关键因素是施加于愈合部位的生物力学负荷。板层骨的排列与最大力轴平行，因此需要足够的力学负荷来增强成骨作用，以生成具有适当解剖构型的骨 [38]。

根据骨折固定的概念，现已证实适当的生物力学负荷对于骨愈合是必要的 [39]。当具备足够的成骨细胞和生物因子时，骨愈合过程主要受穿过骨缺损部位的机械负荷和张力大小的影响。穿过骨折或骨缺损部位的力以及固定作用促成骨折块之间的相对活动。坚强的固定减少了碎片间的相对活动，从而减少了有利于骨痂形成的刺激作用，而动态的固定则可以增加骨痂的形成。然而，不稳定的固定会使骨折碎片间的应力超过骨断裂的应力并导致骨不连 [40]。理想情况下，增殖的成骨细胞会对机械应力做出反应，且骨愈合的终产物与其替代的原始骨具有相同的生物力学特性。

骨愈合基础科学的临床应用

虽然骨愈合的基础知识可能相当复杂，但脊柱外科医生必须透彻地了解骨愈合的基本原理以及如何应用于脊柱融合患者，这一点非常重要。如上所述，脊柱融合中的骨修复是个多元过程，它需要 5 种要素：足够数量的成骨细胞、骨缺损区域的骨引导基质、融合床内的骨诱导信号、局部血液供应、理想的生物力学负荷。

骨愈合要素
1　足够数量的成骨细胞
2　骨缺损区域的骨引导基质
3　融合床内的骨诱导信号
4　局部血液供应
5　理想的生物力学负荷

这些因素中的任何一个缺失都有可能对脊柱融合产生严重的不利影响。迄今为止，已经通过实验或临床研究发现了许多直接或间接影响骨再生的全身性因素 [41~45]（表 35.2）。这些骨修复机

制的应用知识可以让外科医生最大限度地提高融合的成功率。

表 35.2　影响骨愈合的全身因素 / 条件

有利因素	不利因素
营养充足	营养不良（缺铁性贫血、负氮平衡）
维生素 D	维生素 D 缺乏
甲状旁腺激素	吸烟
降钙素	败血症
胰岛素	糖皮质激素
胰岛素样生长因子	缺钙 / 骨质疏松
睾酮	非甾体抗炎药
雌激素	阿霉素
甲状腺激素	氨甲蝶呤
维生素 A	类风湿性关节炎
生长激素	抗利尿激素分泌过多综合征
合成代谢类固醇	去势
维生素 C	

营养不良

一直以来，大家普遍认为营养状况与外科手术效果息息相关[46~48]。营养缺乏会增加并发症的发生率，延长住院时间，增加死亡风险。近年来，营养不良对骨科手术和骨愈合的影响也成为研究的热点[49]。Jensen 等研究表明，近 35% 接受择期骨科手术的患者均患有临床营养不良，其定义为血清白蛋白 <35g/L[50]。这一比例应引起脊柱外科医生的高度重视，因为它可能导致伤口延迟愈合、免疫功能下降、手术部位感染、住院时间延长和骨愈合不良等后果[51,52]。

术前对患者进行营养不良筛查可以最大限度地提高手术成功率，尤其是对那些择期接受脊柱融合治疗的患者。虽然许多方法如人体测量、皮肤抗原检测和氮平衡试验等都可用于营养评估，但临床上最常采用的评估待术患者营养状况的指标是血清白蛋白水平和淋巴细胞总数。这些测试方法实用、有效、应用广泛，且在外科患者群体中的可重复性强[53]。血清白蛋白是内脏蛋白质量的代表性指标；白蛋白水平降低是由于合成减少和分解代谢增加，且常发生于功能营养状况较差

的患者。此外，白蛋白水平降低与伤口愈合不良、术后感染、并发症、死亡率增加和免疫功能降低有关[54]。普遍认为，当机体处于营养不良状态时，白蛋白水平常低于 35 g/L[55]。此外，营养不良的严重程度与并发症的发生率有关。2016 年，Kamath 等报道，术前白蛋白 <30 g/L 的关节成形术患者术后非预期入 ICU 率为 15.4%，而白蛋白为 30~35g/L 者仅为 3.8%[56]。

同样地，营养不良还会导致淋巴细胞总数减少，而淋巴细胞总数是衡量免疫能力的一个重要指标[57]。而免疫能力的下降会增加该群体手术部位感染的风险。当前研究表明，蛋白质—热卡营养不良会导致机体处于分解代谢状态，从而降低了合成代谢的能力，包括形成新的淋巴细胞。大多数研究者认为：淋巴细胞总数低于（1.5~2）×10^9/L 表明机体处于临床营养不良状态[57]。

营养不良的纠正应当作为术前优化的一部分。其纠正方法主要是饮食咨询、高蛋白高能量的膳食强化等保守方式[58]。然而当患者保守膳食调理失败时，口服营养制剂如安素粉，可以有效改善患者的营养状况[55,59]。纠正失败的危险因素包括胃肠疾病、精神疾病或癌症等复杂的合并疾病。这些患者应在综合护理团队的帮助下进行术前优化。

维生素 D 缺乏

维生素 D 在维持骨代谢平衡中起着至关重要的作用。维生素 D 缺乏是一种存在于 33% 的健康年轻成人和超过 50% 以上的内科住院患者中的疾病[60]，可对骨骼健康产生严重的不良影响。当维生素 D 缺乏时，钙的吸收减少，甲状旁腺激素就会上调。该激素分泌失调可导致破骨细胞对骨质的吸收增加，并易导致骨质疏松、骨软化和骨折的发生[61]。

目前，人们已提高了对维生素 D 缺乏的警惕性。Bogunovic 等报道 723 名拟接受骨科手术治疗的患者中有 43% 患有维生素 D 缺乏[62]。除了易发

骨折外，过度的骨破坏吸收还可能阻碍脊柱融合所需的骨形成过程[63]。术后假关节活动会带来沉重的经济负担和一系列临床问题，因此掌握维生素 D 缺乏症的流行、评估和治疗对所有脊柱外科医生来说势在必行。

尽管维生素 D 在维持肌肉骨骼健康方面发挥十分重要的作用，但大多数脊柱外科医生并没有认识到术前检测维生素 D 水平的意义。Dipaola 等在 2009 年的一项研究显示：只有 12% 的脊柱外科医生会在实施融合手术前对患者进行代谢检验，包括血清维生素 D 水平测定，且只有 20% 的医生会将其作为假关节检查的项目之一[64]。尽管有近 70% 的脊柱疾病患者存在维生素 D 不足或缺乏，但重度疼痛患者是维生素 D 缺乏程度最重的[65,66]。在许多有关动物模型和人类自身的研究中，维生素 D 都被认为是骨折愈合的关键调节物质[67~70]。最近，Metzger 等在后外侧脊柱融合的大鼠模型中证实了维生素 D 在植骨后骨质融合中的调节作用。其研究结果表明在膳食中提高维生素 D 水平与融合骨的密度增加直接相关[71]。

鉴于维生素 D 对脊柱融合的影响和维生素 D 缺乏症的普遍存在，研究者建议将血清维生素 D 水平作为术前检测的常规项目，且文献确立的维生素 D 水平的界值（表 35.3）应该用来指导治疗[61,72]。维生素 D 缺乏的患者通常每周口服 50 000 IU 的维生素 D2（钙化醇），持续 8 周，之后进行 1 500~2 000 IU/d 的维持治疗[61]。此外，相对较短的治疗时间可以在术前完成治疗，且患者的依从性较好[73]。鉴于维生素 D 缺乏症的高患病率和低治疗风险，可以考虑每日口服 2 000 IU 的维生素 D3 来补充维生素 D。

吸烟

烟草烟雾对人体健康的影响仍然是全球骨科医生面临的一个重要问题。烟草烟雾在包括慢性阻塞性肺病（COPD）、癌症和动脉粥样硬化在内的许多疾病的发病机制中起着非常确定的作用[74,75]。最近人们认识到吸烟还会加重肌肉骨骼疾病的病情，并对骨科疾病的治疗提出了严峻的挑战[76]。除了加剧骨质疏松症、椎间盘退变性疾病和手术部位感染外，吸烟还会阻碍骨整合和骨愈合过程——导致较高的翻修手术率[77~79]。现已证明，吸烟对脊柱手术的治疗效果有显著不良影响，吸烟者腰椎假关节发生率几乎是不吸烟者的 2 倍（26.5% ：14.2%）[80]。

由于烟草烟雾中含有 4 000 多种不同的化学成分，因此要确定吸烟阻碍骨骼愈合的单一机制是十分困难的。然而，人们推测可能有几种机制参与其中。烟雾中的一氧化碳置换血红蛋白中的氧气，显著降低了血液携带氧气到骨愈合或生长部位的能力，从而阻碍了成骨细胞的增殖[81]。尼古丁是一种有效的抗炎和免疫抑制物质，现已证明其对成纤维细胞、红细胞和巨噬细胞等细胞都具有损害作用[82~84]，而不仅仅会促进血管收缩并减少相应组织的血流量[84,85]。许多其他研究表明，活性氧和其他促炎介质是导致骨代谢平衡失调、骨密度降低和骨折愈合延迟的原因[86~88]。

二噁英是烟草燃烧时产生的强致癌物，最近

表 35.3　血清 25- 羟基维生素 D [25(OH)D] 浓度与健康状况

nmol/L	ng/mL	健康状况
<30	<12	维生素 D 缺乏，导致婴幼儿佝偻病和成人骨软化症
30~50（不含 50）	12 ~ 20（不含 20）	维生素 D 不足
≥ 50	≥ 20	对骨骼和健康个体的健康是足够的
>125	>50	新证据表明如此高水平的维生素 D 会存在潜在的不利影响，尤其是 >150 nmol/L（>60 ng/mL）

的研究发现其在抑制成骨过程中起着重要作用[43]。体外和体内研究均表明，二噁英对骨有毒性作用，对骨生长和重塑、骨基质成分、机械强度和成骨细胞分化都有不利影响[89]。这些不利影响十分明显且与尼古丁无关。尽管吸烟抑制成骨细胞的确切机制尚不清楚，但目前许多外科医生将吸烟对骨愈合的负面影响归咎于尼古丁。二噁英和 AhR 通路与骨愈合抑制之间的关联为减轻这些不良影响开辟了新途径。

吸烟的不良影响已十分明确，因此脊柱外科医生在治疗吸烟者时必须谨慎。所有患者存在可变和不可变的危险因素，这些因素都会影响患者的预后。因此，术前尽可能地降低吸烟的不良影响便显得十分重要。许多人提倡在择期手术实施前严格执行戒烟计划[80,90]。术前积极戒烟 6~8 周可使术后并发症发生率降低一半，对伤口及心血管相关并发症的影响最大[90]。此外，新证据表明尼古丁可能不是抑制骨愈合的罪魁祸首[43]。因此，外科医生可考虑采用尼古丁替代疗法来提高患者对戒烟计划的依从性。鉴于吸烟的害处和戒烟的显著影响，术前咨询和参与戒烟计划便成为术前患者护理的一个重要方面。

双膦酸盐和特立帕肽

调查表明有 43.9% 的人骨量较低，据估计在美国有 4 340 万成年人有较高的骨折风险。2008 年，15.8% 的 55 岁以上女性服用双膦酸盐类药物，以增加骨密度，降低骨折风险[91]。最近，许多患者服用合成代谢药物（如特瑞帕肽）来增加骨密度。然而，由于该类合成代谢药物的成本较高，目前大多数医生仍推荐将抗分解代谢的药物作为治疗骨质疏松症的一线药物。双膦酸盐通过抑制破骨细胞的骨吸收过程，减少骨质丢失，以提高骨质强度[92,93]。然而，双膦酸盐对骨愈合的作用尚存在争议。如前所述，在骨愈合时，未成熟骨痂组织向成熟骨组织转化，破骨细胞在该过程中发挥重要作用。双膦酸盐对重塑的影响表现为非典型

股骨骨折和骨坏死等不良反应的发生[94]。虽然双膦酸盐会导致异常骨重塑，但双膦酸盐对骨愈合的整体影响还不甚清楚。最近一篇针对 8 项随机对照试验的 meta 分析表明，无论双膦酸盐应用多久，都不会导致临床骨愈合的延迟[95]。特立帕肽是一种重组的 PTH 类似物，自 2002 年以来被用于增加绝经后骨质疏松妇女的骨密度。与双膦酸盐不同，特立帕肽是一种合成代谢剂，能够刺激新骨形成。大量的动物实验表明特立帕肽可以促进骨折愈合[96,97]。现已证实，应用特立帕肽之后骨折部位骨痂组织体积、骨痂组织矿化、骨矿物质含量、骨强度和愈合成功率等方面均有显著改善[98]。然而，有关的人体试验相对有限，需要进一步研究来证实合成代谢药物对人类骨骼愈合的影响。目前，特立帕肽还用于骨折和骨不连的治疗以及外科患者的围手术期骨质优化。

电刺激

电刺激在骨愈合中的作用一直存在争议。基础科学研究表明，脉冲电磁场（PEMF）治疗可能通过激活钙—钙调蛋白通路以上调骨形态发生蛋白、转化生长因子 β 及其他细胞因子来促进骨愈合[99,100]。2016 年的一篇针对 15 项临床试验的 meta 分析表明，电刺激使影像骨不连或持续性骨不连的相对风险降低了 35%，绝对风险降低了 15%[101]。其中有 4 项试验研究发现电刺激能显著改善患者疼痛评分[101]。然而功能性数据相对有限，需要进一步随机对照试验来获取相应的有效资料。

典型病例

病史

59 岁男性患者，因 L4~L5 节段 I 度退变性椎体滑脱伴重度椎管狭窄而表现为神经源性间歇性跛行、下腰痛和臀部痛。患者为期 2 年的保守治疗失败后接受了开放减压及后外侧 L4~L5 椎体

融合手术治疗，手术效果明显，疼痛消失。术后1年患者再发后背疼痛，不伴有神经症状，站立时加重，坐位或身体前倾可暂时缓解。患者既往有高血压病史。此外，该患者有吸烟史，吸烟指数为40。对该患者进行了全面检查，包括腰椎CT等。

体格检查

体格检查提示右侧直腿抬高试验阳性（30°）。其余未见明显异常体征。

影像学检查

腰椎 MRI 显示复发性退变性滑脱（图 35.2）。腰椎 CT 显示 L4~L5 处螺钉松动及腰椎假关节（图 35.3）。

诊断

L4~L5 假关节。

治疗

告知患者假关节的危险因素，包括吸烟、营养不良和维生素 D 缺乏。患者选择参加为期 6 周的戒烟计划，并在围手术期使用尼古丁贴片。随后应用聚醚醚酮（PEEK）椎间融合器对患者进行L4~L5 外侧椎体间植骨融合（图 35.4）。

结果

患者在术后 6 个月的 CT 上有融合的影像学表现。未出现假关节的临床症状，否认持续性腰痛发生。

结论

虽然骨愈合的基础科学较为复杂，但脊柱外科医生要全面了解骨愈合的原理以及如何应用于腰椎融合患者。骨愈合需要 5 个要素：足够的成

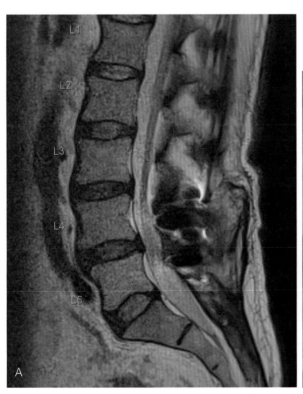
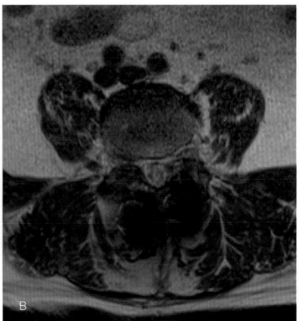

图35.2　翻修前腰椎矢状面（A）和轴位（B）MRI显示L4~L5退变性滑脱复发

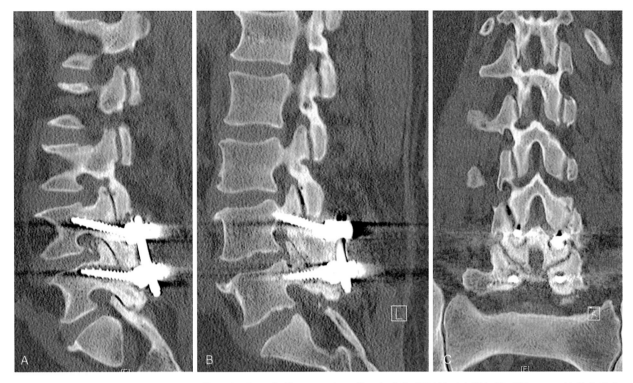

图35.3　翻修前矢状面（A，B）和冠状面（C）CT扫描显示L4和L5椎弓根螺钉周围的透光性间隙以及L4~L5假关节发生

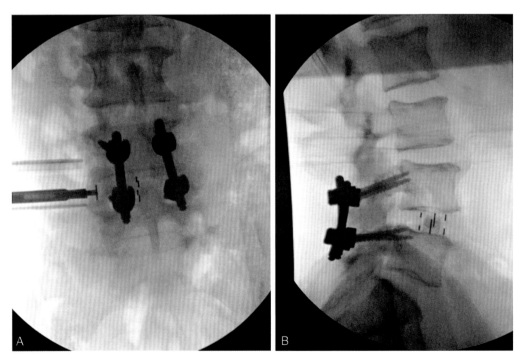

图35.4　术中正位（A）和侧位（B）透视显示外侧椎间聚醚醚酮（PEEK）椎间融合器植入后

骨细胞群、骨引导基质、骨诱导信号、局部血液供应和适当的生物力学负荷。任何一种要素的缺失都可能导致假关节发生。掌握这些基础知识，可以指导脊柱外科医生对患者进行必要的术前评估、纠正营养不良、维生素 D 缺乏症、骨质疏松症，并敦促患者戒烟，使其在术前达到最佳状态以利于融合手术。此外，医生必须了解应力、应变对骨形成的重要性，以优化融合部位的生物力学结构，以及选择合适的移植材料。最后，医生应了解一些辅助疗法促进骨愈合的生物学机制、临床作用和疗效，如脉冲电磁场刺激治疗和双膦酸盐药物治疗等。

参考文献

1. Rajaee SS, Bae HW, Kanim LEA, Delamarter RB. Spinal fusion in the United States: analysis of trends from 1998 to 2008. Spine. 2012;37(1):67–76.

2. Fischgrund JS, Mackay M, Herkowitz HN, Brower R, Montgomery DM, Kurz LT. 1997 Volvo award winner in clinical studies: degenerative lumbar Spondylolisthesis with spinal stenosis: a Prospective, randomized study comparing decompressive laminectomy and arthrodesis with and without spinal instrumentation. Spine. 1997;22(24):2807–12.

3. Kornbluo MB, Fischgrund JS, Herkowitz HN, Abraham DA, Berkower DL, Ditkoff JS. Degenerative lumbar spondylolisthesis with spinal stenosis: a prospective long-term study comparing fusion and pseudarthrosis. Spine. 2004;29(7):726–33.

4. Berjano P, Langella F Damilano M, Pejrona M, Buric J, Ismael M, Villafane JH, et al. Fusion rate following extreme lateral lumbar interbody fusion. Eur Spine J. 2015. (1432–0932 (Electronic)).

5. Grubb SA, Hj L, Suh PB. Results of surgical treatment of painful adult scoliosis. Spine (Phila Pa 1976). (0362–2436 (Print))

6. Herkowitz HN, Sidhu KS. Lumbar spine fusion in the treatment of degenerative conditions: current indications and recommendations. J Am Acad Orthop Surg. (1940–5480 (Electronic))

7. Aghdasi B, Montgomery SR, Daubs MD, Wang JC. A review of demineralized bone matrices for spinal fusion: the evidence for efficac. Surgeon J R Coll Surg Edinb Irel. 2013;11(1):39–48.

8. McAnap y SJ, Baird EO, Overley SC, Kim JS, Qureshi SA, Anderson PA. A meta-analysis of the clinical and fusion results following treatment of symptomatic cervical Pseudarthrosis. Global Spine J. 2015;5(2):148–55.

9. Pavelka M, Roth J. Bone. In: Functional ultrastructure. Vienna: Springer; 2015. p. 336–9.

10. Dickson GR. Bailg y's textbook of histology. J Anat. 1979;129((Pt 1)):189.

11. Ross MH, Pawlina W. Histology : a text and atlas: with correlated cell and molecular biology, vol. xviii. 6th ed. Philadelphia: Wolters Kluwer/ Lippincott Williams & Wilkins Health; 2011. 974p.

12. Klein-Nulend J, Nijweide PJ, Burger EH. Osteoc yte and bone structure. Curr Osteoporos Rep. 2003;1(1):5–10.

13. Franz-Odendaal TA, Hall BK, Witten PE. Buried alive: how osteoblasts become osteoc ytes. Dev Dyn Off Publ Am Assoc Anat. 2006;235(1):176–90.

14. Aarden EM, Burger EH, Nijweide PJ. Function of osteoc ytes in bone. J Cell Biochem. 1994;55(3):287–99.

15. Lombardi G, Di Somma C, Rubino M, Faggiano A, Vuolo L, Guerra E, et al. The roles of parathyroid hormone in bone remodeling: prospects for novel therapeutics. J Endocrinol Investig. 2011;34(7 Suppl):18–22.

16. Morlgy P, Whitfield JF, Willick GE. Parathyroid hormone: an anabolic treatment for osteoporosis. Curr Pharm Des. 2001;7(8):671–87.

17. Sowa H, Kaji H, Iu MF, Tsukamoto T, Sugimoto T, Chihara K. Parathyroid hormone-Smad3 axis exerts anti-apoptotic action and augments anabolic action of transforming growth factor beta in osteoblasts. J Biol Chem. 2003;278(52):52240–52.

18. Sexton PM, Findlay DM, Martin TJ. Calcitonin. Curr Med Chem. 1999;6(11):1067–93.

19. Pondel M. Calcitonin and calcitonin receptors: bone and be yond. Int J Exp Pathol. 2000;81(6):405–22.

20. Haussler MR, Jurutka PW, Mizwicki M, Norman AW. Vitamin D receptor (VDR)-mediated actions of 1alpha,25(OH)(2)vitamin D(3): genomic and non-genomic mechanisms. Best Pract Res Clin Endocrinol Metab. 2011;25(4):543–59.

21. Bikle DD. Vitamin D metabolism, mechanism of action, and clinical applications. Chem Biol. 2014;21(3):319–29.

22. Gorter EA, Hamdy NA, Appelman-Dijkstra NM, Schipper IB. The role of vitamin D in human fracture healing: a systematic review of the literature. Bone. 2014;64:288–97.

23. Stevenson S, Emery SE, Goldberg VM. Factors affecting bone graft incorporation. Clin Orthop Relat Res. 1996;324:66–74.

24. Wang X, Wang Y, Gou W, Lu Q, Peng J, Lu S. Role of mesench ymal stem cells in bone regeneration and fracture repair: a review. Int Orthop. 2013;37(12):2491–8.

25. Wang EA, Rosen V, D'Alessandro JS, Bauduy M, Cordes P, Harada T, et al. Recombinant human bone morphogenetic protein induces bone formation. Proc Natl Acad Sci U S A. 1990;87(6):2220–4.

26. Reddi AH, Cunningham NS. Initiation and promotion of bone differentiation by bone morphogenetic proteins. J Bone Miner Res Off J Am Soc Bone Miner Res. 1993;8(Suppl 2):S499–502.

27. Rihn JA, Kirkpatrick K, Albert TJ. Graft options in posterolateral and posterior interbody lumbar fusion. Spine (Phila Pa 1976). 2010;35(17):1629–39.

28. Sykaras N, Opperman LA. Bone morphogenetic proteins (BMPs): how do they function and what can they offer the clinician? J Oral Sci. 2003;45(2):57–73.

29. Hoffmann A, Gross G. BMP signaling pathways in cartilage and bone formation. Crit Rev Eukaryot Gene Expr. 2001;11(1–3):23–45.

30. Fillingham Y, Jacobs J. Bone grafts and their substitutes. Bone Joint J. 2016;98-b(1 Suppl A):6–9.

31. Khan SN, Cammisa FP Jr, Sandhu HS, Diwan AD, Girardi FP, Lane JM. The biology of bone grafting. J Am Acad Orthop Surg. 2005;13(1):77–86.

32. McKee MD. Management of segmental bon defects: the role of osteoconductive orthobiologics. J Am Acad Orthop Surg. 2006;14(10):S163–S7.

33. Boden SD, Schimandle JH, Hutton WC. An experimental lumbar intertransverse process spinal fusion model. Radiographic, histologic, and biomechanical healing characteristics. Spine (Phila Pa 1976). 1995;20(4):412–20.

34. Oryan A, Monazzah S, Bigham-Sadegh A. Bone injury and fracture healing biology . Biomed Environ Sci. 2015;28(1):57–71.

35. Mountziariu PM, Mikos AG. Modulation of the inflammatory response for enhanced bone tissue regeneration. Tissue Eng Part B Rev. 2008;14(2):179–86.

36. Kwong FN, Harris MB. Recent developments in the biology of fracture repair. J Am Acad Orthop Surg. 2008;16(11):619–25.

37. Goldhahn J, Feron JM, Kanis J, Papapoulos S, Reginster JY, Rizzoli R, et al. Implications for fracture healing of current and new osteoporosis treatments: an ESCEO consensus paper. Calcif Tissue Int. 2012;90(5):343–53.

38. LaStayo PC, Winters KM, Hardy M. Fracture healing: bone healing, fracture management, and current concepts related to the hand. J Hand Ther.Off J Am Soc Hand Ther. 2003;16(2):81–93.

39. Claes LE, Heigele CA, Neidlinger-Wilke C, Kaspar D, Seidl W, Margevicius KJ, et al. Effects of mechanical factors on the fracture healing process. Clin Orthop Relat Res. 1998;355 Suppl S132–47.

40. Goodship AE, Kenwright J. The influence of induced micromovement upon the healing of experimental tibial fractures. J Bone Joint Surg. 1985;67(4):650–5.

41. Gaston M, Simpson A. Inhibition of fracture healing. J Bone Joint Surg Br. 2007;89(12):1553–60.

42. Pountos I, Georgouli T, Blokhuis TJ, Pape HC, Giannoudis PV. Pharmacological agents and impairment of fracture healing: what is the evidence?

Injury . 2008;39(4):384–94.

43. Hsu EL, Sonn K, Kannan A, Bellary S, Yun C, Hashmi S, et al. Dioxin exposure impairs BMP-2-mediated spinal fusion in a rat arthrodesis model. J Bone Joint Surg Am. 2015;97(12):1003–10.

44. Geusens P, Emans PJ, de Jong JJ, van den Bergh J. NSAIDs and fracture healing. Curr Opin Rheumatol. 2013;25(4):524–31.

45. Einhorn TA, Boske AL, Gundberg CM, Vigorita VJ, Devlin VJ, Be yer MM. The mineral and mechanical properties of bone in chronic experimental diabetes. J Orthop Res Off Publ Orthop ResSoc. 1988;6(3):317–23.

46. Jones CM, Eaton FB. Postoperative nutritional edema. Arch Surg. 1933;27(1):159–77.

47. Khuri SF, Dalgy J, Henderson W, Barbour G, Lowry P, Irvin G, et al. The National Veterans Administration Surgical Risk Study: risk adjustment for the comparative assessment of the quality of surgical care. J Am Coll Surg. 1995;180(5):519–31.

48. Mullen JL, Gertner MH, Buzby GP, Goodhart GL, Rosato EF. Implications of malnutrition in the surgical patient. Arch Surg. 1979;114(2):121–5.

49. Guo JJ, Yang H, Qian H, Huang L, Guo Z, Tang T. The effects of different nutritional measurements on delayed wound healing after hip fracture in the elderly . J Surg Res. 2010;159(1):503–8.

50. Jensen JE, Jensen TG, Smith TK, Johnston DA, Dudrick SJ. Nutrition in orthopaedic surgery . J Bone Joint Surg Am. 1982;64(9):1263–72.

51. Smith TK. Prevention of complications in orthopedic surgery secondary to nutritional depletion. Clin Orthop Relat Res. 1987;222:91–7.

52. Klein JD, Hgy LA, Yu CS, Klein BB, Coufal FJ, Young EP, et al. Perioperative nutrition and postoper- ative complications in patients undergoing spinal sur- gery . Spine (Phila Pa 1976). 1996;21(22):2676–82.

53. Harris D, Haboubi N. Malnutrition screening in the elderly population. J R Soc Med. 2005;98(9):411–4.

54. Goldwasser P, Feldman J. Association of serum albumin and mortality risk. J Clin Epidemiol. 1997;50(6):693–703.

55. Adogwa O, Martin JR, Huang K, Verla T, Fatemi P, Thompson P, et al. Preoperative serum albumin level as a predictor of postoperative complication after spine fusion. Spine (Phila Pa 1976). 2014;39(18):1513–9.

56. Kamath AF, McAuliffe CL, Kosseim LM, Pio F, Hume E. Malnutrition in joint Arthroplasty: prospective study indicates risk of unplanned ICU admission. Arch Bone Jt Surg. 2016;4(2):128–31.

57. Gariballa SE, Sinclair AJ. Nutrition, ageing and ill health. Br J Nutr. 1998;80(1):7–23.

58. Nieuwenhuizen WF, Weenen H, Rigby P, Hetherington MM. Older adults and patients in need of nutritional support: review of current treatment options and factors influencing nutritional intake. Clin Nutr. 2010;29(2):160–9.

59. Norman K, Kirchner H, Freudenreich M, Ockenga J, Lochs H, Pirlich M. Three month intervention with protein and energy rich supplements improve muscle function and quality of life in malnourished patients with non-neoplastic gastrointestinal disease--a randomized controlled trial. Clin Nutr. 2008;27(1):48–56.

60. Holick MF. High prevalence of vitamin D inadequacy and implications for health. Mayo Clin Proc. 2006;81(3):353–73.

61. Holick MF. Vitamin D deficienc . N Engl J Med. 2007;357(3):266–81.

62. Bogunovic L, Kim AD, Beamer BS, Nguyen J, Lane JM. Hypovitaminosis D in patients scheduled to undergo orthopaedic surgery: a single-center analysis. J Bone Joint Surg Am. 2010;92(13):2300–4.

63. Ponnusamy KE, Iyer S, Gupta G, Khanna AJ. Instrumentation of the osteoporotic spine: biomechanical and clinical considerations. Spine J Off J N Am Spine Soc. 2011;11(1):54–63.

64. Dipaola CP, Bible JE, Biswas D, Dipaola M, Grauer JN, Rechtine GR. Survey of spine surgeons on attitudes regarding osteoporosis and osteomalacia screening and treatment for fractures, fusion surgery, and pseudoarthrosis. Spine J Off J N Am Spine Soc.

2009;9(7):537–44.

65. Kim TH, Lee BH, Lee HM, Lee SH, Park JO, Kim HS, et al. Prevalence of vitamin D deficiency in patients with lumbar spinal stenosis and its relationship with pain. Pain Physician. 2013;16(2):165–76.

66. Ravindra VM, Godzik J, Guan J, Dailg AT, Schmidt MH, Bisson EF, et al. Prevalence of vitamin D deficiency in patients undergoing elective spine surgery: a cross-sectional analysis. World Neurosurg. 2015;83(6):1114–9.

67. Erben RG, Bromm S, Stangassinger M. Therapeutic efficacy of 1alpha,25-dihydroxyvitamin D3 and calcium in osteopenic ovariectomized rats: evidence for a direct anabolic effect of 1alpha,25-dih ydroxyvitamin D3 on bone. Endocrinology . 1998;139(10):4319–28.

68. Erben RG, Scutt AM, Miao D, Kollenkirchen U, Haberey M. Short-term treatment of rats with high dose 1,25-dih ydroxyvitamin D3 stimulates bone formation and increases the number of osteoblast precursor cells in bone marrow. Endocrinology . 1997;138(11):4629–35.

69. Fu L, Tang T, Miao Y, Hao Y, Dai K. Effect of 1,25-dih ydroxy vitamin D3 on fracture healing and bone remodeling in ovariectomized rat femora. Bone. 2009;44(5):893–8.

70. Omeroglu H, Omeroglu S, Korkusuz F. A t e s Y . Effect of 25-OH-vitamin D on fracture healing in elderly rats. J Orthop Res Off Publ Orthop ResSoc. 1999;17(5):795.

71. Metzger MF, Kanim LE, Zhao L, Robinson ST, Delamarter RB. The relationship between serum vitamin D levels and spinal fusion success: a quantitative analysis. Spine (Phila Pa 1976). 2015;40(8):E458–68.

72. Rosen CJ. Clinical practice. Vitamin D insufficienc . N Engl J Med. 2011;364(3):248–54.

73. Rodrigug WJ, Gromelski J. Vitamin D sta- tus and spine surgery outcomes. ISRN Orthop. 2013;2013:12.

74. Middlekauff HR, Park J, Moheimani RS. Adverse effects of cigarette and noncigarette smoke exposure on the autonomic nervous system: mechanisms and implications for cardiovascular risk. J Am Coll Cardiol. 2014;64(16):1740–50.

75. Sasco AJ, Secretan MB, Straif K. Tobacco smoking and cancer: a brief review of recent epidemiological evidence. Lung Cancer. 2004;45(Suppl 2):S3–9.

76. Porter SE, Hanlgy EN Jr. The musculoskel- etal effects of smoking. J Am Acad Orthop Surg. 2001;9(1):9–17.

77. Sloan A, Hussain I, Maqsood M, Eremin O, El-Sheemy M. The effects of smoking on fracture healing. Surgeon J R Coll Surg Edinb Irel. 2010;8(2):111–6.

78. Schmitz MA, Finnegan M, Natarajan R, Champine J. Effect of smoking on tibial shaft fracture healing. Clin Orthop Relat Res. 1999;365:184–200.

79. Martin CT, Gao Y, Duchman KR, Pugely AJ. The impact of current smoking and of smoking cessation on short-term morbidity risk after lumbar spine surgery . Spine. 2016;41(7):577–84.

80. Glassman SD, Anagost SC, Parker A, Burke D, Johnson JR, Dimar JR. The effect of cigarette smoking and smoking cessation on spinal fusion. Spine (Phila Pa 1976). 2000;25(20):2608–15.

81. Castillo RC, Bosse MJ, MacKenzie EJ, Patterson BM, Group LS. Impact of smoking on fracture healing and risk of complications in limb-threatening open tibia fractures. J Orthop Trauma. 2005;19(3):151–7.

82. Zevin S, Gourlay SG, Benowitz NL. Clinical pharmacology of nicotine. Clin Dermatol. 1998;16(5):557–64.

83. Jorgensen LN, Kallehave F, Christensen E, Siana JE, Gottrup F. Less collagen production in smokers. Surgery . 1998;123(4):450–5.

84. Leow YH, Maibach HI. Cigarette smoking, cutaneous vasculature, and tissue oxygen. Clin Dermatol. 1998;16(5):579–84.

85. Bornmyr S, Svensson H. Thermograpjy and laser-Doppler flowmetry for monitoring changes in finger skin blood flow upon cigarette smoking. Clin

Physiol. 1991;11(2):135–41.

86. Syversen U, Nordsletten L, Falch JA, Madsen JE, Nilsen OG, Waldum HL. Effect of lifelong nicotine inhalation on bone mass and mechanical properties in female rat femurs. Calcif Tissue Int. 1999;65(3):246–9.

87. Rothem DE, Rothem L, Soudry M, Dahan A, Eliakim R. Nicotine modulates bone metabolism-associated gene expression in osteoblast cells. J Bone Miner Metab. 2009;27(5):555–61.

88. Holzer N, Braun KF, Ehnert S, Egana JT, Schenck TL, Buchholz A, et al. Green tea protects human osteoblasts from cigarette smoke-induced injury: possible clinical implication. Langenbeck's Arch Surg. 2012;397(3):467–74.

89. Jamsa T, Viluksela M, Tuomisto JT, Tuomisto J, Tuukkanen J. Effects of 2,3,7,8-tetrachlorodibenzo-p-dioxin on bone in two rat strains with different aryl hydrocarbon receptor structures. J Bone Miner Res. 2001;16(10):1812–20.

90. Moller AM, Villebro N, Pedersen T, Tonnesen H. Effect of preoperative smoking intervention on postoperative complications: a randomised clinical trial. Lancet. 2002;359(9301):114–7.

91. Jha S, Wang Z, Laucis N, Bhattacharyya T. Trends in media reports, oral bisphosphonate prescriptions, and hip fractures 1996-2012: an ecological analysis. J Bone Miner Res Off J Am Soc Bone Miner Res. 2015;30(12):2179–87.

92. van der Poest CE, Patka P, Vandormael K, Haarman H, Lips P. The effect of alendronate on bone mass after distal forearm fracture. J Bone Miner Res Off J Am Soc Bone Miner Res. 2000;15(3):586–93.

93. Watkins MP, Norris JY, Grimston SK, Zhang X, Phipps RJ, Ebetino FH, et al. Bisphosphonates improve trabecular bone mass and normalize cortical thickness in ovariectomized, osteoblast connexin43 deficient mice. Bone. 2012;51(4):787–94.

94. Schilcher J, Koeppen V, Aspenberg P, Michaëlsson K. Risk of atypical femoral fracture during and after bisphosphonate use. N Engl J Med. 2014;371(10):974–6.

95. Xue D, Li F, Chen G, Yan S, Pan Z. Do bisphosphonates affect bone healing? A meta-analysis of randomized controlled trials. J Orthop Surg Res. 2014;9:45.

96. Komatsubara S, Mori S, Mashiba T, Nonaka K, Seki A, Akiyama T, et al. Human parathyroid hormone (1-34) accelerates the fracture healing process of woven to lamellar bone replacement and new cortical shell formation in rat femora. Bone. 2005;36(4):678–87.

97. Andreassen TT. Willick GE, Morley P, Whitfield JF. Treatment with parathyroid hormone hPTH(1-34), hPTH(1-31), and monoc yclic hPTH(1-31) enhances fracture strength and callus amount after withdrawal fracture strength and callus mechanical quality continue to increase. Calcif Tissue Int. 2004;74(4):351–6.

98. Babu S, Sandiford NA, Vrahas M. Use of Teriparatide to improve fracture healing: what is the evidence? World J Orthop. 2015;6(6):457–61.

99. Haddad JB, Obolensk AG, Shinnick P. The biologic effects and the therapeutic mechanism of action of electric and electromagnetic field stimulation on bone and cartilage: new findings and a review of earlier work. J Altern Complement Med. 2007;13(5):485–90.

100. Aaron RK, Bo yan BD, Ciombor DM, Schwartz Z, Simon BJ. Stimulation of growth factor synthesis by electric and electromagnetic fields. Clin Orthop Relat Res. 2004;419:30–7.

101. Aleem IS, Aleem I, Evaniew N, Busse JW, Yaszemski M, Agarwal A, et al. Efficacy of electrical stimulators for bone healing: a meta-analysis of randomized sham-controlled trials. Sci Rep. 2016;6:31724.

畸形矫正原则 36

作者：Josiah N. Orina, Sigurd H. Berven
译者：陈浩、付豪永　审校：孙浩林

引言

脊柱畸形为广泛意义上的失衡，其中包括矢状面、冠状面和水平面上的失衡。脊柱畸形可有节段性序列不良（滑脱、横向半脱位和旋转半脱位），局部的畸形，如胸椎和腰椎的侧凸和后凸，以及伴随矢状面垂直轴的失衡和躯干冠状面移位的整体畸形。影响脊柱畸形的主要因素是矢状面参数[1]。理解失衡对患者健康状况的影响对确定一个有循证医学指导的矫正畸形的方法是很重要的。本章旨在描述畸形对健康状况的影响，并详细阐述脊柱畸形矫正的原则和技术。

脊柱畸形是影响脊柱生长的重要因素，也是老年人群的常见病。人群健康所承受的疾病负担是鉴于疾病在人口中的患病率以及疾病对患者个人健康的影响来定义的[2]。医学研究机构所得出的结论是，医疗保健研究和资金提供的优先权应以疾病负担为基础。成人脊柱畸形的高患病率和巨大影响使循证医学的治疗方法优先成为医疗保健重点。脊柱畸形对与健康相关的生活质量具有显著和可测量的影响。有症状的成年脊柱畸形患者所提供的健康状况要明显差于患其他常见疾病的患者[3,4]。随着人口老龄化，脊柱畸形在健康和经济层面对我们的医疗保健的经济结构产生了相当大的挑战[5]。为妥善处理这种情况，可采取一系列方法，如非手术的护理、有限减压手术、有限融合手术以及复杂的脊柱矫形手术[6]。要找到最适合患者的治疗策略需要考虑症状、病理解剖、并发症和患者意愿。合适的治疗策略最大限度地提高了治疗的预期效益，同时限制了治疗的风险和成本[7]。

寻求脊柱畸形治疗的患者，其特征性症状可能包括背痛、神经根性症状，如皮肤疼痛、神经源性跛行、无力或麻木、功能衰退、外观问题和残疾。治疗是涉及多学科的，且包含了非手术和手术治疗策略[8]。非手术治疗利用止痛药、物理疗法和注射来改善患者的疼痛和功能，而外科治疗旨在通过减压神经组织、纠正畸形、稳定脊柱来改善健康状况。在过去的10年（2000-2010年），脊柱畸形的手术治疗迅速增加，这种背景下手术例数增加了原来的2倍[9]。且老年患者外科手术的增长率大于年轻人[10,11]。了解畸形矫正的原则对于确定循证医学方法非常重要，该方法广泛适用于脊柱畸形患者的临床表现、病理解剖学和人口统计学。

畸形矫正的目标

畸形矫正的基本原则是建立合适的治疗目标。手术矫正畸形的目的包括减轻疼痛、改善功能和外观，以及患者的健康状况。患者健康状况（疼痛、功能、自尊）的改善是评估外科治疗有效性的重要标准[12~14]。患者的改善可以通过一些与健康相关的生活质量指标来量化，如 Oswestry 残疾指数（ODI）、Euroqoi 五维问卷（EQ–5D）和简化（36）健康调查（SF–36）[15~17]。脊柱畸形的影像学检查与健康状况之间存在中度相关性。具体来说，Glassman 等定义了大体矢状轴，即从骶骨后缘到 C7 铅垂线的距离，它是与成人畸形临床健康状况最相关的放射学参数[1]。与冠状面畸形相比，矢状面畸形与临床健康状况受损的关系更为密切，但临床健康状况与冠状面失衡的关系存在弱到中等相关性。后续研究将分析扩展到腰盆区，Schwab 等证实影像上腰椎前凸、骨盆指数和骨盆后倾的不匹配与疼痛和功能障碍显著相关。

畸形的影像学测量与健康状态之间的相关性

为手术矫正畸形提供了具体目标。在年轻成人中，手术重建脊柱的目的是改善整体平衡，使 C7 矢状垂直轴（SVA）落在骶骨后部 4 cm 范围内，腰椎前凸在骨盆指数的 10° 范围内，骨盆倾斜角小于 20°[18]。图 36.1 显示了如何计算 SVA、腰椎前凸、骨盆指数和骨盆倾斜角。

适应证及患者选择

是否对脊柱畸形的患者进行手术重建是在患者和脊柱外科医生之间有依据的讨论过后决定的。有依据的选择和恰当治疗方法要做到了解手术的

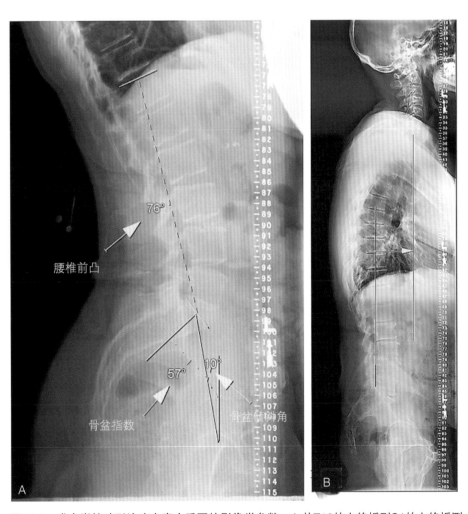

图36.1　成人脊柱畸形治疗方案中重要的影像学参数。A.从T12的上终板到S1的上终板测量腰椎前凸。骨盆指数是垂直于S1上终板中点的线和从该中点到股骨头中心的连线形成的角。骨盆倾斜角是指从S1上终板中点到股骨头中心的线与穿过股骨头中心的垂线之间的角度。B.矢状垂直轴（SVA）是指从C7铅垂线到经骶骨后上缘的垂线之间的距离

预期效果、潜在风险和成本[20]。手术矫正脊柱畸形的适应证包括对非手术治疗无反应的疼痛和功能障碍，畸形的进一步发展，神经功能缺损，以及与畸形相关的健康状况受损。在没有继发性畸形或神经缺损的情况下，非手术方法可以改善疼痛和功能，这是在最开始的时候比较适合的治疗方法。非手术治疗畸形的方法包括止痛药、运动、物理治疗、理疗、硬膜外或小关节注射和矫形器。遗憾的是，非手术治疗的费用巨大，但仍只有不确定证据（3级和4级）支持各种特定形式的非手术治疗疗效[21,22]。研究表明，与手术治疗的患者相比，保守治疗患者的预后较差[23~25]。

虽然以支具为矫形器的方法可有效预防未成熟脊柱的畸形进展[26]，但同样的方法在减缓成年人脊柱畸形的进展中并未取得显著成果[27]，所以作者并不建议为达到上述目的而使用此类矫形器。矫形器对于成人脊柱畸形患者而言，在缓解疼痛和因疼痛而引发的运动受限中发挥一定的作用。

对非手术治疗无反应的继发性畸形、症状性神经损害、疼痛和功能受限的患者最适合外科治疗。成人脊柱畸形的手术治疗具有显著的差异。合适的治疗方法需要一支多学科团队，熟练掌握患者术前的健康状况，术中有效地进行神经减压、恢复脊柱正常序列，术后注重早期活动和功能恢复。根据患者的合并疾病、有无残疾和社会问题，在术前优化过程中，团队的重要成员应涵盖初级护理人员、心内科医生、呼吸科医生、内分泌科医生、理疗师和社会工作者。一些可逆转的合并疾病，如营养不良、肺和心功能不良、骨质疏松、肥胖和使用尼古丁，应在手术前予以治疗[28~30]。为了降低术后假关节和内固定失败的风险，患有骨质疏松症（T评分为−2.5或更低）的患者必须接受药物治疗以在进行选择性畸形手术之前改善其骨质量。这些患有骨质疏松的患者应咨询内分泌科医师，考虑注射特立帕肽，一种促进成骨细胞活性并显著提高骨密度的合成代谢剂[31]。尽管可以考虑使用双膦酸盐，但它们在提高骨密度方面不如特立帕肽有效[32]。此外，动物研究表明，双膦酸盐可能延迟融合后的骨重塑。围手术期使用此药对融合率的影响尚不清楚[33]。低骨量或骨质减少（T评分在−1.0和−2.5之间）的患者可以考虑用钙和维生素D进行营养补充。患者的健康状况可因术前治疗骨质疏松症等可逆性合并疾病得到优化，并且限制并发症的发生。

术中策略

畸形矫正手术技术

畸形矫正的外科技术可分为前路、后路和前后联合入路。手术技术的选择受手术目的、患者合并疾病以及外科医生手术习惯的影响。所观察到的畸形矫正手术入路变异性反映了指导治疗的目的和意愿各异，以及患者诉求的特异性。

前路手术

前路手术的适应证

脊柱前入路是有效的脊柱松解和矫正脊柱畸形的技术。椎间盘、纤维环和前纵韧带的移除使运动节段在侧向弯曲和旋转中表现优异。包括终板准备在内的完整椎间盘切除术为骨愈合创造了良好的环境。前路手术的优点包括松解畸形和椎体间愈合。前路手术在脊柱畸形中有多种应用。Hodgson和Stock首次描述了用于治疗Pott病和截瘫后凸畸形的前路器械手术。Allen Dwyer于1964年引入脊柱前入路治疗脊柱侧凸，并于1969年发表了他的经验[34]。原始技术包括两阶段手术。第一阶段包括后部松解，沿着畸形的凹陷切除韧带和小关节。第二阶段进行前路手术，沿着畸形进行椎间盘切除，然后沿着凸侧将螺钉放入椎体侧方，随后使用钢索沿凸侧压缩螺钉以矫正曲线[35,36]。虽然关节融合率很高，但Dwyer的方法与后期畸形进展、胸椎后凸增大和椎体去旋转不足有关[36]。更加坚固的前路固定系统和椎体间植入物的使用提高了保持矢状面曲线的能力和前路矫形的维持。

在畸形矫正手术中，脊柱前入路可用于胸椎和腰椎，前路手术可使融合节段最小化，使用较短的内固定，能保留运动节段[37,38]。但其局限性包括胸椎假性关节炎和腰椎后凸失代偿。Deviren 和他的同事回顾了 15 名成人和 15 名青少年脊柱侧凸患者使用前路器械治疗的结果，其中 67% 的成人曲线和 80% 的青少年曲线矫正成功。所有患者均实现了固位融合，没有脊柱后凸失代偿或腰椎前凸消失的病例[38]。图 36.2 是 Lenke 5C 畸形的单棒前路融合术。

前路手术也适用于僵硬的多平面成人畸形，用于松解和增加僵硬的脊柱畸形的活动度并使矢状面和冠状平衡得以改善。前路入路使得椎间融合区椎间隙有足够大的空间并利用促进骨融合的生物力学压缩环境来提高融合术的疗效。前后路联合手术的适应证包括腰骶连接处的预期融合（L5~S1），椎板切除术后畸形，骨质疏松，腰椎假关节和大的冠状畸形 / 不平衡（结构曲线大于

60°，冠状面不平衡大于 5 cm）。穿过腰骶连接处的长后路融合具有大概率假性关节炎风险，而前入路已经证明可以提高融合率[39,40]。图 36.3 是患有骨质疏松症和多次椎板切除术后畸形患者的实例。由于没有用于椎板间融合的后柱结构，仅后路翻修很难达到融合。

前路手术是增加节段性腰椎前凸的有效方法，特别是对于腰椎前凸不足和高度骨盆指数—腰椎前凸不匹配的患者。研究表明，约 70% 的节段性腰椎前凸来自 L4 至 S1 椎体段，近 50% 的节段性腰椎前凸来自 L5 至 S1 椎体段[41,42]。节段性腰椎前凸也与脊柱矢状面平衡度密切相关[41]。在患有低位畸形和显著的矢状面不平衡的患者中，通过 L4~S1 前路腰椎椎体间融合术（ALIF）恢复腰椎前凸从而改善矢状面的不平衡。Hsieh 及其同事回顾了 32 例接受 ALIF 治疗的患者和 26 例接受经椎间孔腰椎椎体间融合术（TLIF）治疗的患者，发现 ALIF 在改善腰椎前凸方面优于 TLIF[43]。ALIF 使腰椎前凸改善 6°，而实际上 TLIF 使腰椎前凸减少 2°。

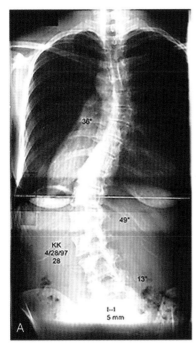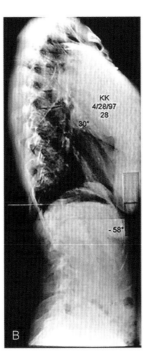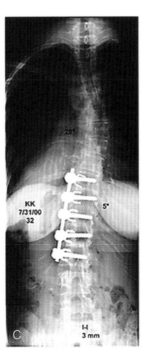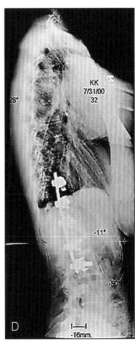

图36.2 一位32岁女性，有Lenke 5C畸形和进行性胸腰椎弯曲伴疼痛。患者接受了T10~L2单棒前路融合。A.术前前后（AP）位X线检查。B.术前侧位X线检查。C.术后AP位X线检查。D.术后侧位X线检查

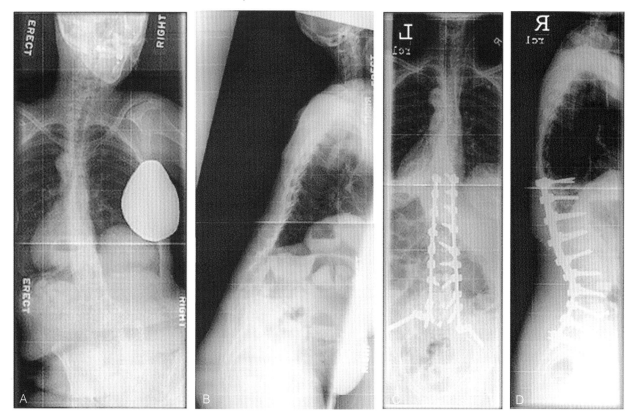

图36.3　一名68岁的女性患有骨质疏松症（T评分= −2.8），曾3次行椎板切除术治疗神经源性跛行。 患者发生椎板切除术后畸形，伴有进行性矢状面和冠状面失衡。 手术方法是将L3~S1前部融合、同种异体骨移植、T10~S1后路器械融合。由于没有用于椎板间融合的后部元件，仅后路翻修融合率会受到影响。 A.术前AP位X线片。 B.术前侧位X线片。 C.术后AP位X线片。 D.术后侧位X线片

冠状面主弯在胸腰段或腰椎区域的患者在腰骶区会有代偿性弯曲。这种代偿曲线在L4~L5和L5~S1区域可能非常僵硬，可能对脊柱的冠状和矢状面排列产生重要影响。另外，该腰骶曲线的近端椎骨会有显著倾斜。在不处理该曲线的情况下，试图纠正胸腰段/腰椎主弯，可能导致冠状矫正不理想，甚至术后冠状平衡恶化。胸腰椎主弯的矫形和代偿性曲线的平衡矫正是成人畸形矫正的重要目标。矫正僵硬的代偿弯可以通过在L4~S1处使用ALIF对倾斜的近端椎骨进行水平化调整来实现。因为ALIF手术涉及移除前纵韧带和凹侧纤维环，所以外科医生可以在椎间盘空间上施加分散力以使倾斜的近端椎水平化和去旋转。相比之下，TLIF不涉及前纵韧带的切除，导致其比ALIF可以实现的僵硬性代偿弯的矫正更少。图36.4是一名52岁女性患有进展性腰椎后凸并伴有

严重腰骶部疼痛的例子。她的躯干偏移是同侧到腰骶代偿弯的凹侧。与从T11~L4的主弯相比，L4~S1的矫正不足可能导致冠状面畸形的恶化。L3~S1椎体前路手术有助于纠正腰椎前凸，并能从后入路纠正T11~L4的畸形。

前路手术的局限性

虽然前路手术（尤其是与后路手术结合的前路手术）在脊柱畸形患者案例中已被证明具有良好的临床效果，但它与围手术期并发症相关。任何通过胸壁进入胸膜腔的前入路都可能导致肺功能下降。Graham和他的同事报道了51例脊柱侧凸经前路手术（开胸、胸腔成形术和微创胸腔成形术）患者的肺功能测试，与术前相比，术后3个月的肺功能测试值明显下降[44]。同时血管并发症也可能发生，前入路的安全要做到控制大血管、

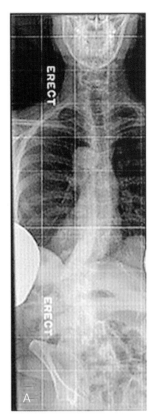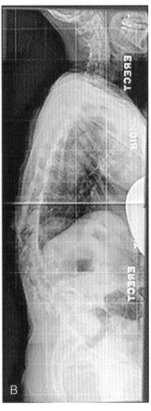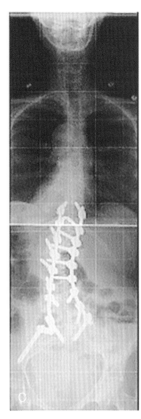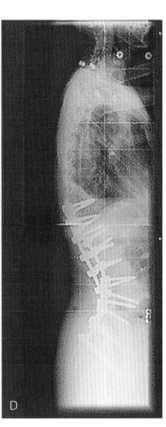

图36.4 52岁女性患有腰椎前凸减小和T11~L4主侧弯。她呈现出渐进性畸形和从L4~S1的腰骶代偿弯曲。她的躯干移位与位于代偿弯曲的凸侧。在没有充分矫正L4~S1代偿弯曲的情况下从T11~L4的主弯矫正可能导致冠状面畸形恶化。L3~S1脊柱前入路有利于腰椎前凸的恢复和代偿弯减少。这使得从后路进行矫正T11~L4畸形成为可能，而不会引起进一步的冠状失衡。 A.术前AP位X线片。 B.术前侧位X线片。 C.术后AP位X线片。患者接受L3~S1前路腰椎椎体间融合，然后接受T10骨盆后路融合术。 D.术后侧位X线片

节段性血管和髂腰静脉。大血管撕裂或静脉损伤可能危及生命。

血管结扎后脊髓的节段性血管供应受损可致神经损伤。神经孔和腰肌内的牵拉和烧灼也可以引起直接神经损伤。外科医生应该敏锐地意识到前路行脊柱畸形矫正的神经损伤和截瘫的风险因素，如术中低血压、脊柱后凸、术前神经缺损、对侧血管结扎和先天性畸形。术中神经监测是一种有价值的辅助手段，因为运动诱发电位和躯体感觉诱发电位可以提示脊髓功能的早期变化。肌电图和运动诱发电位也可用于检测周围神经损伤。

前路手术也可能导致与泌尿生殖系统损伤相关的并发症。能够识别输尿管或与腹膜一同收缩的输尿管可以最大限度地减少腰椎前路时输尿管损伤的风险。术前输尿管支架置入术可能有助于翻修手术。逆行射精是一项男性前路手术广泛报道并发症，这是由于热损伤或直接损伤了供应内部囊泡括约肌的下腹部神经丛的自主神经纤维[45]。

前路手术局限性除了手术的并发症外，通常需要分期进行。这会增加治疗成本、延长恢复时间和住院时间，所以会消耗更多的医疗资源。因此，可在比仅行单纯后路手术提供更多的益处时考虑前路手术，从而使治疗策略的价值提升。

前路手术的特殊手术入路

根据病变部位的不同，可以通过不同的途径进入脊柱前方。经胸入路提供了前外侧通道，可以暴露T5~L2。T5以上的节段受到肩胛骨的限制，使用胸骨入路更有效。T12和L2之间的通路

需要胸腰段入路，需要从胸壁游离膈肌。将患者处于侧卧位，注意仔细保护腋窝区域、眼睛和手臂。切口沿着肋骨的轴线，切至所需要摘除头侧间盘上方1~2节处。在后凸畸形中，切口可以放在要摘除的头侧椎间盘的水平面上。在冠状畸形的情况下，从凸面入路，进入脊柱更直接。节段性血管结扎可能损害脊髓的节段性血管供应。这对后凸畸形的手术来说，前路手术在分水岭层面（T8~L1）的设置是一个重要的考虑因素。

胸腹联合入路可以从T8到骶骨之间进入脊柱前方。胸腰段入路需要从胸壁游离膈肌，可以保持胸椎和腰椎暴露的连续性。横膈膜的切口可以从前肋软骨交界处开始，也可以从后肋椎交界处开始。由于髂嵴的位置，使用椎体螺钉内固定很难低于L4的水平。然而，椎间融合器械可以延伸到骨盆。在这一操作过程中，识别并移动同侧输尿管是非常重要的。术前放置输尿管支架可能对翻修手术有用。血管方面的考虑包括识别和控制髂腰静脉和L5节段血管。术前评估主动脉钙化也有助于避免斑块破裂和栓塞。手术后常见腹壁假疝，可以通过暴露时直视腹部肌肉层次减少其发生率。细致关闭腹横肌和腹内斜肌，随后腹外斜肌层单独闭合，并限制切口的纵行范围，可以预防直疝。

旁正中入路可以从L2~L3间隙暴露至S1。横切口可涵盖1个或2个运动节段，而纵切口可从L2进入骶骨。患者仰卧位，腰骶侧的圆垫可以增加脊柱前凸。由于髂总动脉从主动脉分叉时，L5~S1水平可在髂总动脉之间进入。L4~L5通常暴露在髂总血管的外侧。

直接外侧入路可以进入L5~S1以上所有椎间盘间隙。在腰椎，可以经腰大肌或在腰大肌入路，与传统胸腹暴露相比，直接外侧入路显著缩短了切开和肌肉剥离的长度。经腰大肌暴露的解剖结构是不确定的，并且腰丛的位置可能不太好进入椎间盘，特别是在L4~L5处。脊柱畸形显著降低了直接侧向腰椎入路的安全性[46]。术中神经监测可用于识别运动神经，但直接可视化对降低感觉神经损伤（髂腹股沟神经和生殖股神经）的风险是很重要的。神经损伤可能是由于直接损伤或向着固定横突方向牵拉伤所致。

后路截骨术

后路截骨术包括一系列技术，能够有效矫正活动性和僵硬性脊柱畸形。对于严重的矢状面或冠状面畸形，后路截骨术与前路可联合使用。根据Schwab及其同事[47]的描述，后路截骨术的可分为6个不同的等级或者根据Berven和Bradford[48]的描述分为6种不同的类型。这6种类型是一个连续体，每种类型都是基于其前身进行骨质去除后进行的。从小关节切除到经椎弓根切除和椎体切除，骨切除均具有连续性，所以外科医生通常会发现，如果脊柱较僵硬，仅小关节切除就可以产生足够的矫正空间还是需要进行三维截骨术。图36.5显示了从后部小关节切除到椎体切除的截骨术图谱。

1型和2型（完整小关节切除术）

1型和2型截骨术都涉及在给定水平的双侧小关节切除术，包括从上方中央部分到下方椎弓根的后段切除，包括棘间韧带和黄韧带的切除然后通过后压缩关闭截骨处。Ponte（1型）和Smith-Petersen（2型）截骨术是这一范畴的常用术语。二者之间有重要区别。最初描述的Ponte截骨术的特征在于通过前面的非融合椎间盘空间的畸形矫正。截骨术使用椎体中心的旋转轴，通过前纵韧带拉伸和后方压缩，以重新调整脊柱力线[49]。前纵韧带的弹性决定了单节段的矫正量。相反，Smith-Petersen截骨术是在融合椎间盘间隙水平进行的，矫形是通过以后纵韧带为旋转中心轴的前柱骨质破坏和前柱张开达到的[50]。1型截骨术在活动椎间盘水平上平均每水平可矫正5°~10°；2型截骨术在Smith-Petersen入路的患者中可矫正30°[49,51]。

类型	描述	图	参考
1	切除后柱结构从上方关节突中央到下方椎弓根，以前方椎间盘为铰链实现脊柱力线的重新调整	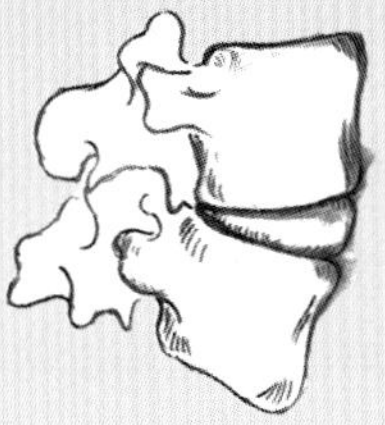	Ponte
2	切除后柱结构从上方关节突中央到下方椎弓根，通过后凸的前柱为铰链实现脊柱力线的重新调整，前柱打开是通过骨质破坏而不是通过活动的椎间盘	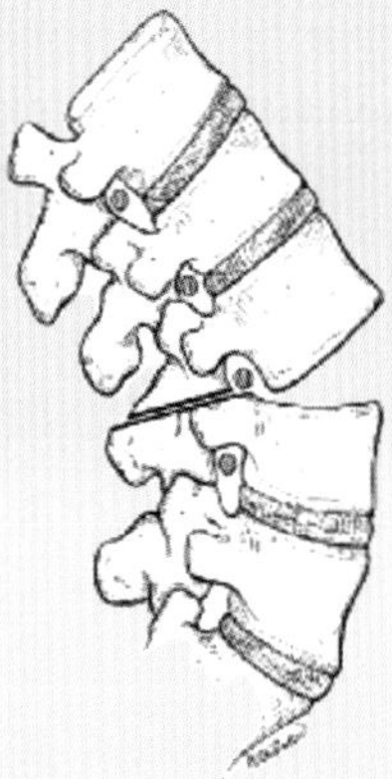	Smith–Peterson
3	后路经椎弓根的椎体去松质骨，之后通过前柱可控的骨折实现脊柱力线的重新调整	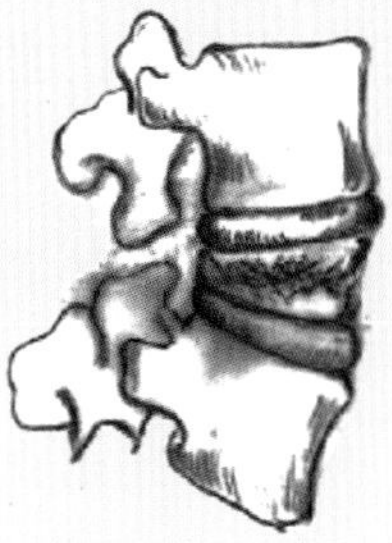	Heinig
4	后路楔形截骨之后通过前柱椎体近端1/3实现脊柱力线的重新调整	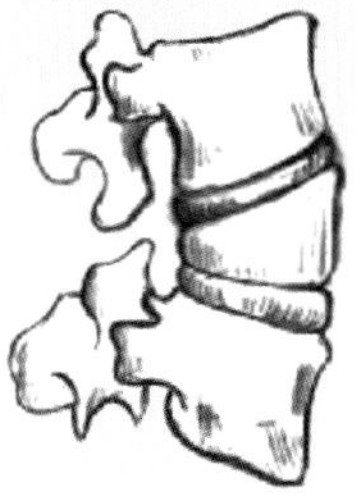	Thomasen
5	后路扩大楔形截骨同时去除近端椎间盘，以椎间隙为铰链实现脊柱力线的重新调整	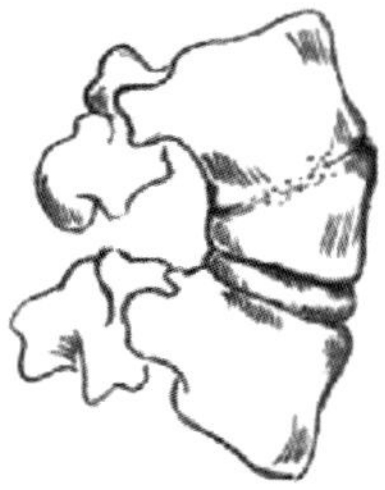	Modified Thomasen
6	后路椎体切除1个或多个椎体和邻近的椎间盘	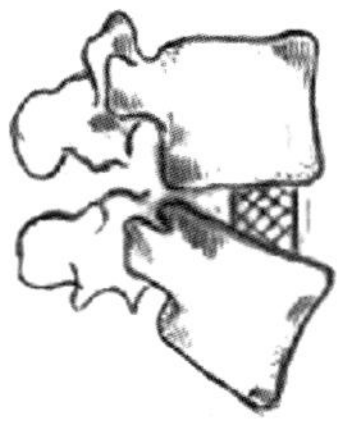	Suk

图36.5 **后路截骨术图谱**（经Berven S，Mumaneni P.允许转载）

417

3型和4型（经椎弓根截骨术）

3型和4型截骨术建立在2型截骨术基础上，包括双侧椎弓根切除，椎体内骨质部分切除。Heinig描述了一种蛋壳截骨术，外科医生经椎弓根入路进行椎体去松质骨，然后实现去松质骨椎体骨折来达到矫形[52]。Thomasen描述了经椎弓根楔形切除截骨术，在椎弓根和椎体切出一个楔形，然后闭合楔形来获得畸形的矫正。切除椎体的后部和中部，同时保持前部椎体皮质完好。闭合截骨术的支点是椎体的上1/3。这导致后柱缩短而前柱不会延长[53]。3型和4型截骨术最好应用于腰椎，僵硬畸形伴有融合椎间盘。尽管该手术也可以在颈椎或胸椎上进行，但该技术在脊柱远端所获得的矢状面矫正量最大，它是根据截骨术与C7的距离进行的（例如L4椎弓根减除截骨术相比L1椎弓根减除截骨术能获得更大矢状面的畸形纠正）。椎弓根减除截骨术可以达到25°~35°的矫正，并取决于其在脊柱中的位置[54]。

5型（扩大椎弓根楔形截骨术）

第5型涉及椎弓根楔形截骨术，椎体及其上终板做更宽的楔形切除，以及相邻上方椎间盘的切除术。为促进固定并防止脊柱前柱和后柱的短缩可以将椎间融合器放置在上方椎间隙中。扩大椎弓根楔形截骨术有助于在三维截骨术水平上获得环向融合，在截骨上方获得打开的椎间盘。图36.6展示了扩大PSO的各个步骤。该患者是一名62岁男性，在L2~L5 TLIF后出现了平背畸形和矢状面失平衡，症状包括腰痛和站不直。先做L5~S1的ALIF，然后在L2处进行一个扩大的PSO，使矢状面的畸形得到矫正。

6型（椎体切除术）

6型截骨术包括1个或多个椎体和相邻的上下椎间盘的完全切除。Bradford描述了前后联合入路的椎体切除术[55]，Suk描述了后路的椎体切除术[56]。这是一个复杂的截骨术，用于刚性多平面畸形和涉及躯干移位的畸形。在胸椎，截骨术要求外科医生进行肋骨切除和椎体侧方的暴露，所以通常会牺牲掉胸椎神经根和节段性血管。椎体切除导致脊柱的环形分离，导致前柱和后柱短缩。可放置椎体融合器以防止前柱严重短缩，并作为截骨术闭合的支点。

图36.7展示了6型椎体切除术。患者62岁，女性，躯干严重移位，L3~S1融合术后。传统的节段压缩撑开和成角矫正技术在这例畸形矫形方面是无效的，因为胸腰椎凸侧的压缩会导致躯干移位和腰骶区凸侧压缩，会增加肩部不对称性[54]。在严重后凸和躯干移位的病例中，椎体切除最适合促进躯干向骨盆移位。

局限性手术和广泛性手术

脊柱畸形的手术方法的特点是不同术者之间存在显著差异。脊柱畸形的外科矫正可能涉及多种手术形式，包括脊柱前后联合入路和复杂的截骨术或更局限性的畸形处理方法，包括单纯减压或减压有限融合。恰当的脊柱畸形处理方法会在限制风险和治疗成本的同时最大限度地提高效益[7]。选择合适的外科手术方法需要考虑治疗目标、患者意愿和外科医生习惯[6]。单纯减压主要适用于根性疼痛和畸形稳定的患者，没有畸形进展且没有矢状面或冠状面不平衡[20]。减压有限融合可适用于局部疼痛或神经压迫的患者，这些患者可能需要重新调整限定的脊柱节段。图36.8为一例32岁女性成年特发性脊柱侧弯。在过去的8年里，她的畸形没有恶化，而且整体上矢状面和冠状面测量方面也很好地保持一致。她表现为左L4和L5神经根疼痛和明显的腰骶部疼痛。有限的减压和融合可以维持胸腰椎的活动度和手术操作的并发症。更广泛的畸形治疗方法，包括前、后联合入路和多层次入路，可能最适合于健康状况良好、有严重症状畸形的患者，这些畸形是进行性的，并且涉及整体的矢状面或冠状面失衡[20]。

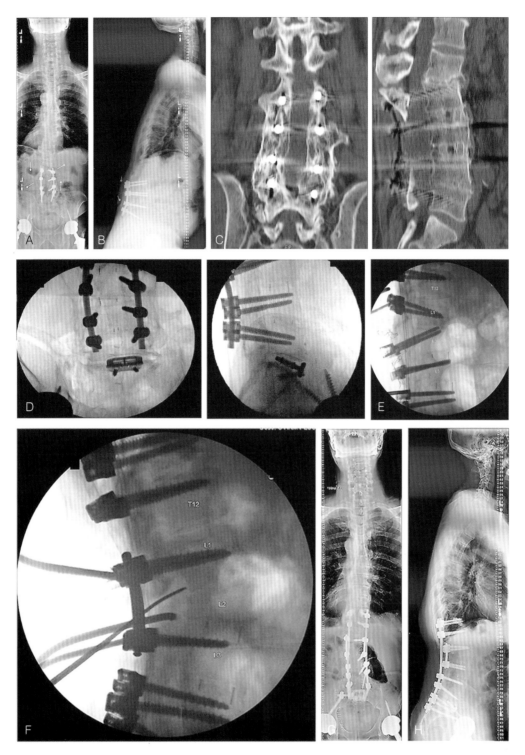

图36.6　62岁男性患有平背畸形和矢状面不平衡，L2~L5后路融合L2下至L5上椎板切除术后经椎间孔腰椎椎体间融合。A.术前脊柱侧弯正位片。B.术前脊柱侧弯侧位片。SVA为＋20 cm，骨盆指数是80°，腰椎前凸是30°，二者不匹配值为50°，骨盆倾斜角是39°，提示骨盆明显后倾来代偿矢状面畸形。C.术前腰椎CT，显示L2~L5的融合。D.第一步，术中前后位和侧位的透视，应用分期方式行L5~S1前路椎间融合，增加腰椎节段前凸并增加腰骶区的融合效率。E.第二步，术中侧位透视显示，L2扩大椎弓根楔形截骨术前注意L1和L3椎弓根钉之间的后凸。F.术中侧位透视显示L2扩大椎弓根楔形截骨术中，从L1峡部中区到L3椎弓根上方的后部结构去除，之后去除L2椎弓根，L2椎体还行楔形切除同时去除L1~L2椎间盘截骨区闭合，注意L1和L3椎弓根方向目前为前凸，L2椎体楔形切除，探物显示，L1下终极和L2楔形椎体达到骨对骨接触。G.术后脊柱侧弯正位片。H.术后脊柱侧弯侧位片，SVA和腰椎前凸得到明显改善

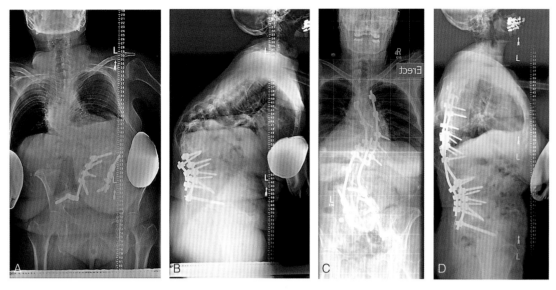

图36.7 一名62岁的女性，在先前局限L3~S1脊柱融合术之上，右侧躯干移位和进行性脊柱后凸。 6型截骨术，在L1和L2处进行椎体切除术，使躯干平移（不会因角度矫正而失去肩部平衡）和显著的矢状面矫正。 A.术前AP位X线片。B.术前侧位X线片。 C.术后AP位X线片。 D.术后侧位X线片

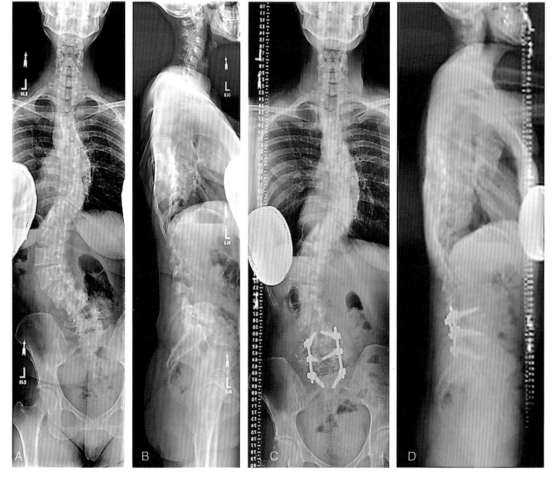

图36.8 一名32岁女性患有成人特发性脊柱侧凸。 她表现出局限的L4和L5神经根疼痛和明显的腰骶部疼痛。 A.术前AP位X线片。 她的畸形在过去的8年里没有变化。 在冠状面上排列整齐。B.术前侧位X线片。在矢状面上也保持良好的一致性。C.术后AP位X线片。 她接受了L4~S1有限融合治疗，目的是缓解她的根源性疼痛。 D.术后侧位X线片

技术要点

- 确定手术目标是畸形矫正的基本原则。畸形的影像学依据与健康相关的生活质量之间存在相关性，可以确定脊柱外科重建的具体目标：SVA 小于 4 cm，腰椎前凸在骨盆入射角 10° 以内，骨盆倾斜角小于 20°。

- 确保每名患者在选择手术前都与多学科团队进行仔细的术前优化。识别和治疗可逆的合并疾病，考虑去适应作用和肥胖的物理治疗，解决尼古丁的戒除问题，优化骨密度，最大限度地降低治疗并发症的风险。

- 前路手术是恢复平背畸形和严重骨盆指数—腰椎前凸不匹配患者腰椎前凸的有效手段。前路手术也是纠正僵硬性腰骶部代偿曲线和增加假关节形成风险患者融合率的有效方法。

- 对于严重的矢状面或冠状面畸形，可结合前入路进行后路截骨。5 型和 6 型截骨术可能导致脊柱前柱和后柱严重短缩。放置一个椎体融合器以减轻缩短，并作为截骨术闭合的支点。

- 对患有稳定脊柱畸形，整体平衡正常，症状主要由神经根病变引起的患者尽量少做广泛手术。局限性手术可能包括单独减压或有限的减压和融合。

并发症及其防治策略

成人脊柱畸形的外科矫正与围手术期和术后并发症的高风险相关[14,57,58]。畸形矫正的一个关键原则是确保外科医生和患者对潜在并发症有一个透彻的了解，这样双方就手术干预和策略做出明智的决定。对潜在并发症的认识使外科医生可以预测不良事件，并谨慎选择最能实现畸形矫正目标的技术、工具和内植物，同时尽量减少伤害

患者的风险。除了前面讨论过的前路手术特有的并发症外，围手术期并发症可能包括神经损伤并导致翻修手术，如假性关节炎和近端交界性后凸（PJK）。

在畸形矫正期间，由于仪器或周围的骨和软组织结构等因素，可能在术中直接导致神经损伤。畸形矫正过程中由于脊髓延长或其血管供应受损也可能导致神经损伤。神经损伤的发生率取决于许多因素，包括手术入路、使用截骨术、存在后凸畸形以及翻修手术[59]。Sansur 等回顾了脊柱侧弯研究学会发病率和死亡率数据库，并确定了 2004–2007 年治疗的 4 980 例成人脊柱侧弯患者中，90 例患者出现神经并发症（1.8%）；在这 90 例患者中，71 例（78.9%）患者出现神经根损伤，11 例（12.2%）患者出现不完全脊髓损伤，1 例（1.1%）患者出现完全脊髓损伤，5 例（5.6%）患者出现马尾综合征[60]。Lenke 等报道了复杂的三维截骨术患者的运动缺陷发生率要高得多，22.2% 的患者术后下肢运动评分出现问题[61]。

术中脊髓和神经根监测适用于复杂的脊柱矫正手术。体感诱发电位、运动诱发电位和肌电图是早期发现神经损伤和快速治疗可逆原因的重要辅助手段。运动诱发电位直接监测皮质脊髓束，是检测脊髓损伤最敏感的神经监测方式。一旦神经监测出现任何变化，可行术中停滞唤醒试验，直接检查患者的神经功能。

假关节形成和近端交界性后凸是翻修手术常见的并发症。Kim 等回顾性分析了 144 例接受长节段固定融合至骶骨的成人脊柱畸形患者，报道假关节形成发生率为 24%[62]。类似地，Dickson 等回顾性分析 171 例腰椎椎弓根减除截骨术患者，发现假关节形成发生率为 10.5%[63]。在实际中，为避免成人脊柱畸形假关节形成，要考虑和控制患者因素（肥胖、尼古丁使用、骨质疏松），精心准备融合界面，以及使用重组人骨形态发生蛋白（rhBMP）来进行植骨。研究表明，rhBMP 的使用使得髂骨植骨术后假关节形成发生率显著降

低[64]。文献中报道的与 rhBMP 相关的并发症包括神经根病、血肿和异位骨化以及一定概率的致瘤性[64]。因此，在考虑使用时，外科医生应仔细权衡这些风险和收益。

近端交界性后凸（PJK）是指术后近端交界性 Cobb 角，即近端椎椎体下终板与相邻两椎体上终板之间 cobb 角大于或等于 10°。文献报道的发病率差异很大，从 10% 到 40%[65,66]。风险因素包括近端椎选择，前后入路手术，SVA 大于 5 cm 的矫正和骨质疏松[67,68]。避免在术前具有 10° 或更高程度的近端交界性脊柱后凸角是预防 PJK 的策略。此外，考虑到从术前到术后 SVA 改变超过 5 cm 的患者有发生 PJK 的风险，外科医生应避免对有明显矢状面畸形的患者进行过度矫正。未来的研究可能旨在设计在近端水平重建后张力带的技术。

结论

脊柱畸形对健康相关的生活质量有显著和可测评的影响。畸形矫正的原则是基于适当的治疗目标，包括症状、影像学矫正目标、患者安全性以及患者和医生的意愿。畸形矫正术式选择范围很广，手术方法各异，这清晰地说明对于循证治疗方法缺乏统一的共识。关于青少年和成人畸形手术方法的选择需要了解有关畸形进展的过程、症状、患者并发症以及患者和外科医生意愿。教条式、整体式的畸形矫正方法是不科学的，最合适的治疗方法是最大限度地提高患者收益，同时最大限度地降低治疗风险和成本。

参考文献

1. Glassman SD, Berven S, Bridwell K, Horton W, Dimar JR. Correlation of radiographic parameters and clinical symptoms in adult scoliosis. Spine (Phila Pa 1976). 2005;30(6):682–8.

2. Institute of Medicine. Scientific opportunities and public needs: improving priority setting and public input at the NIH, National Institutes of Health priority steering committee. Washington, DC: National Academy Press; 1998. Available from: http://www.nap.edu. Accessed November 11, 2016.

3. Pellise F, Vila-Casademunt A, Ferrer M, Domingo-Sabat M, Bago J, Perez-Grueso FJ, et al. Impact on health related quality of life of adult spinal deformity (ASD) compared with other chronic conditions. Eur Spine J. 2015;24(1):3–11.

4. Schwab F, Dubey A, Gamez L, El Fegoun AB, Hwang K, Pagala M, et al. Adult scoliosis: prevalence, SF-36, and nutritional parameters in an elderly volunteer pop- ulation. Spine (Phila Pa 1976). 2005;30(9):1082–5.

5. Waldrop R, Cheng J, Devin C, McGirt M, Fehlings M, Berven S. The burden of spinal disorders in the elderly. Neurosurgery. 2015;77(Suppl 4):S46–50.

6. Gussous Y, Than K, Mummaneni P, Smith J, Steinmetz M, Ohya J, et al. Appropriate use of limited interventions vs extensive surgery in the elderly patient with spinal disorders. Neurosurgery. 2015;77(Suppl 4):S142–63.

7. Fitch K. The RAND/UCLA appropriateness method user's manual. Santa Monica: RAND Corporation; 2001.

8. Berven S, Jain D, O'Neill C, Selinger A, Mummaneni P. Team approach: degenerative spinal deformity. J Bone Joint Surg Rev. 2017. [Epub ahead of print].

9. McCarthy I, O'Brien M, Ames C, Robinson C, Errico T, Polly DW Jr, et al. Incremental cost-effectiveness of adult spinal deformity surgery: observed quality- adjusted life years with surgery compared with pre- dicted quality-adjusted life years without surgery. Neurosurg Focus. 2014;36(5):E3.

10. Sing D, Khanna R, Shaw J, Metz L, Burch S, Berven S. Increasing rates of surgical management of mul- tilevel spinal curvature in elderly patients. Spine Deformity. 2016;4:365–72.

11. Rajaee SS, Bae HW, Kanim LE, Delamarter RB.

Spinal fusion in the United States: analysis of trends from 1998 to 2008. Spine (Phila Pa 1976). 2012;37(1):67–76.

12. Li G, Passias P, Kozanek M, Fu E, Wang S, Xia Q, et al. Adult scoliosis in patients over sixty-five years of age: outcomes of operative versus nonoperative treatment at a minimum two-year follow-up. Spine (Phila Pa 1976). 2009;34(20):2165–70.

13. Smith JS, Shaffrey CI, Glassman SD, Berven SH, Schwab FJ, Hamill CL, et al. Risk-benefit assessment of surgery for adult scoliosis: an analysis based on patient age. Spine (Phila Pa 1976). 2011;36(10):817–24.

14. Bridwell KH, Glassman S, Horton W, Shaffrey C, Schwab F, Zebala LP, et al. Does treatment (non-operative and operative) improve the two-year quality of life in patients with adult symptomatic lumbar scoliosis: a prospective multicenter evidence-based medicine study. Spine (Phila Pa 1976). 2009;34(20):2171–8.

15. Fairbank JC, Pynsent PB. The Oswestry disability index. Spine (Phila Pa 1976). 2000;25(22):2940–52. Discussion 52

16. EuroQol G. EuroQol – a new facility for the measure- ment of health-related quality of life. Health Policy. 1990;16(3):199–208.

17. Ware JE Jr, Sherbourne CD. The MOS 36-item short- form health survey (SF-36). I. Conceptual framework and item selection. Med Care. 1992;30(6):473–83.

18. Schwab F, Ungar B, Blondel B, Buchowski J, Coe J, Deinlein D, et al. Scoliosis Research Society-Schwab adult spinal deformity classification: a validation study. Spine (Phila Pa 1976). 2012;37(12):1077–82.

19. Lafage V, Schwab F, Patel A, Hawkinson N, Farcy JP. Pelvic tilt and truncal inclination: two key radiographic parameters in the setting of adults with spinal deformity. Spine (Phila Pa 1976). 2009;34(17):E599–606.

20. Chen PG, Daubs MD, Berven S, Raaen LB, Anderson AT, Asch SM, et al. Surgery for degenerative lumbar scoliosis: the development of appropriateness criteria. Spine (Phila Pa 1976). 2016;41(10):910–8.

21. Glassman SD, Carreon LY, Shaffrey CI, Polly DW, Ondra SL, Berven SH, et al. The costs and benefits of nonoperative management for adult scoliosis. Spine (Phila Pa 1976). 2010;35(5):578–82. 22. Everett CR, Patel RK. A systematic literature review of nonsurgical treatment in adult scoliosis. Spine (Phila Pa 1976). 2007;32(19 Suppl):S130–4. 23. Farcy JP, Schwab FJ. Management of flatback and related kyphotic decompensation syndromes. Spine (Phila Pa 1976). 1997;22(20):2452–7.

24. Scheer JK, Hostin R, Robinson C, Schwab F, Lafage V, Burton DC, et al. Operative management of adult spinal deformity results in significant increases in QALYs gained compared to non-operative manage-ment: analysis of 479 patients with minimum 2-year follow-up. Spine (Phila Pa 1976). 2016. [Epub ahead of print].

25. Smith JS, Lafage V, Shaffrey CI, Schwab F, Lafage R, Hostin R, et al. Outcomes of operative and non-operative treatment for adult spinal deformity: a prospective, multicenter, propensity-matched cohort assessment with minimum 2-year follow-up. Neurosurgery. 2016;78(6):851–61.

26. Weinstein SL, Dolan LA, Wright JG, Dobbs MB. Effects of bracing in adolescents with idiopathic scoliosis. N Engl J Med. 2013;369(16):1512–21.

27. Heary RF, Bono CM, Kumar S. Bracing for scoliosis. Neurosurgery. 2008;63(3 Suppl):125–30.

28. Hu SS, Berven SH. Preparing the adult deformity patient for spinal surgery. Spine (Phila Pa 1976). 2006;31(19 Suppl):S126–31.

29. Soroceanu A, Burton DC, Diebo BG, Smith JS, Hostin R, Shaffrey CI, et al. Impact of obesity on complications, infection, and patient-reported out- comes in adult spinal deformity surgery. J Neurosurg Spine. 2015:1–9.

30. Glassman SD, Anagnost SC, Parker A, Burke D, Johnson JR, Dimar JR. The effect of cigarette smok-ing and smoking cessation on spinal fusion. Spine

(Phila Pa 1976). 2000;25(20):2608–15.

31. Neer RM, Arnaud CD, Zanchetta JR, Prince R, Gaich GA, Reginster JY, et al. Effect of parathyroid hor- mone (1-34) on fractures and bone mineral density in postmenopausal women with osteoporosis. N Engl J Med. 2001;344(19):1434–41.

32. Black DM, Delmas PD, Eastell R, Reid IR, Boonen S, Cauley JA, et al. Once-yearly zoledronic acid for treatment of postmenopausal osteoporosis. N Engl J Med. 2007;356(18):1809–22.

33. Hirsch BP, Unnanuntana A, Cunningham ME, Lane JM. The effect of therapies for osteoporosis on spine fusion: a systematic review. Spine J. 2013;13(2):190–9.

34. Dwyer AF, Newton NC, Sherwood AA. An anterior approach to scoliosis. A preliminary report. Clin Orthop Relat Res. 1969;62:192–202.

35. Dwyer AF, Schafer MF. Anterior approach to sco- liosis. Results of treatment in fifty-one cases. J Bone Joint Surg Br. 1974;56(2):218–24.

36. Heary RF, Madhavan K. The history of spinal defor- mity. Neurosurgery. 2008;63(3 Suppl):5–15.

37. Lowe TG, Betz R, Lenke L, Clements D, Harms J, Newton P, et al. Anterior single-rod instrumentation of the thoracic and lumbar spine: saving levels. Spine (Phila Pa 1976). 2003;28(20):S208–16.

38. Deviren V, Patel VV, Metz LN, Berven SH, Hu SH, Bradford DS. Anterior arthrodesis with instrumenta- tion for thoracolumbar scoliosis: comparison of effi- cacy in adults and adolescents. Spine (Phila Pa 1976). 2008;33(11):1219–23.

39. Saer EH 3rd, Winter RB, Lonstein JE. Long scoliosis fusion to the sacrum in adults with nonparalytic sco- liosis. An improved method. Spine (Phila Pa 1976). 1990;15(7):650–3.

40. Balderston RA, Winter RB, Moe JH, Bradford DS, Lonstein JE. Fusion to the sacrum for nonpara- lytic scoliosis in the adult. Spine (Phila Pa 1976). 1986;11(8):824–9.

41. Gardocki RJ, Watkins RG, Williams LA. Measurements of lumbopelvic lordosis using the pelvic radius tech- nique as it correlates with sagittal spinal balance and sacral translation. Spine J. 2002;2(6):421–9.

42. Bernhardt M, Bridwell KH. Segmental analysis of the sagittal plane alignment of the normal thoracic and lumbar spines and thoracolumbar junction. Spine (Phila Pa 1976). 1989;14(7):717–21.

43. Hsieh PC, Koski TR, O'Shaughnessy BA, Sugrue P, Salehi S, Ondra S, et al. Anterior lumbar inter- body fusion in comparison with transforaminal lumbar interbody fusion: implications for the resto- ration of foraminal height, local disc angle, lumbar lordosis, and sagittal balance. J Neurosurg Spine. 2007;7(4):379–86.

44. Graham EJ, Lenke LG, Lowe TG, Betz RR, Bridwell KH, Kong Y, et al. Prospective pulmonary function evaluation following open thoracotomy for anterior spinal fusion in adolescent idiopathic scoliosis. Spine (Phila Pa 1976). 2000;25(18):2319–25.

45. Christensen FB, Bunger CE. Retrograde ejaculation after retroperitoneal lower lumbar interbody fusion. Int Orthop. 1997;21(3):176–80.

46. Regev GJ, Chen L, Dhawan M, Lee YP, Garfin SR, Kim CW. Morphometric analysis of the ventral nerve roots and retroperitoneal vessels with respect to the minimally invasive lateral approach in nor- mal and deformed spines. Spine (Phila Pa 1976). 2009;34(12):1330–5.

47. Schwab F, Blondel B, Chay E, Demakakos J, Lenke L, Tropiano P, et al. The comprehensive anatomi- cal spinal osteotomy classification. Neurosurgery. 2015;76(Suppl 1):S33–41. Discussion S

48. Berven S, Mummaneni P. Lumbar pedicle subtrac- tion osteotomy. In: Zdeblick T, Albert T, editors. The spine. Master techniques in orthopaedic surgery. 3rd ed. Philadelphia: Lippincott Williams & Wilkins; 2014. p. 257–67.

49. Geck MJ, Macagno A, Ponte A, Shufflebarger HL. The Ponte procedure: posterior only treatment of Scheuermann's kyphosis using segmental poste- rior shortening and pedicle screw instrumentation. J Spinal Disord Tech. 2007;20(8):586–93. 50. Smith-Petersen MN, Larson CB, Aufranc OE. Osteotomy

of the spine for correction of flexion deformity in rheuma- toid arthritis. Clin Orthop Relat Res. 1969;66:6–9.

51. La Marca F, Brumblay H. Smith-Petersen osteotomy in thoracolumbar deformity surgery. Neurosurgery. 2008;63(3 Suppl):163–70.

52. Heinig C. Eggshell procedure. In: Luque E, editor. Segmental spinal instrumentation. Thorofare: Slack; 1984. p. 221–30.

53. Thomasen E. Vertebral osteotomy for correction of kyphosis in ankylosing spondylitis. Clin Orthop Relat Res. 1985;194:142–52.

54. Bridwell KH. Decision making regarding Smith-Petersen vs. pedicle subtraction osteotomy vs. vertebral column resection for spinal deformity. Spine (Phila Pa 1976). 2006;31(19 Suppl):S171–8.

55. Boachie-Adjei O, Bradford DS. Vertebral column resection and arthrodesis for complex spinal deformi- ties. J Spinal Disord. 1991;4(2):193–202.

56. Suk SI, Kim JH, Kim WJ, Lee SM, Chung ER, Nah KH. Posterior vertebral column resection for severe spinal deformities. Spine (Phila Pa 1976). 2002;27(21):2374–82.

57. Emami A, Deviren V, Berven S, Smith JA, Hu SS, Bradford DS. Outcome and complications of long fusions to the sacrum in adult spine deformity: luque- galveston, combined iliac and sacral screws, and sacral fixation. Spine (Phila Pa 1976). 2002;27(7):776–86.

58. Smith JS, Klineberg E, Lafage V, Shaffrey CI, Schwab F, Lafage R, et al. Prospective multicenter assessment of perioperative and minimum 2-year postoperative complication rates associated with adult spinal defor- mity surgery. J Neurosurg Spine. 2016;25(1):1–14.

59. Iorio JA, Reid P, Kim HJ. Neurological complica- tions in adult spinal deformity surgery. Curr Rev Musculoskelet Med. 2016;9(3):290–8.

60. Sansur CA, Smith JS, Coe JD, Glassman SD, Berven SH, Polly DW Jr, et al. Scoliosis research society morbidity and mortality of adult scoliosis surgery. Spine (Phila Pa 1976). 2011;36(9):E593–7.

61. Lenke LG, Fehlings MG, Shaffrey CI, Cheung KM, Carreon L, Dekutoski MB, et al. Neurologic out- comes of complex adult spinal deformity surgery: results of the prospective, multicenter Scoli-RISK-1 study. Spine (Phila Pa 1976). 2016;41(3):204–12.

62. Kim YJ, Bridwell KH, Lenke LG, Rhim S, Cheh G. Pseudarthrosis in long adult spinal deformity instrumentation and fusion to the sacrum: prevalence and risk factor analysis of 144 cases. Spine (Phila Pa 1976). 2006;31(20):2329–36.

63. Dickson DD, Lenke LG, Bridwell KH, Koester LA. Risk factors for and assessment of symptom- atic pseudarthrosis after lumbar pedicle subtraction osteotomy in adult spinal deformity. Spine (Phila Pa 1976). 2014;39(15):1190–5.

64. Kim HJ, Buchowski JM, Zebala LP, Dickson DD, Koester L, Bridwell KH. RhBMP-2 is superior to iliac crest bone graft for long fusions to the sacrum in adult spinal deformity: 4- to 14-year follow-up. Spine (Phila Pa 1976). 2013;38(14):1209–15.

65. Glattes RC, Bridwell KH, Lenke LG, Kim YJ, Rinella A, Edwards C 2nd. Proximal junctional kyphosis in adult spinal deformity following long instru- mented posterior spinal fusion: incidence, outcomes, and risk factor analysis. Spine (Phila Pa 1976). 2005;30(14):1643–9.

66. Liu FY, Wang T, Yang SD, Wang H, Yang DL, Ding WY. Incidence and risk factors for proximal junctional kyphosis: a meta-analysis. Eur Spine J. 2016;25(8):2376–83.

67. Yagi M, Akilah KB, Boachie-Adjei O. Incidence, risk factors and classification of proximal junc- tional kyphosis: surgical outcomes review of adult idiopathic scoliosis. Spine (Phila Pa 1976). 2011;36(1):E60–8.

68. Kim HJ, Lenke LG, Shaffrey CI, Van Alstyne EM, Skelly AC. Proximal junctional kyphosis as a dis- tinct form of adjacent segment pathology after spinal deformity surgery: a systematic review. Spine (Phila Pa 1976). 2012;37(22 Suppl):S144–64.

图像引导脊柱稳定技术 37

作者：Jang W. Yoon, Eric W. Nottmeier
译者：陈浩、付豪永　审校：孙浩林

引言

自从 20 世纪 90 年代中期推出图像引导以来，其在脊柱外科医生中一直备受欢迎[1~4]。外科医生使用图像引导技术通过红外线在三维（3D）空间中跟踪手术器械，在术前或术中的图像上了解患者的解剖结构。文献中报道使用标准椎弓根螺钉植入技术的误置率高达 29%[5~8]、神经损伤率高达 7%[9]。随着三维图像引导在椎弓根螺钉植入中的广泛应用，误置率显著降低[11,12]。随着技术的不断进步，三维图像引导技术使脊柱外科医生的操作更加方便、高效。

锥体束计算机断层扫描（cbCT）在脊柱图像引导这一过程中迈出了重要的一步。在 cbCT 采集过程中，设备会围绕患者旋转，获得多个透视图像，然后这些图像被重建成一个三维数据集，其本质上是一个 CT 扫描，但数据传输到图像引导系统之后就可以确定具体位置。三维 cbCT 图像引导的优点是能够一次注册多个椎体节段，而无须暴露脊柱背侧骨性结构，因此它现在正被用于微创脊柱手术。

本章将回顾成功完成图像引导脊柱手术过程中的关键概念。尽管图像引导在脊柱手术中的应用越来越多，但大多数脊柱外科医生仍然没有使用这项技术。大部分关于脊柱图像引导的文献描述了其在开放手术中的应用，只有其中一小部分文献报道了微创手术。脊柱图像引导已被用作从髂骨到枕骨的器械植入的辅助手段[13~21]。

适应证及患者选择

患者因素

肥胖患者因为多重原因对脊柱外科医生是个挑战。由于缺乏对解剖结构的可视化，肥胖患者放置器械可能非常困难。当与 cbCT 结合使用时，可以看清解剖结构，因此图像引导在这些患者中起很大作用。虽然肥胖患者的 cbCT 图像质量可能会降低，但这些图像通常足以让外科医生对基本解剖结构可视化。

对接受脊柱翻修手术的患者，图像引导也被证明有用。当暴露这些患者的脊柱时，图像引导可以帮助外科医生避免穿透先前椎板切除缺损处的硬膜，同时允许最大限度地暴露剩余的骨性结构。此外，对于先前有融合块且解剖标志物模糊的患者，图像引导可以对脊柱进行三维可视化以放置器械。

在微创病例中，可以通过图像引导来确定皮肤切口的位置，为脊柱解剖提供最佳路径。此外，经皮非中空椎弓根螺钉无须使用克氏针即可放置，降低了医院的设备成本，因为非中空螺钉的成本通常低于中空螺钉[22]。

在外伤病例中，鉴于脊柱的不稳定性，需要对导航精度密切关注。为了尽量减少误差，外科医生可以在骨折两侧各放置 1 枚螺钉，然后在这些螺钉中使用临时棒固定，以帮助其在放置其余螺钉时尽量减少骨折活动。在上颈椎中，应在攻丝和放置螺钉之前完成所有螺钉的钻孔。这是因为钻孔通常导致脊柱微小移动，随后可能会发生导航不准确。

部位的考虑

颈椎

为了方便地保持导航仪器和跟踪摄像机之间的位置线，参考弧应位于摄像机和要导航的脊柱区域之间。据我们的经验，在颈椎后路手术中 Mayfield 头架为参考弧提供了一个稳定、刚性的固定点，比将参考弧放置在颈椎棘突上更为可取[16]。这样，参考弧就不会妨碍器械的放置。此外，跟踪摄像头位于床头，因为视线保持不变，所以仪器可以很容易地跟踪，也可以将弧放在最远暴露的棘突处，但是由于颈椎的柔韧性，在脊柱植入器械过程中移动弧的位置会发生变化，会导致精度误差。另外,如果参考弧放置在最远端的棘突上，则摄像机应位于床脚，以保持参考弧位于跟踪摄像机和导航仪器之间。此外，图像应在切除并暴露骨性解剖，以及放置牵开器后采集。牵开器就位进行图像采集后，就不应再移动工作台的位置和牵开器。这样的移动会导致导航不准确，这是由于相对于参考弧（通过 Mayfield 头部固定器固定在头骨上）的颈部脊柱的移动所导致的。尤其是手术台的 Trendelenburg 或反向 Trendelenburg 运动可能会导致患者体重在各个方向上发生剧烈变化，并改变颈椎的位置。当牵开器重新放置时，也可能发生移位。

胸椎

对于胸椎后入路，参考弧应置于最上方暴露的棘突上，图像采集应在骨性解剖暴露后进行，以尽量减少精度误差。对于胸椎的前入路和侧入路，由于难以放置参考弧，因此使用 cbCT 3D 导航系统具有挑战性。在这些情况下，使用 3D 导航变得困难，其中包含钻孔的大小和深度、患者的位置和方向等诸多因素。根据作者的经验，在这些情况下，使用外科标志物和透视成像作为手术的参照是可取的。或者，也可以在髂嵴上放置参考弧；然而，在暴露过程中，入路外科医生可能会发现参考弧是有阻挡的。脊柱外科医生应记住，导航在骨骼解剖中是有用的，在描述邻近血管解剖或软组织结构时通常没有用。

腰椎

脊柱导航系统已经适用于腰椎的外侧入路，用于脊柱畸形、邻椎病或退变性椎间盘患者的椎间融合。分离解剖、椎间盘切除和植入工具都可以使用导航系统。使用导航可以简化定位，并消除将椎弓根和椎间盘空间与前后侧位透视完全对齐所需要的花费或时间。在腰椎侧路病例中，术前计划和适当放置参考弧至关重要。我们发现在髂后嵴放置参考弧比从髂外侧嵴放置效果更好。这使得摄像机在离操作部位足够近的情况下看到参考弧，以保持精度，并远离操作工具的遮挡。一旦导航精度得到确认，且患者体位确定后，导航椎间盘切除术和体内植入术就可以安全有效地进行。如果外科医生没有导航化的椎间融合植入器械，则可将图像引导探针插入椎间盘，以确定应插入椎间融合器的轨迹和深度。

在需要髂骨内固定的严重畸形病例中，参考弧仍可以置于最上方暴露的棘突上。在退变性脊柱侧凸患者中，脊柱通常足够僵硬，根据我们的经验，即便参考弧位于上胸椎棘突上，导航对于髂骨和骶骨固定的放置也是准确的。在儿童和青少年脊柱侧凸病例中，脊柱更加柔韧，参考弧必须放置在距离植入器械水平距离较短的位置，以保持导航的精确度。在这种情况下，当参考弧移动时，可能需要用 cbCT 装置完成多个配准旋转。

术前考虑

在开始图像引导脊柱融合之前，外科医生必

须考虑许多因素。在部分机构，脊柱图像引导是通过术前 CT 扫描的点匹配配准来完成的。这样做的一个优点是术前 CT 扫描的质量通常高于术中 cbCT 扫描。但是，执行术前 CT 扫描时，患者一般处于仰卧位，因此通常需要单节段注册，因为在俯卧位容易发生患者脊柱的移位。此外，该技术还需要对脊髓背侧骨成分进行彻底的解剖，以便与术前 CT 扫描进行点匹配。这可能会延长手术时间。在以前做过椎板切除术的患者身上进行点匹配也比较困难。Fluoromerge 技术允许外科医生获取脊柱解剖的前后和侧位透视图像，导航系统将使用该图像对术前 CT 扫描进行配准。这种技术优于点匹配技术，因为不需要对脊柱进行解剖，而且可以在以前进行过椎板切除术的患者中进行。这种技术也可用于微创手术。由于这项技术是从术前 CT 扫描开始导航的，所以在术前 CT 扫描时在脊柱仰卧位和手术时脊柱俯卧位之间可能会出现同样的节段间运动，这可能导致多节段导航不准确。

其他术前考虑因素包括患者因素、定位、神经监测和不同的手术工具，具体取决于脊柱融合的类型。在作者所在机构，外科医生、住院医师和手术室工作人员在手术当天上午会面，审查当天的手术情况，讨论手术室中所有必要的设置，以减少在手术过程中可能出现的工作流程中断的问题。对于所有图像引导的脊柱手术，外科医生必须了解成功完成手术的关键步骤。典型手术室的设置方式必须将使手术流程高效率考虑在内。我们的手术室设置如图 37.1 所示。此设置允许在导航摄像头指向参考弧的情况下，轻松地操纵 O 臂进出手术区域。如前所述，当参考弧位于跟踪摄像机和导航仪器之间时，最好保持摄像机和导航仪器之间的视线[23]。重要术前注意事项的详情如下所述。

手术台选择

手术台的选择是影像引导脊柱手术成功的关键。理想的手术台应能方便地固定患者、暴露手术位置和术中成像。只要患者位置合适，许多手术室的手术台都可以用于二维透视。使用 O 臂的 3D 图像引导设备应能放在患者周围，在手术台处上下移动，同时要排除手术台底部的任何障碍物。标准手术台可能会妨碍使用基于锥形束 CT 的成像系统（如 O 臂）进行成像的能力。Jackson 手术台的尺寸和设计使患者的腰椎前凸保持在俯卧位[24]。此外，它的底座不会阻碍沿患者和检查床长轴的移动。Jackson 手术台可以使 O 臂沿着脊柱轴的任何水平放置。该手术台设计良好，用于成像，其核心结构使手术台具有最小的放射性密度金属，从而产生最小的射线照相伪影。

无菌悬垂

如果处理不当，无菌悬垂可能会成为障碍。整个 O 臂的悬垂非常烦琐，在图像采集过程中设备可能受到污染。此外，无菌盖可能会变松，在关闭 O 臂时会被卡住。如果出现这种情况，必须手动打开 O 臂，以去除堵塞的帆布。为了避免这一经常遇到的问题，以 360° 圆周方式用无菌的覆盖物覆盖患者是保持该领域无菌的更有效的方法（图 37.2）。但是，患者头部不能被无菌布覆盖，必须保证能被导航系统上的摄像头看到。

注册过程

注册过程是决定图像采集和后续导航信息准确性的关键环节。在这一关键步骤中，有多个错误来源，因此外科医生必须持续验证和评估导航的准确性。椎弓根的大小、螺钉的大小以及距峡部或椎弓根上最窄点的距离决定了螺钉放置的误差范围。在颈椎中部、胸椎中部和胸腰椎交界处，允许的最大平移误差小于 1 mm，旋转误差小于 $5°$[25]。这使得椎弓根螺钉植入时几乎不允许出现误差。因此，术中图像采集和注册应在手术完成后进行，以避免暴露脊柱时可能发生的角运动和平移运动，进而改变图像注册。对于开放中线接

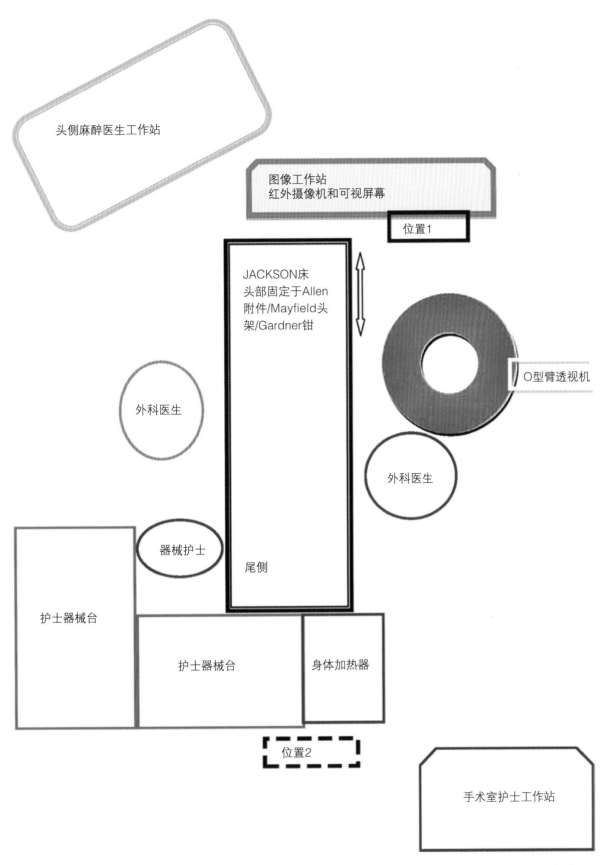

图37.1 脊柱融合术病例的手术室设置轮廓，图像引导摄像机和观察屏放置在头侧（位置1）。根据需要的成像情况和位置，可以将O臂移入和移出位置。在某些情况下，摄像机和屏幕可以移动到手术台末端（位置2），以获得清晰的视线和导航图像

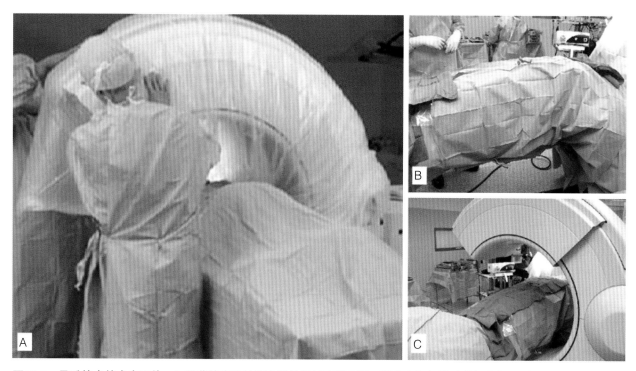

图37.2　悬垂技术的术中照片。A.无菌管帘设计有大量位置以容纳O臂，因此当机架尝试关闭和打开时，它很容易卡住。B.我们的无菌悬垂技术要求用抗生素冲洗液填充手术伤口，使用外科分割片帘垂直地围住患者，同时保持参考弧正好在片帘上方。C.机架闭合时，患者、参考弧和球管之间没有接触。图像采集后，将这些片帘移除，手术继续

入，图像采集和注册应在完成必要的曝光后进行，以消除与运动相关不准确性。深部牵开器也应留在原位，特别是对于活动颈椎节段。相比之下，经皮微创器械可以在术中注册完成后立即开始，而无须事先解剖标志物，因为这些程序中没有需要对手术区域和标志物进行显著的操作 [26]。如果术中使用加温器，应暂时关闭加温器，以在登记过程中保持参考弧的可见性。此外，呼吸和图像采集过程中的运动可能会导致注册的变化和不准确，这些变化和不准确在手术过程中会暂时消失，从而减小运动所造成的继发错误。

外科医生应避免改变手术台的位置，并尽量避免使用可能导致解剖结构变形的器械。螺钉放置过程中应避免对脊柱施加过大的力。在过度活动的区域，如脊柱外伤或颈椎节段导航时，应首先在导航下钻取所有的螺钉孔，因为此操作会使施加在脊柱上的力最小。螺钉放置应在所有钻孔后进行，因为这些操作可能导致脊柱相对于参考

弧移动以及随后导航的不准确性。导航精度应继续检查，如果不准确，那么外科医生至少要为螺钉钻孔，并且将螺钉徒手放入已经钻孔的孔中。导航对于识别复杂的骨解剖结构、维持旋转脊柱侧凸的中线方向以及在复杂肿瘤病例中识别重要的解剖结构是很有意义的。在骨移除之前，关键的标志物需要标记出来，因为随着操作脊椎过程导航可能变得不准确。

对手术室工作人员和患者的辐射暴露

在使用主动透视的微创脊柱手术中，外科医生和手术室工作人员的辐射暴露问题日益受到关注。在一项前瞻性研究中，Bindal 等报道的在经椎间孔腰椎椎间融合过程中平均透视时间为 1.69 分钟 / 例，平均辐射暴露在外科医师躯干（在铅围裙下）为 27 mRem，外科医师的主要手

为 76 mRem，未受保护的甲状腺为 32 mRem[27]。利用基于 cbCT 的三维图像引导技术，可以最大限度地减少对手术室工作人员和外科医生的辐射。Nottmeier 等在 O 臂图像采集过程中，站在铅防护罩后面 3 m 处时，没有辐射[28]。当采取这种简单的预防措施时，O 臂的辐射散射并不需要担心，在基于 cbCT 的图像采集过程中，患者接受的辐射约为 64 层 CT 扫描仪的辐射剂量的一半[29]，远低于国家辐射防护和测量委员会（National Council on Radiation Protection and Measurements）规定的躯干 5Rem 的建议年限值[28]。因此，与使用术前 CT 扫描的技术相比，使用 cbCT 技术可消除外科医生和 / 或工作人员接受辐射的风险，同时减少患者的辐射暴露。

手术技术

一般原则

外科医生必须记住，3D 导航图像是在获取图像时生成的，这意味着当外科医生对脊柱进行植入器械时，图像不是实时的。外科医生必须使用导航系统作为辅助，但是不能用来取代医生对脊柱解剖的全面了解。外科医生必须连续验证导航精度，当解剖标志与导航不相符时，外科医生必须及时意识到其不准确。

器械的验证和顺序

在将任何器械植入脊柱之前，外科医生必须通过将解剖标志与导航屏幕内容关联来验证注册的准确性。可以通过将导航棒放在暴露的椎体、棘突或横突上来验证导航精度。众所周知，增加参考弧的距离和延长手术时间是降低准确度的 2 个主要因素。根据先前的调查，当手术距离参考弧三级时，7% 的患者的平均误差为 3 mm，17% 的患者在腰椎区域手术 1 h 后的平均误差为 3 mm[30]。因此，在图像采集和注册之后及减压和

植入物放入之前，马上注册是最准确的。对于退变性脊柱疾病的患者，我们将参考弧放置在上胸椎棘突上，也能精确地将器械放置在骶骨。然而，在更柔韧的脊柱，如青少年脊柱侧凸或外伤，在距离远的地方会导致导航不准确。为了最大限度地提高导航精度和效率，椎弓根螺钉植入应是手术的第一步。根据我们的经验，从离参考弧最远水平开始椎弓根螺钉插入，然后向靠近参考弧水平进行近距离螺钉插入是有益的。这一器械序列的基本原理是将导航精度保持在更接近参考弧的位置，而随着时间的推移，最远端部分的精度将降低。此外，椎弓根螺钉植入本身也会影响导航的准确性。在实践中，我们在每个节段完成椎弓根螺钉植入后，用已知的解剖标志（如棘突、椎板或其他骨标志)重新验证和复查导航的准确性。如果检测到不准确，我们将在术中重新扫描来更新导航。使用椎弓根探针时，应避免极端向下的压力，以防止椎弓根破裂，同时避免引起骨骼解剖的移动，降低导航精度。

椎弓根螺钉植入术

在开放手术中可以通过解剖标志点来选择起点，并通过导航屏幕进行验证。在微创手术中，根据导航选择椎弓根螺钉起始点。选择一个满意的起点后，在导航计算机系统中创建一个计划。必须沿着椎弓根的长轴精心制作此计划，不得出现骨质断裂。可以选择螺钉的尺寸和轨迹，并且可以锁定此计划，随后会在导航图像上覆盖这个计划。然后，在起始点处利用高速磨钻创建导孔。可以使用带有图像引导的钻孔引导器的手持式电钻或者带有图像引导的尖锐椎弓根探针创建椎弓根钉道的初始通道。球头发声器可以用来确认没有骨破裂，图像引导的指针沿着轨迹向下传递，以确认正确的轨迹。然后，图像引导下的攻丝进一步向下处理钉道，并用球头发声器探测，然后使用图像引导的螺钉把手将螺钉植入钉道。如果担心椎弓根破裂，则立即取下螺钉。正确的轨迹

可以通过将导航指针沿预定路径传递，沿该路径放置1枚克氏针，并将带导航螺钉把手的空心螺钉沿克氏针放置来实现。但是，当使用导航时，使用经皮螺钉也可以不用放置克氏针。在所有安装完成后，我们使用O臂获取新的图像，以确认螺钉的正确放置。如果在此步骤中发现椎弓根螺钉错位，那么我们可以使用更新的扫描来修改螺钉。

微创经皮椎弓根螺钉植入术

在图像引导下可以利用克氏针植入经皮中空椎弓根螺钉。在这项技术中，使用图像引导的Jamshidi针来引导放置导针。然后用图像引导丝锥和螺钉把手进行椎弓根攻丝，将螺钉通过克氏针放入。这项技术的一个优点是，当器械沿着克氏针移动时，外科医生可以很容易地找到椎弓根的入口点。然而，实时透视通常不与此技术一起使用，因此克氏针不经意前移可能会被忽视。另外，克氏针可能会断裂导致尖端还留在椎体中，在图像引导下，克氏针不必再使用，因为外科医生可以使用图像引导开路器进入椎弓根。然后使用图像引导丝攻制作钉孔[22]。

图像引导内植物植入

三维图像引导技术有助于放置椎间植骨物和椎间融合器。根据作者的经验，这种技术可以应用于进行直接外侧椎间融合（DLIF）或极端外侧椎间融合（XLIF）手术。在这些手术中，患者的位置至关重要，以打开髂嵴顶部和肋骨底部之间的空间。患者位于Wilson框架的侧卧位，并用强力胶带和胶带固定（图37.3）。建议使用Jackson手术台，因为这样可以方便地让O臂进出。导航弧既可以贴在患者身上（图37.4 A），也可以安全地插入髂嵴（图37.4 B）。重要的是要确保弧不会被胶带绑在毛发或松散的褶皱上，如果是这样，弧的位置会移动，从而导致图像引导不可靠。此外，必须从图像引导工具的轨迹中清除圆弧的位置，必须在手术开始之前检查这一点（图37.4 B）。使用上述任一方法固定患者和导航弧后，即可开始手术。根据我们的经验，导航棒可以在整个过程中定期使用，以确定椎间盘切除的程度、内植物的位置和内植物的轨迹（图37.5）。应该注意的是，如果参考弧附着在骨骼上，那么脊柱图像指导是要经FDA批准的。将参考弧贴到皮肤上是一种超适应证应用的技术，而且导航不准确的发生率更高。

典型病例

经椎间盘造影证实（图37.6），这名39岁男

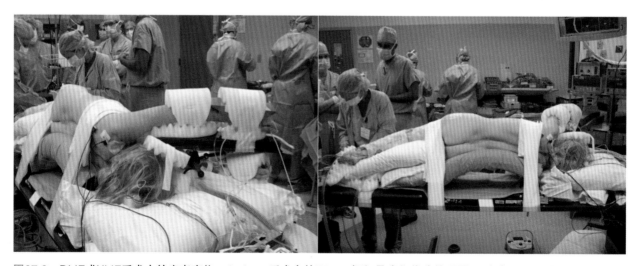

图37.3　DLIF或XLIF手术中的患者定位。Jackson手术台的Wilson框架是我们优选的设置。 患者位于侧卧位，使肋骨底部与髂嵴顶部之间的空间位于Wilson框架的顶点，得到最大限度的入路。 Jackson手术台可让O臂轻松进出

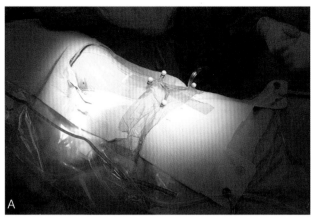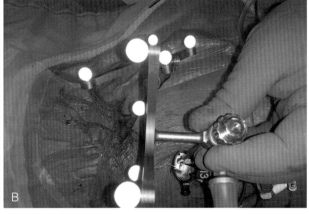

图37.4 导航弧可以用胶带粘贴（A）或者牢固地敲入患者的髂嵴（B）。 重要的是要确保导航弧不松散。确保导航弧的最重要步骤是确保导航弧的位置不会干扰导航工具的轨迹，这种情况基本不会发生

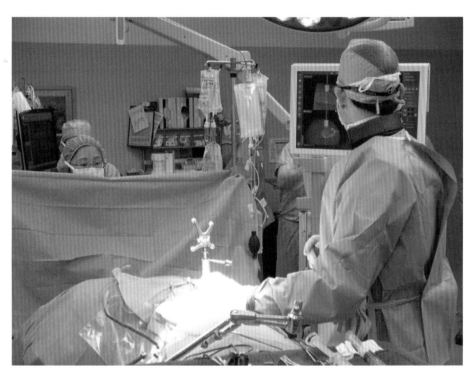

图37.5 导航信息可用于确定椎间盘切除术的节段和椎间盘切除的程度、估计椎间植骨的大小以及内植物的位置和深度

性出现症状性 L5~S1 退变性椎间盘疾病（DDD）。预行影像引导、微创的 L5~S1 经椎间孔腰椎椎间融合术（TLIF）。

患者俯卧在 Jackson 手术台上，使用经皮参考弧放置在右侧髂嵴，用 O 臂进行了注册确定椎旁切口的位置，以便为椎弓根和椎间空间提供适当的轨迹。切开并延伸穿过筋膜后，将探针放在小关节上，检查导航精度（图 37.7）。一旦导航

精度得到确认，将导航锥子放置到椎弓根入口点，调整到与椎弓根大小匹配。然后计划被锁定，用导航锥子攻入椎弓根然后移除，形成一个导孔（图 37.8）。然后将导航丝锥插入导孔，进行攻丝。导孔位于平面图的底部，很容易通过导航丝锥找到。虽然可以选择，但在这个病例中没有使用克氏针。在导航攻丝后，插入探针触及椎弓根壁（图 37.9）。然后用导航螺钉把手放置螺钉，对每个

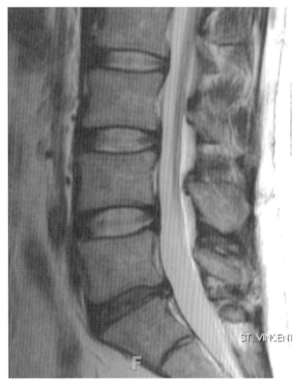

椎弓根重复该过程（图 37.10）。在伤口闭合之前，使用 O 臂检查器械放置情况，并让患者后续作为门诊患者进行连续放射学随访（图 37.11）。

技术要点

- 使用图像引导放置器械时，力线至关重要。如果椎弓根明显向内侧倾斜，那么外科医生会倾向于将器械推到椎旁肌肉上，以获得沿着椎弓根足够的内侧轨迹。在这些情况下，图像引导的仪器轴可能弯曲，这导致仪器尖端看上去位于椎弓根内，实际上位于椎弓根外侧。

- 如果对器械尖端在椎弓根中的位置有任何疑问，则外科医生应放松对器械的握力和压力，以使器械回到其真正的轨迹。然后可以在导航屏幕上确定仪器的实际位置，

图37.6 矢状面T2加权MRI显示L5~S1退变性椎间盘疾病

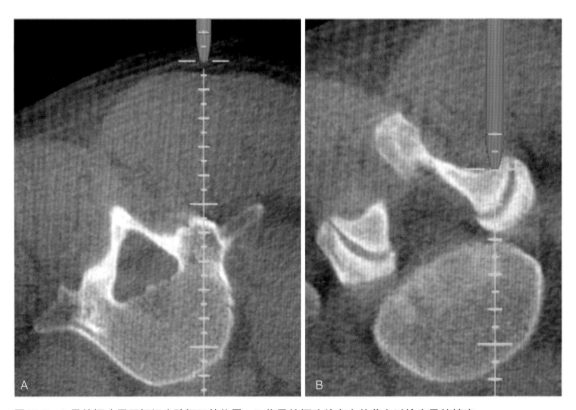

图37.7 A.导航探头用于标记皮肤切口的位置。B.将导航探头放在小关节上以检查导航精度

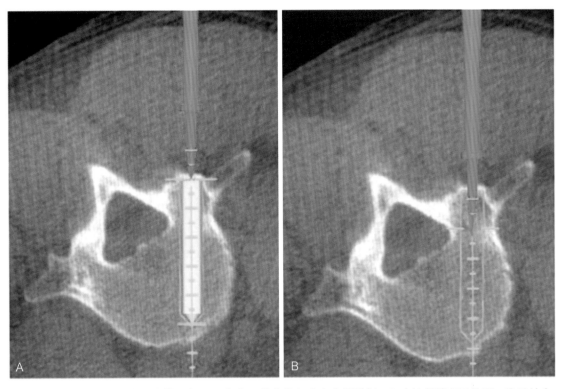

图37.8 A.将导航锥子放置在椎弓根入口点上，并定位和确定虚拟计划。B.在计划锁定到位后，锥子被夯实到椎弓根上，从而形成一个导孔

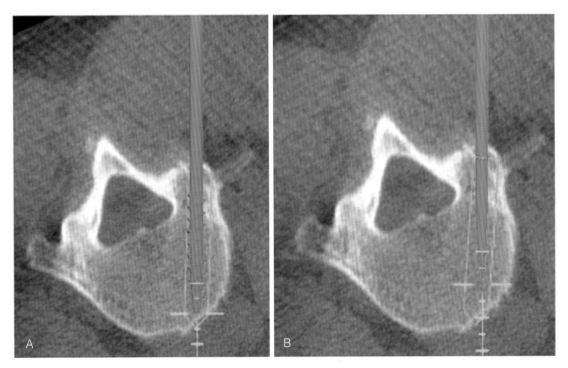

图37.9 A.用导航丝锥进行椎弓根攻丝。B.用导航探针探查椎弓根以检查椎弓根裂口

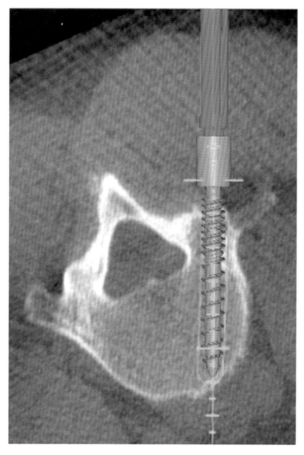

图37.10　使用导航螺钉把手放置椎弓根螺钉

必要时可以采取纠正措施。

- 腰骶关节较低的患者，由于髂嵴遮挡椎旁肌肉不能充分牵开将阻碍螺钉沿着椎弓根的运动轨迹，可能需要植入经肌筋膜螺钉。在这些情况下，将螺钉穿过肌筋膜，可以实现适当的轨迹，而不必因为需要牵开或推动椎旁肌肉而受到阻碍（图 37.12）。

- 可通过术中计划确定椎弓根的大小。如果椎弓根被攻丝，外科医生希望使用更大的螺钉，那么可以在导航系统上调整预计的螺钉尺寸，以确定椎弓根能够容纳的最大直径的螺钉（图 37.13）。这种技术的优点是，螺钉与导航屏幕上显示的锥孔处于相同的精确位置，从而允许不导致椎弓根破裂的情况下放置最大直径的螺钉。

- 在导航显示器中，外科医生应定期检查所有视图（轴向、矢状、冠状、轨迹 1 和 2），以确保椎弓根螺钉遵循制订好的计划。如果与制订好的计划有偏差，则应停止推进螺钉，并放松螺钉上的所有压力。如果触觉反馈或导航图像存在任何问题，则应调整螺钉。作者更喜欢 Medtronic 导航系统

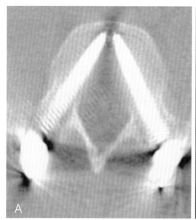
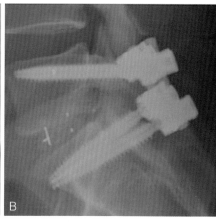
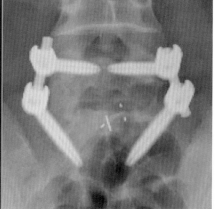

图37.11　A.术中cbCT扫描。B.术后X线片显示内植物位置满意

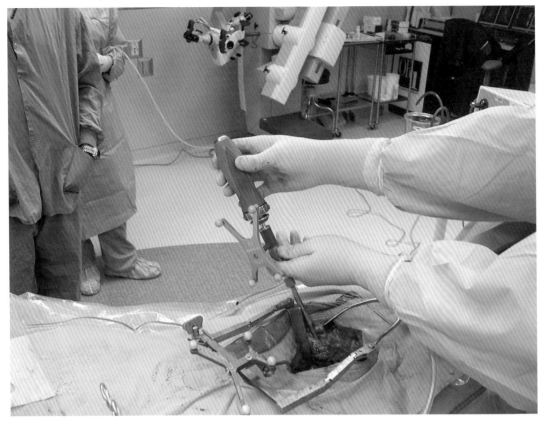

图37.12　放置经肌筋膜螺钉来允许线性力作用在器械上，而不需要推着器械抵抗椎旁肌的力量

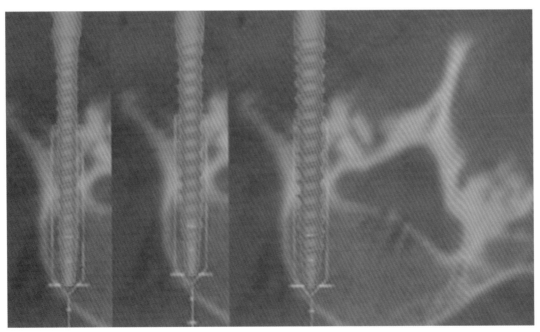

图37.13　当丝锥位于椎弓根中时，可以在导航系统上调整导航丝锥的大小，以便对椎弓根的螺钉进行适当的尺寸调整

的轨迹 1 和轨迹 2 视图，以及 BrainLab 导航系统的内联 1 和内联 2 视图。

- 我们建议在胸椎和腰椎中使用椎弓根探针，因为探针比高速钻更安全。我们在颈椎侧块螺钉和 C2 椎弓根螺钉使用高速钻。使用高速钻时，术者在探测椎弓根时没有触觉反馈，因此我们希望尽可能使用探针。在腹侧压力可导致骨解剖大幅度改变的颈椎中，高速钻可作为探测椎弓根 / 侧块的有效工具。

并发症及其防治策略

手术节段错误

错误的手术节段是一个潜在的陷阱。在缺乏开放手术中视觉解剖标志、陡峭的学习曲线和触觉反馈，使得微创技术的错误螺钉植入风险更高[31]。为了确保正确的节段，腰骶交界处应作为腰椎和下胸椎病例的参考点。在手术前彻底回顾术前影像学检查，以确定如第六腰椎等解剖变异，否则会导致术中计数错误，这一点非常重要。对于中胸椎来说，放置在棘突上的参考弧作为标记物，在进行扫描注册前通过使用 cbCT 装置上的透视功能自腰骶关节的节段计算来确定其位置。一般来说，在这些情况下，参考弧应始终包括在 cbCT 扫描中，以始终作为参考点来确定合适的节段。在导航过程中，图像引导平台来扩展视野，以可视化腰骶关节和 / 或参考弧，以确认适当的节段。一旦确定了合适的节段，可以放大视野，以便更好地显示脊柱解剖结构，放置器械。

椎弓根破裂和调整方向技术

如果在放置螺钉后怀疑椎弓根破裂，则可在导航指导下重新调整螺钉方向。对于先前错位的椎弓根螺钉的重新定向可能是挑战性的，因为重新定向的螺钉倾向于使用先前错位的螺钉的管道。

移除之前错位的椎弓根螺钉后，可以使用导航指针工具和残余骨解剖选择新的起点。有时，由于缺乏残留解剖结构，必须使用具有新螺钉轨迹的相同起始点。一个新的螺钉方案必须避免骨破裂、与以前的螺钉轨迹有某些交集。为了确认椎弓根螺钉的正确定向，在最后的螺钉放置前将图像引导的指针放置在新的管道中。此外，球头发声器可以提供触觉反馈，以确认是否有破裂。如果仍然存在破裂的问题，则可以使用带导航螺钉把手的空心螺钉在克氏针上方重新调整椎弓根螺钉方向。据 Yoon 等报道，在 30 例零破裂率的患者中，使用基于 cbCT 的三维图像引导成功地重新定向了 50 枚椎弓根螺钉[32]。尽管椎弓根破裂后调整椎弓根螺钉方向的方法很多，但使用三维图像引导调整椎弓根螺钉的方向是安全有效的。

结论

图像引导技术可以成为开放和微创脊柱手术中脊柱外科医生的有效辅助工具。随着技术的进步，图像引导技术与外科工作流程的联合变得更加无缝和高效。必须记住，这项技术不能取代外科医生在外科解剖学方面的知识，外科医师不应仅依靠图像指导来放置脊柱器械。在这一章中，我们总结和介绍了我们的手术技术和策略，通过经验来制订手术计划。作者希望读者通过本章能对利用图像引导技术识别和避免潜在的缺陷有所帮助。本章可作为指导，以缩小与图像引导脊柱手术相关的学习曲线的差距。

参考文献

1. Nolte LP, Visarius H, Arm E, Langlotz F, Schwarzenbach O, Zamorano L. Computer-aided fixation of spinal implants. J Image Guid Surg. 1995;1(2):88–93.
2. Merloz P, Tonetti J, Eid A, Faure C, Lavallee S,

Troccaz J, et al. Computer assisted spine surgery. Clin Orthop. 1997;337:86–96.

3. Lavallee S, Sautot P, Troccaz J, Cinquin P, Merloz P. Computer-assisted spine surgery: a technique for accurate transpedicular screw fixation using CT data and a 3-D optical localizer. J Image Guid Surg. 1995;1(1):65–73.

4. Kalfas IH, Kormos DW, Murphy MA, McKenzie RL, Barnett GH, Bell GR, et al. Application of frameless stereotaxy to pedicle screw fixation of the spine. J Neurosurg. 1995;83(4):641–7.

5. Bolger C, Carozzo C, Roger T, McEvoy L, Nagaria J, Vanacker G, et al. A preliminary study of reliability of mpedance measurement to detect iatrogenic initial pedicle perforation (in the porcine model). Eur Spine J. 2006;15:316–20.

6. Laine T, Schlenzka D, Makitalo K, Tallroth K, Nolte LP, Visarius H. Improved accuracy of pedicle screw insertion ith computer-assisted surgery. A prospective clinical trial of 30 patients. Spine. 1997;22(11):1254–8.

7. Vaccaro AR, Rizzolo SJ, Balderston RA, Allardyce TJ, Garfin SR, Dolinskas C, et al. Placement of pedicle screws in the thoracic spine. Part II: an anatomical and radiographic assessment. J Bone Joint Surg (Am Vol). 1995;77(8):1200–6.

8. Xu R, Ebraheim NA, Ou Y, Yeasting RA. Anatomic considerations of pedicle screw placement in the thoracic spine. Roy-Camille technique versus openlamina technique. Spine. 1998;23(9):1065–8.

9. Amiot LP, Lang K, Putzier M, Zippel H, Labelle H. omparative results between conventional and computer-assisted pedicle screw installation in the thoracic, lumbar, and sacral spine. Spine. 2000;25(5):606–14.

10. Santos ER, Sembrano JN, Yson SC, Polly DW Jr. Comparison of open and percutaneous lumbar pedicle screw revision rate using 3-D image guidance and intraoperative CT. Orthopedics. 2015;38(2):e129–34.

11. Kosmopoulos V, Schizas C. Pedicle screw placement accuracy: a meta-analysis. Spine. 2007;32(3): E111–20.

12. Bourgeois AC, Faulkner AR, Pasciak AS, Bradley YC. The evolution of image-guided lumbosacral spine surgery. Ann Transl Med. 2015;3(5):69.

13. Garrido BJ, Wood KE. Navigated placement of iliac bolts: description of a new technique. Spine J. 2011;11(4):331–5.

14. Nottmeier EW, Foy AB. Placement of C2 laminar screws using three-dimensional fluoroscopy-based image guidance. Eur Spine J. 2008;17(4):610–5.

15. Nottmeier EW, Seemer W, Young PM. Placement of thoracolumbar pedicle screws using threedimensional image guidance: experience in a large patient cohort. J Neurosurg Spine. 2009;10(1):33–9.

16. Nottmeier EW, Young PM. Image-guided placement of occipitocervical instrumentation using a reference arc attached to the headholder. Neurosurgery. 2010;66(3 Suppl Operative):138–42.

17. Bledsoe JM, Fenton D, Fogelson JL, Nottmeier EW. Accuracy of upper thoracic pedicle screw placement using three-dimensional image guidance. Spine J. 2009;9(10):817–21.

18. Holly LT, Foley KT. Percutaneous placement of posterior cervical screws using three-dimensional fluoroscop. Spine. 2006;31(5):536–40. Discussion 41

19. Welch WC, Subach BR, Pollack IF, Jacobs GB. Frameless stereotactic guidance for surgery of the upper cervical spine. Neurosurgery. 1997;40(5):958–63. Discussion 63-4

20. Nottmeier EW, Pirris SM, Balseiro S, Fenton D. Three-dimensional image-guided placement of S2 alar screws to adjunct or salvage lumbosacral fixation. Spine J. 2010;10(7):595–601.

21. Lekovic GP, Potts EA, Karahalios DG, Hall G. A comparison of two techniques in image-guided thoracic pedicle screw placement: a retrospective study of 37 patients and 277 pedicle screws. J Neurosurg Spine. 2007;7(4):393–8.

22. Nottmeier EW, Fenton D. Three-dimensional image- guided placement of percutaneous pedicle screws with- out the use of biplanar fluoroscopy or

Kirschner wires: technical note. Int J Med Robot. 2010;6(4):483–8.

23. Rahmathulla G, Nottmeier EW, Pirris SM, Deen HG, Pichelmann MA. Intraoperative image-guided spinal navigation: technical pitfalls and their avoidance. Neurosurg Focus. 2014;36(3):E3.

24. Peterson MD, Nelson LM, McManus AC, Jackson RP. The effect of operative position on lumbar lordosis. A radiographic study of patients under anesthesia in the prone and 90-90 positions. Spine. 1995;20(12):1419–24.

25. Rampersaud YR, Simon DA, Folgy KT. Accurac requirements for image-guided spinal pedicle screw placement. Spine. 2001;26(4):352–9.

26. Scheufler KM, Franke J, Eckardt A, Dohmen H. Accuracy of image-guided pedicle screw placement using intraoperative computed tomog- raphy-based navigation with automated referenc- ing. Part II: thoracolumbar spine. Neurosurgery . 2011;69(6):1307–16.

27. Bindal RK, Glaze S, Ognoskie M, Tunner V, Malone R, Ghosh S. Surgeon and patient radiation exposure in minimally invasive transforaminal lumbar interbody fusion. J Neurosurg Spine. 2008;9(6):570–3.

28. Nottmeier EW, Pirris SM, Edwards S, Kimes S, Bowman C, Nelson KL. Operating room radiation exposure in cone beam computed tomography-based, image-guided spinal surgery: clinical article. J Neurosurg Spine. 2013;19(2):226–31.

29. Zhang J. Weir V, Fajardo L, Lin J, Hsiung H, Ritenour ER. Dosimetric characterization of a cone-beam O-arm imaging system. J Xray Sci Technol. 2009;17(4):305–17.

30. Quinones-Hinojosc A, Robert Kolen E, Jun P, Rosenberg WS, Weinstein PR. Accuracy over space and time of computer-assisted fluoroscopic navigation in the lumbar spine in vivo. J Spinal Disord Tech. 2006;19(2):109–13.

31. Ravi B, Zahrai A, Rampersaud R. Clinical accuracy of computer-assisted two-dimensional fluoroscopy for the percutaneous placement of lumbosacral pedicle screws. Spine. 2011;36(1):84–91.

32. Yoon JW, Nottmeier EW, Rahmathulla G, Fenton DS, Pirris SM. Redirecting pedicle screws: a revision spinal fusion strategy using three-dimensional image guidance. Int J Med Robot. 2016;12(4):758–64.

脊柱内固定过程中的神经生理监测 38

作者：Marc R. Nuwer
译者：许洋洋　审校：孙浩林

引言

神经生理术中监测（NIOM）是通过监测四肢和头部之间的神经系统传导来检测脊髓完整性的经典方法。完整的传导证实脊髓束完整。监测神经的不同功能可以使用多种监测模式。体感诱发电位（SEP）监测后索功能，可以或多或少地连续监测。如果 SEP 出现恶化，神经生理监测小组会提醒外科医生。这些变化有可能预测即将发生的并发症，并可及时采取干预措施逆转或终止并发症。运动诱发电位（MEP）的监测通常是周期

性的。虽然 MEP 在识别潜在的运动并发症方面更加具体，但它们并不是连续执行的。肌电图（EMG）监测通常与 SEP 和 MEP 同时进行，常用于监测神经根受压情况，如椎弓根螺钉植入过程。可以同时进行多种模式监测（图 38.1）。

神经生理监测小组在术前建立基线值。根据外科医生的偏好，可以在患者摆放体位前或摆放体位后获得这些值。基线结果可以与术中的振幅、潜伏期或放电等状态进行比较。基线变化是预警的基础。警报阈值通常是预先确定的，例如 SEP 皮质峰值振幅下降 50%。

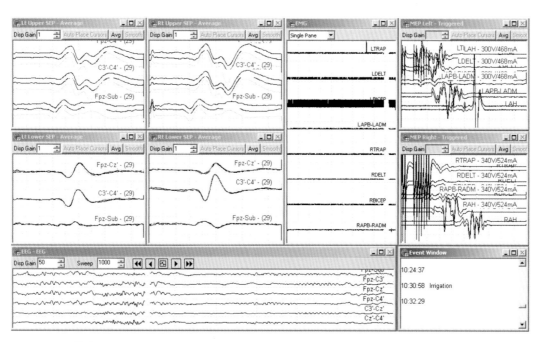

图 38.1　多模态监测同时评估四肢体感诱发电位、四肢运动诱发电位、多通道正在进行的肌电图和多个正在进行的脑电图通道。一个聊天对话框将笔记传递给远程监控的神经生理学家。这个典型的脊柱外科页面允许监测小组概览许多模式。其他可用的屏幕页面更详细地关注特定的模式

441

术前评估可以完善监测策略。影响监测技术的因素包括糖尿病、高龄和周围神经病变，患者具备这些因素时需要改变下肢 SEP 的监测策略。脊髓病变使得获取基线信号的难度加大，同时更强调在摆体位前获得基线。

体感诱发电位

体感诱发电位一般记录于上肢正中神经或尺神经及下肢腓神经或胫后神经。它们用于各种 NIOM，最常用于脊髓监测。

刺激

尺神经通路测试从腕部的刺激开始。刺激强度在 20~40 mA 以上的运动阈值产生五指外展。颈椎病例中通常用尺神经代替正中神经，这是因为尺神经通路对于颈脊髓的覆盖更完整。尺神经监测可用于腰椎病例，因为手臂在体位摆放过程中存在尺神经麻痹的风险[1]。

胫后神经刺激常用于下肢手术。刺激在内踝后方进行。腓神经还用于监测周围神经病变和糖尿病或年龄大于 65 岁的患者。腓神经刺激部位于膝关节下方，神经穿过腓骨头的位置。术前可以准备好这 2 条神经，选择能产生更好结果的一条来使用。胫后神经刺激引起足跖屈。腓神经刺激产生足背屈。如果不使用神经肌肉连接阻滞，这些动作会在手术中造成干扰，并限制刺激强度。

神经以每秒几次的速度受到刺激。老年患者的刺激速度通常是 2.5s 左右，而年轻患者的刺激速度是前者的 2 倍。速度越快，振幅峰值越小[2]，SEP 示踪越快。监测小组应当调整速率以找到最佳的"速率与振幅"平衡。例如，对于低振幅基线电位，一个典型的策略是减缓刺激率以提高峰值振幅。

通常每一次诱发电位试验需要 300 次重复刺激。在某些情况下，背景噪声和低振幅峰值需要更大的样本量，例如 500~1 000 次重复。产生一

次新的 SEP 示踪需要以 2.5 刺激率进行 300 次重复，耗时 2 min。电凝和其他一些问题可能影响记录和减缓获得新监测结果的理想的速度。

记录

主要的记录电极放置在头皮和颈部。头皮定位使用修改扩展 10% 后的 10/20 系统[3]。额外的头皮记录通道有助于找到最高的皮层振幅峰值。头皮记录通道的选取应当灵活，不能总是使用固定的方法。每个患者的峰值可能出现在不同的头皮位置，因为不同患者在脑回和脑沟的几何方向不同，因此存在放电差异。尽早寻找最佳部位可以为患者找到最佳或适当的监测频道。监测小组可以使用相同的标准流程和简单技术监测每位患者。

图 38.2 A 给出了一个超过半小时的监测实例。这是一个胸腰椎手术的病例，在 C5 横突上方放置了一个记录电极。在颈椎手术中，放置电极的部位是乳突或耳。外周记录通道可位于肩部、腰椎或腘窝。

低频滤波器通常设置为 30 Hz。高频滤波器设置在 500 Hz 到 1 500 Hz 之间。设置得越高，则会记录到更多的背景噪声，设置过低则会降低皮质峰值振幅。陷波滤波器可以去除手术室中常见的 50 或 60 Hz 的线路噪声。不过，SEP 本身具有 50~60 Hz 的基频，因此陷波滤波器可能会衰减所需的 SEP 峰值。陷波滤波器还可以产生模拟 SEP 峰值的伪影，因此，消除电气环境噪声的最佳策略是关闭相关设备，而不是打开陷波滤波器。

信号变化的解读

尺神经通路用来测量皮质 N20（来自初级躯体感觉皮质）、皮质下 N18（中脑—丘脑）和颈 N13（颈脊髓中段）峰值[4]，见图 38.3 B。测量指标包括潜伏期和振幅。对于胫骨后段或腓骨后段 SEP，需要测量 P37（初级躯体感觉皮质）振幅和潜伏期（图 38.3 B）。皮质下 P30（颈髓下）峰值

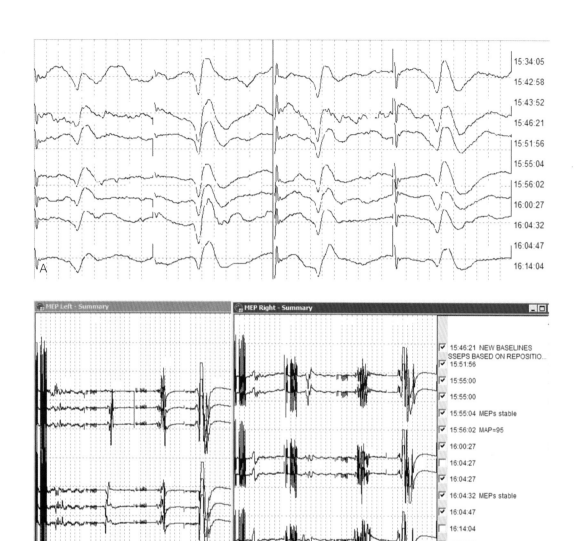

图38.2 典型、可重复的SEP和MEP瀑布图。A.胫后神经显示出中等的背景变异，10 ms/div, 0.5 uV/div。B.MEP监测肌肉为踇外展肌(AH)、腓肠肌内侧 (MG)、胫前肌(TA)、踇短展肌(APB)，10 ms/div，100 ~ 1 000 uV/div。每个MEP的开头都可见一个刺激伪影。双脉冲技术在伪影中显示为简短的第一个伪影，然后是较长的第二个刺激伪影

也可以在颈通道中发现。通常，50% 的振幅下降被认为是发出警报的标准。潜伏期增加 10% 是警报的次要标准（表 38.1）。

振幅会因麻醉而降低。吸入麻醉药会减弱皮质峰值振幅，对皮质下 N18 和 P30 峰值振幅的影响较小。静脉给药对皮质峰值振幅的影响是短暂的，例如图 38.4 中为丙泊酚静脉给药后的表现。麻醉衰减是指麻醉对皮质峰值振幅的逐渐累积的衰减效应。对于 SEP，在诱导后的前 40 min 衰减更为明显。

监测小组必须迅速判断，是技术问题、手术问题、麻醉或全身问题的哪一项引起了这样的变化。技术问题包括电极松动或设备故障。全身问题包括低体温、低血压和缺氧。麻醉效果也应考虑在内。如果没有发现明显的原因，那么则需要对外科医生和麻醉师进行预警。

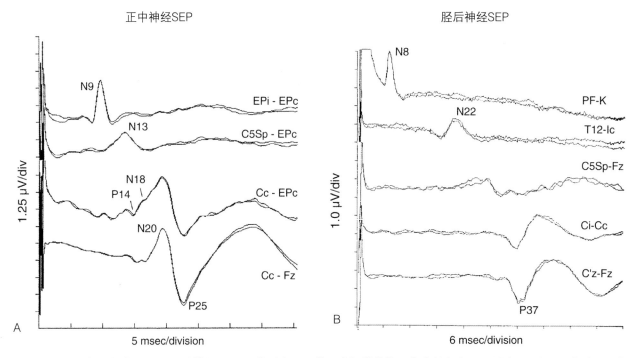

图38.3 图示在正中神经(A)和胫后神经(B)SEP监测中可见的正常短潜伏期。负电位向上。记录点EPi和EPc分别位于肩部受刺激部位的同侧和对侧；C5Sp和T12在C5和T12上方；PF、K和IC分别在腘窝、膝关节和髂嵴；Ci、Cc、C 'z和Fz位于头皮中部和前部，从这些中确定了几个标准峰[4]

表 38.1 术中神经监测警报标准

体感诱发电位			
刺激部位或测试类型	变化标准	哪些记录受到影响	常见的变化种类
正中神经或尺神经	振幅降低 50%	N20 皮质峰 N13、P14 颈椎峰	突然的、双侧的、周围的或与麻醉相关
	潜伏期增加 10%	N20 皮质峰 N13、P14 颈椎峰	可能与温度相关
	信号消失	N20 皮质峰 N13、P14 颈椎峰	突发的、双侧的、周围的或技术性的
胫骨或腓骨后	振幅降低 50%	P37 皮质峰 N30 颈椎峰	突然的、双侧的、周围的或与麻醉相关
	潜伏期增加 10%	P37 皮质峰 N30 颈椎峰	与温度相关
	信号消失	P37 皮质峰 N30 颈椎峰	突发的、双侧的、周围的或技术性的
运动诱发电位			
脊髓监测	MEP 完全丢失	全部或大部分肌肉，每个肢体 2~4 块	仅降低或忽高忽低
	80% 的振幅丢失	排除基线处较小的峰值	
	多相丢失	测量记录的匝数或复杂度	
	刺激增加 > 100V	在长时间的麻醉下的衰减作用	
D 波	振幅降低 50%	远端丢失，头侧存在	避免电极意外移动
肌电图			
自发的	神经紧张放电	神经根相关的肌肉数据记录	机械、热、缺血
	兴奋性	神经根相关的肌肉数据记录	基线紊乱，机械，热，缺血
触发肌电图	毫安级阈值响应	神经根相关的肌肉数据记录	评估内壁破裂或临近神经

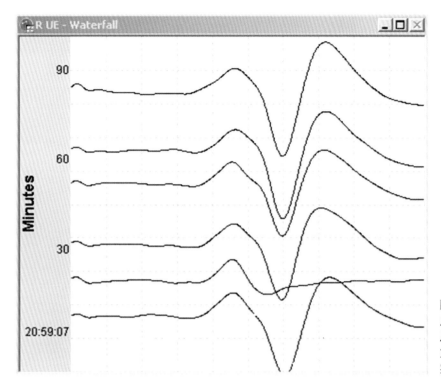

图38.4　麻醉效果：SEP尺神经N20皮质峰瀑布图。图中显示了75min以后的6个记录。在图示20min之前(倒数第二条曲线)，显示N20皮质峰值振幅突然下降。这种现象是丙泊酚导致的

收到警报后，外科医生需要回顾过去20 min采取的所有步骤。一些外科操作可能需要20 min才会引起SEP改变。手术操作和SEP警报之间的延迟可能是由于压迫或牵拉的累积效应或者缺血、继发性自主血管痉挛。对于外科医生、麻醉师和监测小组，有多种应对措施[5]，具体措施见表38.2。

信号改变的临床风险

SEP振幅的降低并非总是预示着神经系统的不良后果。SEP振幅降低50%~80%持续几分钟，术后出现神经损伤的风险为轻—中度，如图38.5所示。特别是当SEP振幅随后回到基线，更能证实上述结论。如果SEP突然完全消失，并且在持续不恢复，则预后不良的风险为50%~75%。

运动诱发电位

运动诱发电位（MEP）用来监测皮质脊髓束。这是一个特别重要的模式，因为保护运动功能尤其重要。MEP需要使用经颅电刺激（tce）。

刺激

tceMEP电极固定在每个大脑半球运动皮质附近的头皮上。正极放置在C3或C4头皮部位前2 cm处，负极放置在Cz或CPz处，位置参照扩展10%后的10/20系统[3]。有时适当改变头皮部位会获得更好的反应。

刺激强度一般为200~400 mA。有时可能会使用高至600mA的刺激强度，相当于1 000~1 200 mV。刺激脉冲宽度设置为0.05 ms，如果无响应，则可以使用更长的脉冲宽度。

单一的MEP脉冲通常不能产生足够的响应。一个简短的刺激序列对许多患者是有效的。简单的脉冲序列是5~7个刺激，每个刺激间隔为1.0~3.0 ms。这个序列在脊髓前角细胞产生兴奋性突触后电位。它导致细胞发出一个动作电位和可记录的tceMEP肌肉活动。

表 38.2　术中监护警报反应

麻醉组	维持或达到平均动脉压 (MAP) 70mmHg 以上	更高的平均动脉压 (MAP) 如果椎管已经被挤压
	检查在过去 20min 内发生的麻醉变化	
	检查所有用过的药物	所有药物的使用
	麻醉深度评估	脑电图突发抑制？BIS 指数 < 45？考虑减轻麻醉
	全静脉麻醉替代吸入式麻醉	
	检查血红蛋白 / 血细胞比容	血红蛋白 >100g/L? 如果有问题，及时纠正
	检查出入量状态	如果有问题，及时纠正
	检查血压计袖套	如果一侧运动诱发电位信号丢失
	检查手臂位置，重新摆放手臂	如果一侧运动诱发电位信号丢失
	4 个成串刺激	剩余阻滞效应
	为唤醒测试做准备	
监护组	重复测试 MEP, SEP	排除虚假警报
	检查电极、阻抗、连接、设置	评估技术故障
	检查技术设置	屏幕显示灵敏度是否重置？刺激设置是否重置为 off?
	检查刺激伪影	与修改前一样
	考虑重新启动	如果提示软件错误
	增加刺激强度，改变记录参数	为了重建信号，许多技术上的改变可能会有所帮助
	评估麻醉改变、麻醉剂量、平均动脉压和其他全身因素的潜在影响	作为麻醉原因的线索
	回顾最近的 SEP 和 MEP 的变化	线索是麻醉 vs. 技术 vs. 临床手术
外科医生	停止当前操作	
	探查机械压迫或局部缺血	牵引器、血肿、骨赘、骨碎片、硬件
	考虑脊髓的进一步减压	如果已存在脊髓压迫
	减轻脊柱牵引	尤其最近牵引过
	考虑移除植入物	如椎弓根螺钉
	考虑影像摄片	X 线，CT，核磁共振成像
进一步行动	进一步提高平均动脉压	
	考虑唤醒测试	唤醒需要时间，尤其是使用过丙泊酚的患者
	中止手术，等待信号出现	考虑中止手术
	使用激素	
	考虑钙通道阻滞剂	

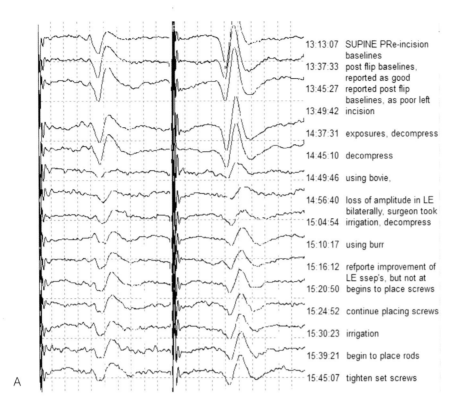

13:13:07	SUPINE PRe-incision baselines
13:37:33	post flip baselines, reported as good
13:45:27	reported post flip baselines, as poor left
13:49:42	incision
14:37:31	exposures, decompress
14:45:10	decompress
14:49:46	using bovie,
14:56:40	loss of amplitude in LE bilaterally, surgeon took
15:04:54	irrigation, decompress
15:10:17	using burr
15:16:12	refporte improvement of LE ssep's, but not at
15:20:50	begins to place screws
15:24:52	continue placing screws
15:30:23	irrigation
15:39:21	begin to place rods
15:45:07	tighten set screws

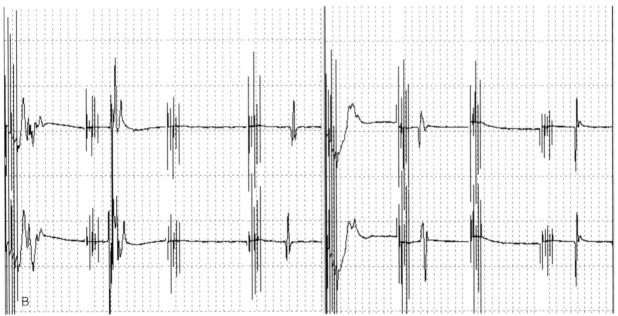

图38.5 一个颈椎病例，振幅下降。外科医生报告说他碰撞到了颈脊髓。A.左腿和右腿SEP皮质峰突然下降，然后部分改善并保持稳定，100 ms/div, 0.5 uV/div。B.事件发生后即进行2次MEP测试。每个记录列的开头都有突出的刺激伪影。三角肌、拇短展肌和拇收肌通道的双侧记录显示了良好、短暂的反应

447

双脉冲序列比单脉冲序列更有效。初始 2~3 个脉冲后，后续脉冲序列之间的间隔约为 10 ms。第二个序列就像一个普通的简单脉冲序列，由 5~7 个脉冲组成。第一组启动前角细胞，第二组更有效地使前角细胞放电。

每个 tceMEP 脉冲都会使大脑半球之间皮质脊髓轴突放电。更大的强度使得白质更深层的轴突放电。强烈的刺激可以通过在更深的解剖层次令皮质脊髓轴突放电来缩短肌肉的反应潜伏期。

记录

手臂和腿部的肌肉电极用来记录 tceMEP 反应。通常肢体近端和远端肌肉都会被选取。远端肢体往往对 MEP 反应更灵敏，因为它们在运动皮质中对这些肌肉的投射更广。从每个肢体的多个部位进行记录更为合适，因为好的结果可能出现在某一组肌肉中，而在其他肌肉中只出现可记录的或不记录的结果。图 38.2 B 揭示了 MEP。在基线水平，tce 刺激强度逐渐增加，直到找到足够的肌肉记录。

tceMEP 肌肉反应是各部位多相肌肉动作电位（CMAP）的综合。首要测量指标是 CMAP 振幅。第二个标准是反应的复杂性，即反应的多相转向的次数。

MEP 也可以从硬膜外间隙记录。它测量的是来自皮质脊髓束的轴突放电。这种被称为 D 波的技术可以检测皮质脊髓束的直接传导。D 波记录使用硬膜外电极、双极或与附近的参考电极。由于 D 波的振幅非常小且在尾部明显下降，因此在颈部和胸部上段更容易记录到。

安全

MacDonald[6] 发现与 tceMEP 刺激相关的不良事件很少。偶有口唇破裂的报道。这种刺激不仅激活大脑半球轴突，也激活颅骨表面的肌肉，导致下颌肌肉迅速收缩。在手术前应放置护齿作为预防措施，并在患者俯卧进行脊柱手术后再次检查。癫痫是罕见的，作为预防措施，许多团队在 tceMEP 期间监测脑电图，用来监测与刺激相关的不良脑电图放电。癫痫患者应考虑监测脑电图。刺激过程中的电场填充了头部的一小块区域，没有明显地扩散到胸部，所以放置在颈部或胸部的金属通常被认为是相对安全的，包括心脏起搏器。在患者装有起搏器时，麻醉师应该在 MEP 刺激时监测心电图。心律失常很少出现，因为 tce 刺激并没有明显超出头部。轻微头皮烧伤也很罕见。D 波技术没有发现硬膜外记录电极的并发症。相对禁忌证包括癫痫、皮质病变、凸起性颅骨缺损、颅内压升高、心脏病、抗惊厥药物或麻醉药以及心脏起搏器。绝对禁忌证包括颅内电极（如帕金森脑深部刺激器）和动脉瘤夹子。一篇报道表明，植入设备不受 MEP 的影响 [7]。术中发生不明原因的抽搐和心律失常时应避免 MEP 刺激。通过适当的预防措施，MEP 监测的益处大于相关的风险。

解读

基于电位的变化趋势，许多监测小组对 MEP 警报使用了全或无的标准。如果电位起初存在然后消失，这可能是一个警报。监测小组也应考虑肌肉反应的基线振幅，因为振幅下降，可能由于麻醉衰减导致。监测小组还应考虑同一条腿上其他肌肉的反应。如果一个肢体有几个具有良好 MEP 反应的肌肉，那么其中一个无反应可能就没有临床意义了。振幅变化是比较常见的。在麻醉衰减或无特殊原因时，一些小电位也可能会消失。一条腿上的几块肌肉 MEP 突然全部消失，则可能需要发出警报。双下肢突然失去所有的 MEP 是一个明确的预警信号，特别是在没有麻醉剂作用的条件下。

有一些监测小组采用分级的方法来评估警报 [8]。在这种替代系统中，80% 的振幅损失被认为足以引起 MEP 警报 [9,10]。在另一种评分系统中，计算的是 MEP 中的多相变化。例如，如果多相反应变为 2 个时相，可能会发出警报。图 38.8 所示的病例中，80% 的 MEP 下降指导了临床决策。一些小组选择增加经颅电流，直到发现运动反应。从基线阈值增加 100 mA 以上是报警的标准[11]。在髓内肿瘤切除术中监测 D 波和 tceMEP 时，即使 MEP 丢失，相对稳定的 D 波也能提示运动功能良好[12,13]。相位损失、振幅损失、潜伏期增加和其他参数的组合公式可能比单独使用任何一个参数更稳定和更可预测[14]，尽管这个公式在大多数商业设备上还不可用。

麻醉在获取 MEP 的过程中起着重要的作用。传统观点认为，需要完全静脉麻醉（TIVA），必须避免神经肌肉阻滞。这些理想化的要求并非完全正确。一些吸入麻醉是可以接受的，特别是在年轻患者中，他们的基线 MEP 很好，并且没有既往的神经系统疾病。在患有神经系统疾病的老年患者中，例如患有颈椎脊髓病的老年患者，吸入麻醉的耐受性可能较差。持续的低剂量神经肌肉阻滞，在 4 个成串刺激中至少有 3 次反应，可以减少 MEP 多余的身体运动。

由于 D 波是直接记录脊髓轴突的放电，因此尽管存在神经肌肉连接阻滞，D 波仍然存在。手术过程中电极的移位会使其衰减。它们可以和 tceMEP 一起使用。如果神经肌肉阻滞是必需的，它们提供了一种可能的方法来监测运动通路。

麻醉衰减，如前述，对 SEP 而言，是麻醉逐渐累积的降低峰值振幅的效应。对于 MEP 来说，随着时间的推移，麻醉衰减效果会逐渐显现。最初为振幅的峰值逐渐降低，MEP 肌肉反应可能会由于麻醉剂的作用而在数小时内消失。

在 tceMEP 监测时，做出预警决策的过程是复杂的。它包括：哪些肌肉变化，有多少改变，相位或振幅变化的程度（80%：100%）损失，在那些肌肉中基线记录是否精确，是否发生麻醉衰减，吸入麻醉是否增加，以及近期是否使用精神活性药物。

肌电图

肌电图可以在手术过程中监测肢体或躯干的周围运动通路。肌电图监测可以检查神经紧张性放电或 A-Train，这是神经损伤的信号[6]。较轻程度的神经刺激产生运动单位 CMAP 放电，可见于肌电图记录。肌电图也用于评估椎弓根螺钉的放置或扩张器通过腰肌的通道。肌电图监测是在没有神经肌肉阻滞的情况下进行的，也可在小剂量连续滴注阻滞的情况下进行。肌电图监测的是运动通路，而不是感觉或自主功能。

记录

在手术过程中，针电极被插入术中涉及的神经根、神经或脊髓水平所支配的肌肉中。电极不像传统的用于门诊肌电图诊断测试的电极那样，在针轴的延伸部分不绝缘。记录过程可以实时监测。高频滤波器设置为（3~10）kHz。

可以同时使用许多通道，每个肌肉使用一个记录通道。通常监测 10 块或 10 块以上的肌肉，例如，在手术节段上，左右两侧各有 5 块肌肉。选择近端和远端肌肉均可，肌肉应代表在特定手术中处于危险的区域。在颈部区域，肌电图的获取可以从覆盖神经根的肌肉中选择记录部位，这些肌肉通常包括从斜方肌、三角肌、肱二头肌、肱三头肌、肱桡肌、尺侧屈肌、桡侧屈肌、拇外展肌和小指外展肌等。用肌电图监测上胸段比较困难，有时会小心地将电极插入肋间肌或置于椎旁肌来记录。为了监测从 T6 到 L1 的水平，通常在上、中、下腹部水平放置电极监测腹直肌。在腰骶区，肌电图记录部位通常包括髂腰肌、股四头肌、内收肌、股二头肌、胫骨前肌、腹内侧肌、趾短伸肌和踇趾屈肌。当手术区域包括马尾区或圆锥区时，有时会在肛门括约肌内增加针电极。在颈椎手术中，当喉返神经有危险时，用表面电极连接在气管内管的两侧来监测声带，而不用针电极。

触发肌电图

进行椎弓根螺钉测试以评估螺钉是否放置正确。如果内侧壁破裂，螺钉会损伤神经或脊髓。使用肌电图作为置钉辅助时，可以使用电信号刺激导向孔和螺钉。如果导向孔壁被突破或螺钉突破内侧椎弓根壁，低强度电刺激会刺激附近的神经或脊髓。神经刺激导致肌电从皮肤组织中释放。在腰椎手术中可以使用恒定的 20~25 mA 电流来刺激椎弓根螺钉。上胸段手术刺激电流为 15 mA，强度较低，因为其骨骼较薄。用于颈椎器械的触发肌电图仍可在较低强度水平下使用。

刺激椎弓根螺钉可能在以下几种情况下失败。螺钉本身可能不适合刺激研究。一些螺钉涂有羟基磷灰石，以帮助骨生长和骨与螺钉结合。羟基磷灰石涂层是一种绝缘体。其他螺钉如已阳极氧化的钛合金，产生电绝缘氧化钛涂层。在刺激过程中，羟基磷灰石和氧化钛都会阻碍螺钉的充分导电。多轴螺钉结构，即当活动的螺钉头没有牢固地连接到柄上时，会造成一个电信号无法穿过的间隙。测试头部的电刺激不一定能给出椎弓根壁是否破裂的正确结果。

椎弓根螺钉刺激在发生内侧壁破裂时产生肌电图反应的准确率约为 85%。这远低于理想的 100% 灵敏度。有些失败是由于螺钉缺陷造成的。慢性损伤的神经更难对电刺激做出反应，有些神经在受到损伤时仍然没有反应。有时 NIOM 小组可能没有监测到正确的肌肉或者没有现成的合适的肌肉，例如 L1 附近或上胸椎。

刺激也可以通过扩张器传递，因为在腰椎微创手术经腰大肌外侧入路中，它穿过了腰大肌。其目的是识别扩张器尖端附近的神经，并避免神经损伤。

解读

肌电图的记录是实时连续的。在基线部分，任何正在进行的不规则背景 CMAP 活动均可被观察到。基线的持续活动可能是由病理生理学决定的，这也是手术的原因，例如神经根病。在基线记录期间，EMG 通道通常是静默的。当外科医生造成神经或神经根的机械压迫或牵拉时，例如将牵引器放置在离神经很近的地方，可能会看到一系列 CMAP。更大程度的压迫或牵拉会导致连续的肌电图干涉。神经紧张性放电（A-train）是更为急性刺激或损伤的典型症状，是一种密集的高频放电，持续时间通常为 30~45s[16]。

椎弓根螺钉在 20mA 的恒流刺激下用于腰椎，在头侧水平刺激强度逐渐降低。图 38.6 展示了椎弓根螺钉测试期间的记录示例。在临床设置中，要检查刺激强度阈值。在腰椎和低位胸椎水平，通常认为阈值 10 mA 是足够的。5 mA 或更低的阈值被认为是钉道壁破裂的标志。对于较高的脊髓水平如颈椎，阈值较低。骨质疏松症因为骨矿丢失，阈值较低。如果检查显示螺钉位置错误，那么外科医生可以重新置钉。在螺钉植入前检查导孔通常是外科医生选择的安全预防措施。

肌电图监测可以检测到大部分的神经损伤，但并非全部。神经损伤的征象可暂时出现。神经紧张的放电可能会短暂出现并消失，如果不经常观察会被监测技术人员和医生忽略。不是所有的神经损伤都会产生肌电图放电。神经可能被完全切断，并不会产生电位改变。长期受压的神经对刺激不那么敏感。由于压迫或慢性损伤的神经是最常进行手术的神经，肌电图监测不能检测到一些压迫性、机械性或缺血性神经损伤。肌电图监测仍然很有用，因为它能检测到大多数（85%）神经损伤。

对于外侧经腰大肌扩张器的刺激，除了腰肌本身的局部直接反应外，刺激不应该产生其他肌肉反应。图 38.7 显示了扩张器刺激过程中记录的肌肉反应。应监测足够多与扩张器通过的水平相关的肌肉群，也应认识到也可能遇到更高节段的神经。监测肌肉过少可能会错过相关的反应。这

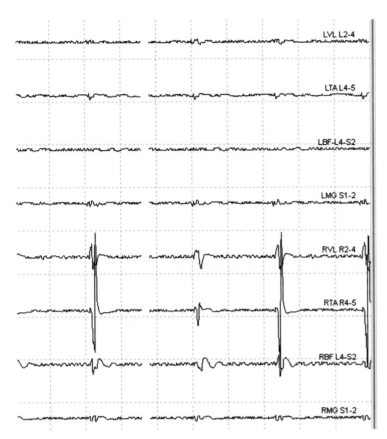

图38.6 以8mA电流刺激右侧L4椎弓根螺钉。反应见于右侧股外侧肌、胫前肌和股二头肌。这位68岁的女性正在接受左侧L3~L4经腰大肌入路椎弓根螺钉植入手术治疗腰椎管狭窄症。图中表现提示内侧椎弓根壁破裂。150ms / div，200uV /div。

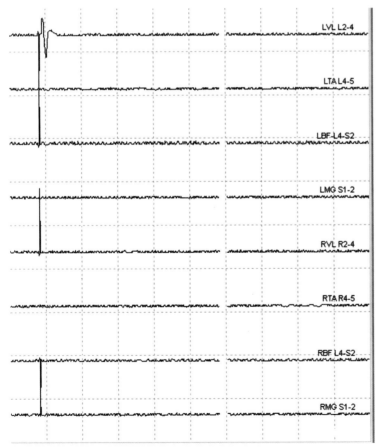

图38.7 刺激通过外侧经腰大肌扩张器在7mA强度下进行。这位68岁的妇女接受左侧L3~L4经椎弓根手术治疗腰椎管狭窄症。测试的肌肉包括股外侧肌、胫前肌、股二头肌和腹内侧肌。几个通道中均有刺激伪影出现，随后在左侧股外侧通道出现肌电图放电，左侧胫前通道也有轻微反应。如图提示靠近了L4神经根。500ms /div, 200uv /div。

项技术只评估被监测的运动通路，而不评估感觉或自主神经。扩张器以小幅度前进，重复刺激，记录相关反应。触发肌肉反应所需的电流越少，扩张器就越接近相关的运动神经。

脊髓监测

SEP 和 MEP 技术用来监测脊髓。SEP 和 MEP 经常一起使用。SEP 持续监测，而 MEP 则根据需要间歇测试。MEP 也有缺点，比如与刺激有关的肢体运动和对于吸入性麻醉剂的限制。出于这些原因，一些病例仅使用 SEP 进行监测。

假警报是假阳性监视事件，即没有术后神经功能损害的警报。许多可能是真正的神经风险检测，因为外科医生的反应避免了术后的不足。这些可以称为真实挽救(true save)事件。从方法上讲，我们无法区分错误的警报和 true save 事件。动物模型研究表明，对 SEP 警报未作反应的患者术后出现不良反应的风险很高 [18~23]。同样，在这些研究中，对警报的反应可以防止术后出现神经损害。这些文献强烈支持 NIOM 警报在减少术后不良结果方面有效的结论。

假阴性监测是非常糟糕的结果，尽管没有 NIOM 警报，当患者在醒来后可能出现神经损害。NIOM 假阴性事件在脊髓监测 [24] 时非常少见（表 38.3 ）。

SEP 和 MEP 在临床上可较早发现脊髓损伤的并发症。临床警报发生得足够早，使得许多神经损伤可以避免。美国神经学会和美国临床神经生理学学会发表了一项基于循证医学证据的 NIOM 脊髓监测 [25] 的评估。该评估包括 MEP 和 SEP 警报的 1 类和 2 类研究 [26~37]。根据已发表的证据，联合评估得出结论，NIOM 被认为是增加预测脊柱外科手术中出现下肢瘫痪、截瘫和四肢瘫痪等不良后果风险的有效方法。该评估还建议采取干预措施，在警报发生时降低神经系统不良后果的风险。

表 38.3　脊柱手中 SEP 监测的预测准确率

总监测例数	51 263	(100%)
假阴性率（FN）：尽管术中 SEP 稳定，术后仍然出现神经损害		
确定	34	(0.063%)
不确定	13	(0.025%)
延迟发病	18	(0.035%)
总计	65	(0.127%)
假阳性率：尽管有 SEP 改变，并无术后神经损害		
确定	504	(0.983%)
不确定	270	(0.527%)
总计	774	(1.510%)
真阳性率（TP）:SEP 改变成功预测的神经功能损害		
确定	150	(0.293%)
不确定	67	(0.131%)
总计	217	(0.423%)
神经功能损害（FN+TP）		
确定	184	(0.356%)
不确定	80	(0.156%)
延迟发病	18	(0.035%)
总计	282	(0.550%)
真阴性率：术中 SEP 稳定，术后无神经损害		
总计	50 207	(97.94%)

这些数据来自 153 名美国外科医生对脊髓 SEP 监测的多中心研究结果 [11]。值得注意的是，假阴性率（0.063%）非常低。不确定的病例是短暂的或轻微的损害所致。延迟发病的病例从手术中醒来时完好无损，但在术后第一天就出现了损伤表现

一项大型多中心研究 [24] 评估了超过 10 万例脊柱手术病例。对 184 名外科医生的 7 年多的手术结果进行了跟踪，其中半数病例受到了监测。文章比较了有 / 无监测的病例和同一队列的监测病例与历史对照病例。结果表明，监测使得下肢瘫痪和截瘫等并发症减少 60%。假阴性病例非常罕见，不到 0.1%。

最近的循证结果研究继续发现 SEP 和 tceMEP 脊髓监测具有类似的诊断和预后可靠性。Kobayashi[10] 在髓内肿瘤手术中发现 2 例 SEP 和

tceMEP 假阴性监测病例。他发现术中脊髓监测具有较高的敏感性（95%）和特异性（91%），尤其对脊髓肿瘤、脊柱畸形和后纵韧带（OPLL）骨化具有良好的准确性。Pastorelli[38] 发现脊柱畸形手术的敏感性为 100%，特异性为 98%。Lee 和他的同事[39] 发现了极好的敏感性和特异性，但也注意到部分患者术后几小时出现 C5 瘫痪和无力等症状。监测不能准确预测未出现的损害。

Sala[13] 使用历史对照和 McCormick 评分评估了运动测验变化。监测组总运动能力等级提高至 +0.28，未监测组下降至 –0.16（p<0.002）。

研究评估了 SEP 和 MEP，但没有进行明确的对比。它们各自监测不同的脊髓通路。SEP 可以连续执行，而 MEP 是间歇性的。MEP 产生运动，所以一些外科医生很少使用。一些报道显示，如果 MEP 在正确的时间进行测量，MEP 的改变会在 SEP 之前几分钟出现。

人员配备

NIOM 需要一个知识渊博、经验丰富的团队，其中包括技术技能和临床解读能力。NIOM 的人员配备服务包括 3 名具有不同技能、知识、能力、培训和经验的人员：（a）在手术室，由 1 名技术人员操作设备并应用电极。如果监测专业人员是远程监测的，技术人员负责建立互联网连接并协助通信。1 个训练有素的、经过认证的脑电图技术专家通常可以填补这个角色。美国公认的国家技术专家证书是神经生理术中监测（CNIM）认证。（b）具有丰富的术中监测知识、培训和经验的专业人员，协助技术人员决策和解决问题，并帮助培训技术人员，以便更好地开展工作。（c）具有神经生理学和医学知识的医师，术中应不断监测，对警报做出决策，并讨论信号变化的意义。在麻醉、手术、唤醒测试或医疗干预方面，医生处于最有利的位置，可以提出建议。医生将 NIOM 的发现与患者的病史结合起来，提供医疗的质量保证。

在上述 3 个职位中，一人可担任多个职位。例如，一些医生如果在 NIOM 领域足够专业，可以同时扮演第二和第三个角色。有时一个高技能的非内科神经生理学家填补了第二个角色，而一个内科医生扮演了第三个角色。

一般来说，手术外科医生和麻醉师都不负责解读和解决神经生理监测的问题。相反，由第三位神经生理学家提供这项服务，他们能够将全部注意力放在需要花费详细时间和精力的问题上。许多病例都涉及这样的决策，即判断正在发生的变化是否需要外科医生的警觉，修改策略以满足个别患者的临床情况，将发现与麻醉和手术事件相结合，改进记录质量，消除伪影或克服技术问题。内科神经生理学家在临床神经生理学和术中监护方面进行了长期的特殊训练。他们能够带来有关监测的文献和知识、有效沟通的能力、改进记录的技术技巧以及在案例中许多可能发生的事件的经验。

神经生理学监测医师可以在手术室外远程监测[40]。他们需要与手术室保持持续沟通。简单的远程监测在屏幕上只显示技术人员在手术室设备屏幕上选择的内容。先进的远程监测方法，可使神经生理学家可以在不同的屏幕之间改变和操纵数据。这种先进的方法允许监测医生根据自己的判断监测病例的所有方面，而不是简单地依赖技术人员来显示一个方面。这种先进的方法是更理想的，因为它提供了独立评估多个方面的数据的方式和不断变化的临床情况的不同视角。

传统监测方法的替代方案包括自动监测、外科医生指导下的监测、技术人员指导下的监测和监督监测。自动监测部署了一种计算机算法来搜索记录的信号，为所需的标准打分，并确定是否满足警报标准。缺点是没有人检查计算机的答案，而且数据本身可能不容易被专家查阅。外科医生指导监测的缺点是，外科医生通常没有接受过技术细节、问题解决、人为因素消除、提高记录质量的策略或监测知识方面的培训。外科医生比较繁忙，无法兼顾持续追踪。在没有神经生理学家指导的情况下，由技术人员指导的监测有一个缺点，即许多技术人员不熟悉监测领域的文献，无法回答有关信号为什么会发生变化的问题，而且常常以一种简单的"烹饪书"的方式进行监测。没有监督的技术人员确实会将实际的临床问题误认为是技术问题，并且可能无法及时发出警报。

监督监测不同于传统的主动监测的地方在于分散注意力的稀释效应。监督医师可以同时对许多在线病例进行监督，例如一次最多6例或10例。所有这些事件的注意力都分散了。监督医师依靠技术人员来筛选重大事件并将其提请医师注意。当事件或问题发生时，技术人员会寻求医生的建议或干预。相比之下，传统的监测模式，神经生理学医师只能同时监测很少的病理，如每次1~3个患者[41]。在传统的监测模型中，神经生理学医师对每一个病例给予高度关注。监测医生积极参与每个病例，并确定技术人员可能遗漏的变化。这给事件带来了专业水平的关注和决策。当医生远程监测多个病例时，其必须能够在一个病例需要单独治疗时将其他病例转交给同事。

在一项针对常见做法的研究中[40]，在当地医院进行监测的医生通常只监测一个病例，1/4的时间同时监测两三个病例。在多个远程医院进行远程监测时，医生1/4的时间同时监测4个或4个以上的病例。在工作日较繁忙的时段，这种远程的工作量可能超过6个。

有一个已发表的由外科医生指导的监测的不幸案例。该病例试图报道一个MEP脊髓监测失败的例子[42]。作者报道一例胸椎病例，上肢MEP消失，下肢MEP存在。患者醒来时截瘫了。作者报道这是一种假阴性的MEP监测。数据显示，作者没有意识到他们在技术设置中混淆了手臂和腿。这个案例实际上是一个真实的MEP阳性警报，而不是一个假阴性案例。在这个案例中，没有神经生理学小组来帮助外科医生检查和设置数据。因此，一个重要的教训是，神经生理学团队是必要

的，他们在监测方面具有丰富的技能、知识、能力、培训和经验，能够正确建立、识别和解读监测跟踪结果。

多种脊髓通路可被同时监测。监测团队在一个屏幕上同时显示多个被监测测试的持续状态。图38.1展现了躯体感觉、运动、肌电和脑电图通道的联合显示。

典型病例

一位30岁男性，入院时伴有创伤性颈椎骨折、半脱位和脊髓压迫。他的头部、胸部和腹部也有创伤。他是用木板抬到急救室的。在检查中，他反应灵敏，四肢力量5/5，感觉C5~T1和L2~S1完好，DTR正常，脚趾下垂。影像学表现为左侧C5小关节骨折，右侧C5小关节半脱位，后凸畸形，C5相对C6前上移位，脊髓轻度受压。

在接受颈椎牵引治疗后，他被带到手术室进行融合手术。平卧在手术床上时，基线MEP和SEP是正常的。在俯卧位时，SEP和MEP的振幅下降80%~90%，见图38.8。外科医生接到了警报，患者恢复了仰卧位。恢复仰卧位后，MEP和SEP恢复到基线。在SEP和MEP正常10~15min后，再次尝试俯卧定位，但信号衰减幅度相同。患者又恢复了仰卧位。唤醒测试显示患者能够移动四肢。手术因此延期。患者戴着Halo架被送进了ICU。影像学检查显示脊柱排列良好。2天后再次为患者行脊柱融合术。在第二次监测时，没有显示重大事件，并保持在正常基线。手术顺利进行，术后他的神经系统完好无损，顺利出院。

技术要点

- 以下患者需同时监测腓神经和胫后神经：年龄大于65岁的糖尿病患者，有周围神经病变的患者。
- 如果头皮信号很小，使用备用头皮记录区

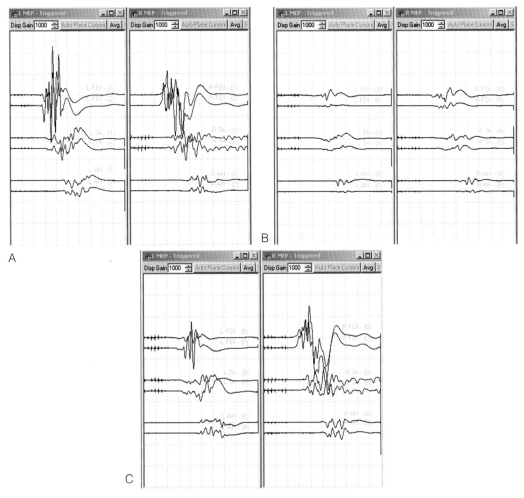

图38.8 A.仰卧位基线,左对左,右对右,对小趾短屈肌、胫前肌和蹋外展肌施加成对的MEP刺激。B.俯卧位时MEP振幅降低80%。SEP振幅下降也超过75%(未显示)。C.恢复仰卧位后,电位恢复到接近基线,不再处于警戒状态

域。

- 在颈椎病例中,除了手臂和手部通道外,还要设置足部和腿部的 MEP 通道。
- 颈部手术时,肌电图监测至少 5 块手臂肌肉,腰部手术至少监测 5 块腿部肌肉。
- 对于上腰椎病例,考虑将髂腰肌用于 MEP。
- 降低SEP 刺激重复率,提高小信号的振幅。
- 增加 SEP 刺激重复率,在信号幅值较大时更快地获得结果。
- 避免使用带有陷波滤波器的 SEP 和 MEP,因为它会产生伪影并降低 SEP 振幅。
- 在长时间的麻醉情况下,正确预估麻醉带

来的衰减,并避免基于这种衰减发出虚假警报。

并发症及其防治策略

- 使用 MEP 咬块,避免舌头和嘴唇咬伤,俯卧位时检查它们有没有移位。
- 为了避免烧伤,使用接地板替代针接地线。
- 确保引线固定牢固,避免在位置变化和工作台移动时电极移位。
- 转动患者时注意避免针刺伤,定位后考虑放置一些针电极。
- 记录 MEP 的同时记录一些脑电图通道,

以识别由刺激引起的非惊厥性癫痫发作。

- 避免靠近脑深部刺激电极植入点或其他脑电极植入点的 MEP 刺激。人工耳蜗已经证实对 MEP 来说是安全的。

- 避免使用羟基磷灰石或阳极氧化涂层或多轴螺钉结构的椎弓根螺钉，因为它们可能在触发肌电图测试中导电不良并给出错误的结果。

- 在腰椎病例中可以使用尺神经 SEP 检查即将发生的手臂和肩部神经麻痹问题。当单侧尺神经 SEP 丢失时，重新定位手臂和肩部，调整贴片，血压计袖带放气，检查刺激电极。

- 避免使用"自动" SEP 和 MEP 解读软件，以免出现"解读"错误。

- 监测技术人员应留在房间处理病例，监测技术问题或临床变化产生的数据。技术人员不应同时处理多个病例。缺少技术人员可能会错过关键的信号改变，从而导致无人对技术问题做出响应。

- 神经生理学医生可以远程监测。医生应避免同时指导过多的病例。分散注意力会导致对细节的关注不足，从而导致识别关键变化的延迟。在同时监测多个病例时，对单个病例细节的关注会减少。外科医生应该要求他们的监测医生限制同时监测的病例数量，或者至少知道有多少其他病例正在被监测。

结论

术中神经生理监测包括 SEP、MEP 和 EMG。对于经验丰富的监测者，监测可降低术后出现不良神经后果的风险，例如，可将截瘫和下肢瘫痪的风险降低 60%。SEP 是连续监测的，而 MEP 是间歇性监测的。2 种方法都限制了麻醉的选择，MEP 的限制多于 SEP。肌电图在检测椎弓根螺钉

植入时内侧壁破裂方面取得了一定的成功，但由于前述的多种原因，偶尔的破裂或神经碰撞可能无法检测到。监测小组需要 1 名技术人员和 1 名神经生理学医师监督，他们也可以远程进行监督。各种监测策略现在都因在手术环境中获得良好的记录而闻名。正常变异的限值已被确定为术中向外科医生预警的标准。

参考文献

1. Schwartz DM, Sestokas AK, Hilibrand AS, Vaccaro AR, Bose B, Li M, Albert TJ. Neurophysiological identification of position-induced neurologic injury during anterior cervical spine surgery. J Clin Monit Comput. 2006;20(6):437–44.

2. Nuwer MR, Dawson EG. Intraoperative evoked potential monitoring of the spinal cord: enhanced stability of cortical recordings. Electroencephalogr Clin Neurophysiol. 1984;59:318–27.

3. Nuwer MR, Comi G, Emerson R, Fuglsang-Frederiksen A, Guérit JM, Hinrichs H, Ikeda A, Luccas FJC, Rappelsberger PIFCN. Standards for digital recording of clinical EEG. Electroencephalogr Clin Neurophysiol. 1998;106:259–61.

4. Nuwer MR, Aminoff M, Desmedt J, et al. IFCN recommended standards for short latency somatosensory evoked potentials. Electroencephalogr Clin Neurophysiol. 1994;91:6–11.

5. Ziewacz JE, Berven SH, Mummaneni VP, Tu T-H, Akinbo OC, Lyon R, Mummaneni PV. The design, development, and implementation of a checklist for intraoperative neuromonitoring changes. Neurosurg Focus. 2012;33:1–10.

6. MacDonald DB. Safety of intraoperative transcranial electrical stimulation motor evoked potential monitoring. J Clin Neurophysiol. 2002;19:416–29.

7. Yellin JL, Wiggins CR, Franco AJ, Sankar WN. Safe transcranial electric stimulation motor evoked poten-tial monitoring during posterior spinal fusion in two patients with cochlear implants. J Clin Monit

Comput. 2016;30:503–6.

8. MacDonald DB. Overview on criteria for MEP monitoring. J Clin Neurophysiol. 2017;34:4–11.

9. Journée HL, Berends HI, Kruyt MC. The percentage of amplitude decrease warning criteria for transcranial MEP monitoring. J Clin Neurophysiol. 2017;34:22–31.

10. Kobayashi S, Matsuyama Y, Shinomiya K, et al. A new alarm point of transcranial electrical stimulation motor evoked potentials for intraoperative spinal cord monitoring: a prospective multicenter study from the spinal cord monitoring working Group of the Japanese Society for spine surgery and related research. J Neurosurg Spine. 2014;20:102–7.

11. Calancie B. Intraoperative neuromonitoring and alarm criteria for judging MEP responses to transcra-nial electric stimulation: the threshold-level method. J Clin Neurophsiol. 2017;34:12–21.

12. Kothbauer KF. The interpretation of muscle motor evoked potentials for spinal cord monitoring. J Clin Neurophysiol. 2017;34:32–7.

13. Sala F, Palandri G, Basso E, et al. Motor evoked potential monitoring improves outcome after surgery for intramedullary spinal cord tumors: a historical control study. Neurosurgery. 2006;58:1129–43.

14. Segura MJ, Talarico ME, Noel MA. A multiparametric alarm criterion for motor evoked potential monitoring during spine deformity surgery. J Clin Neurophysiol. 2017;34:38–48.

15. Mikula AL, Williams SK, Anderson PA. The use of intraoperative triggered electromyography to detect misplaced pedicle screws: a systematic review and meta-analysis. J Neurosurg Spine. 2016;24:624–38.

16. Daube JR, Harper CM. Surgical monitoring of cranial and peripheral nerves. In: Desmedt JE, editor. Neuromonitoring in surgery. Amsterdam: Elsevier; 1989. p. 115–38.

17. Crum BA, Strommen JA. Peripheral nerve stimulation and monitoring during operative procedures. Muscle Nerve. 2007;35:159–70.

18. Coles JG, Wilson GJ, Sima AF, Klement P. Tait GA. Intraoperative detection of spinal cord isch-emia using somatosensory cortical evoked potentials during thoracic aortic occlusion. Ann Thorac Surg. 1982;34:299–306.

19. Kojima Y, Yamamoto T, Ogino H, Okada K, Ono K. Evoked spinal potentials as a monitor of spinal cord viability. Spine. 1979;4:471–7.

20. Laschinger JC, Cunningham JN Jr, Catinella FP, Nathan IM, Knopp EA, Spencer FC. Detection and prevention of intraoperative spinal cord ischemia after cross-clamping of the thoracic aorta: use of somato-sensory evoked potentials. Surgery. 1982;92:1109–17.

21. Cheng MK, Robertson C, Grossman RG, Foltz R, Williams V. Neurological outcome correlated with spinal evoked potentials in a spinal cord ischemia model. J Neurosurg. 1984;60:786–95.

22. Nordwall A, Axelgaard J, Harada Y, Valencia P, McNeal DR, Brown JC. Spinal cord monitoring using evoked potentials recorded from feline vertebral bone. Spine. 1979;4:486–94.

23. Bennett MH. Effects of compression and ischemia on spinal cord evoked potentials. Exp Neurol. 1983;80:508–19.

24. Nuwer MR, Dawson EG, Carlson LG, Kanim LEA, Sherman JE. Somatosensory evoked potential spinal cord monitoring reduces neurologic deficits after scoliosis surgery: results of a large multicenter survey. Electroencephalogr Clin Neurophysiol. 1995;96:6–11.

25. Nuwer MR, Emerson RG, Galloway G, Legatt AD, Lopez J, Minahan R, Yamada T, Goodin DS, Armon C, Chaudhry V, Gronseth GS, Harden CL. Evidence-based guideline update: intraoperative spinal monitoring with somatosensory and transcranial elec-trical motor evoked potentials. J Clin Neurophysiol. 2012;29:101–8.

26. Cunningham JN Jr, Laschinger JC, Spencer FC. Monitoring of somatosensory evoked potentials during surgical procedures on the thoracoabdominal aorta. IV: clinical observations and results. J Thorac Cardiovasc Surg. 1987;94:275–85.

27. Sutter M, Eggspuehler A, Grob D, et al. The valid-

ity of multimodal intraoperative monitoring (MIOM) in surgery of 109 spine and spinal cord tumors. Eur Spine J. 2007;16:S197–208.

28. Costa P, Bruno A, Bonzanino M, et al. Somatosensory- and motor-evoked potential monitoring during spine and spinal cord surgery. Spinal Cord. 2007;45:86–91.

29. Weinzierl MR, Reinacher P, Gilsbach JM, Rohde V. Combined motor and somatosensory evoked poten-tials for intraoperative monitoring: intra- and postop-erative data in a series of 69 operations. Neurosurg Rev. 2007;30:109–16.

30. Etz CD, Halstead JC, Spielvogel D, et al. Thoracic and thoracoabdominal aneurysm repair: is reimplan-tation of spinal cord arteries a waste of time? Ann Thorac Surg. 2006;82:1670–8.

31. May DM, Jones SJ, Crockard HA. Somatosensory evoked potential monitoring in cervical surgery: iden-tification of pre- and post-operative risk factors asso-ciated with neurological deterioration. J Neurosurg. 1996;85:566–73.

32. Lee JY, Hilibrand AS, Lim MR, et al. Characterization of neurophysiologic alerts during anterior cervical spine surgery. Spine. 2006;31:1916–22.

33. Pelosi L, Lamb J, Grevitt M, Mehdian SMH, Webb JK, Blumhardt LD. Combined monitoring of motor and somatosensory evoked potentials in orthopaedic spi-nal surgery. Clin Neurophysiol. 2002;113:1082–91.

34. Hilibrand AS, Schwartz DM, Sethuraman V, Vaccaro AR, Albert TJ. Comparison of transcranial electrical motor and somatosensory evoked potential monitor-ing during cervical spine surgery. J Bone Joint Surg. 2004;86A:1248–53.

35. Jacobs MJ, Elenbass TW, Schurink GWH, Mess WH, Mochtar B. Assessment of spinal cord integrity dur-ing thoracoabdominal aortic aneurysm repair. Ann Thorac Surg. 2000;74:S1864–6.

36. Langeloo DD, Lelivelt A, Journee L, Slappendel R, de Kleuver M. Transcranial electrical motor-evoked potential monitoring during surgery for spinal defor-mity: a study of 145 patients. Spine. 2003;28:1043–50.

37. Khan MH, Smith PN, Balzer JB, et al. Intraoperative somatosensory evoked potential monitoring during cervical spine corpectomy surgery: experience with 508 cases. Spine. 2006;31:E105–13.

38. Pastorelli F, Di Silvestre M, Plasmati R, et al. The prevention of neural complications in the surgical treatment of scoliosis: the role of the neurophysio-logical intraoperative monitoring. Eur Spine J. 2011; 20:S105–14.

39. Lee HJ, Kim IS, Sung JH, Lee SW, Hong JT. Significance of multimodal intraoperative moni-toring for the posterior cervical spine surgery. Clin Neurol Neurosurg. 2016;143:9–14.

40. Nuwer MR, Cohen BH, Shepard KM. Practice pat-terns for intraoperative neurophysiologic monitoring. Neurology. 2013;80:1156–60.

41. Americap Clinical Neurophysiology Society. Guideline 11A: recommended standards for neuro-physiologic intraoperative monitoring – principles. 1994. Available from: http://www.acns.org/pdf/guide-lines/Guideline-11A.pdf

42. Modi HN, Suh SW, Yang JH, Yoon JY. False-negative transcranial motor evoked potentials during scoliosis surgery causing paralysis. Spine. 2009;34:E896–900.